新 泌尿器科手術のための解剖学

Anatomy for Urologic Surgery

- 監修
  吉田 修 奈良県立医科大学学長
- 編集
  荒井陽一 東北大学大学院医学系研究科泌尿器科学教授
  松田公志 関西医科大学泌尿器科学教授

MEDICAL VIEW

Anatomy for Urologic Surgery – Revised Edition
(ISBN978-4-7583-0561-7 C3347)

Chief Editor : Osamu Yoshida
　Editors : Yoichi Arai
　　　　　　Tadashi Matsuda

2006. 4. 20　1st ed

©MEDICAL VIEW, 2006
Printed and Bound in Japan

Medical View Co., Ltd.
2-30　Ichigayahonmuracho, Shinjyukuku, Tokyo, 162-0845, Japan
E-mail　ed@medicalview.co.jp

新 泌尿器科手術のための解剖学
監修のことば

　ウィリアム・オスラーは「医学の教師としてどのような人材が要望されるか」について，次のように述べている。

　「外科医には，技術の基礎となっている科学の諸原理を完璧に知り（to know thoroughly the scientific principles on which his art is based），手法の熟練さにかけては大家となり（to be a master in the technique of his handicraft），たえず研鑽を重ね，修正を加え，改良に努める（ever studying, modifying, improving）という義務が課せられている」（ウィリアム・オスラー「平静の心」日野原重明，仁木久恵訳　p47医学書院2003：Aequanimitas by William Osler p30 The Blakiston Company 1942）。

　もちろんすべての医師が医学を教える立場になるわけではないが，この言葉には広い意味での外科医の目標が掲げられているといえる。
　本書編纂の基本となった精神はこのオスラーの言葉に言い尽くされている。「正常解剖学」，「機能解剖学」，「発生学」は医術(アート)の基礎となっている科学の諸原理である。これらを完璧に理解しておかねばならない。そして，エンドウロロジー，機能再建，各種手術をマスターし，たえず研鑽を重ねなければならない。それによりはじめて技術をmodifyしimproveする境地に達することができる。
　科学技術の進歩は著しい。ロボティック・サージャリー，遠隔手術等々かつては考えも及ばなかった技術が導入された。泌尿器科手術についても，今日の新しい技術には目を見張るものがある。しかし技術の目新しさにのみ囚われ，基本をないがしろにすると，取り返しのつかない過ちを生むことになるのは多くの事例が示す通りである。
　いかに新しい技術が開発されようと，技術の基礎となる科学の諸原理を完璧に理解し，手法の熟練に努力を重ね，研鑽を積み，より優れたものを開発するという手術上達の王道に変わることはない。
　本書が我が国における泌尿器科手術の向上に役立つよう祈って監修の言葉としたい。

2006年3月

吉田　修

新 泌尿器科手術のための解剖学
序文

　手術が首尾良く成功するためには，それをおこなう術者の技術とともに「よく見える」ことが重要である。「よく見える」とは解剖が理解され，実際に術中に眼，触感，モニターなどで認識かつ構築されることである。手術には「手術のための解剖学」がなければならない。

　1998年に刊行された「泌尿器科手術のための解剖学」は「手術に役立つ」という切り口から泌尿器科解剖をとらえた書として多くの方々の支持を得てきた。このたび，内容・体裁を一新して「新 泌尿器科手術のための解剖学」を刊行する運びとなった。旧版の巻頭に「泌尿器科手術のために解剖学（正常および異常）」の正確な知識が必須であることは言うまでもない。しかし，手術に必要な解剖学が応用解剖学であり，いろいろな要素が統合されたものでなくてはならない。」（吉田　修　京都大学名誉教授）と記されている。まさしく手術を遂行するためには形態学としての肉眼解剖だけでは不十分であり，膜の構造，機能解剖，発生，内視鏡に特有な解剖，など手術操作を意識した解剖学的理解が求められる。本書ではこのような旧版の基本コンセプトを引き継ぐとともに，最近の手術法の進歩や新知見をできるだけ盛り込んだ内容に刷新した。

　まず新たに排尿，勃起，射精に関する機能解剖学を加えた。骨盤内外科手術においては，これらの機能に関する系統的解剖の理解はQOL重視の手術において特に重要なものである。また神経再建，形成手術，尿路再建など機能再建に必要な解剖についても取り上げた。外科解剖への深い理解は発生へと立ち帰らせる。層の正しい展開は発生への理解なくして困難である。その意味であらたに手術のための発生学の章を設けた。

　「泌尿器科手術と解剖」では，すべての術式において開放手術と鏡視下手術の双方の解剖を記載した。現在，外性器を除くほとんどの泌尿器科手術において鏡視下手術が行われるようになってきた。拡大される鏡視下手術の視野では，このための特有な解剖学が必要である。また鏡視下手術の進歩により，新たな解剖学的知見が蓄積され，従来の開放手術にも大きな進歩をもたらしていることは周知のことである。したがって開放手術と鏡視下手術の解剖学は相補的な関係でもある。さらに，読者の理解を促すために豊富なイラストを使用するとともに実際の術野や内視鏡視野，解剖体，などの写真も随時盛り込むように工夫し，「手術に役立つ」内容に徹した。

　新版では人名を冠した解剖，器具，手術操作などをコラムとして取り上げた。外科の歴史は多くの先達の偉業による積み重ねである。しかし，その多くは忘れられ，私どもが普段何気なく使っている器具や手術の名前にわずかに残されているものも多い。これら先達の偉業を呼び起こし，医学の歴史に触れる機会を作っていただいた加藤哲郎・秋田大学名誉教授と友吉唯夫・滋賀医科大学名誉教授に深謝したい。

　われわれは，一度「解明」された解剖は普遍的だと思いがちである。しかし，外科解剖は絶えず進化している。ひとたびアプローチ法が変わると必ずといってよいほど新たな解剖学上の「発見」がある。外科解剖の不思議な魅力であり，外科医の醍醐味でもある。このたび，ご執筆を担当して本書に新たないのちを吹き込んでいただいた諸先生方に深甚なる感謝の意を表したい。

　本書が泌尿器科手術をおこなう多くの医師の座右にあって役立てられることを願うものである。

2006年3月

荒井陽一
松田公志

新 泌尿器科手術のための解剖学
執筆者一覧

■監修
吉田　修　　　　　奈良県立医科大学学長

■編集
荒井陽一　　　　　東北大学大学院医学系研究科泌尿器科学教授
松田公志　　　　　関西医科大学泌尿器科学教授

■執筆者（掲載順）
佐藤達夫　　　　　東京医科歯科大学名誉教授
坂本裕和　　　　　筑波技術大学保健科学部保健学科鍼灸学教授
吉村直樹　　　　　ピッツバーグ大学医学部泌尿器科準教授
武中　篤　　　　　神戸大学大学院医学系研究科腎泌尿器科学講師
木原和徳　　　　　東京医科歯科大学大学院医歯学総合研究科泌尿器科学教授
佐藤健次　　　　　東京医科歯科大学大学院保健衛生学研究科形態・生体情報解析学教授
小川節郎　　　　　日本大学医学部麻酔科学教授
奴田原紀久雄　　　杏林大学医学部泌尿器科学教授
宗内　巖　　　　　香川大学医学部形成外科学講師
島田憲次　　　　　大阪府立母子保健総合医療センター泌尿器科部長
藤澤正人　　　　　神戸大学大学院医学系研究科腎泌尿器科学教授
友吉唯夫　　　　　滋賀医科大学名誉教授
鶴　信雄　　　　　浜松医科大学泌尿器科学
鈴木和雄　　　　　浜松医科大学泌尿器科学助教授
川喜田睦司　　　　神戸市立中央市民病院泌尿器科部長
賀本敏行　　　　　京都大学大学院医学研究科泌尿器科学助教授
寺地敏郎　　　　　東海大学医学部外科学系泌尿器科学教授
荒井陽一　　　　　東北大学大学院医学系研究科泌尿器科学教授
藤元博行　　　　　国立がんセンター中央病院泌尿器科医長
原　　勲　　　　　神戸大学大学院医学系研究科腎泌尿器科学助教授
松原昭郎　　　　　広島大学大学院医歯薬学総合研究科腎泌尿器科学助教授
碓井　亞　　　　　広島大学大学院医歯薬学総合研究科腎泌尿器科学教授
後藤百万　　　　　名古屋大学大学院医学系研究科泌尿器科学講師
松田公志　　　　　関西医科大学泌尿器科学教授
篠原信雄　　　　　北海道大学大学院医学研究科泌尿器科学助教授
伊藤明宏　　　　　東北大学大学院医学系研究科泌尿器科学
加藤哲郎　　　　　秋田大学名誉教授

新 泌尿器科手術のための解剖学

目　次

1－局所解剖図　　　　　　　　　　　　　　　　　　　　　　　　　　　　　　　　　佐藤達夫，坂本裕和　　2

[上皮小体（副甲状腺）] …………………………… 2
 上皮小体（副甲状腺） ………………………… 2
 上皮小体の動脈 ………………………………… 3
 反回神経 ………………………………………… 3
[副腎，自律神経叢] ……………………………… 4
 副腎 ……………………………………………… 4
 動脈 ……………………………………………… 4
 静脈 ……………………………………………… 4
 神経 ……………………………………………… 5
[腎と腎筋膜] ……………………………………… 6
[精巣・精管・尿管の動脈] ……………………… 8
 精巣の血管-1（右） …………………………… 8
 精巣の血管-2（右） …………………………… 8
 上膀胱動脈から起こる精管動脈（右） ……… 8
 上部尿管の動脈（男性，左） ………………… 8
 中部尿管の動脈（男性，右） ………………… 8
 下部尿管の動脈（女性，右） ………………… 9
[骨盤神経叢（下下腹神経叢）の構成] ………… 10
 骨盤神経叢の構成 ……………………………… 10
 上下腹神経叢の構成 …………………………… 10
 骨盤内臓神経と仙骨内臓神経 ………………… 10
 内腸骨動脈の枝 ………………………………… 10
 骨盤神経叢の重要性 …………………………… 10
[骨盤神経叢の分布] ……………………………… 12
 精嚢・精管と直腸への枝 ……………………… 12
 前立腺の後外側縁を下行する神経と動脈 …… 12
 前立腺周辺の静脈叢と副陰部動脈 …………… 12
 陰茎へ達する骨盤神経叢の枝 ………………… 12
 女性の骨盤神経叢の分布 ……………………… 12
 子宮への枝 ……………………………………… 13

[筋膜] ……………………………………………… 14
 骨盤内部の筋膜配置 …………………………… 14
 膀胱下腹筋膜 …………………………………… 14
 尿管下腹神経筋膜（仮称） …………………… 14
 直腸の外側靱帯（索） ………………………… 14
 Denonvilliers筋膜 ……………………………… 14
[リンパ系－大動脈・腎周囲] …………………… 16
 大動脈周囲リンパ節（腰リンパ節）の分類 … 16
 神経叢との関係 ………………………………… 16
 胸管の形成（男性） …………………………… 16
 左腎静脈下縁に沿うリンパ節 ………………… 16
 左腎・副腎のリンパ管 ………………………… 16
 右腎・副腎のリンパ管 ………………………… 16
[リンパ系－精巣・卵巣のリンパ系] …………… 18
 精巣のリンパ管（右） ………………………… 18
 精巣動脈に沿うリンパ管と精管動脈に沿う
 リンパ管（右） ………………………………… 18
 左卵巣動静脈に沿うリンパ管（左） ………… 19
 左卵巣静脈に沿うリンパ管（左） …………… 19
[リンパ系－骨盤内臓リンパ系] ………………… 20
 骨盤内臓と腸骨リンパ系 ……………………… 20
 子宮動脈に沿うリンパ管（右） ……………… 20
 臍動脈索を乗り越えるリンパ管（女性，右） … 20
 骨盤内臓のリンパ管（女性，右） …………… 20
 腸骨リンパ節（女性，右） …………………… 21
[リンパ系－尿管・仙骨前面のリンパ系] ……… 22
 大動脈外側リンパ節および左尿管に沿う
 リンパ管（女性，左） ………………………… 22
 右尿管のリンパ管の短絡路および直腸の
 後外側（女性，右） …………………………… 22
 仙骨前面のリンパ管（女性，左） …………… 22

2 — 手術に役立つ機能解剖 —————————————————————————— 26

排尿 ——————————————————————————————— 吉村直樹 26
- 膀胱 …………………………… 26
- 尿道 …………………………… 26
- 末梢神経路 …………………… 28
- 中枢神経路 …………………… 30

勃起 ———————————————————————————————— 武中 篤 32
- 従来のNVBの概念 …………… 32
- 骨盤内臓神経と下腹神経 …… 32
- NVBの成り立ち ……………… 33
- NVB切除後の神経移植 ……… 34
- NVB末梢の解剖 ……………… 35
- NVBと術後尿禁制 …………… 36
- NVBと前立腺被膜との関係 … 37

射精 ——————————————————————————————— 木原和徳 38
- 射精を支配する神経の解剖 … 38
- 射精の神経支配の仕方 ……… 42
- 神経の解剖／支配様式からみた
  射精機能温存のポイント …… 44

3 — 手術に役立つ発生学 ———————————————————————— 佐藤健次 48
- 胚子と胎児 …………………… 48
- 腎臓の発生 …………………… 49
- 生殖系 ………………………… 50
- 膀胱・前立腺 ………………… 55
- 外生殖器—尿道と会陰 ……… 55
- 排泄腔 ………………………… 56
- 体節，筋系 …………………… 57
- 神経系 ………………………… 57
- 副腎 …………………………… 59

4 — 麻酔，神経ブロックに必要な解剖 ————————————————— 小川節郎 62
- 仙骨麻酔 ……………………… 62
- 閉鎖神経ブロック …………… 64
- 神経因性膀胱（過活動型膀胱）と
  神経ブロック ………………… 67
- 鼠径部の神経ブロック ……… 69

5 — エンドウロロジーに必要な解剖 —————————————————— 奴田原紀久雄 74
- 経皮的腎瘻術（percutaneous nephrostomy；PCN），経皮的腎砕石術（percutaneous nephroureterolithotripsy；PNL）に必要な解剖 …………………………………… 74
- 尿管鏡とPNLに必要な解剖
  —腎盂と腎杯の解剖 ………… 78
- 尿管鏡に必要な解剖—尿管の解剖 … 79
- TURPに必要な解剖 ………… 80

6－機能再建に必要な解剖 … 84

神経再建，泌尿器科筋皮弁 ――― 宗内 巌 84

[神経再建] … 84
　腓腹神経の採取 … 84
　神経移植 … 84

[泌尿器科筋皮弁] … 86
　薄筋皮弁 … 86
　腹直筋皮弁 … 86

外陰部形成術 ――― 島田憲次 88

[会陰部の解剖] … 88
　肛門三角 … 88
　尿生殖三角 … 89
　会陰部の血管 … 90
　会陰部の神経 … 90

[陰茎の解剖] … 91
　陰茎皮膚と筋膜 … 91
　陰茎体の血管 … 93
　陰茎の神経 … 94
　女子の尿生殖三角 … 95

尿路変向・再建術 ――― 藤澤正人 96

　小腸 … 97
　回盲部 … 98
　虫垂 … 99

　結腸 … 99
　胃結腸靱帯，大網 … 103
　直腸 … 105

人名の付いた臓器・手術器具－1
人名の付いた解剖 ――― 友吉唯夫 106

7－泌尿器科手術と解剖 … 110

副腎の手術
腹腔鏡下手術 ――― 鶴 信雄，鈴木和雄 110

　副腎の解剖学的位置 … 110
　経腹到達法 … 112
　右副腎摘除術 … 112

　左副腎摘除術 … 114
　腹膜外到達法 … 116

副腎・腎の手術
開放手術：側方・後方からのアプローチ ――― 川喜田睦司 118

　経胸経腹膜到達法 … 119
　神経温存経11肋骨胸膜外到達法 … 120

　腰部縦切開法 … 125

腎・尿管の手術
開放手術：経腹膜到達法 ――― 賀本敏行 126

　皮膚切開 … 126
　後腹膜臓器と腹腔内臓器 … 126
　右後腹膜腔への到達法 … 128
　右腎動静脈の処理方法 … 128
　右副腎中心静脈の処理方法 … 128
　左後腹膜腔への到達方法 … 128

　左腎動静脈の処理 … 131
　左副腎摘除 … 133
　尿管周囲への到達方法 … 133
　尿管と周囲臓器の関係 … 133
　尿管の血流支配 … 135

腎・尿管の手術
腹腔鏡下手術　　　　　　　　　　　　　　　　　　　　　　　　　　　　　寺地敏郎　136

- 腎・尿管に対する腹腔鏡下手術 …………… 136
- 腎周囲結合組織の膜構造 …………………… 136
- 経腹膜到達法の根治的腎摘除術における
  腎前面の剥離 ……………………………… 137
- 経腹膜到達法による腎茎周囲の解剖 ……… 138
- 後腹膜到達法による根治的腎摘除術に
  おける膜解剖 ……………………………… 138
- 後腹膜到達法による腎茎周囲の解剖 ……… 138
- 腎から尿管へ ………………………………… 140

骨盤内手術（前立腺全摘除術，膀胱全摘除術）
開放手術〔男性〕　　　　　　　　　　　　　　　　　　　　　　　　　　　荒井陽一　142

- ［前立腺全摘除術と解剖］ ……………………… 142
  - 前立腺，外尿道括約筋，Santorini静脈叢，
    Denonvilliers筋膜の関係 ………………… 142
  - Santorini静脈叢の解剖 …………………… 143
  - dorsal vein complex（DVC）への
    アプローチ ………………………………… 143
  - 前立腺尖部の形態と外尿道括約筋の解剖 …… 144
  - 外尿道括約筋の神経支配 ………………… 148
- 勃起神経の解剖と神経温存手術の操作手順 …… 149
- 尿道切断とDenonvilliers筋膜の処理 ……… 150
- 前立腺後面の剥離とDenonvilliers筋膜 …… 150
- ［膀胱全摘除術と解剖〔男性〕］ ………………… 152
  - 骨盤内の解剖（男性，膀胱部横断図）……… 152
  - 膀胱への進入法 …………………………… 153
  - 神経温存術と解剖 ………………………… 155

骨盤内手術（前立腺全摘除術，膀胱全摘除術）
膀胱全摘除術〔女性〕　　　　　　　　　　　　　　　　　　　　　　　　　　藤元博行　156

- ［女性の膀胱全摘除術に必要な解剖の理解］ …… 156
  - 広間膜の理解 ……………………………… 156
  - 子宮頸部の周囲構造 ……………………… 157
  - 基靭帯と周囲構造 ………………………… 158
  - 尿道と腟周囲の構造 ……………………… 159
- ［実際の手術手技］ ……………………………… 160
  - 膀胱前腔の構造と処理方法 ……………… 160
  - 側腔の展開方法 …………………………… 160
  - 尿道の処理 ………………………………… 161

骨盤内手術（前立腺全摘除術，膀胱全摘除術）
腹腔鏡下手術〔男性〕　　　　　　　　　　　　　　　　　　　　　　　　　　原　　勲　164

- 腹腔内から骨盤底を観察する ……………… 164
- 精嚢の剥離 …………………………………… 165
- デノンビリエ（Denonvilliers）筋膜 ………… 165
- レチウス（Retzius）腔の展開 ……………… 165
- 骨盤内リンパ節郭清 ………………………… 167
- 内骨盤筋膜切開からバンチングまで ……… 167
- 膀胱頸部切開 ………………………………… 168
- NVB温存と合併切除 ………………………… 169
- 尿道切断 ……………………………………… 169
- 膀胱全摘除術 ………………………………… 170

会陰・尿道の手術 — 松原昭郎, 碓井 亞 **172**

[会陰および前立腺周囲の解剖] ……… 172
 会陰の筋と筋膜 ……… 172
 肛門括約筋 ……… 172
 直腸尿道筋 ……… 174
 横紋筋性尿道括約筋 ……… 174
 前立腺周囲の筋膜 ……… 175

[会陰式前立腺全摘除術と解剖] ……… 176
 前立腺へのルート ……… 176
 神経温存と神経非温存拡大摘除 ……… 178
 尿道切断と前立腺前面の展開 ……… 178
 膀胱頸部離断と精嚢剥離, 側方血管束の処理, 膀胱尿道吻合 ……… 179

[尿道の手術と解剖] ……… 179

尿失禁と性器脱の手術 — 後藤百万 **182**

 骨盤底支持 ……… 182
 膀胱頸部・尿道括約機構 ……… 184
 膀胱頸部・尿道の支持機構 ……… 185
 腟・子宮支持機構 ……… 186
 Retzius窩の針穿刺 ……… 186

陰嚢・鼠径の手術 — 松田公志 **188**

 膜の解剖 ……… 188
 精巣固定術 ……… 190
 精索静脈瘤低位結紮術 ……… 193
 精管精管吻合術 ……… 193
 精巣生検 ……… 194
 鼠径リンパ節郭清術 ……… 197

後腹膜リンパ節郭清術
開放手術 — 篠原信雄 **198**

 後腹膜臓器と腹膜付着部との位置関係 ……… 198
 壁側腹膜の切開線 ……… 199
 交感神経幹・腰部交感神経枝と下腹神経叢 ……… 202

後腹膜リンパ節郭清術
腹腔鏡下手術 — 伊藤明宏 **204**

 皮膚切開から後腹膜腔への到達 ……… 204
 外側円錐筋膜および腎筋膜後葉の切開 ……… 204
 腹膜の挙上と大動脈左面の後腹膜腔の展開 ……… 205
 大動脈前面から下大静脈前面までの後腹膜腔の展開 ……… 205
 modified unilateral templateでの後腹膜リンパ節郭清 ……… 207

人名の付いた臓器・手術器具−2
人名の付いた手術器具と切開法 — 加藤哲郎 **210**

文献 ……… 214
索引 ……… 219

1 局所解剖図

1 局所解剖図

上皮小体（副甲状腺）

上皮小体（副甲状腺）

上皮小体の位置については[1-1]の模型図が有名である[1]。すなわち甲状腺側葉の上端を通る水平線（上辺），側葉の下端から4cm下方の水平線（下辺），食道（後辺）および側葉の前面と気管（前辺）を4辺とする四角形に，下後角から上前角を結ぶ対角線を描き入れる。この対角線はほぼ反回神経の走路に相当し，上上皮小体[1-2][2]は上後方の三角の内部に，下上皮小体[1-3][2]は前下方の三角の内部に，主として甲状腺の近くに存在するという。さらに詳しくは，700例以上の病理解剖体に基づく登[3]の詳細な研究を要約すると，上上皮小体の大部分（83%）は輪状軟骨・気管移行部の高さ付近で甲状腺側葉の後縁にあり，反回神経の後側にあることが多い。下上皮小体は，側葉の下端より上方にある場合が多い（74%）が，それより下方で胸腺甲状腺靭帯（2つの臓器の連絡結合組織索）の

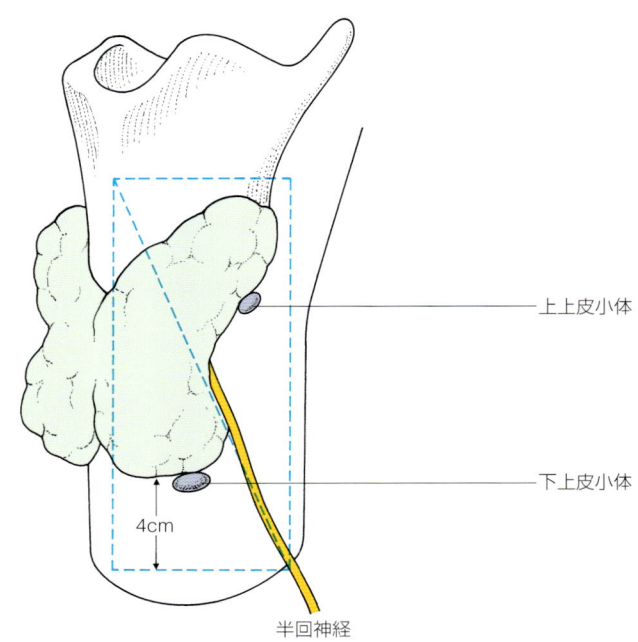

[1-1] 上皮小体の位置関係（Pyrtek, et al）

上上皮小体

下上皮小体

4cm

半回神経

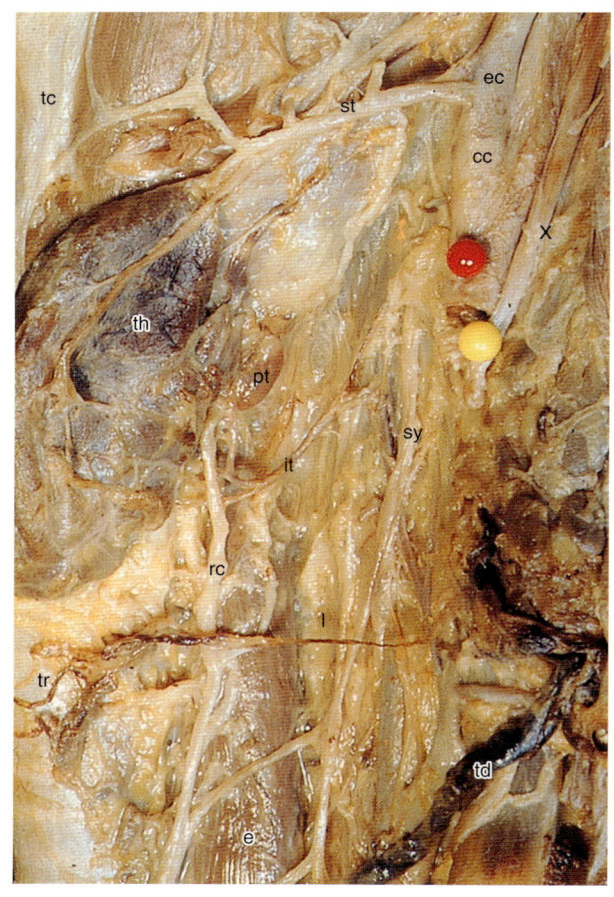

[1-2] 上上皮小体（左）

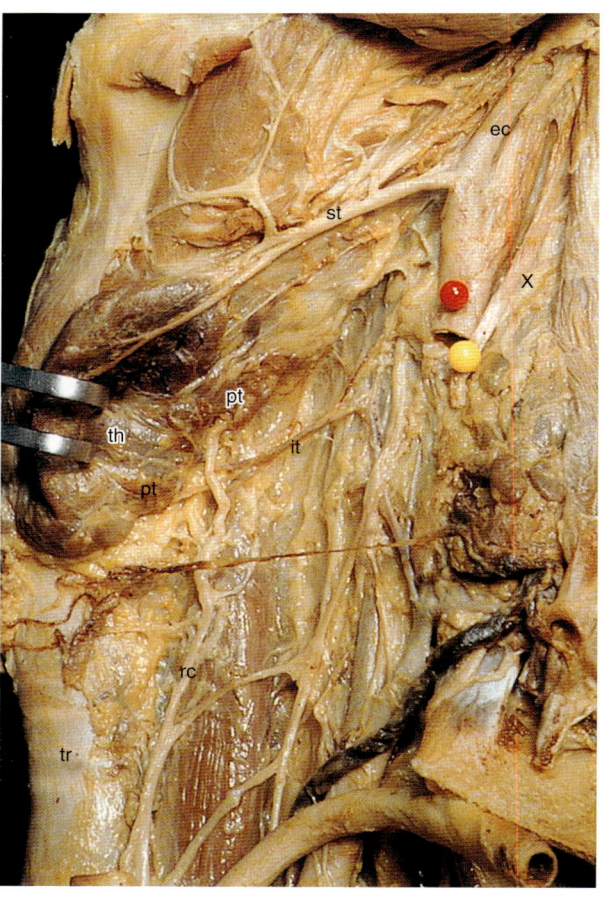

[1-3] 下上皮小体（左）

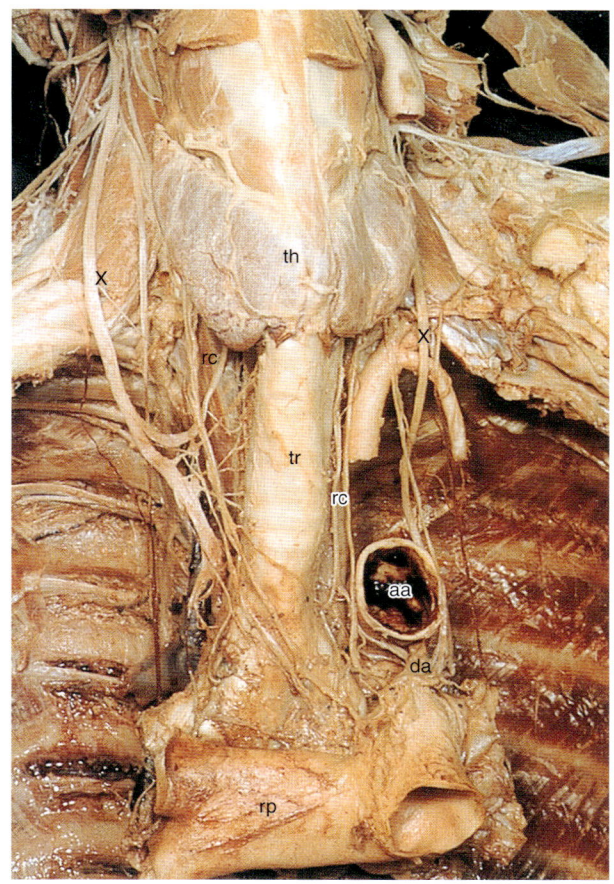

[1-4] 反回神経の左右差

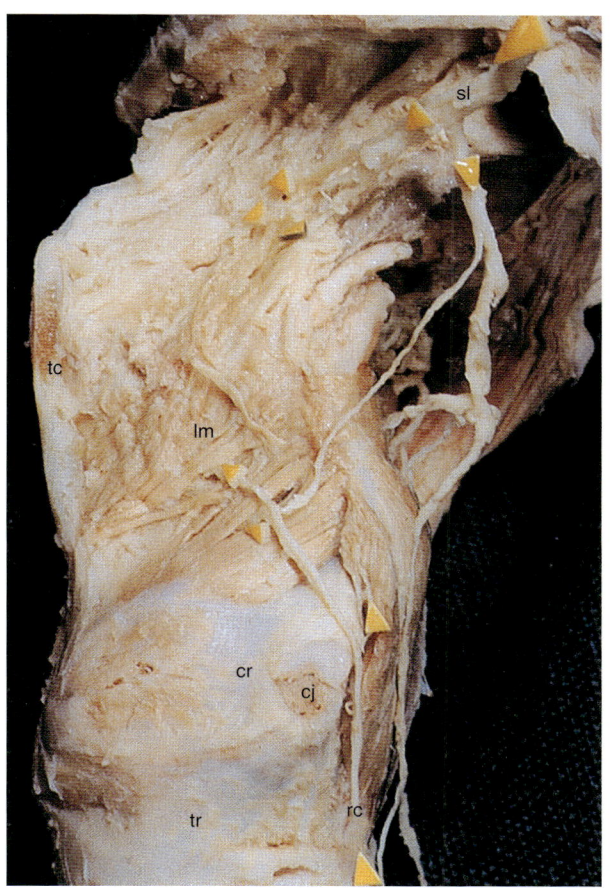

[1-5] 喉頭筋の神経支配(左)

内部に含まれる場合も少なくない（側葉下端より20mm以内が24%）。

上皮小体の動脈

上皮小体に分布する動脈は一般に下甲状腺動脈とされている[1-2]が上甲状腺動脈の関与も軽視できない。上甲状腺動脈支配の頻度は上上皮小体で約15%，下上皮小体で5%程度と思われる。また下上皮小体にはまれに最下甲状腺動脈が分布する。上皮小体の動脈は，甲状腺側葉の後縁から小葉内に入る動脈枝の細い分枝であることが多い。上皮小体固有枝になってからその門に入るまでの距離，すなわち茎（柄＝pedicle）は下上皮小体の動脈枝のほうが長い。いい換えれば下上皮小体のほうが移動性が大きい。

反回神経

迷走神経の枝である反回神経[1-4][4)]は喉頭筋の大半に分布し，発声と気道の開大に与るので，その損傷は避けなければならない[1-5]。反回神経の走路は左右で少し異なる。それは神経が反回する高さの差による[1-4]。反回部は，左が大動脈弓（動脈管索の位置），右が鎖骨下動脈であり，かなりの標高差（20〜25mm）がある[1-4]。したがって頸胸移行部の高

表1　日本人における下甲状腺動脈と反回神経の交叉位置関係（Hirata）

		例数	A型（%）	B型（%）	C型（%）
男性	右	299	89（29.8）	126（42.1）	84（28.1）
	左	271	11（ 4.1）	79（29.1）	181（66.8）
女性	右	117	46（39.3）	44（37.6）	27（23.1）
	左	97	7（ 7.2）	29（29.9）	61（62.9）

A型：神経が前，B型：神経が動脈にはさまれる
C型：神経が動脈の後ろ

[1-2]〜[1-5] 略語一覧

aa	大動脈弓	it	下甲状腺動脈	st	上甲状腺動脈
cc	総頸動脈	l	リンパ管	sy	交感神経幹
cj	輪状甲状関節	lm	喉頭筋	tc	甲状軟骨
cr	輪状軟骨	pt	上皮小体	td	胸管
da	動脈管索	rc	反回神経	th	甲状腺
e	食道	rp	右肺動脈	tr	気管
ec	外頸動脈	sl	上喉頭神経	X	迷走神経

写真中のピン・矢印［赤：動脈，青：静脈，黄：神経，緑：リンパ節，管］

さでは，左反回神経がすでに気管食道溝に接して上行しているのに対し，右反回神経はまだこの溝に達していないことが少なくない[1-4]。

反回神経と下甲状腺動脈の交叉様式はさまざまであるが，最近の日本人432体874側に基づく広範なHirata[5)]の研究によれば，下甲状腺動脈と反回神経の交叉関係は**表1**のようである。右では3つの型が比較的均等に出現するのに対し，左ではC型（神経が動脈の後ろ）が約2/3を占め，A型（神経が動脈の前）は非常に少ない。

副腎，自律神経叢

副腎

　副腎は第11ないし第12胸椎の左右で腹膜後隙（後腹膜腔）に位置する。副腎の形は左右でかなり異なる。簡単に表現すれば，右は三角，左は三日月というところである［**1-6**］[6]。このような形の差は隣接する器官，特に大血管との位置関係から理解しておくとよい［**1-6，1-7**］[6]。

　副腎は腎の上端の真上にのっているのではなく，その内側に接しているので，大動脈または下大静脈と接触する。大動脈はほぼ正中を下行し，下大静脈はその右側を上行している。右副腎は下大静脈に接し，あまりかたくないこの血管と横隔膜の間にくさび状に入り込むため，三角形に近い形となる。一方，左副腎の内側部は大動脈の左縁に接し，弾力性に富むかたいこの血管にはねかえされて内側に延び出すことができず，全体として三日月形にとどまるのである。

動脈［1-7，1-8］

　副腎の表面にはかなりたくさんの動脈，時として50本以上もの枝が到達しており，まるで腸管の直動脈を思わせる[7]。これらの枝はどこから起こるのだろうか。それには，まず副腎の所在位置を考えるとわかりやすい。副腎は，横隔膜脚の前で腹大動脈のわきにあり，腎の上にのっている。したがって，副腎の動脈は下横隔動脈と腹大動脈ならびに腎動脈から起こると考えるのが自然であり，副腎動脈の分類と親動脈は以下のように図式的に捉えられる。

　　上副腎動脈——下横隔動脈
　　中副腎動脈——腹大動脈
　　下副腎動脈——腎動脈

静脈［1-7］

　血管の出入様式からみて副腎はめずらしい臓器である。動

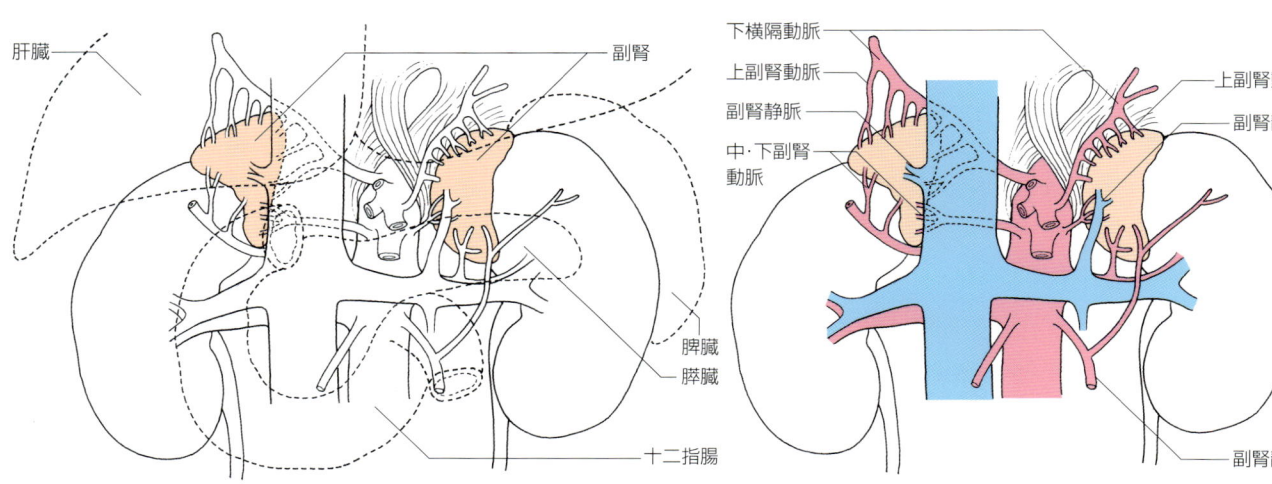

［1-6］副腎の形と位置関係（Hollinshead）　　　　［1-7］副腎の血管（Hollinshead）

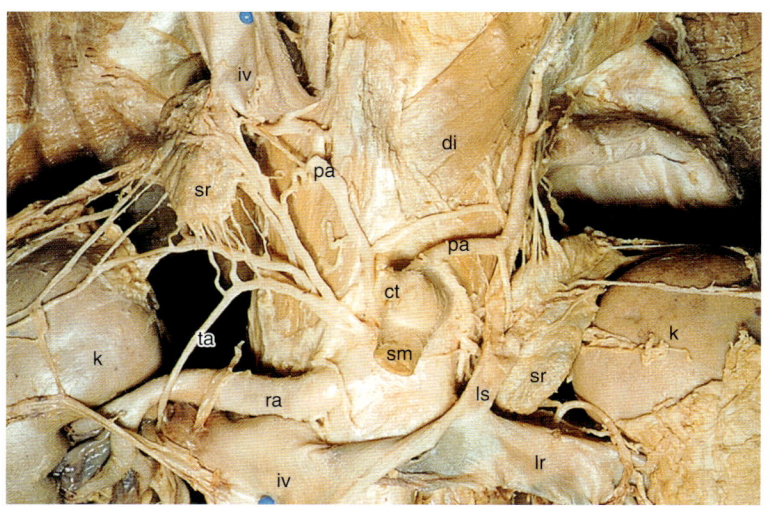

［1-8］副腎の血管（下大静脈を切離）

［1-8］，［1-10］略語一覧

a	腹大動脈
ap	腹大動脈神経叢
cg	腹腔神経節
cp	腹腔神経叢
ct	腹腔動脈
di	横隔膜
iv	下大静脈
k	腎臓
lr	左腎静脈
ls	左副腎静脈
pa	下横隔動脈
ra	腎動脈
sm	上腸間膜動脈
sr	副腎
ta	精巣動脈

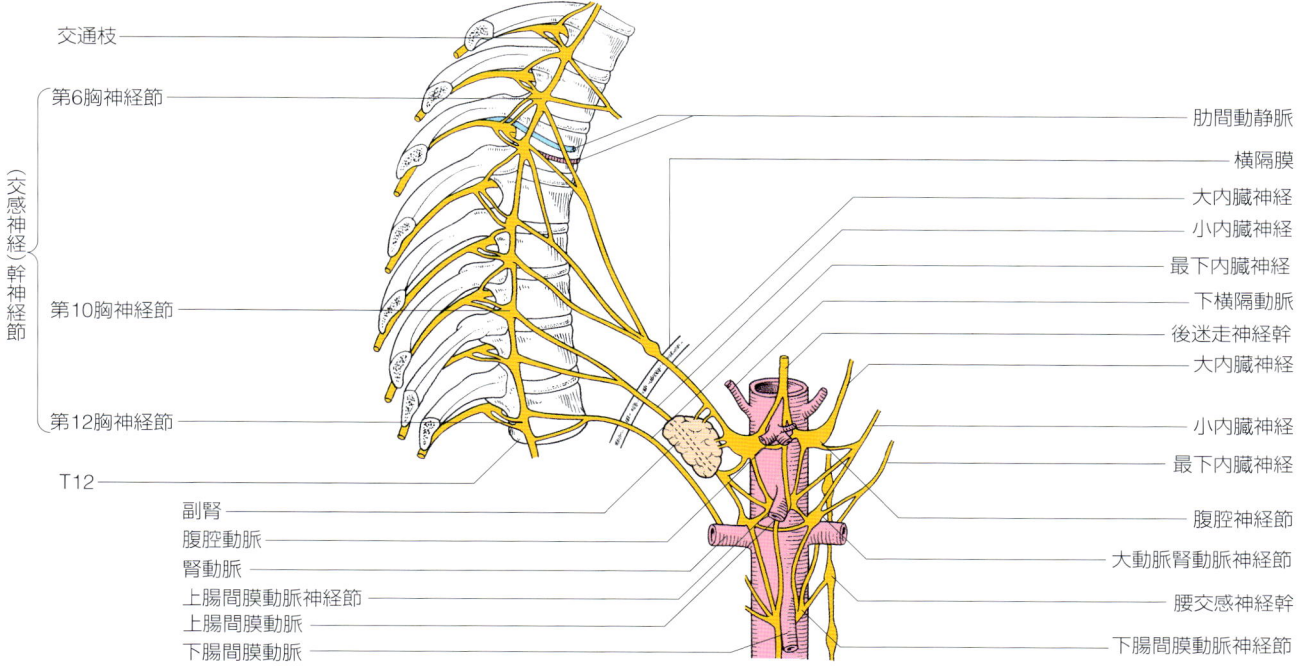

[1-9] 副腎と腹腔神経叢

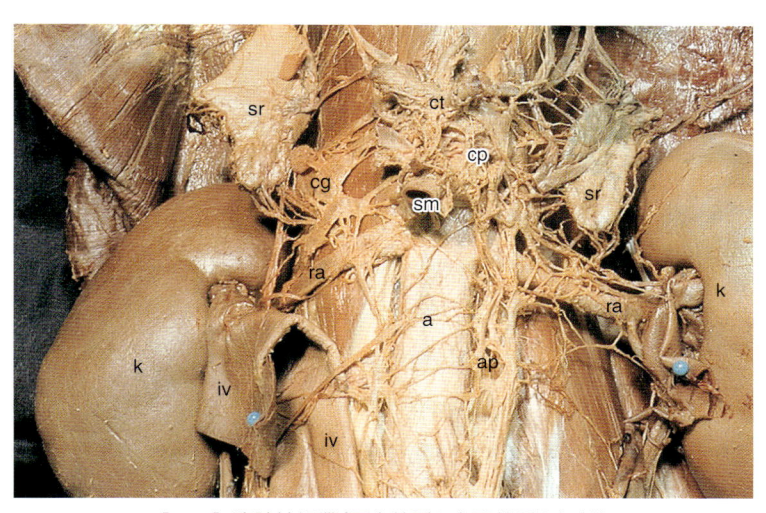

[1-10] 腹腔神経叢（下大静脈と左腎静脈を切離）

脈はあらかじめ多数の細い枝に分かれて表面から進入しており，いい換えれば限局した動脈門をもたない。副腎の中心部に集まった血液は中心静脈を形成し，太めの副腎静脈として門をつくり流出していく。副腎門から退出した副腎静脈の下大静脈への到達様式は，下大静脈が正中からずれて縦走しているために左右差が著しい。

　右副腎静脈は右副腎の前面から起こるが，右副腎の内側半そのものが下大静脈のかげに隠れているため，ごく短い走向ののち下大静脈に直接注ぐ。長さは約6mmでごく短いので，右副腎はこの静脈を介して下大静脈に固定されているようにみえる。手術時に右副腎静脈を引きちぎらぬよう注意が肝要である。

　左副腎静脈は，下大静脈が大動脈より右側にあるため，左腎静脈に流入する。

神経 [1-9, 1-10]

　副腎はもともと，その髄質が交感神経系と由来を同じくした神経堤細胞から遊走してきて形成されるため，自律神経が豊富に分布している。副腎は位置的に腹大動脈，腹腔動脈，腎動脈に近接しており，これらの動脈の周囲に発達した神経叢（腹腔神経叢）と密接なつながりをもつ[1-9, 1-10][8]。

　下部胸部交感神経幹から出る枝を内臓神経といい，T5-9(10)にまたがって起こる大内臓神経，T10，11から出る小内臓神経，ならびにT12から出た最下内臓神経からなる。一方，これらの内臓神経を受け入れる腹腔神経叢は腹腔動脈，上腸間膜動脈，腎動脈各起始部の周囲にあって，腹大動脈の前面に広がっており，これら3種の動脈起始部のわきに各一対の大動脈前神経節をつくる。副腎は神経に富んでおり，副腎に進入するレベルで20数本にも及ぶ。

腎と腎筋膜

腹膜後器官のそれぞれは裸のままでいるのではなく，肌着を着たように柔らかい膜様の共通シートで包まれており，これを腎筋膜(Gerota筋膜)とよんでいる。腎・副腎の占拠スペースは，腹筋と横隔膜の内張りをした腹内筋膜(腹横筋膜，横筋筋膜)と腹膜の間に広がるスペースである[1-11][9]。このスペースの疎性結合組織は腎・副腎・大動脈・下大静脈の周囲でやや緻密化して，それらを共通に取り囲む膜性の筒を形成する[1-11]。これが腎筋膜である。腎筋膜は「腎」で代表して名称を与えられているものの，副腎と大血管も包んでいる。なお腎筋膜と同層の結合組織層(腹膜下筋膜または腹膜外筋膜)は側腹部，前腹部および横隔膜中心部の下ではつぶれて識別しがたくなっている。

腸管が伸長回転して腹膜腔が込み合ってくると，腸管とその間膜が壁側腹膜と癒合して結合組織層と化してしまう(癒合筋膜：fusion fascia)。結腸の癒合筋膜をはがして腎筋膜とその骨盤臓器とのつながりを観察する。

[1-12][10]では，上行および下行結腸間膜の癒合筋膜を剥離し，肝冠状間膜ならびに肝静脈を切って肝臓を遊離したのち，腹腔動脈と上腸間膜動脈を起始部で切離し，胃腸管と肝膵脾を一塊として下方へ翻転させた。こうして腹膜器官と腹膜後器官が下腸間膜動脈による連絡を除いて分離された。左右の腎臓が腎筋膜前葉をかぶった隆起として明瞭であり，副腎，尿管，大動脈，大静脈，腎動静脈，精巣動静脈などもこの筋膜に覆われていることがわかる。

[1-13][10]では，腎筋膜後葉を横筋筋膜から剥離したのち，左腎を右方へ翻転した。腎，尿管の後面を包む腎筋膜の後葉が，横隔膜下面，腹横筋，腰方形筋(あらかじめ除去)の内張りをする横筋筋膜とは異なる層に属することが明らかとなった。

[1-14][10]では，右側で骨盤腔の腹膜を剥がしたのち，右腎を左方へ翻転させ，腎筋膜の後葉を明らかとした。腎筋膜が尿管をはさんだまま骨盤内へ下行し，膀胱を包む腹膜下筋膜(膀胱筋膜)へ連続するさまが明白である。

[1-15]では，腎筋膜は精巣動静脈も包含している。逆に，精巣動静脈を包む血管鞘を剥がすことができる。本図では下行結腸を右前方に反転し，左鼠径管を開いて精巣と精管を取り出した。精巣動静脈と精管の間に膜(精管精巣動静脈筋膜：testiculodeferential fascia－仮称)が張っているのがわかる[11]。

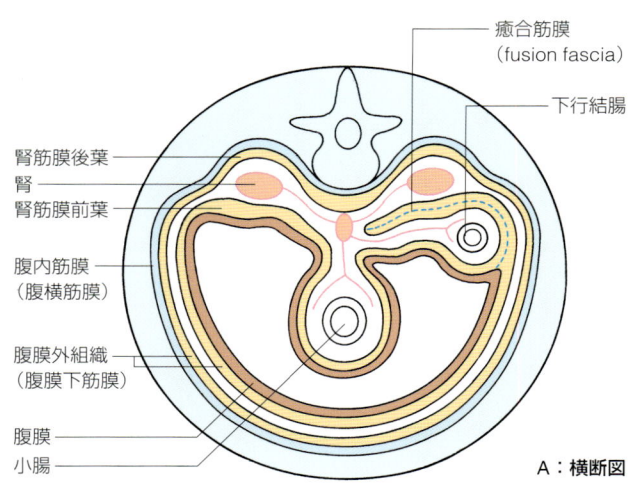

A：横断図

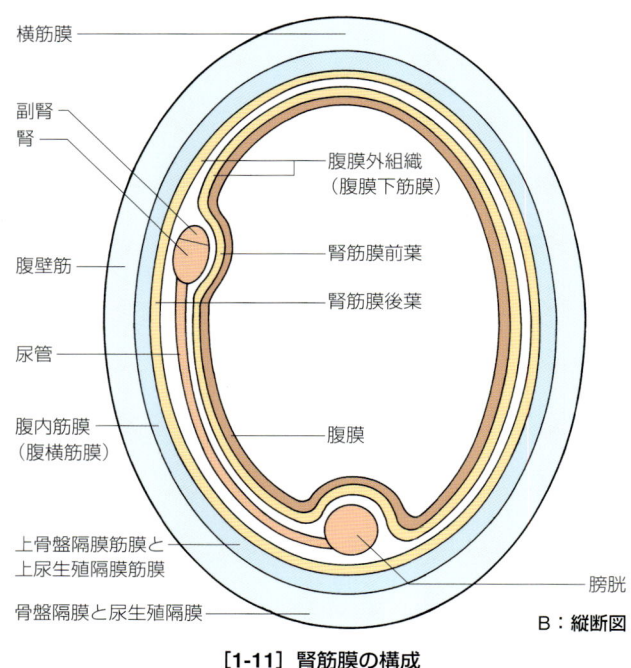

B：縦断図

[1-11] 腎筋膜の構成

[1-12]〜[1-15] 略語一覧

af	腎筋膜の前葉	e	食道	sc	精索
b	膀胱	im	下腸間膜動脈	t	精巣
cu	臍動脈索	k	腎臓	ta	精巣動静脈
dc	下行結腸	l	肝臓	tdf	精管精巣動脈筋膜
dd	精管	lr	左腎静脈		
di	横隔膜	pf	腎筋膜の後葉	tf	横筋筋膜
du	十二指腸	ps	大腰筋	u	尿管

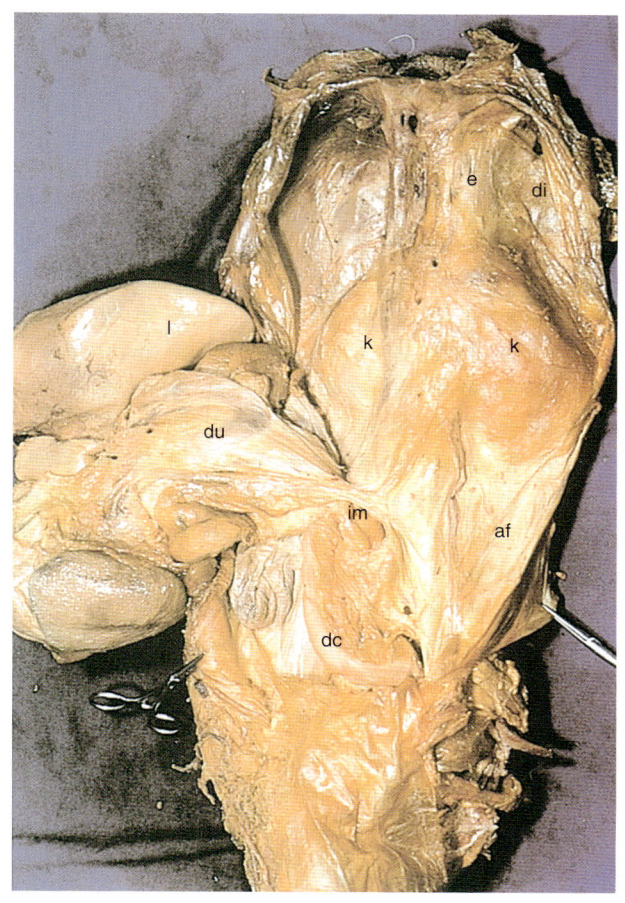

[1-12] 腎筋膜の剖出-1

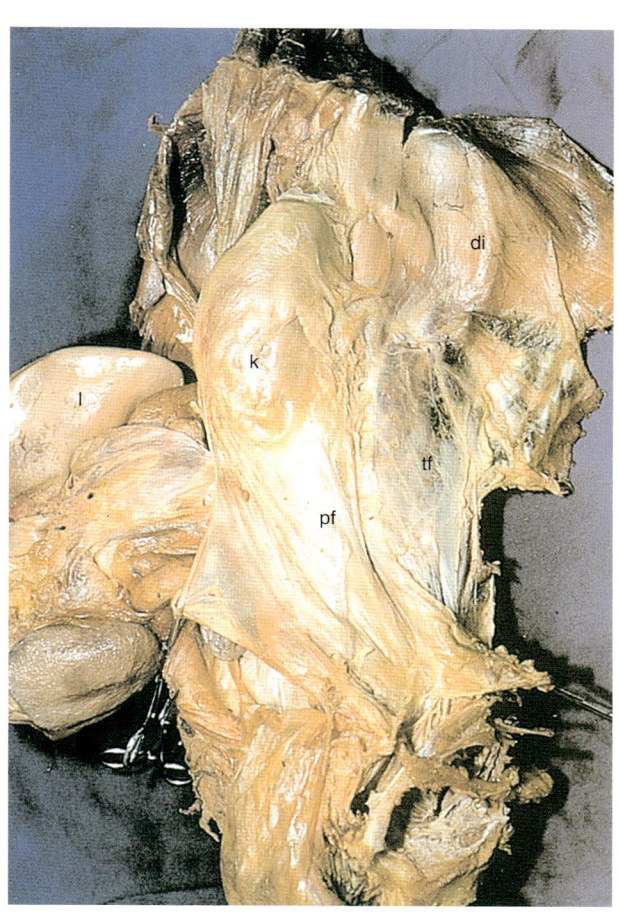

[1-13] 腎筋膜の剖出-2

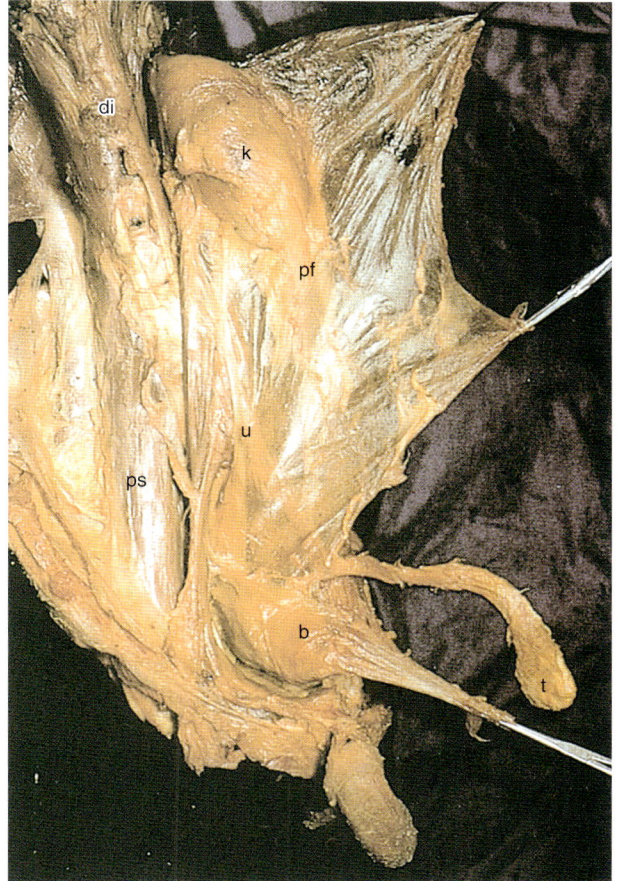

[1-14] 腎筋膜の剖出-3

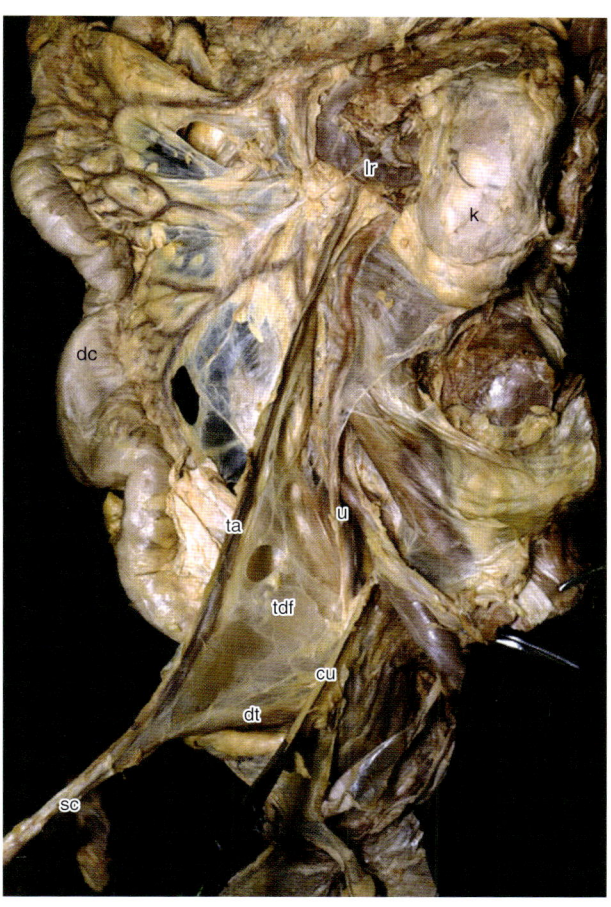

[1-15] 精巣動静脈と精管の間に張る筋膜

局所解剖図―7

精巣・精管・尿管の動脈

精巣の血管-1（右）[1-16]

　この標本では，腎動脈と腹大動脈から起こる2本の精巣動脈が認められ，腎動脈からの枝は下大静脈の裏面を，また腹大動脈の枝はその前を走行している。これらの精巣動脈は大腰筋の表面を斜め外側に走り，さらに尿管の前を蛇行しながら下行し別々に精巣に達している。動脈に随行して下大静脈に注ぐ精巣静脈も認められる[12]。

精巣の血管-2（右）[1-17]

　精索をばらばらにして精巣動静脈と精管を剖出した。精巣動脈の周囲にはよく発達した数条の静脈網が形成されている。精巣から出た静脈の一部は鼠径管を通過後に静脈は長い経路をとらず，下腹壁静脈に流入している。また，精管にまつわり付くようにして，精管動脈が下行しているのも認められる[12]。

上膀胱動脈から起こる精管動脈（右）[1-18]

　精管に分布する動脈は精嚢への動脈と共通幹をつくりやすい。この動脈幹は臍動脈の起始部付近で起こり，精嚢の下1/3あたりで精嚢動脈と精管動脈とに分かれる。この標本では，精巣を内側に反転して精管動脈を剖出した。精管動脈は臍動脈に起始をもつ上膀胱動脈から起こり精管に沿って下行している[12]。

上部尿管の動脈（男性，左）[1-19]

　尿管は腹部から骨盤腔にかけて走る細長い器官であり，動脈分布も上中下の3部に分けて考えることができる。上部尿管（上1/3）への動脈は腎動脈から，時として腎の脂肪被膜動脈から起こる。この標本では，左の腎臓を内側に反転してある。通常の腎動脈に加えて上極に向かう過剰腎動脈が見られ，この動脈から脂肪被膜動脈が出ている。腎動脈後枝と脂肪被膜動脈から起こった尿管枝は途中で結合し，尿管に沿って下行している[13]。

中部尿管の動脈（男性，右）[1-20]

　中部尿管（中1/3）への動脈は大動脈から直接起こるか，あるいは精巣（卵巣）動脈からの枝が分布する。この標本では下大静脈を横切し上方に反転した。右の中部尿管への動脈が大動脈分岐部よりやや上方で直接に大動脈から起こり，大動静脈間リンパ節を貫きながら尿管に達し，T字状に分かれ細枝を出しながら上・下方に走行している[13]。

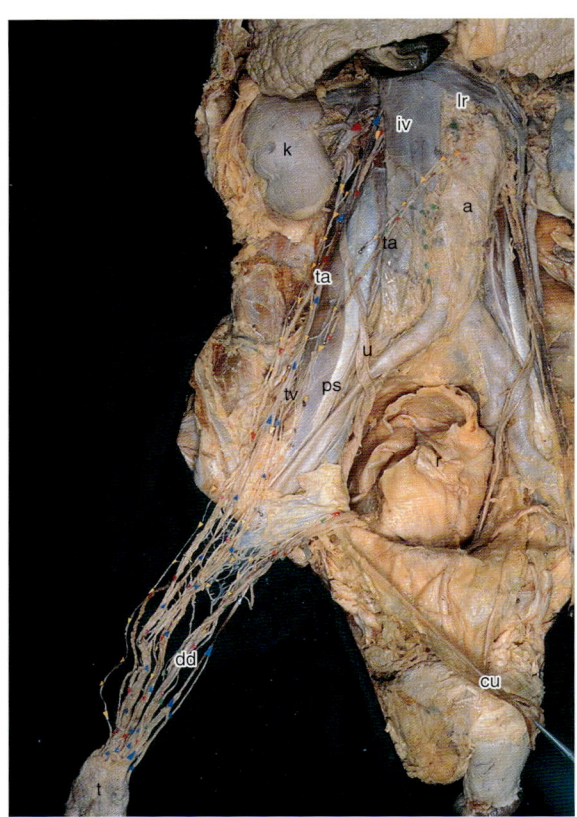

[1-16] 精巣の血管-1（右）

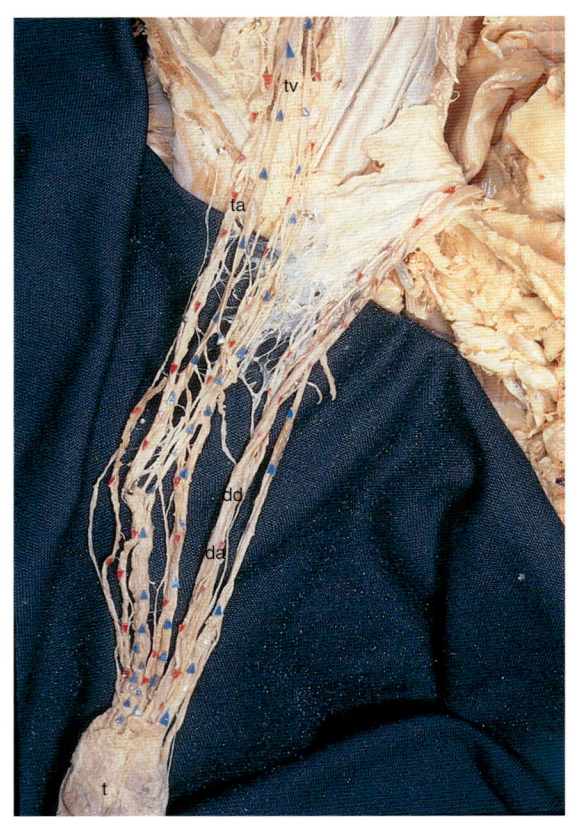

[1-17] 精巣の血管-2（右）

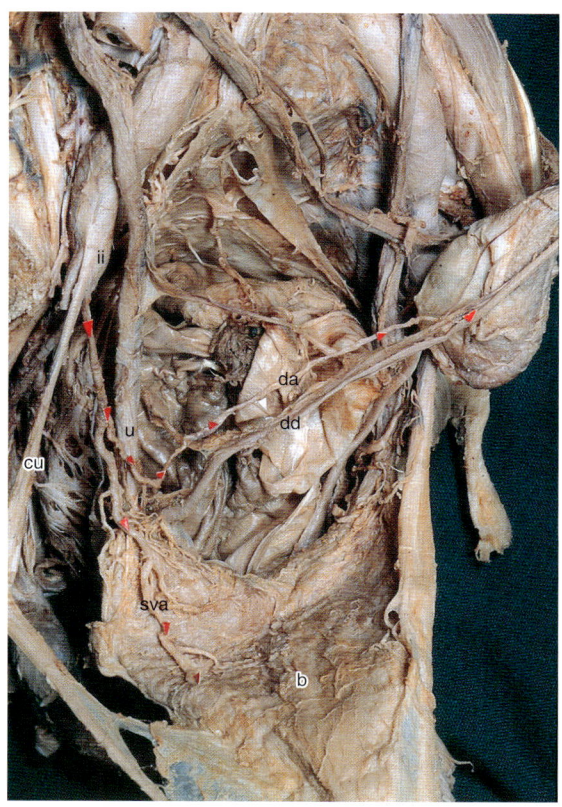

[1-18] 上膀胱動脈から起こる精管動脈

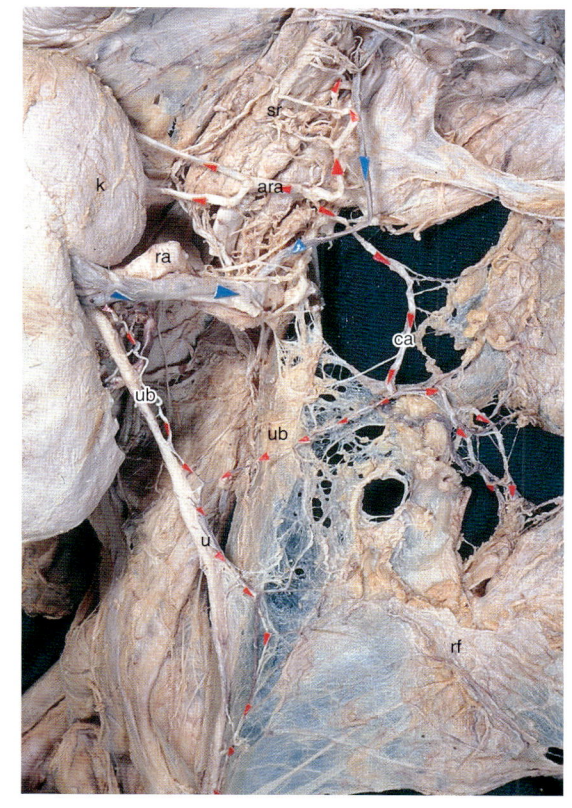

[1-19] 上部尿管の動脈（男性）

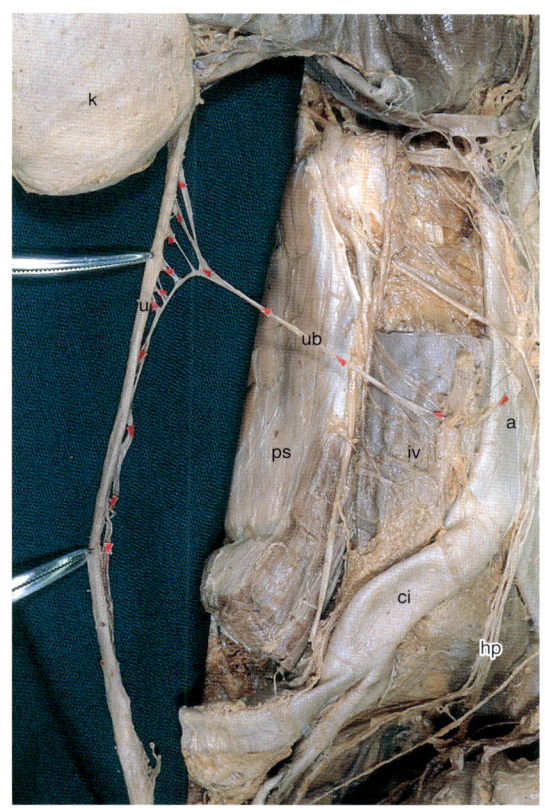

[1-20] 中部尿管の動脈（男性）

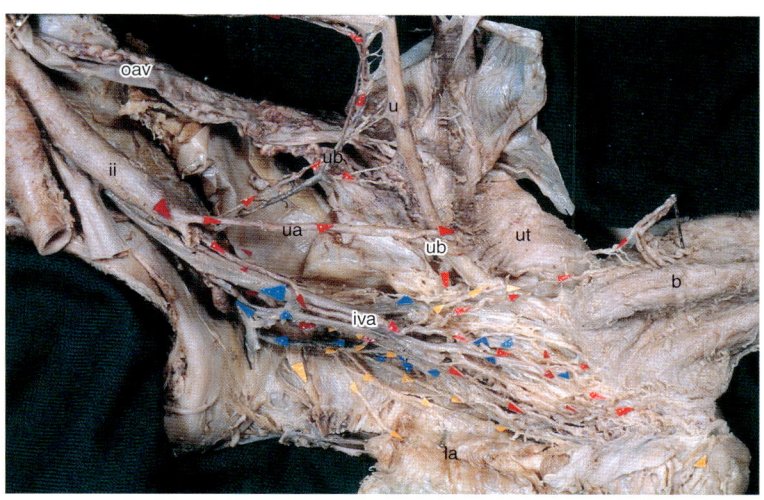

[1-21] 下部尿管の動脈（女性）

[1-16]～[1-21] 略語一覧

a	大動脈	hp	上下腹神経叢	ps	大腰筋	tv	精巣静脈
ara	過剰腎動脈	ii	内腸骨動脈	r	直腸	u	尿管
b	膀胱	iv	下大静脈	ra	腎動脈	ua	子宮動脈
ca	腎被膜動脈	iva	下膀胱動脈	rf	腎筋膜	ub	尿管枝（動脈）
ci	総腸骨動脈	k	腎臓	sr	副腎		
cu	臍動脈索	la	肛門挙筋	sva	上膀胱動脈	ut	子宮
da	精管動脈	lr	左腎静脈	t	精巣		
dd	精管	oav	卵巣動静脈	ta	精巣動脈		

下部尿管の動脈（女性，右）［1-21］

女性の右内腸骨動脈の枝分かれを剖出した。内腸骨動脈から直接起こった尿管枝は尿管壁に細枝を出しながら上方に向かって走行している。尿管と子宮動脈との交叉部では子宮動脈から起こり，尿管の膀胱進入部付近に分布する細い動脈が認められる[13]。

骨盤神経叢（下下腹神経叢）の構成

骨盤神経叢の構成

　骨盤神経叢は交感および副交感両成分を含む自律神経叢である。

　副交感成分は，仙骨神経叢を通じてくる短い骨盤内臓神経である。交感神経系には2つの経路がある。主経路は，上下腹神経叢として腹大動脈に沿って下行し，大動脈分岐部の下方で左右に分かれて下腹神経となる経路である。もう一つの副次的経路は交感神経幹を仙骨前面まで下がり，ここから仙骨内臓神経となって骨盤神経叢に行く細い神経であり，あまり発達はよくない［1-22］。

上下腹神経叢の構成

　上下腹神経叢を構成するのは，腹腔・上腸間膜動脈領域から下行する交感神経成分は少なく，主体は第2〜第4腰交感神経節から出た腰内臓神経である［1-23］[14]，［1-24］[15]。左右の腰内臓神経が合して上下腹神経が形成されるのはほぼ大動脈分岐部の高さであり，そこより約4cm下方で左右の下腹神経へ分岐する。

　なお［1-24］の例の上下腹神経叢は［1-23］のような紐革状をなさず，左右が半交叉している。

骨盤内臓神経と仙骨内臓神経

　［1-25］[16]では，直腸を前方へ倒した。仙骨神経叢の前面の膜層も剥がし，仙骨内臓神経（交感性，sn）と骨盤内臓神経（副交感性，pn）を剖出した。後者が前者より外側から出ており，両者の間には指先を挿入できる隙間が存在する。

内腸骨動脈の枝

　［1-26］では静脈叢を除去して動脈を剖出した。臍動脈索を挙上して赤いピンでとめてある。臍動脈から起こる上膀胱動脈のほかに，内腸骨動脈から臍動脈が分かれたそばで下膀胱動脈が起始して斜め下行し，途中で骨盤神経叢の枝群に接して走っている。通常の内陰部動脈のほかに，恥骨結合と肛門挙筋の間の隙間を通る副陰部動脈がみられる。副陰部動脈も神経叢の表面を斜行している。図の左上方の緑の矢先はリンパ管，緑の四角は外腸骨動脈内側縁に沿うリンパ節であり，閉鎖神経・動脈に近接している。

骨盤神経叢の重要性

　［1-27］[17]ではあらかじめ両側の寛骨を取り外した標本の右側を解剖した。膀胱の頂部を前に引き出したので，神経が緊張しており，特に骨盤内臓神経（勃起神経）の起始部が明瞭となった。骨盤神経叢（下下腹神経叢）から膀胱および前立腺へ向かう枝の密度が高いこと，最低位の枝が独立して走り前立腺直下の尿道括約筋を支配し，さらに陰茎海綿体神経として陰茎背部に達しており，排尿，性機能にとって骨盤神経叢が非常に重要であることが理解できる。

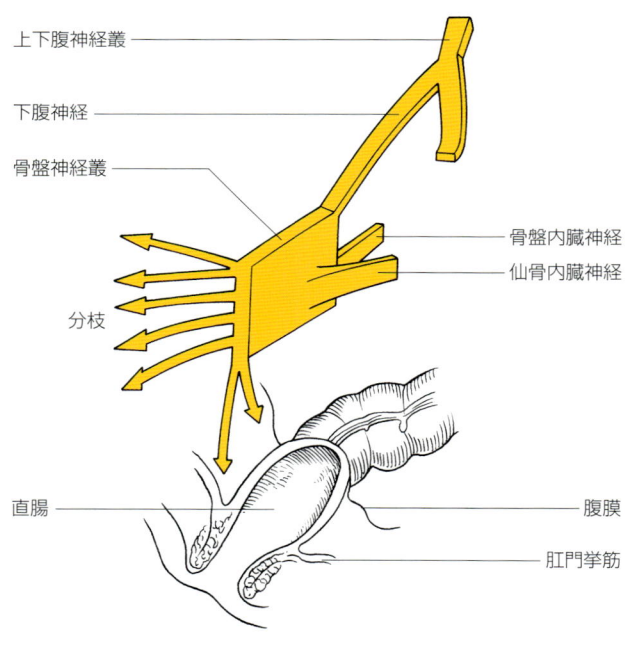

［1-22］骨盤神経叢の構成

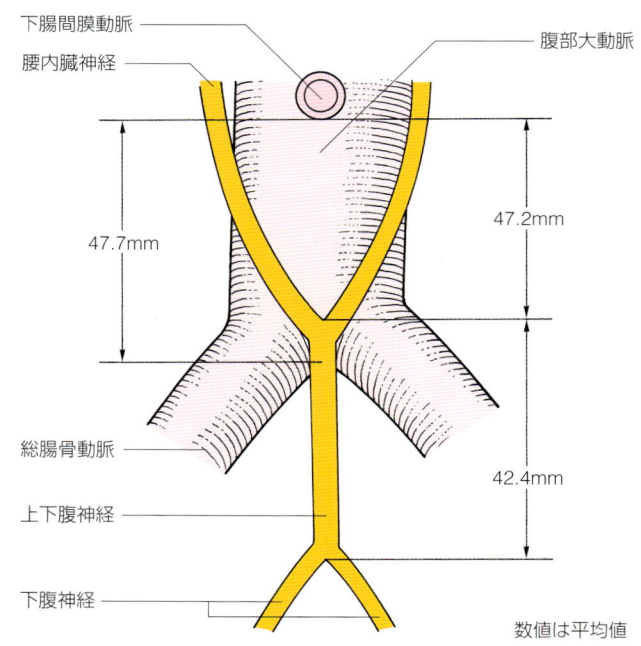

［1-23］上下腹神経叢と大動脈の位置関係（佐藤健次）

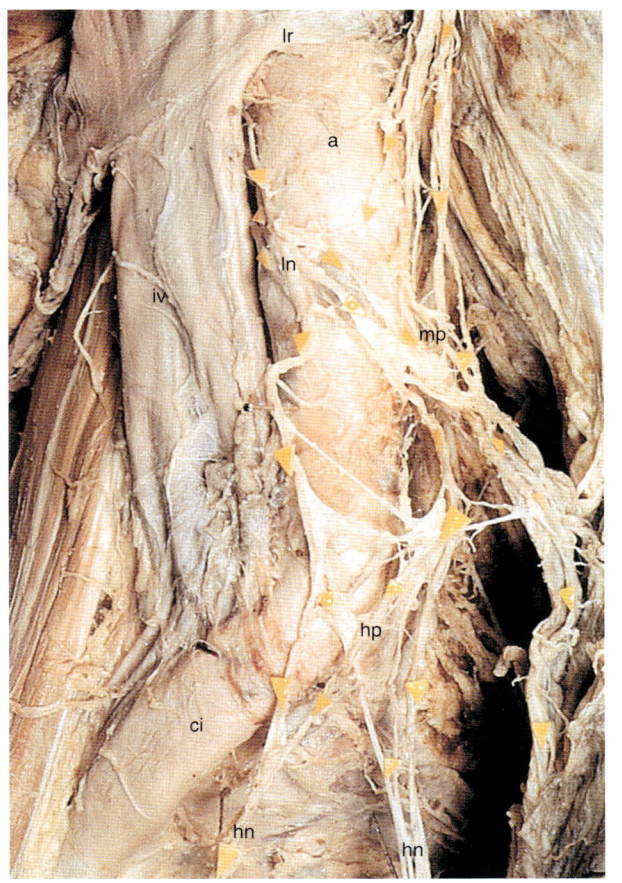

［1-24］左右交叉性の上下腹神経叢（女性）

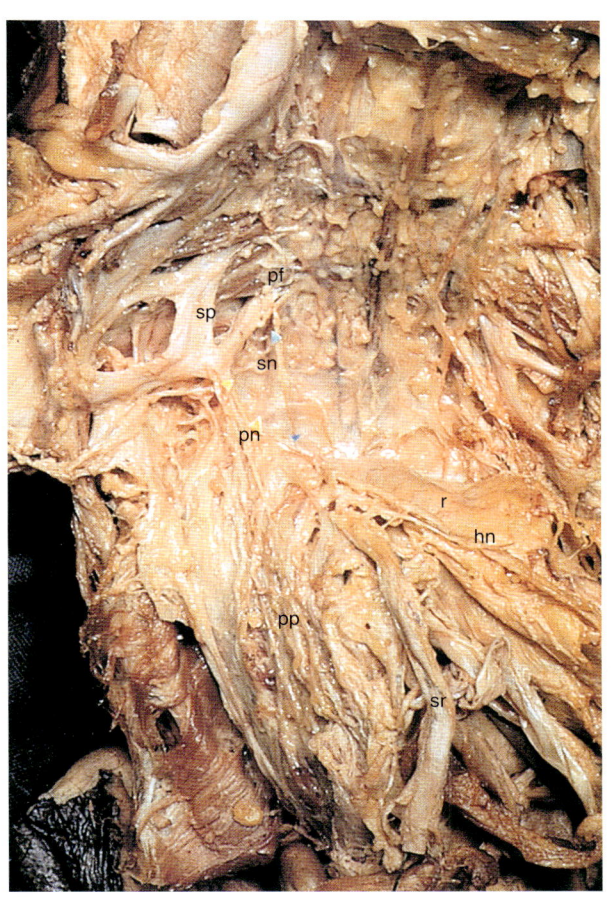

［1-25］骨盤内臓神経と仙骨内臓神経（男性）

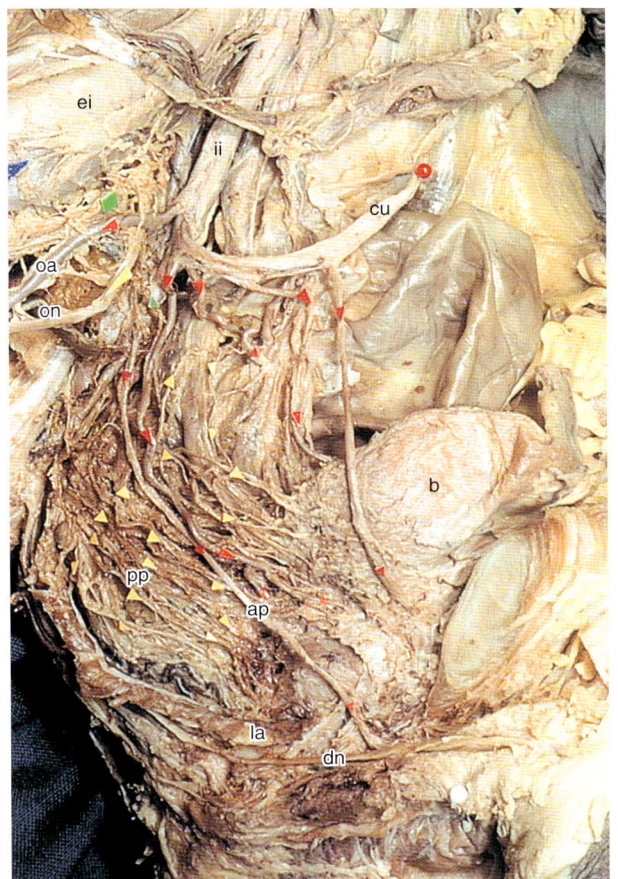

［1-26］内腸骨動脈の枝（男性）

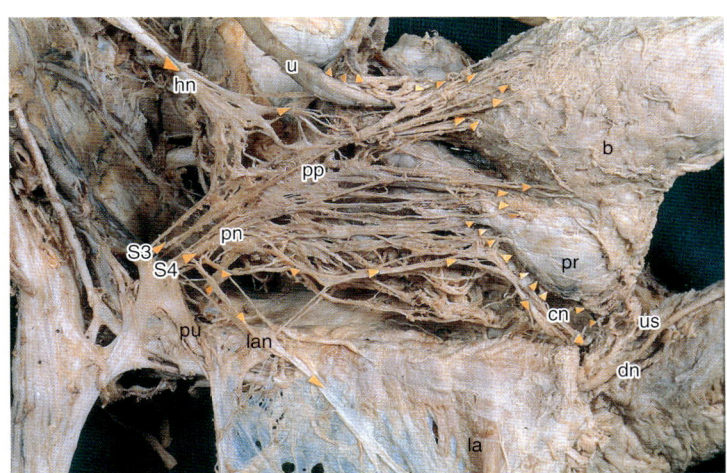

［1-27］男性の骨盤神経叢

［1-24］～［1-27］略語一覧

a	腹大動脈	iv	下大静脈	pp	骨盤神経叢
ap	副陰部動脈	la	肛門挙筋	pr	前立腺
b	膀胱	lan	肛門挙筋神経	pu	陰部神経
ci	総腸骨動脈	ln	腰内臓神経	r	直腸
cn	陰茎海綿体神経	lr	左腎静脈	sn	仙骨内臓神経
		mp	下腸間膜動脈神経叢	sp	仙骨神経叢
dn	陰茎（背）神経	oa	閉鎖動脈	sr	上直腸動脈
ei	外腸骨動脈	on	閉鎖神経	u	尿管
hn	下腹神経	pf	梨状筋	us	尿道括約筋
hp	上下腹神経	pn	骨盤内臓神経		
ii	内腸骨動脈				

骨盤神経叢の分布

精嚢・精管と直腸への枝

[1-28]では泌尿生殖器を正中断し直腸はそのまま残し、標本の右側を内側から解剖して示した。骨盤神経叢から精管、精嚢、前立腺および直腸に多数の枝が分布していることが明らかである。

また上直腸動脈に沿って上る枝は下行およびS状結腸に分布する。精管には骨盤神経叢を経由せずに下腹神経の直接枝も分布している[17]。

前立腺の後外側縁を下行する神経と動脈

[1-29]では仙骨を後ろから削り取って仙骨神経叢を側方に転位させた。次に直腸を、まず後壁を正中切開してから後方、図では手前)に引き寄せた。さらに解剖を進め、骨盤神経叢と下膀胱動脈(膀胱前立腺動脈)を剖出してある。下膀胱動脈は骨盤神経叢を浅側から深側へ貫いたのち、精嚢の外側縁に沿って下がり、前立腺の後上角に達する。ここで分かれた横枝は精嚢と前立腺上面の間を走り、他の1枝は前立腺の後外側縁を下行する。この下行枝に沿って神経(陰茎海綿体神経)も走り、直腸下端部にも分枝している[18]。

前立腺周辺の静脈叢と副陰部動脈

[1-30][17]では肛門挙筋より上には静脈叢が発達している。肛門挙筋の前端と恥骨結合との間隙(＊)に注目する必要がある。この間隙は挙筋の上と下とさらに陰茎背部の3領域の連絡通路である。本例では挙筋の下を走る標準的な内陰部動脈に加えて、いま述べた間隙を通り抜けて陰茎背部に達する副陰部動脈が存在する。また、挙筋の上下の静脈もこの間隙を利用して連絡している。

陰茎へ達する骨盤神経叢の枝

骨盤神経叢から出た最も低い枝は前立腺と直腸の間の溝を下行したのち、恥骨結合と肛門挙筋前端部の間をすり抜けて陰茎背部に達し(陰茎海綿体神経)、ここで陰部神経の枝で肛門挙筋の下を前進してきた陰茎背神経と連絡している[1-31][19]。

女性の骨盤神経叢の分布

[1-32][13]から骨盤神経叢の枝のかなりの部分が膀胱頸部および尿道初部へ分布していることがわかる。また、最も低い枝は肛門挙筋の前端部に分布するのみでなく、陰核背部へ達している。

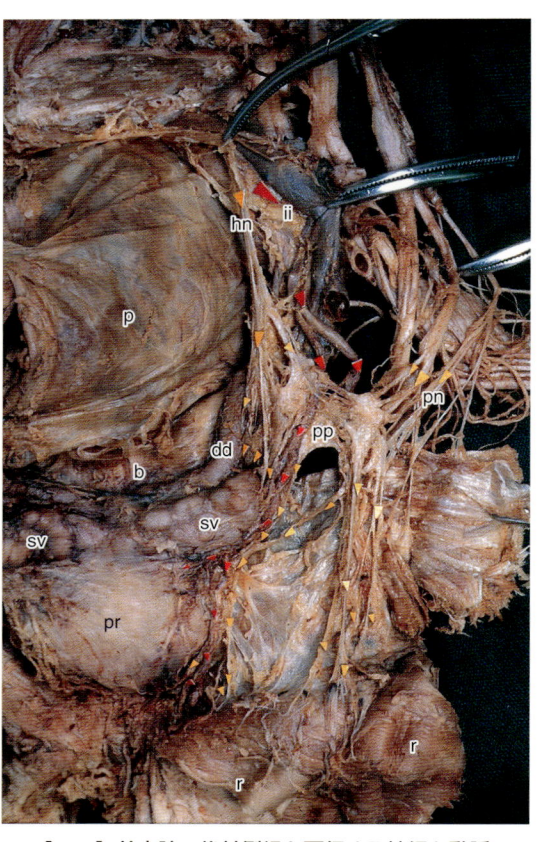

[1-28] 精嚢・精管と直腸への枝　　　　[1-29] 前立腺の後外側縁を下行する神経と動脈

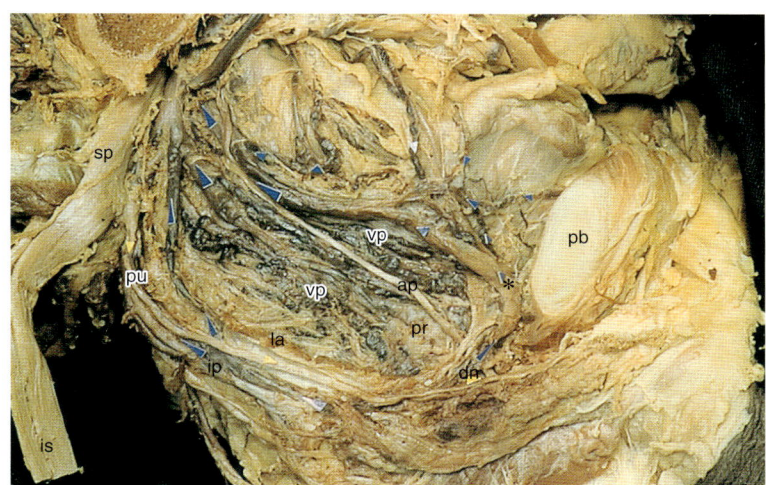

[1-30] 前立腺周囲の静脈叢

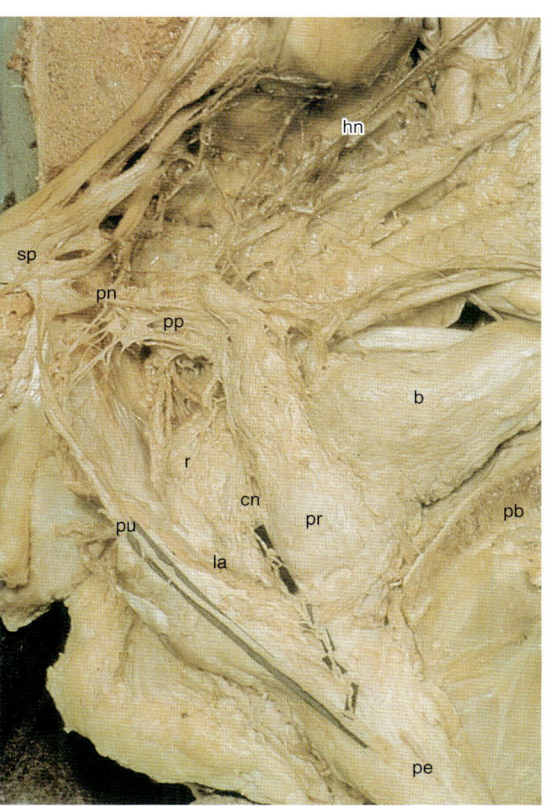

[1-31] 陰茎海綿体神経

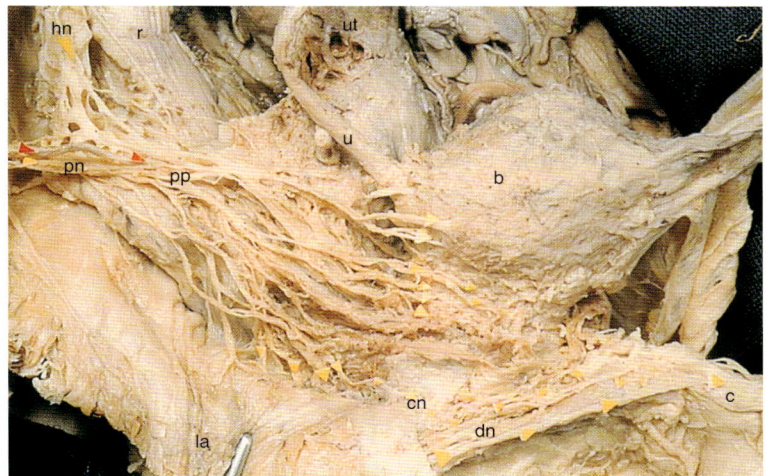

[1-32] 骨盤神経叢の分布（女性）

[1-28]〜[1-33] 略語一覧

an	肛門	ip	内陰部動脈	sp	仙骨神経叢
ap	副陰部動脈	is	坐骨神経	sr	上直腸動脈
b	膀胱	la	肛門挙筋	sv	精嚢
c	陰核	p	腹膜	u	尿管
cn	陰茎(核)海綿体神経	pb	恥骨(恥骨結合)	ua	子宮動脈
da	精管動脈	pe	陰茎	utb	子宮枝(神経)
dd	精管	pn	骨盤内臓神経	ut	子宮
dn	陰茎(背)神経	pp	骨盤神経叢	v	腟
hn	下腹神経	pr	前立腺	vb	膀胱枝
hp	上下腹神経叢	pu	陰部神経	vp	静脈叢
ia	下膀胱動脈	r	直腸	*	恥骨結合と
ii	内腸骨動脈	sb	仙骨		肛門挙筋の間隙

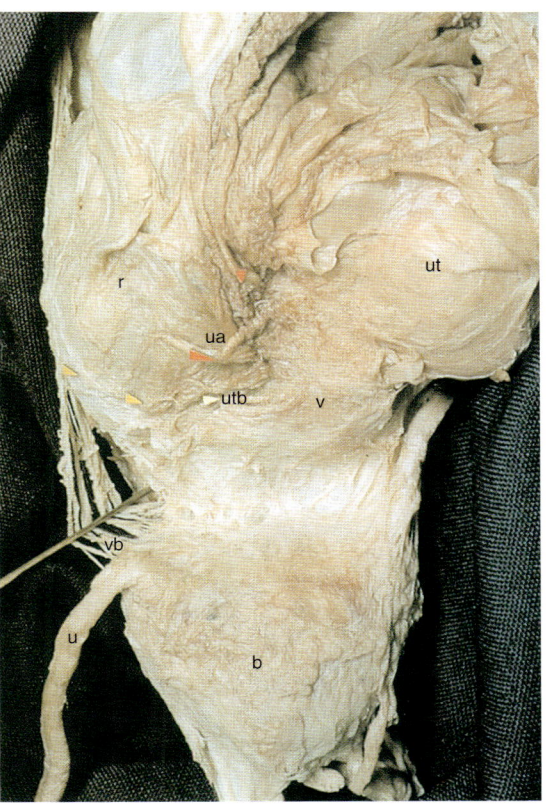

[1-33] 子宮枝と膀胱枝

子宮への枝

[1-33][16)]では子宮と腟を膀胱から剥がし，前上方から見下ろしている。赤ピンは子宮動脈である。骨盤神経叢から出て，子宮頸部と腟の移行部の前面に分布する枝が確認できる。膀胱枝との区別が手術時に大切となろう。

筋膜

骨盤内部の筋膜配置

疎性結合組織群はしっかりした構造物を軸芯として筋膜（靱帯，鞘）を形成する。それらは次の3群に分類できよう。
①正中：内臓－内臓の固有筋膜
②外側：内腸骨血管－下腹（内腸骨）血管鞘
③中間：①と③の連絡血管－外側靱帯［1-34］[15)]

以上の他に，［1-34］に示すように自律神経周囲にも結合組織が集まり一種の筋膜を形成する。膀胱の外側靱帯である膀胱下腹筋膜，上下腹神経叢・下腹神経を含む尿管下腹筋膜および直腸の筋膜と外側靱帯を［1-35～1-37］に示説する。

膀胱下腹筋膜

内腸骨動脈から起こり臍に達する臍動脈索（生後は途中まで上膀胱動脈として活用される）周囲の結合組織群は，あたかもロープに吊るしたシーツのように垂れ下がっており，膀胱下腹筋膜とよばれる［1-35］[15)]。下腹動脈（内腸骨動脈の古い名称）から膀胱のわきへ延びた筋膜という意味である。この筋膜を剖出していくと骨盤神経叢が現れる。下腹神経（黄ピン）と尿管（白ピン）を包む筋膜については［1-37］を参照されたい。

尿管下腹神経筋膜（仮称）

消化器と腹膜を取り去り腹膜後器官を残したのが［1-36］[15)]である。腎が腎筋膜で包まれている部では，この筋膜は腎のみならず尿管，大動脈，下大静脈，精巣動静脈も包含している。しかし下行するにつれ，腎筋膜は前後2層に分かれる。後層は大動脈，下大静脈および腸骨動静脈の血管鞘に続き，前層は尿管および精巣動静脈を含みながら骨盤腔へ入っていく。［1-36］では，岬角の高さで前層と後層の間に鉤を挿入して前層を強調して示した。この前層の正中部を剖出すると上下腹神経叢も包含されていることがわかる。したがって前層を尿管下腹（神経）筋膜［ureterohypogastric fascia（仮称）］とよんで強調しておきたい。この筋膜は直腸の後外側を回って骨盤神経叢と膀胱へ連続していることがわかる。なお［1-15］には，この筋膜から分離した精巣動静脈と精管の間に張る筋膜（精管精巣動静脈筋膜）を示してある。

直腸の外側靱帯（索）

［1-37］[15)]では前方から膀胱，前立腺および陰茎に正中断を加えて左右に分けて直腸の前面に到達した。鉗子が腹膜反転

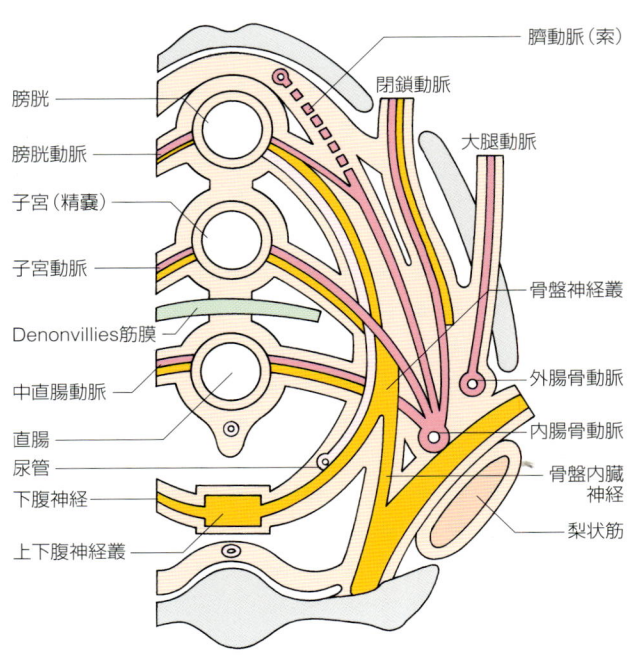

［1-34］骨盤腔の筋膜配置

[1-35]～[1-38] 略語一覧

a	腹大動脈	k	腎臓
b	膀胱	ll	外側靱帯
ci	総腸骨動脈	p	腹膜
cu	臍動脈索	pe	陰茎
dd	精管	pr	前立腺
Df	Denonvilliers筋膜	r	直腸
ei	外腸骨動脈	rf	直腸筋膜
hn	下腹神経	s	S状結腸
hp	上下腹神経叢	ta	精巣動静脈
ii	内腸骨動脈	u	尿管
iif	腸骨動脈間筋膜（仮称）	uh	尿管下腹（神経）筋膜
im	下腸間膜動脈	vh	膀胱下腹筋膜

部の高さを示している。それより下方で直腸前壁の筋膜も縦切して直腸の筋膜を露出した。直腸の側方に，脈管・神経を含んだ外側靱帯（索）がみえている。

Denonvilliers筋膜

［1-38］では，［1-37］[15)]と同様に膀胱，前立腺および陰茎に正中断を加えて左右に開き，直腸も前壁を縦切してある。2本の鉗子でつかんでいるのは腹膜の最低位部であり，そこから前立腺と直腸の間に膜状物が垂れ下がっている。Denonvilliers筋膜（直腸膀胱中隔）である。この膜は前立腺の下端部に付着している。Denonvilliers筋膜と直腸との分離はそれよりも少し下方まで可能である。

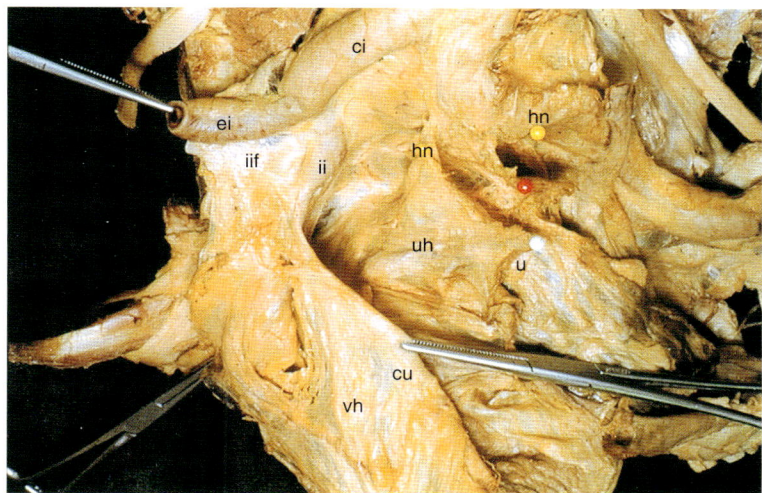

[1-35] 膀胱下腹筋膜（男性）

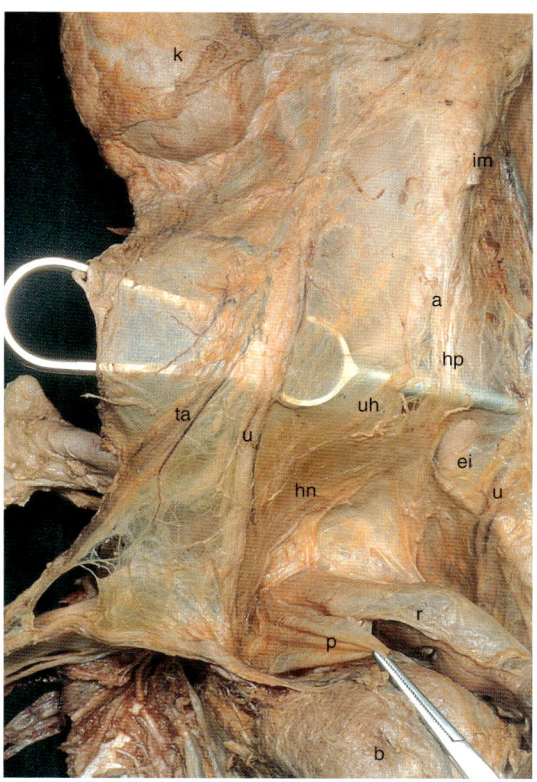

[1-36] 尿管下腹（神経）筋膜（男性）

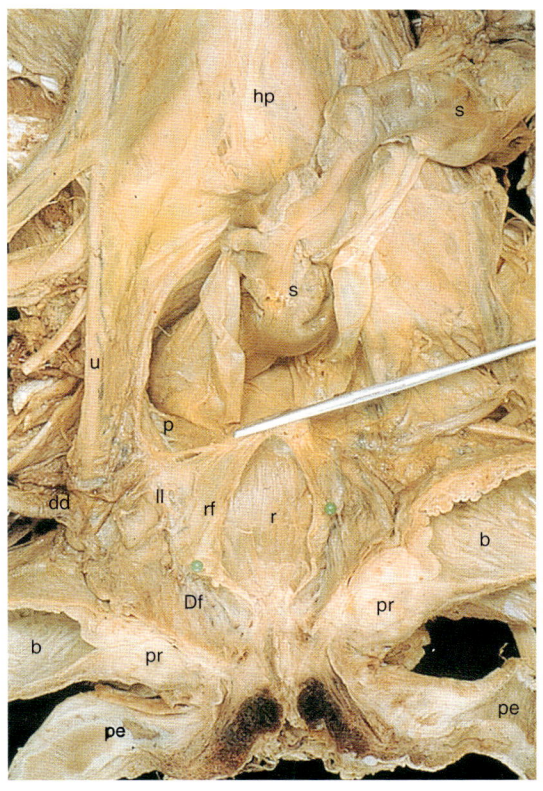

[1-37] 直腸の外側靱帯（索）（男性）

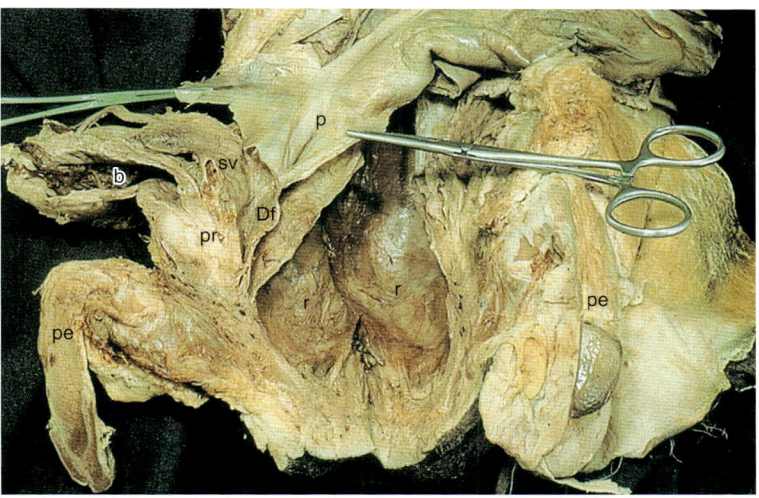

[1-38] Denonvilliers筋膜（直腸膀胱中隔）（男性）

リンパ系－大動脈・腎周囲

大動脈周囲リンパ節（腰リンパ節）の分類

　腰椎前面に鎖状に並ぶ腰リンパ節は腹部大動脈の周囲に位置をとり、大動脈周囲リンパ節（大動脈傍リンパ節）ともよばれる。腹部大動脈の右側には下大静脈が走っており、リンパ節は大静脈の周囲にも広がっている。腰リンパ節は2つの大血管に対する位置関係から、［1-39］のように分類される。一般には大動脈の左右、すなわち大動脈外側リンパ節と大動静脈間リンパ節の上方部のリンパ節から出た輸出管が腎動静脈の高さで左右の腰リンパ本幹をつくり、乳糜槽を経て胸管へ連なっている。

神経叢との関係

　大動脈の周囲に網目をつくるのはリンパ管だけではない。交感神経系の腹大動脈神経叢（黄色の矢印）がリンパ管網と錯綜して絡み合っている［1-40］。

胸管の形成（男性）［1-41］

　大動脈を抜き取り、周囲のリンパ節鎖（緑四角）の連絡を示した。大動脈の前面だけでなく、後ろにもリンパ管の連絡が認められる。腎血管の高さに達すると、大動脈外側リンパ節、大動静脈間リンパ節、また後ろからも上行リンパ管が出て、それらが結合して胸管を形成する。胸管は左右の腰リンパ本幹が合一して形成されるとされているが、本例のように数本のリンパ管が複雑に合流して胸管となる場合が多い[20]。

左腎静脈下縁に沿うリンパ節 ［1-42］

　左腎静脈が腹大動脈と交叉してできた4つの角には大動脈周囲リンパ節が集合する傾向がある。この標本では、左腎静脈下縁に沿ってやや大型のリンパ節が3個並んでいる（緑四角）。すなわち、右側より大動静脈間リンパ節、大動脈前リンパ節そして大動脈外側リンパ節である。腎筋膜内部で、腎被膜下から横送してきたリンパ管や精巣動静脈に沿って上行してきたリンパ管などが大動脈外側リンパ節に集まってきている[21]。

左腎・副腎のリンパ管 ［1-43］

　左の腎臓と副腎を右側に反転して、腎後面および副腎のリンパ管を剖出した。腎後面のリンパ管は腎動静脈に沿って内側に走り大動脈外側リンパ節に入る。副腎のリンパ管は、中副腎動脈（腹大動脈から起こり副腎と腎の間隙を走る）の上下に沿って走っている。このうち上方のリンパ管はそのまま中

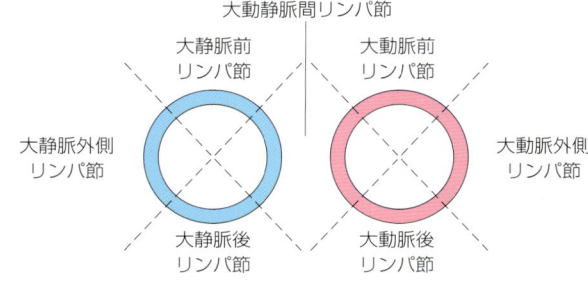

［1-39］大動脈周囲リンパ節の分類

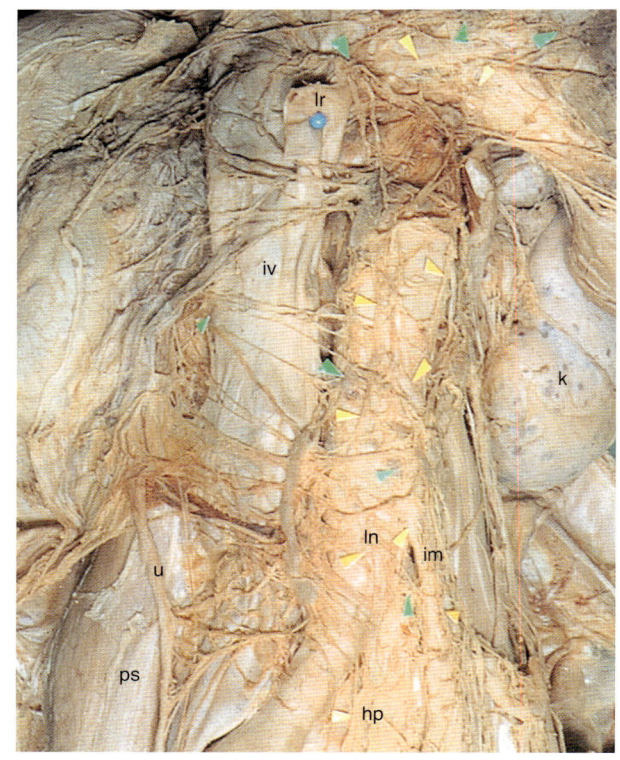

［1-40］大動脈周囲リンパ節、リンパ管網および神経叢

副腎動脈とともに腹腔動脈周囲のリンパ節に、また下方のリンパ管は腎動脈の上縁に沿って走り、横隔膜左脚の裂隙に入るリンパ管に連絡している[21]。

右腎・副腎のリンパ管 ［1-44］

　右腎を前内側に反転して腎後面のリンパ管を剖出した。腎から出た多数のリンパ管と副腎および上部尿管のリンパ管が下大静脈の外側および後ろのリンパ節に集まっている[13, 21]。

［1-40］〜［1-44］略語一覧

a	大動脈	iv	下大静脈	sm	上腸間膜動脈
ct	腹腔動脈	k	腎臓	sr	副腎
di	横隔膜	ln	腰内臓神経	ss	上副腎動脈
ei	外腸骨動脈	lr	左腎静脈	ta	精巣動脈
hp	上下腹神経叢	ls	左副腎静脈	td	胸管
ii	内腸骨動脈	lt	腰リンパ本幹	tv	精巣静脈
im	下腸間膜動脈	ms	中副腎動脈	u	尿管
ip	下横隔動脈	ps	大腰筋		
is	下副腎動脈	ra	腎動脈		

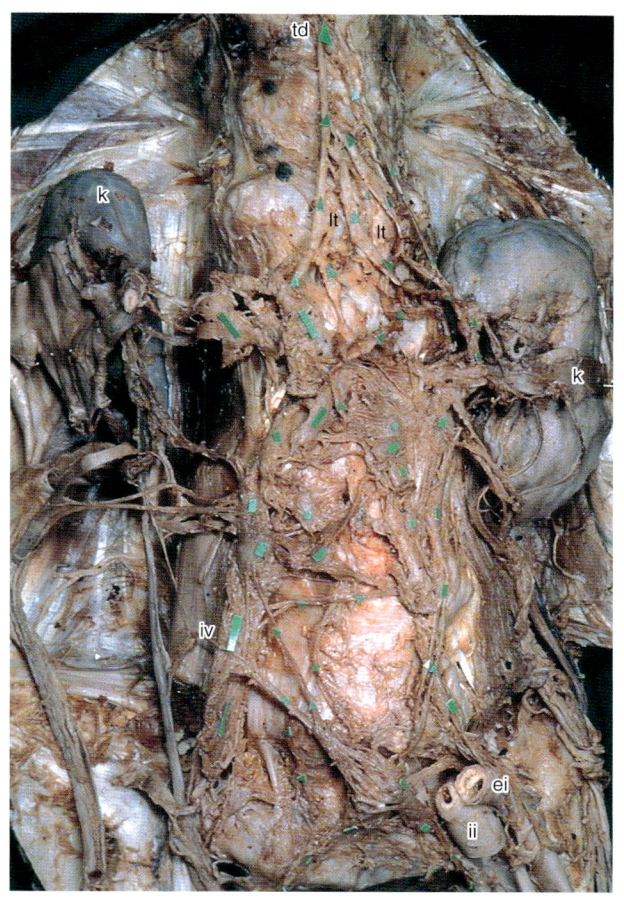

［1-41］胸管の形成（男性）

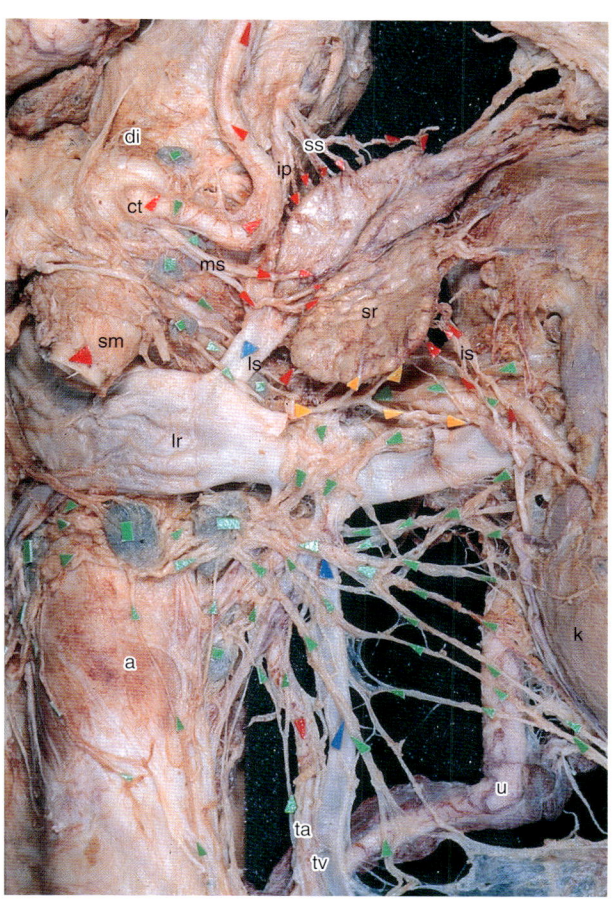

［1-42］左腎静脈下縁に沿うリンパ節

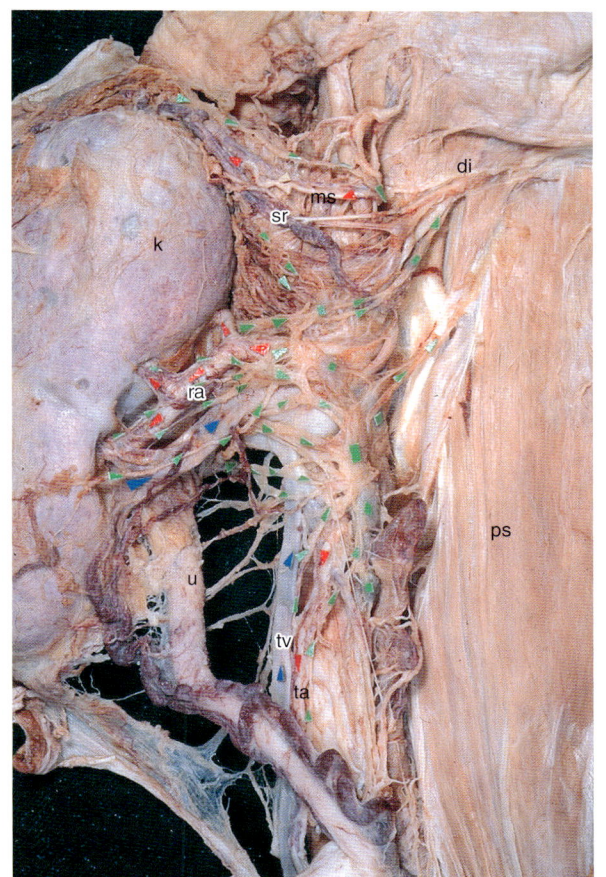

［1-43］左副腎のリンパ管

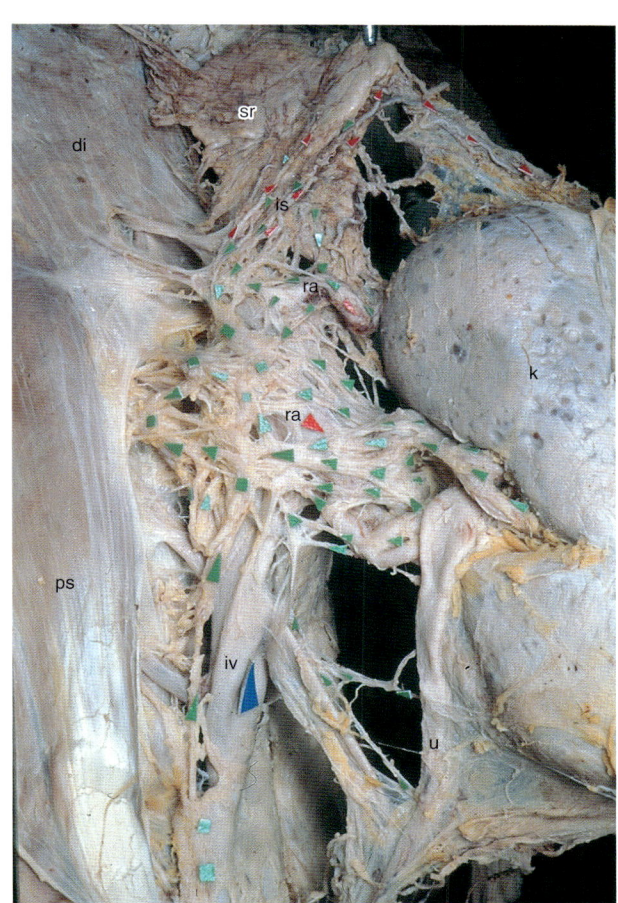

［1-44］腎臓のリンパ管

局所解剖図―17

リンパ系－精巣・卵巣のリンパ系

精巣のリンパ管（右）[1-45]

　精巣のリンパ管は2群に分けて考えるとよい。この図ではすでに静脈叢が除去されており，動脈（赤），リンパ管（緑）と神経（黄）がわかりやすくなっている。第1群は精管に沿う後リンパ管群であり，細い精管動脈も随行している。もう1つの前リンパ管群は比較的太い精巣動脈に沿うリンパ管である。この2群は鼠径管までは並んで上行するが，深鼠径輪から走行方向が分かれて骨盤腔へ入る[12, 20]。

精巣動脈に沿うリンパ管と精管動脈に沿うリンパ管（右）[1-46]

　鼠径管を開放して，リンパ管を[1-45]の状態からさらに上方に追跡した。卵巣の場合と同じく，精巣動脈は精巣下降を反映して腹部大動脈の直接枝として下ってくる。精巣動脈に随行するリンパ管は上行しており，もし，この図からさらに上方に遡れば，下大静脈周囲に到達していることがわかるはずである。

　精管に遡行するリンパ管は深鼠径輪（内鼠径輪）で骨盤腔の内部に進入している。精管動脈は内腸骨動脈の枝であるから，このリンパ管は結局，腸骨リンパ管に連なってから大動脈周囲に到達するのである。卵巣の場合には，卵巣動脈沿線だけを考えればよいが，精巣動脈と精管動脈から二重に血液供給を受ける精巣では，最終的に大動脈周囲に到達するリンパ管に，直接到達型と腸骨動脈経由型とが共存することが示されている[12, 20]。

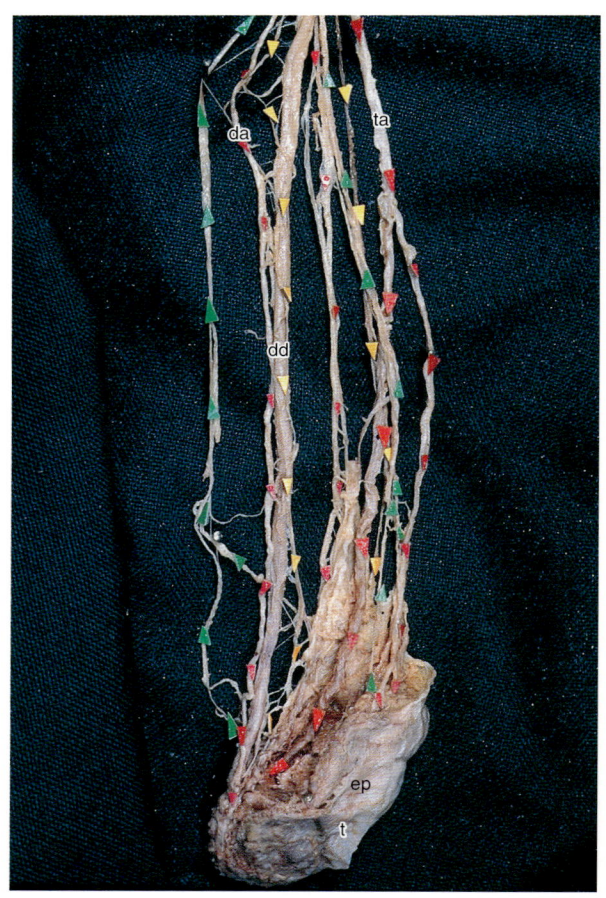

[1-45] 精巣のリンパ管（右）

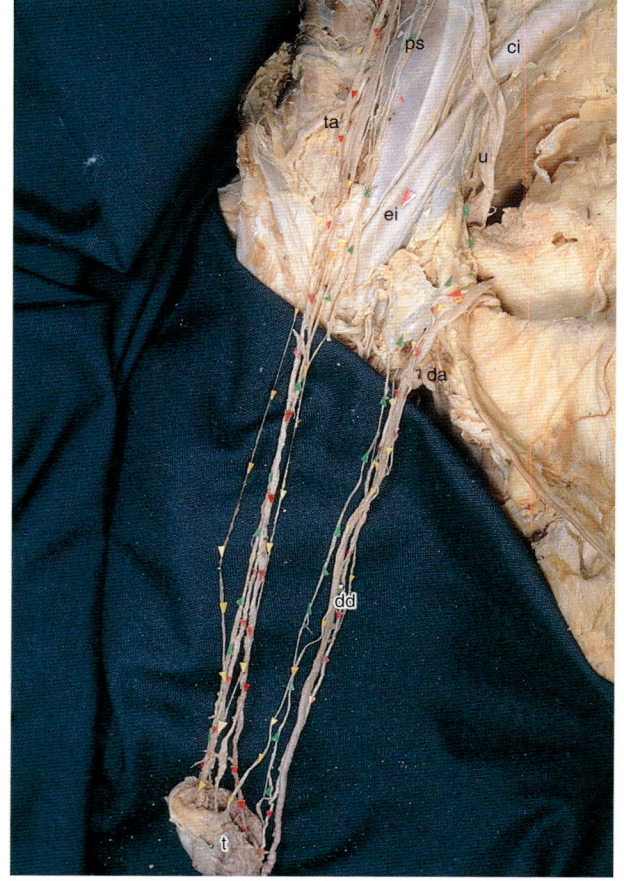

[1-46] 精巣動脈に沿うリンパ管と精管動脈に沿うリンパ管（右）

[1-45]，[1-46] 略語一覧

ci	総腸骨動脈	ei	外腸骨動脈	t	精巣
da	精管動脈	ep	精巣上体	ta	精巣動脈
dd	精管	ps	大腰筋	u	尿管

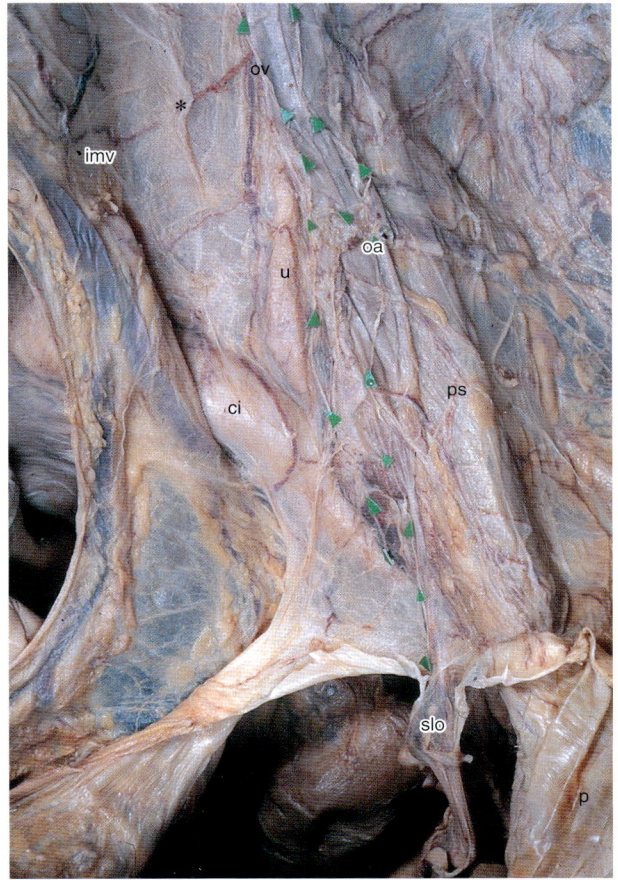

［1-47］左卵巣動静脈に沿うリンパ管（左）

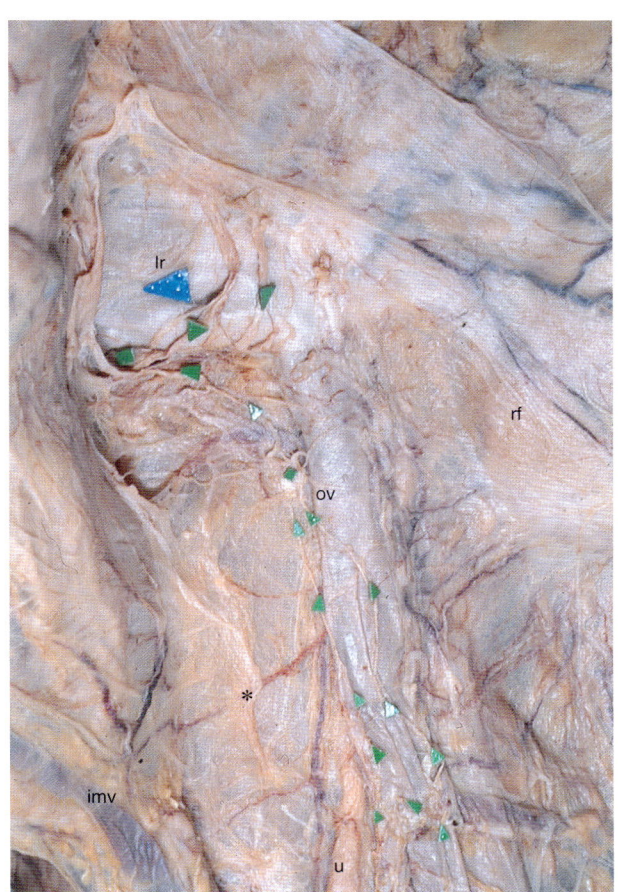

［1-48］左卵巣静脈に沿うリンパ管（左）

［1-47］，［1-48］略語一覧

ci	総腸骨動脈	ov	卵巣静脈	slo	卵巣提索（靱帯）
imv	下腸間膜静脈	p	腹膜	u	尿管
lr	左腎静脈	ps	大腰筋	＊	下腸間膜静脈と
oa	卵巣動脈	rf	腎筋膜		卵巣静脈の横吻合

左卵巣動静脈に沿うリンパ管（左）［1-47］

　左の卵巣動静脈に遡行するリンパ管を追いかける。下行結腸とS状結腸の後ろに外側から指を入れて左Toldt筋膜を剥離し、内側に反転した。下腸間膜静脈が見えている。左総腸骨動脈の一部がむき出しとなり、腎筋膜に覆われた尿管も見える。卵巣提索に割を入れて開き、1条のリンパ管を剖出した。このリンパ管はやがて2条に分かれて卵巣動静脈に沿って上行する[20]。

左卵巣静脈に沿うリンパ管（左）［1-48］

　下大静脈が大動脈の右側を縦走しているため、腎静脈は右が短く、左が長い。この違いを反映して、卵巣（精巣）静脈の流入部も左右で異なる。すなわち、右では直接、下大静脈に、左では左腎静脈に注ぐ。
　［1-48］は［1-47］の上方に相当する（［1-47］と［1-48］のそれぞれの＊印は同じ吻合静脈を示す）。［1-47］で見た2条のリンパ管は上行するにつれて卵巣静脈の内側に位置を変え、さらに上方では1条にまとまって左腎静脈の下縁に達し、大動脈（ここには見えていない）の左縁にあるリンパ節（緑四角）に注いでいる。つまり左の卵巣（精巣）のリンパ管は右とは異なり、いったん左腎静脈の下縁に集まるのである。なおこのリンパ節には、左腎静脈の上縁から下るリンパ管も流入している[20]。

リンパ系－骨盤内臓リンパ系

骨盤内臓と腸骨リンパ系 [1-49]

横隔膜より下方のリンパ管は，最終的に胸管に入る手前で，大動脈の周囲に集まらなければならない。腹部消化器の場合，主支配動脈が大動脈の前面から起こっており，リンパ管もこれらの大きな動脈(腹腔・上腸間膜・下腸間膜動脈)の起始部に収斂してくる。骨盤臓器の場合でも，直腸の上方向リンパ経路は同様の形態をとっている。しかし骨盤部では大動脈が1対の腸骨動脈に分岐して左右から内臓に枝を送るため，内臓のリンパ管の多くはいったん側方に走り，次いで腸骨動脈に沿って上行してから大動脈周囲に到達する。この側方向・腸骨動脈沿線のリンパ経路を，あらかじめ寛骨を取り外した解剖体で剖出して示説する[1-50～1-53]。

子宮動脈に沿うリンパ管(右) [1-50]

右斜め前方から観察している。臍動脈索を前方(図の下方)に引き寄せ，また尿管は転位させてある。尿管の終末部近くに，発達した静脈叢に埋もれて動脈が見える。この動脈は尿管と近接しており，また近位にたどると内腸骨動脈から起こっているので，子宮動脈である。子宮動脈に沿うリンパ管はこの動脈の起始部に集まり，臍動脈索の開存部を越えて，内外両腸骨動脈の間の三角域のリンパ節に達している。子宮円索に沿って鼠径管を通り，臍動脈索沿線を走るリンパ管，また卵巣から子宮広間膜内部を下るリンパ管も認められる[20]。

臍動脈索を乗り越えるリンパ管(女性，右) [1-51]

前上方，かつやや内側から観察している。骨盤内臓のうち前方にある膀胱，子宮のリンパ管ははじめは支配動脈に沿って走る。しかし，その走行方向を保って内腸骨動脈まで到達することはせずに，途中で臍動脈索を乗り越えて，内外両腸骨動脈の間の三角域に向かう。本例ではそこに留まらずに，リンパ管群はさらに外側へ走り，外腸骨動脈もまたいでその外側のリンパ節群に接続してから，総腸骨動脈の外側縁を上行し，下大静脈周囲に到達している[20]。

骨盤内臓のリンパ管(女性，右) [1-52]

[1-51]と同一標本で，臍動脈索を前内側へ引いて外側から見ている。膀胱下腹筋膜が保存されている。これは臍動脈索から膀胱のわきに垂れ下がった筋膜である。下方では肛門挙筋と内臓の接触部を剥がし，同筋をめくってこの高さに発達した静脈叢と一部の動脈を解剖した。中直腸動脈に沿ったリンパ管も剖出されており，外側では閉鎖神経をまたいで，そのすぐ外側に縦長に広がる大きなリンパ節に連なっている[20]。

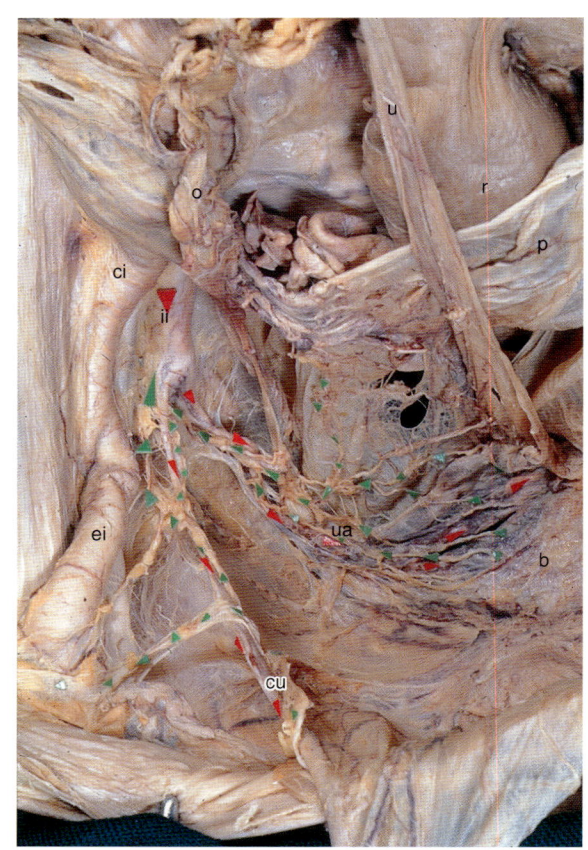

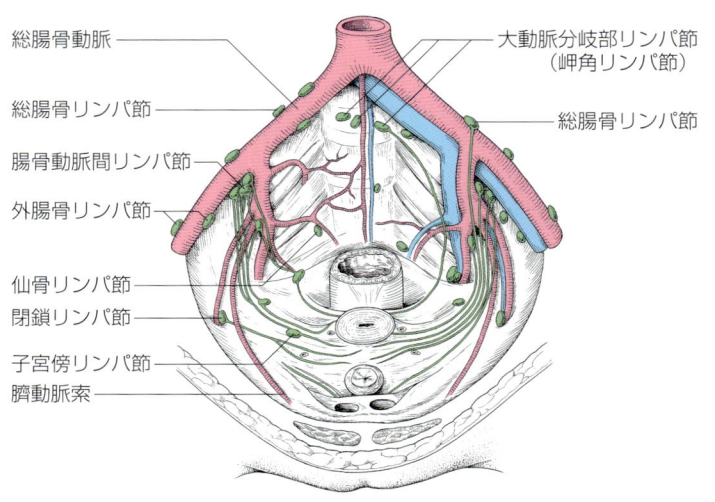

[1-49] 骨盤内臓と腸骨リンパ系

[1-50] 子宮動脈に沿うリンパ管(右)

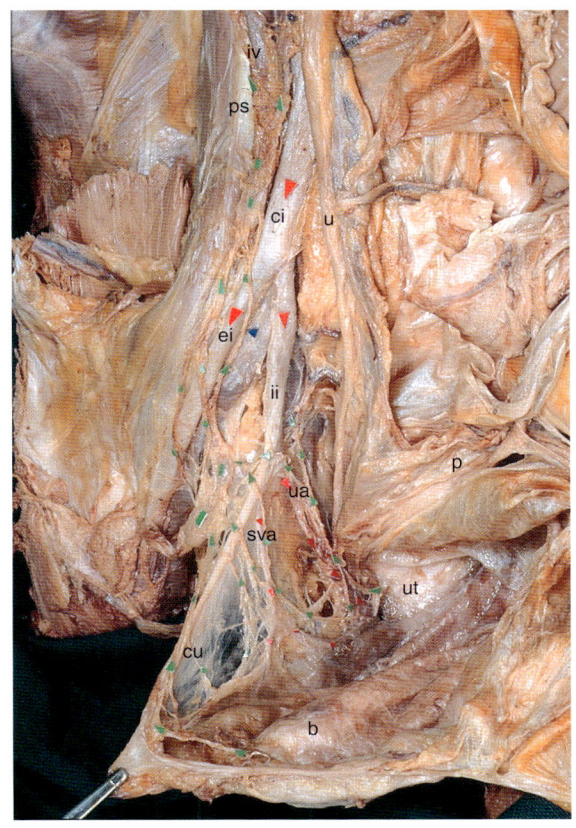

[1-51] 臍動脈索を乗り越えるリンパ管（女性，右）

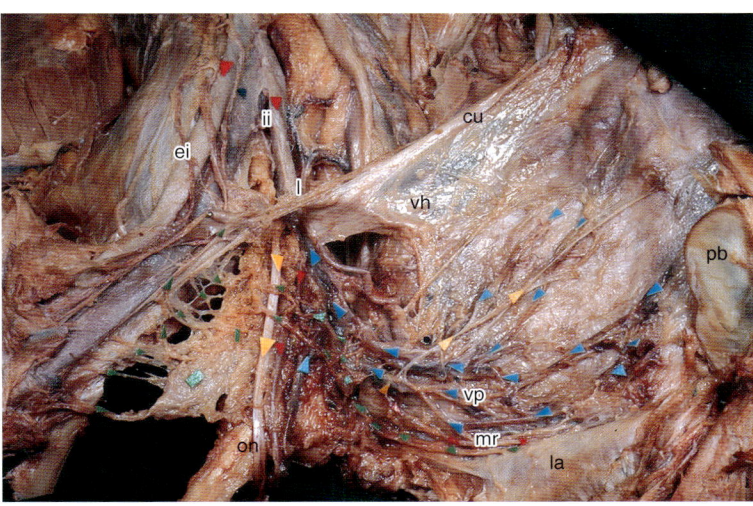

[1-52] 骨盤内臓のリンパ管（女性，右）

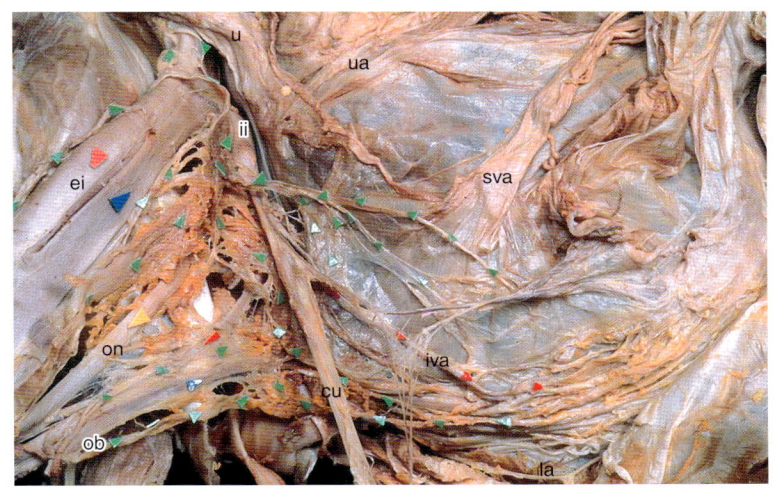

[1-53] 腸骨リンパ節（女性，右）

[1-50]～[1-53] 略語一覧

b	膀胱	on	閉鎖神経
ci	総腸骨動脈	p	腹膜
cu	臍動脈索	pb	恥骨結合
ei	外腸骨動脈	ps	大腰筋
ii	内腸骨動脈	r	直腸
iv	下大静脈	sva	上膀胱動脈
l	リンパ管	u	尿管
la	肛門挙筋	ua	子宮動脈
mr	中直腸動脈	ut	子宮
o	卵巣	vh	膀胱下腹筋膜
ob	閉鎖動脈・静脈	vp	静脈叢

腸骨リンパ節（女性，右）[1-53]

　まず外腸骨動脈，閉鎖動脈，閉鎖静脈ならびに閉鎖神経を外側へ引き寄せて，内外両腸骨動脈の間にある三角域のリンパ節を解剖した。ここに見られる大きなリンパ節は諸規約では内腸骨リンパ節に数えられているが，時として腸骨（動脈）間リンパ節（interiliac nodes）とよばれる。膜組織が残っているため，個々の内臓の輪郭ははっきりしない。内腸骨動脈から起こり，高い走路をとって膀胱のわきを通る臍動脈索（胎生期の臍動脈）も前方（図の手前）に引き寄せられている。

　骨盤内臓から上記三角域に向かうリンパ管群は，臍動脈索と交叉するときの位置関係から上下2群に分けられる。すなわち，骨盤臓器のやや高い位置から出たリンパ管群は臍動脈索を乗り越えて三角域の頂点に近い大きなリンパ節へ接続するのに対し，低い位置から出たリンパ管は臍動脈索より下方を通りいったん閉鎖静脈の付近に集まってから三角域の頂点まで上行している[20]。

リンパ系－尿管・仙骨前面のリンパ系

大動脈外側リンパ節および左尿管に沿うリンパ管（女性，左）[1-54]

　左腎を内側へ裏返してある。左総腸骨動脈に沿うリンパ管が大動脈の左側に集まり，鎖状に連鎖して上行し，大動脈外側リンパ節群を形成している。左腎門の後ろから出た数条のリンパ管もこのリンパ節鎖に流入している。また，尿管に沿って1条のリンパ管が剖出されており，尿管初部の前方（図では向こう側）を通り，腎門部のリンパ管に連なり，結局，大動脈外側リンパ節に到達している[20]。

右尿管のリンパ管の短絡路および直腸の後外側（女性，右）[1-55]

　上前方から骨盤腔をのぞき込んでいる。腹部と骨盤の移行部では，尿管と下腹神経（交感神経系）は共通の結合組織層（仮称，尿管下腹神経筋膜）に包まれているが，この図ではそれぞれの膜層に分離してある。直腸周囲から多数のリンパ管が内および総腸骨動脈の内側縁に向かっている。また図の上方で尿管から出たかなり太いリンパ管が総腸骨動脈の前面を横切り，下大静脈下端部の前面の大きなリンパ節に連絡している[20]。

仙骨前面のリンパ管（女性，左）[1-56]

　直腸を前方に引き寄せて，仙骨と直腸の間隙腔を上方からのぞき込みながら解剖している。[1-55]と同様に内および総腸骨動脈の内側縁に沿って上行するリンパ管が左にも認められる。この写真では左側の総・内・外3腸骨動脈の移行部を切り取って解剖を進めたところ，上記の総腸骨動脈内側縁を走るリンパ管から起こり，この動脈と総腸骨静脈の間を通過して外側のリンパ節群に連絡するリンパ管が数条剖出されている。

　仙骨と直腸の間には，左右の下腹神経を包含した筋膜が張っているが，直腸から起こり，この筋膜を貫いて仙骨前面に達するリンパ管が剖出されている。これは直腸の後方向リンパ経路と思われる。このリンパ管は内・総腸骨動脈内側縁のリンパ管に加わって，結局，大動脈分岐部へ上行している[20]。

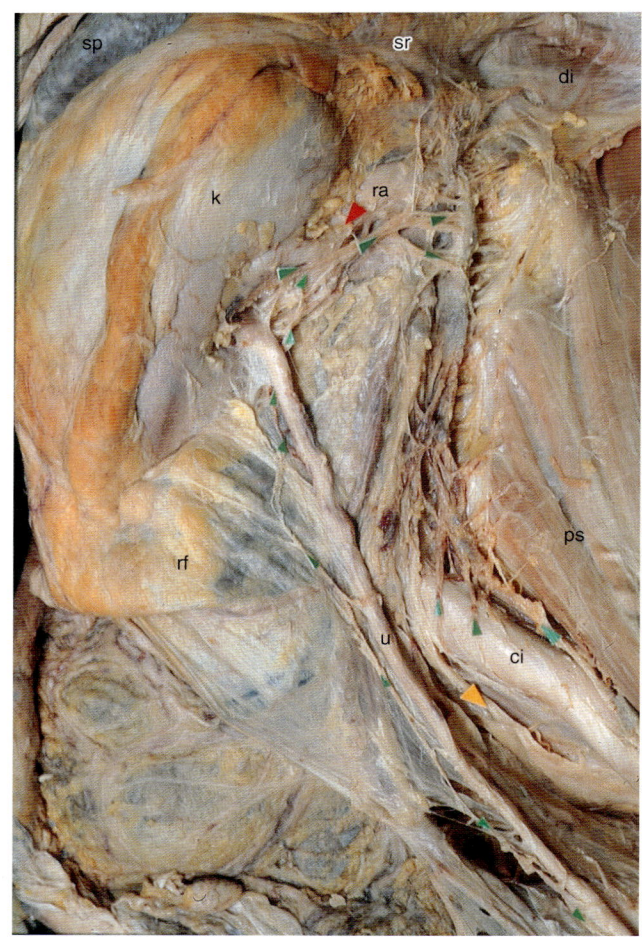

[1-54] 大動脈外側リンパ節および左尿管に沿うリンパ管（女性，右）

[1-54]～[1-56] 略語一覧

ci	総腸骨動脈
civ	総腸骨静脈
di	横隔膜
ei	外腸骨動脈
hn	下腹神経
ii	内腸骨動脈
iv	下大静脈
ms	正中仙骨動脈
pc	大動脈前リンパ節
pn	骨盤内臓神経
pp	骨盤神経叢（下下腹神経叢）
ps	大腰筋
r	直腸
hn	下腹神経
hp	上下腹神経叢
uf	尿管の筋膜
u	尿管
k	左腎
ra	腎動脈
rf	腎筋膜
sp	脾臓
sr	副腎

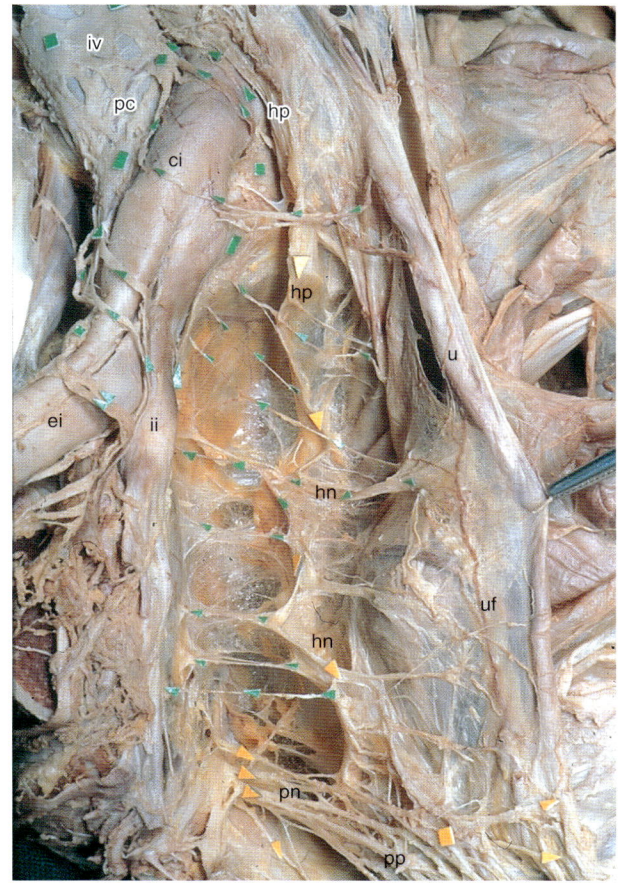

［1-55］右尿管のリンパ管の短絡路および直腸の後外側（女性，右）

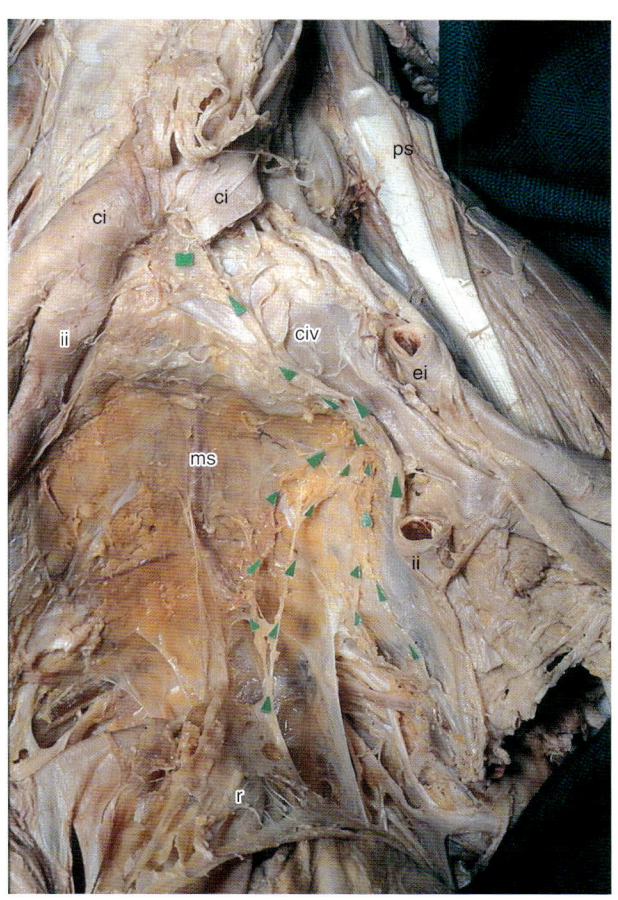

［1-56］仙骨前面のリンパ管（女性，左）

（文献はp214を参照）

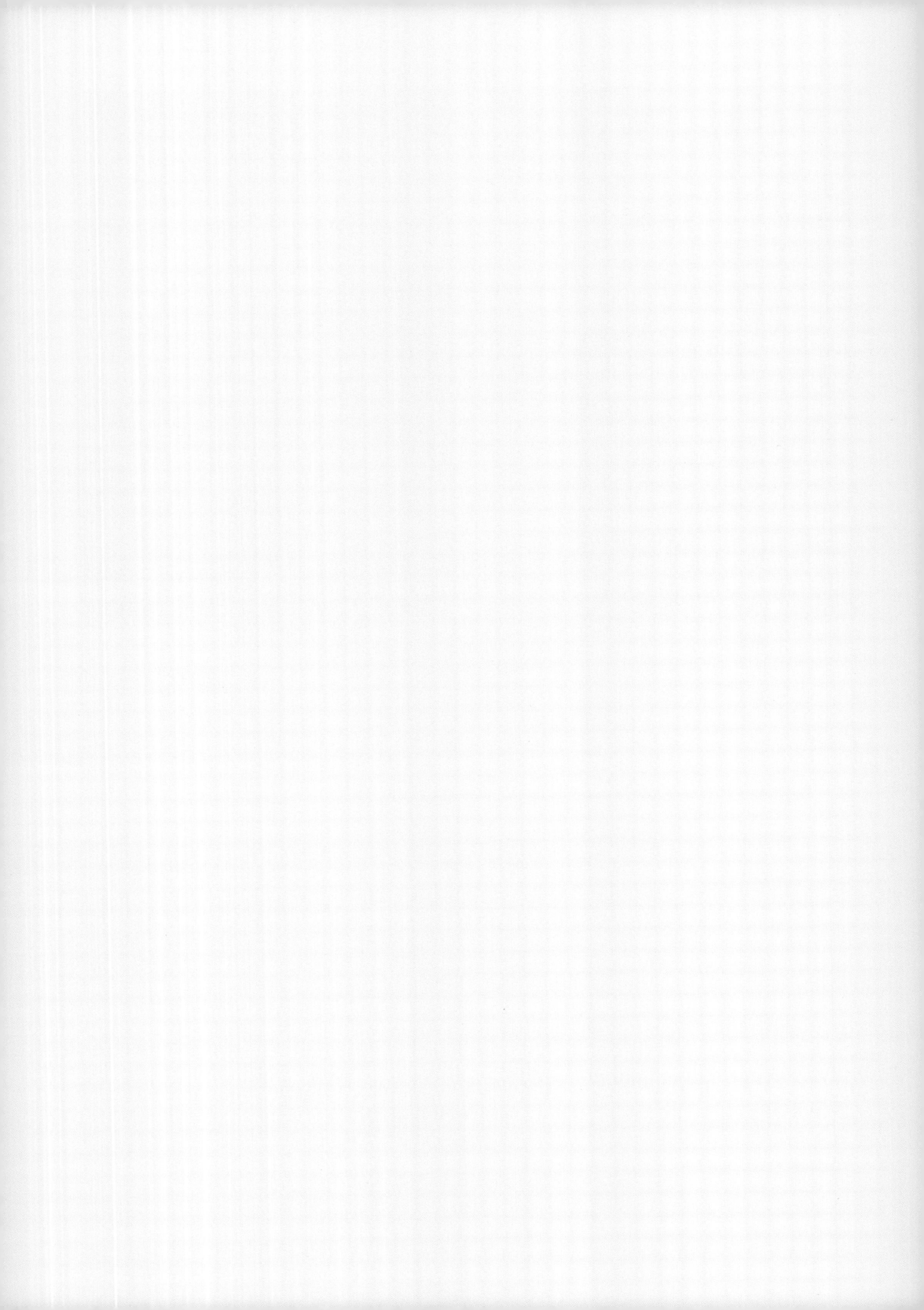

2 手術に役立つ機能解剖

2 — 手術に役立つ機能解剖
排尿

　排尿に関係する下部尿路は膀胱およびその出口である尿道から形成され，1)失禁のない蓄尿と2)随時の尿排出という2つの機能を司っている。そして蓄尿と尿排出の2つの相反する機能の切り替えはall-or-noneで行われ，他の自律神経系の内臓器（心臓，消化管など）に見られるような持続的な活動とは異なっている。また，排尿は高次中枢を必要とする随意のコントロール下にある点も，随意下にコントロールできない他の自律神経器官と異なる。

■ 膀胱 [2-1, 2-2]

　恥骨の背側に位置する膀胱は頂部，体部，底部の3つに大きく分けられる。上部の膀胱の頂部および体部は円形で，伸展性でかつ可動性であるが，膀胱底部は膀胱頸部と尿道により固定されている。成人では，膀胱は恥骨後部に位置し，伸展時のみに触知できる。膀胱頂部からは正中臍靱帯（尿膜管）が前腹壁を臍に向かって上行する。男性では，膀胱は頂部から体部後面まで腹膜で覆われ，S状結腸および回腸遠位部と近接している。女性では，膀胱後面の腹膜が子宮の前面まで折れかえり，膀胱子宮窩を形成している。また男女とも，膀胱の外下方は腹膜で覆われていない。

　膀胱の内腔は，移行上皮からなる粘膜に覆われ，左右の尿管口と膀胱頸部によって囲まれた部分は膀胱三角部とよばれる。膀胱尿管接合部では，尿管は膀胱壁内を斜めに約1～2cm走り，膀胱内圧の上昇時の尿管への逆流を防ぐ弁の役目をしており，壁内尿管は膀胱収縮時に完全に閉鎖する。

■ 膀胱排尿筋

　膀胱頂部および体部の平滑筋線維を排尿筋とよび，その線維の方向性はあまり明確ではないが，おおよそ，外層および内層は縦走筋，中間層は輪状筋の形態をとっている。内層の縦走平滑筋は尿道内に伸びて漏斗状の形態をとり，外側の2層は膀胱頸部でアーチ状となり膀胱頸部を閉じる括約筋として機能し，蓄尿時に膀胱頸部を閉鎖して尿禁制機構の1つとして働いている。また，男性では，この膀胱頸部の平滑筋は射精時に膀胱頸部を閉鎖することで，逆行性射精の防止機構としても機能している。

■ 尿道 [2-1]

■ 尿道〔男性〕

　男性の尿道は全長おおよそ18～20cmで，普通近位または前立腺部尿道，膜様部尿道，遠位または海綿体部尿道とよばれる3つに部位に分けられる。

　まず近位尿道は3～4cmの長さで平滑筋からなり，内腔の尿道粘膜は移行上皮で覆われる。尿道の始まる膀胱頸部では平滑筋が輪状に取巻き，大部分が前立腺の被膜に移行している。そして尿道の最内側の平滑筋は縦走し，膜様部尿道に近い部分では前立腺被膜や前立腺からの平滑筋束が主として輪状構造をとる。その下の膜様部尿道は横紋筋から成る外尿道括約筋が取巻く部位で，外尿道括約筋は馬蹄形となっており，尿道前方から側方にかけて横紋筋線維が存在するが，後方は筋成分はなく線維性の組織となっている。遠位の海綿体部尿道は，陰茎の尿道海綿体に存在し，外尿道口に至る部位である。また，膜様部および海綿体部尿道は重層の立方上皮で覆われる。

■ 尿道〔女性〕[2-2]

　女性の尿道は約4cmで膀胱頸部から恥骨結合の後方を通過し外尿道口に至る。尿道全長にわたって平滑筋が縦走ないしらせん状に走り，その内側の尿道粘膜は重層の立方上皮で覆われる。また，またこの平滑筋層の外側には少量の輪状平滑筋が取巻いている。そして，尿道の外側は尿道遠位側の約3分の2を覆う横紋筋が外尿道括約筋を形成している。最も近位では横紋筋線維は尿道全周をリング状に取巻き，この部位が最大尿道閉鎖圧を記録する部位と一致する。その遠位では，尿道前方で幅と厚さが増し，後方では筋成分の少ない線維性の組織となって馬蹄形を呈し，この部位の外括約筋の収縮は，固定された腟前壁に対して尿道壁を押し付けて尿道を閉鎖させる（compressor urethrae）。そして，さらにその遠位で腟前庭に近い部分では，横紋筋線維は尿道と腟を取り囲むように存在し，urethrovaginal sphincterを形成している。また外尿道括約筋は肛門挙筋と接しているが，連絡はなくそれぞれ独立した横紋筋群である。

○ 女性における尿禁制機構

　女性における尿道閉鎖機能は，腹圧性尿失禁の発生と関連して非常に重要である。

　腹圧上昇時の尿道閉鎖機構には，まず，腹圧上昇時の受動的な近位尿道への圧の伝播が重要である。De Lanceyらは，尿道が前方では恥骨に，後方では腟壁に結合組織ならびに骨盤底筋によって付着することで，尿道を支える"hammock（ハンモック）"を形成して尿禁制に寄与しており，腹圧上昇時の近位尿道への圧伝播により，尿道前壁が可動性のない尿道後壁に対して押し付けられて閉鎖する機構が重要であると報告している[2-3]。また，尿道内圧の上昇が，咳による腹圧上昇より早く惹起されたり，腹圧よりも大きな圧上昇を示すことから，腹圧上昇時の外尿道括約筋の能動的な収縮機構も尿禁制に貢献していることが示されている。最近の動物実

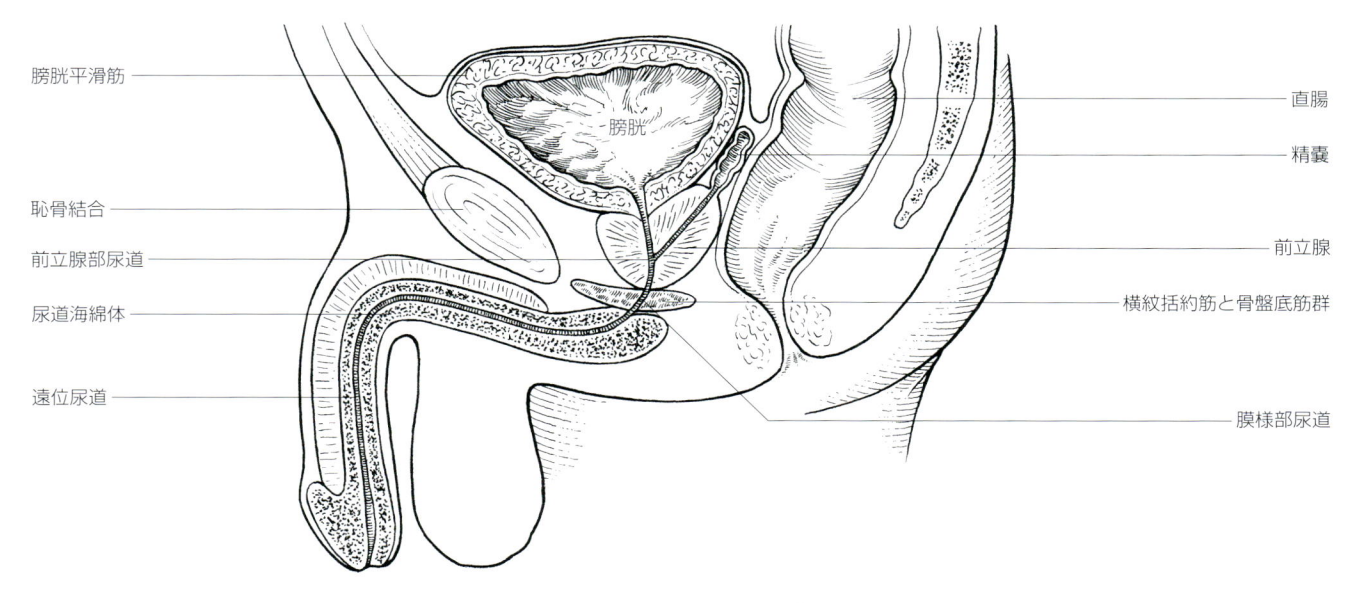

[2-1] 下部尿路の解剖〔男性〕

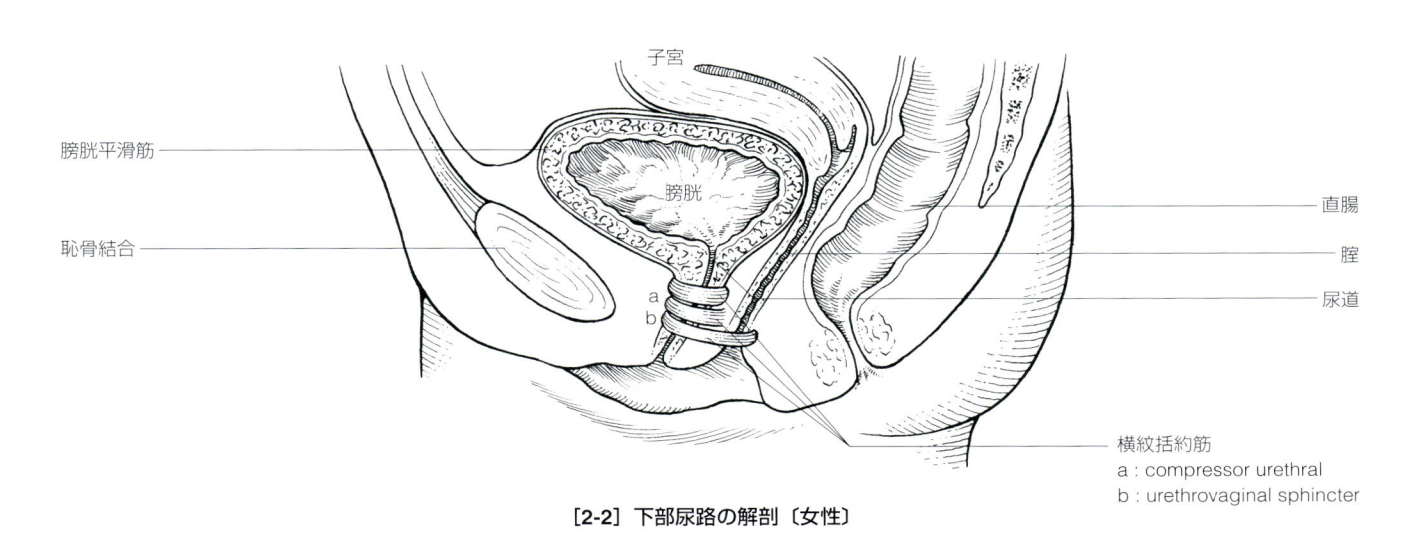

膀胱平滑筋
恥骨結合
前立腺部尿道
尿道海綿体
遠位尿道

直腸
精嚢
前立腺
横紋括約筋と骨盤底筋群
膜様部尿道

[2-2] 下部尿路の解剖〔女性〕

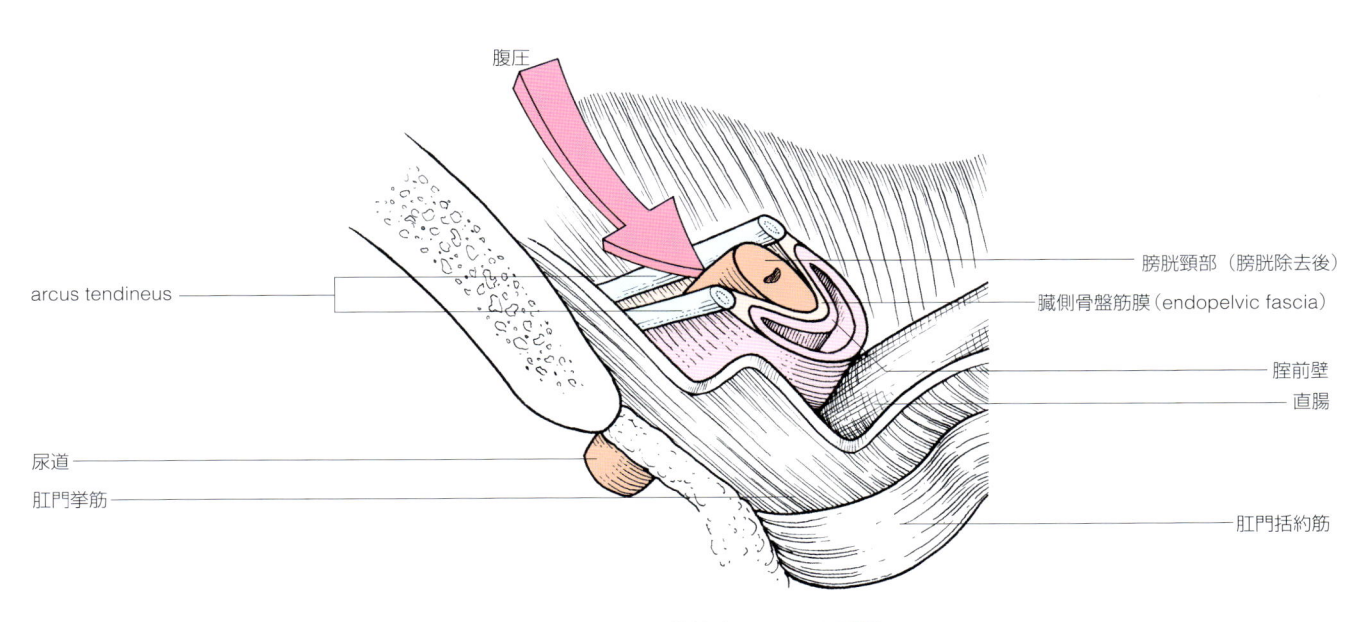

子宮
膀胱平滑筋
恥骨結合

直腸
腟
尿道
横紋括約筋
　a：compressor urethral
　b：urethrovaginal sphincter

[2-3] 膀胱頸部の尿禁制（ハンモック理論）

腹圧
arcus tendineus
尿道
肛門挙筋

膀胱頸部（膀胱除去後）
臟側骨盤筋膜（endopelvic fascia）
腟前壁
直腸
肛門括約筋

手術に役立つ機能解剖―27

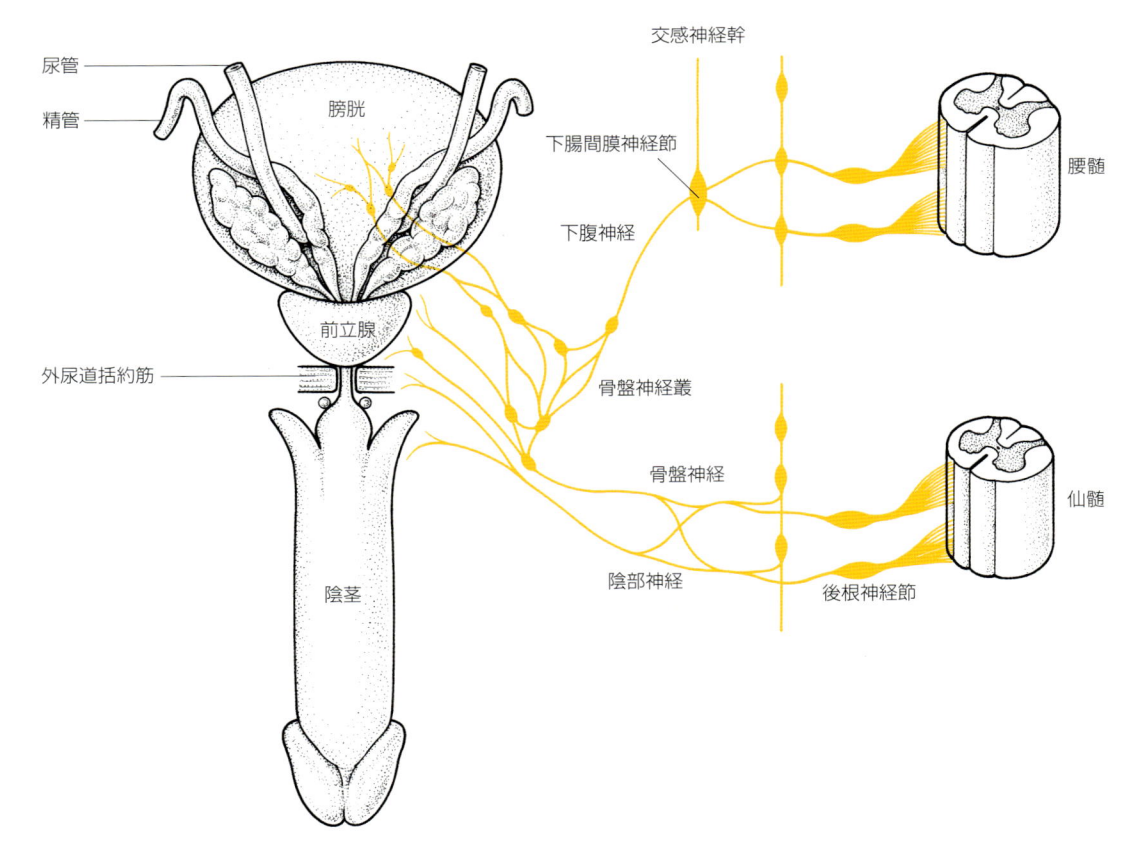

[2-4] 下部尿路の末梢神経支配

験でも，腹圧性尿失禁の防止に役立つ腹圧上昇時の外尿道括約筋の体性神経を介した能動的な収縮機構が存在することが報告されている．したがって女性の腹圧上昇に対する尿禁制機構は，能動的な筋収縮と受動的な解剖学的閉鎖機構によって維持されている．

末梢神経路

■下部尿路への遠心路 [2-4, 2-5]

蓄尿時には，膀胱頸部および尿道は閉鎖し，排尿筋はかなりの膀胱容量まで膀胱内圧が低圧に保てるように活動を静止している．また，随意的な尿排出時には，尿道外括約筋の弛緩がまずはじめに起こり，それに引き続いて排尿筋の収縮と尿道平滑筋の弛緩が起こることで尿が膀胱内より排出される．これらの2つの働きは，末梢では副交感神経（骨盤神経），交感神経（下腹神経）および体性神経（陰部神経）の3種の末梢神経によってコントロールされている．

○副交感神経路

下部尿路を支配する副交感神経節前細胞は，仙髄副交感神経核（sacral parasympathetic nucleus；SPN）とよばれる仙髄灰白質の外側部に存在する．副交感神経節前線維は脊髄前根を通り，骨盤神経節でアセチルコリンを放出し節後神経細胞をニコチン受容体を介して興奮させる．節後神経細胞は，骨盤神経叢および膀胱壁内の神経節に存在する．そして，副交感神経節後線維の神経末端から放出されるアセチルコリンは膀胱平滑筋のムスカリン受容体に結合し尿排出時の膀胱収縮を引き起こす．また尿道に至る節後神経は一酸化窒素（nitric oxide；NO）を放出し，尿排出時の尿道平滑筋の弛緩を引き起こす．

したがって仙髄副交感神経の興奮は排尿時の膀胱収縮および尿道弛緩を引き起こす．

○交感神経路

上位腰髄からの交感神経は尿道へは興奮性に，膀胱へは抑制的に働いて蓄尿を促進する．下部尿路に至るまで，交感神経線維は，交感神経幹の神経節から下腸間膜神経節から下腹神経を経由して骨盤神経節に至る．この間に，交感神経節後神経へのシナプス伝達は，主に交感神経節および下腸間膜神経節でアセチルコリンによるニコチン受容体の刺激によって行われる．そして交感神経節後線維の神経末端から放出されるノルエピネフリンは，膀胱をβアドレナリン受容体を介して弛緩させ，尿道平滑筋をα_1アドレナリン受容体を介して収縮させる．

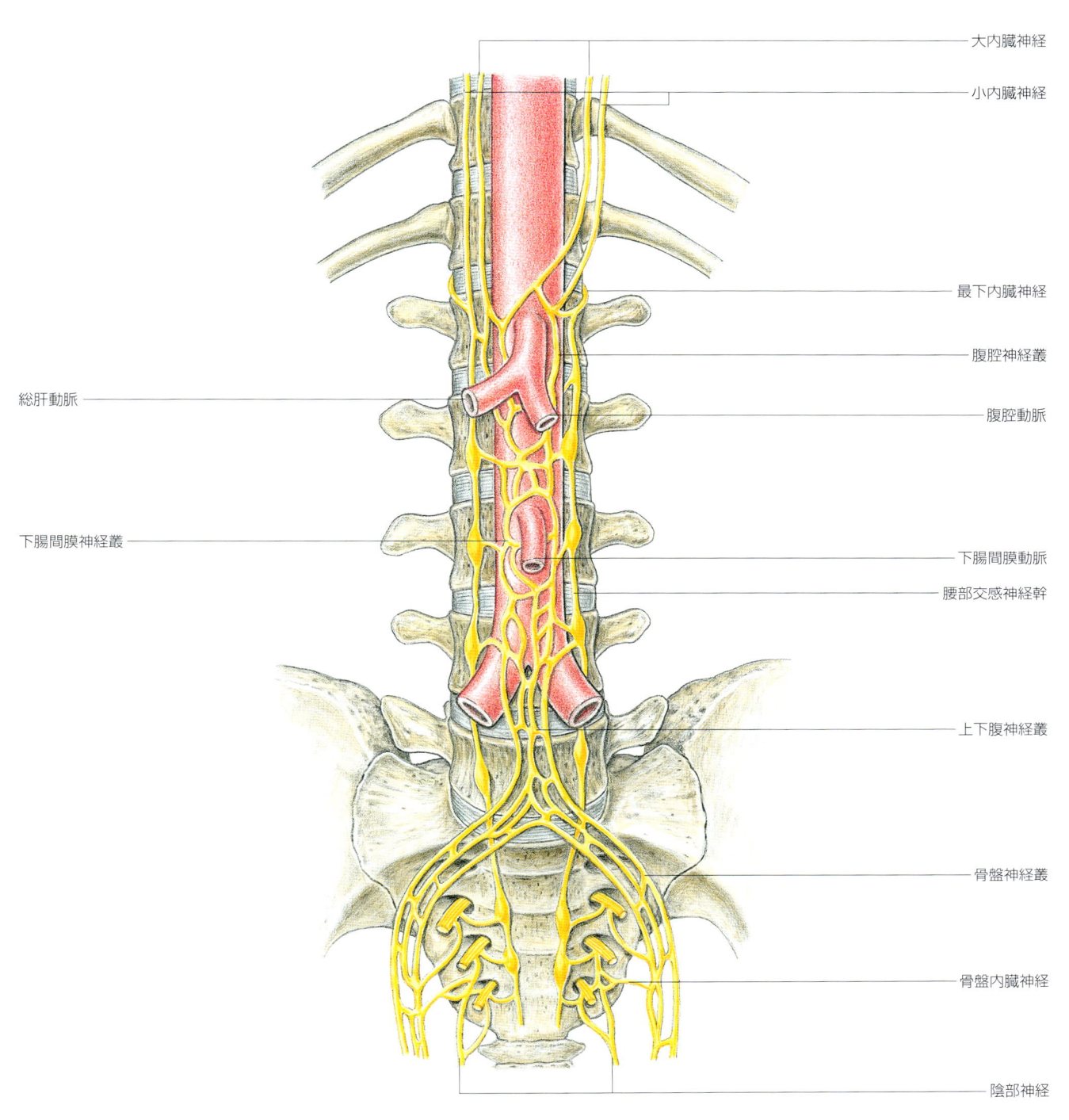

[2-5] 骨盤腔における神経経路

図中ラベル（上から）:
- 大内臓神経
- 小内臓神経
- 最下内臓神経
- 腹腔神経叢
- 腹腔動脈
- 下腸間膜動脈
- 腰部交感神経幹
- 上下腹神経叢
- 骨盤神経叢
- 骨盤内臓神経
- 陰部神経

左側ラベル:
- 総肝動脈
- 下腸間膜神経叢

○体性神経

　外尿道括約筋ならびに骨盤底筋を支配する体性神経の起始核は，仙髄前角の外側に存在し，オヌフ(Onuf)核とよばれる[2-6]。そして，体性神経の神経末端から放出されるアセチルコリンは，横紋筋のニコチン受容体に結合し収縮を引き起こす。

　以上のように，交感神経と体性神経の興奮は，蓄尿時の尿道抵抗を上昇させ蓄尿を促進する。

■下部尿路の知覚神経路 [2-4]

　下部尿路を支配する知覚神経の細胞体は双極性の神経細胞で，体部の皮膚や筋肉と同様に脊髄の各分節に対応して左右一対ずつ存在する後根神経節内に存在し，末梢側と中枢側に向かって2本の神経線維を伸ばしている。そして，膀胱・尿道の標的臓器に分布する末梢側の神経終末で感知された刺激は，末梢側から中枢側の神経線維に伝えられ，最終的には中枢側の神経終末が脊髄後角に存在する脊髄ニューロンにシナ

A：蓄尿期　　　　　　　　　　　　　　　　B：尿排出期

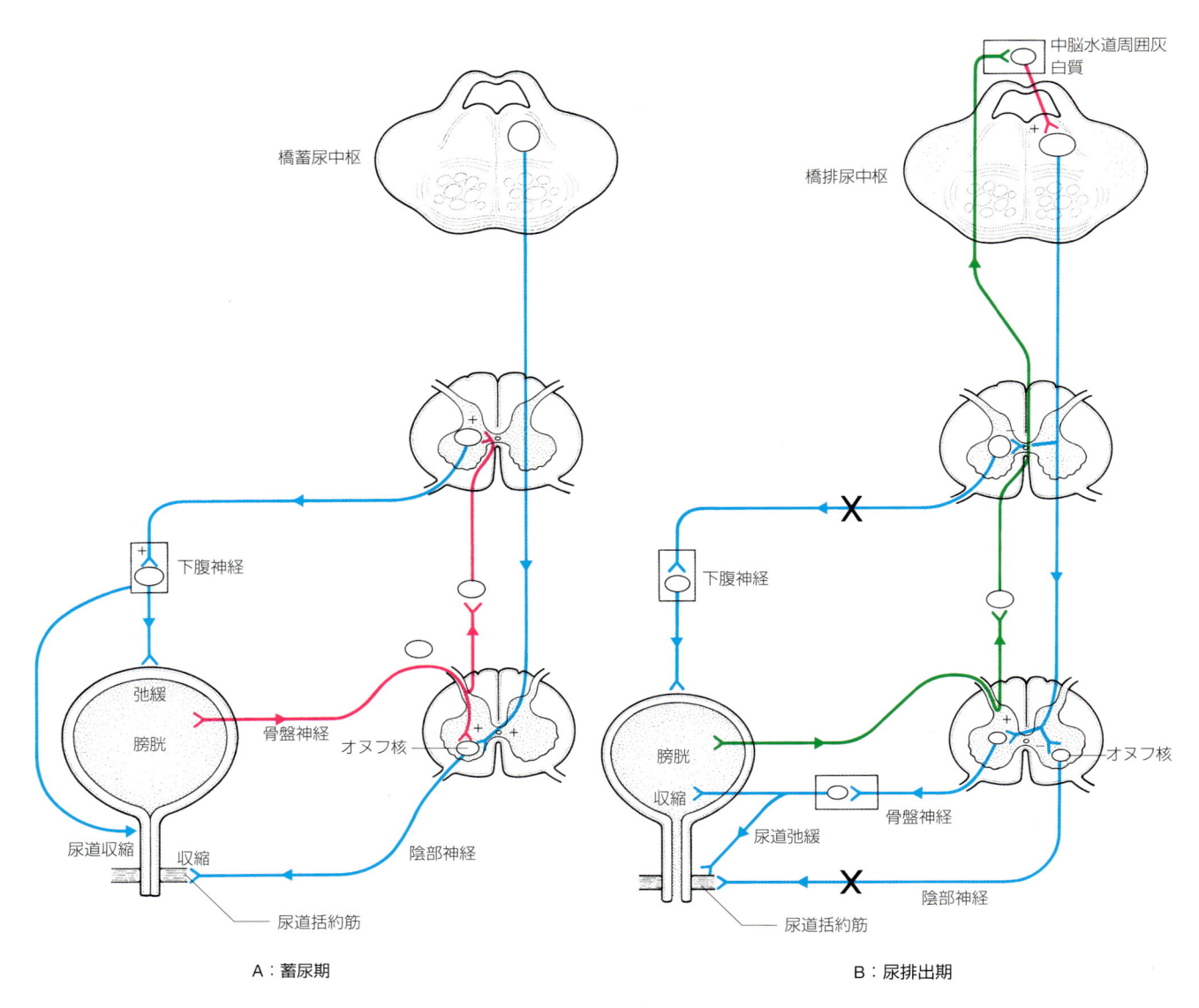

[2-6] 排尿反射経路

プスを形成して情報を中枢に伝達する。膀胱からの知覚神経は，骨盤神経ならびに下腹神経を経由して運ばれ，骨盤神経を経由する知覚神経は仙髄（S_2-S_4）に入力し，下腹神経を経由するものは腰髄に入力する。また，尿道からの知覚にはこれらに加えて，陰部神経を経由して仙髄に運ばれるものがある。そして，これらの知覚神経によって伝達された情報は，脊髄および大脳レベルで処理された後，膀胱・尿道に至る脊髄下降路および末梢の遠心路の機能を調節する。

知覚神経は，神経線維に沿って髄鞘を有し伝導速度の速い有髄A-fiberと髄鞘をもたず伝導速度の遅い無髄C-fiber神経に分類される。さらにA線維は伝導速度の早いものから順にAα，Aβ，Aδに分類される。そして，膀胱からの知覚神経はAδおよびC-fiberの2種類からなっている。ネコを用いた実験から，膀胱の伸展に伴う尿意はAδ線維を介して伝達され，正常の排尿反射は，骨盤神経を経由するAδ-fiberによって引き起こされることが示されている[**2-2**]。一方，C-fiber神経は通常の膀胱伸展に反応せず，痛みなどの強い侵害刺激のみに反応する。つまり，正常の状態では膀胱に由来するC-fiberは活動していないという意味で，"silent C-fibers"（静かなC-fiber）とよばれている[**2-2**]。そして，C-fiber神経は，神経ペプチドであるサブスタンスP（SP）やカルシトニン遺伝子関連ペプチド（CGRP）を神経伝達物質として有しており，いったん興奮すると情報が中枢に向かって伝達されるだけでなく，膀胱内の末梢神経終末からこれらの伝達物質が分泌されて局所で平滑筋収縮や炎症反応を引き起こす。このことを知覚神経の"遠心性作用（efferent function）"とよんでいる。

中枢神経路

■蓄尿反射に関係する神経路 [**2-6**]

蓄尿期，尿排出期におけるそれぞれの末梢神経の働きは，脊髄，脳幹，大脳レベルの複雑な神経路によって統合されている。蓄尿時には，膀胱からのAδ線維を介する知覚神経の入力が，脊髄レベルで胸腰髄の交感神経を興奮させ，膀胱頸

30

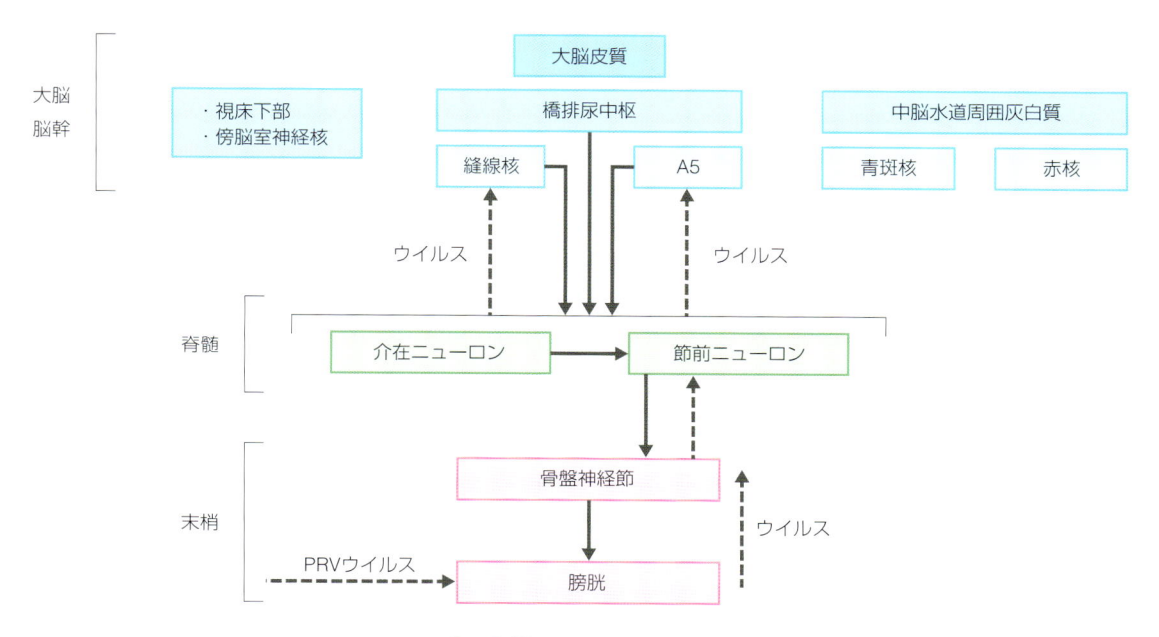

```
              ┌─────────────┐
              │   大脳皮質   │
大脳 ┌ ・視床下部     ┌─────────────┐        ┌──────────────┐
脳幹 │ ・傍脳室神経核  │  橋排尿中枢  │        │中脳水道周囲灰白質│
     │              ┌──────┬──────┐        ┌──────┬──────┐
     └              │縫線核│  A5  │        │青斑核│ 赤核 │
                    └──────┴──────┘        └──────┴──────┘
```

[2-7] 排尿に関する中枢神経

部および尿道平滑筋の収縮，膀胱平滑筋の弛緩を引き起こす。また，同時に，仙髄オヌフ核の興奮を引き起こすことで，陰部神経を介した外尿道括約筋の収縮も引き起こされる。したがって，蓄尿時の反射は主に脊髄レベルで統合されていると考えられるが，橋に存在する蓄尿中枢を介して外尿道括約筋を収縮させる経路の関与も報告されている。

■尿排出反射に関係する神経路 [2-6]

そして，膀胱容量が排尿閾値に達すると，膀胱からの知覚神経のうちAδ線維が尿排出反射を引き起こし，副交感神経の興奮とそれ以外の2種類の末梢神経の抑制が起こる。この反射には，脳幹の背外側被蓋に存在する「橋排尿中枢」が大きく関わっており，Aδ線維を経由する膀胱からの入力が脊髄を上行し，「橋排尿中枢」を興奮させて，そこからの下行性線維が副交感神経の興奮と，交感神経ならびに体性神経の抑制を引き起こし，排尿に至る。また，脊髄を上行する求心性線維は，いったん中脳水道周囲灰白質（periaqueductal gray；PAG）に入力した後に「橋排尿中枢」に連絡することが示されている。したがって，尿排出を引き起こす排尿反射は〔脊髄－脳幹－脊髄〕を介する反射経路から成り立っている。

■排尿に関わる中枢神経部位 [2-7]

そして，大脳皮質に至る橋排尿中枢より上位の神経路は，この〔脊髄－脳幹－脊髄〕を介する排尿反射に対して，抑制性または興奮性の調節を行っている。動物におけるpseudorabies virus（PRV）を用いた神経標識法による実験結果から，膀胱，尿道，尿道括約筋に注入されたPRVウイルスは，脊髄では，副交感神経節前神経核，後角ならびに背交連の部位にある介在性神経に見出され，脳幹では橋排尿中枢（pontine micturition centerまたはBarrington核），青斑核（locus coeruleus），中脳水道周囲灰白質（periaqueductal gray），縫線核（raphe nuceus）に，また大脳レベルでは，視床下部（hypothalamus），前頭葉（frontal cortex）などに見出された。ヒトでもpositron emission tomography（PET）スキャンを用いた研究から，排尿には，前頭葉，帯状回，橋被蓋，中脳水道灰白質等の部位が関係していることが示されている。したがって，さまざまな中枢神経部位が排尿機能に関与していると考えら，種々の神経疾患，外傷が排尿障害を引き起こす背景となっている。

（文献はp214を参照）

2—手術に役立つ機能解剖

勃起

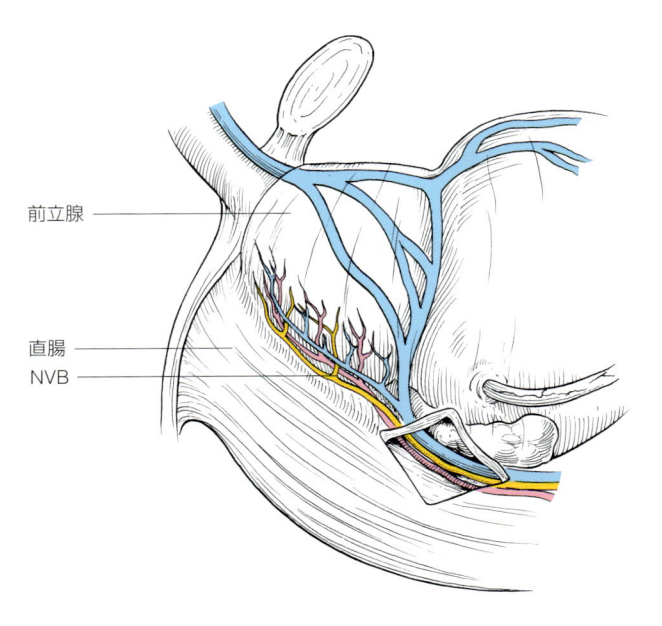

[2-8] NVBの概念

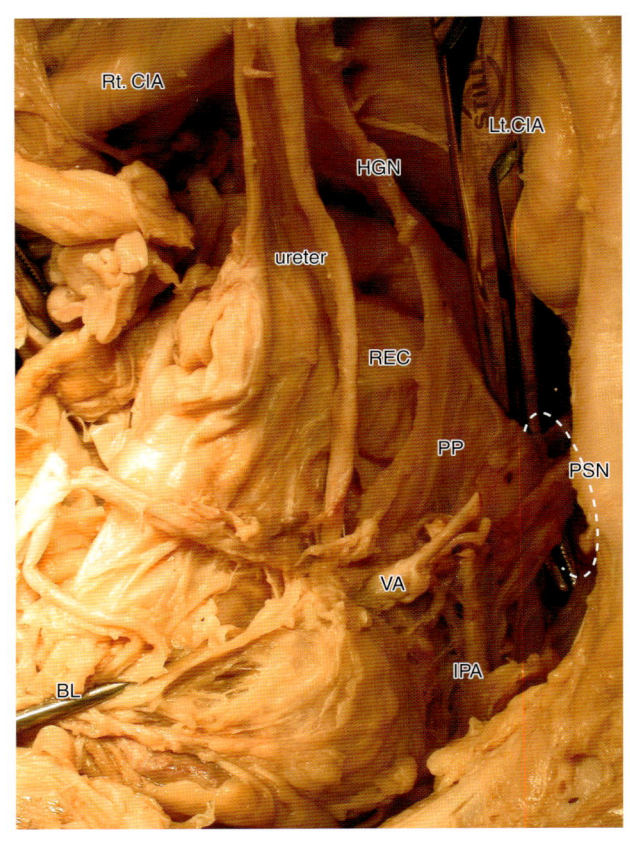

前立腺
直腸
NVB

[2-9] 骨盤内臓神経と下腹神経
左骨盤内，内外腸骨血管を除去，ホルマリン標本。
CIA：総腸骨動脈　BL：膀胱　HGN：下腹神経　IPA：内陰部動脈（断端）　PP：骨盤神経叢　PSN：骨盤内臓神経　REC：直腸　VA：膀胱動脈（断端）

　泌尿器科骨盤内手術後の勃起機能を考えるうえで，神経血管束（neurovascular bundle；NVB）の解剖学的理解は欠くことができない。今回，NVBを中心とした視点から，勃起に関る機能解剖を最近の知見を交えて解説する。なお，本項の肉眼解剖写真のほとんどは，手術操作に準じ剖出を行うことによって得られたた外科解剖所見である。肉眼解剖を理解する際，解剖学的手法で得られた所見と，外科解剖所見には，臓器の相互位置関係や膜構造などにおいて少なからずdiscrepancyが存在すること[1]を銘記しておく必要がある。

従来のNVBの概念

　一般に，骨盤内臓神経（pelvic splanchnic nerve，別名「勃起神経」）と下腹神経（hypogastric nerve）が骨盤神経叢（pelvic plexus）で合流し，その最下端から陰茎海綿体神経（cavernous nerve）が前立腺と直腸の間を通り海綿体に向かう，といわれている。この神経の走行を，術中に肉眼で認識することは多くの場合困難であり，Leporら[2]は前立腺後外側の，神経成分と血管成分が密に存在する部位をNVBと称し，その血管成分をもって手術のためのlandmarkとした[2-8]。以後，「NVBは陰茎海綿体神経の全走行を含んでいる」，とした概念が広く受け入れられるようになり，これを温存することで神経温存手術は確立した，とされてきた。しかし，実際には両側神経温存前立腺全摘除術後のpotency rateは16～86%[3]と非常にばらつきが大きく，術者の手技的な問題以外に解剖学的にNVBの概念を再検討する必要があると考えた。

骨盤内臓神経と下腹神経 [2-9]

　骨盤内臓神経と下腹神経は通常の泌尿器科骨盤手術で遭遇することは少ないが，NVBを理解するには，その源である両神経の解剖を知る必要がある。上下腹神経叢は大動脈分岐部直下で左右に分かれた後，下腹神経となり，尿管の背内側から直腸側面を通り骨盤神経叢に達する。泌尿器科骨盤手術では，総腸骨リンパ節郭清の際，同定が可能である。一方，骨盤内臓神経はS$_2$-S$_4$の臓側枝として直腸側面を腹側に向かって立ち上がり，骨盤神経叢に合流する。本神経は，内腸骨血管の膀胱，前立腺，子宮，直腸への臓側枝を処理するとその背内側に起始部を同定することができる。これは泌尿器科骨盤手術における展開層よりかなり背側であり，一般に術中に本神経に遭遇することはない。

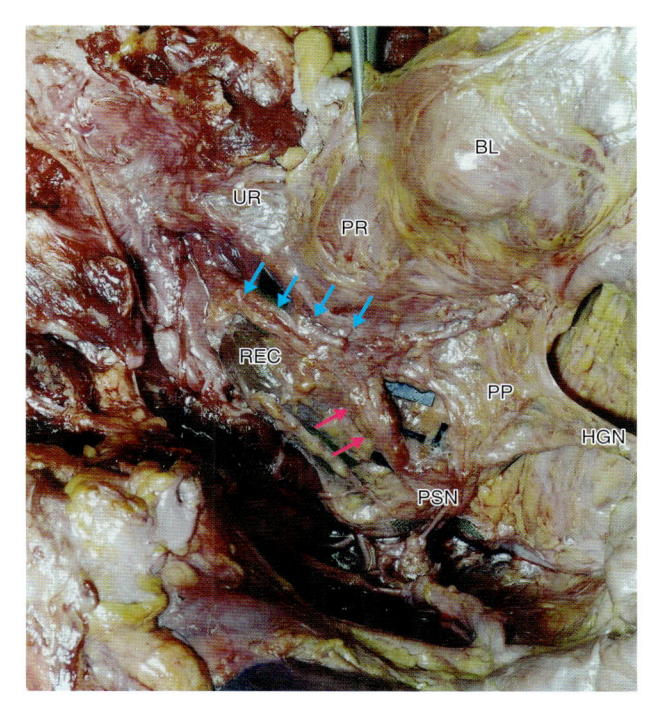

[2-10] NVB周辺の解剖
左骨盤内，恥骨を除去，未固定標本．
青矢印：NVB，赤矢印：PSNからNVBへの直接枝
BL：膀胱　HGN：下腹神経　PP：骨盤神経叢　PR：前立腺
PSN：骨盤内臓神経　REC：直腸　UR：尿道

[2-11] 前立腺後外側の水平断（HE）
　赤：動脈，青：静脈，黄：神経
LA：肛門挙筋
矢印：神経節細胞

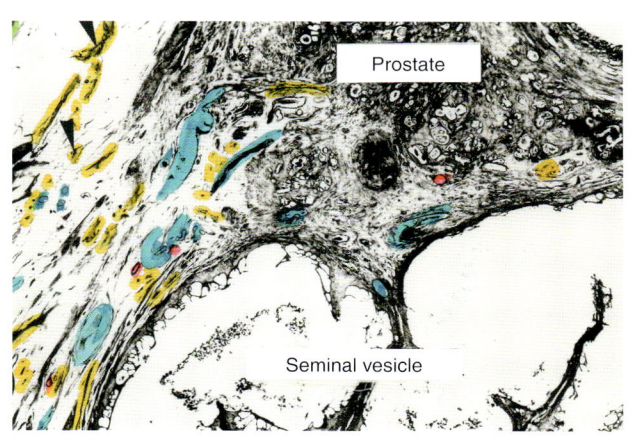

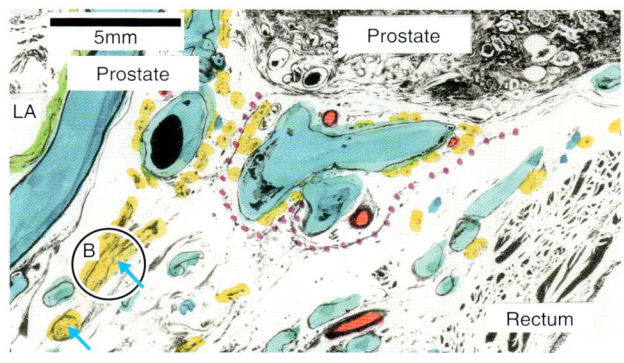

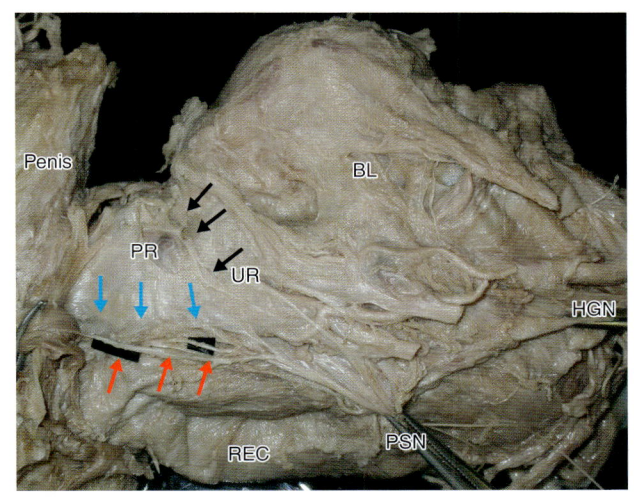

A：前立腺底部
B：前立腺中央部

NVBの成り立ち

　実際の手術に準じた手法を用いfresh cadaver dissectionを行い，陰茎海綿体神経とNVBの関係を検討した[2-10]．確かに，骨盤神経叢の最下端から前立腺と直腸の間を下降するNVBを認めるが，それとは別に骨盤内臓神経の起始部で末梢方向に分岐し，陰茎方向に向かう枝が存在することがわかる．そしてこれは前立腺のほぼ中央部でいわゆるNVBと合流している[4]．

　組織学的にも，前立腺の後外側には神経と血管が密に存在する部位がある．しかし，"bundle"という響きから想像する，lateral pelvic fasciaに包まれた鞘状の構造物は，その一部にしか存在しない．つまり，前立腺底部寄りでは，少なくともbundle状の構造物は認めない[2-11A]．また，確かに前立腺中央部より末梢側にはlateral pelvic fasciaに包まれたbundle状構造を認めるが，その後外側にも多くの骨盤内臓神経由来の勃起に関与すると思われる神経線維を観察することができる[4][2-11B]．一般に下腹神経由来の神経線維は，より前立腺に接し，骨盤内臓神経由来の神経線維はそのやや後外側に位置する．これは前立腺底部寄りで最も著しい傾向にある[2-12]．つまり，陰茎海綿体神経は骨盤内臓神経のより起始部で分岐し，直腸側面を腹側に向かって走行し，NVBに合流するのである．したがって，実際の手術において，勃起に関与する神経は精嚢とはさほど密に接しておらず，むしろその

[2-12] NVBと陰茎海綿体神経との関係
摘出標本，ホルマリン固定標本．
青矢印：NVB，赤矢印：陰茎海綿体神経，黒矢印：膀胱頸部
BL：膀胱　HGN：下腹神経　PR：前立腺　PSN：骨盤内臓神経
REC：直腸　UR：尿道

手術に役立つ機能解剖―33

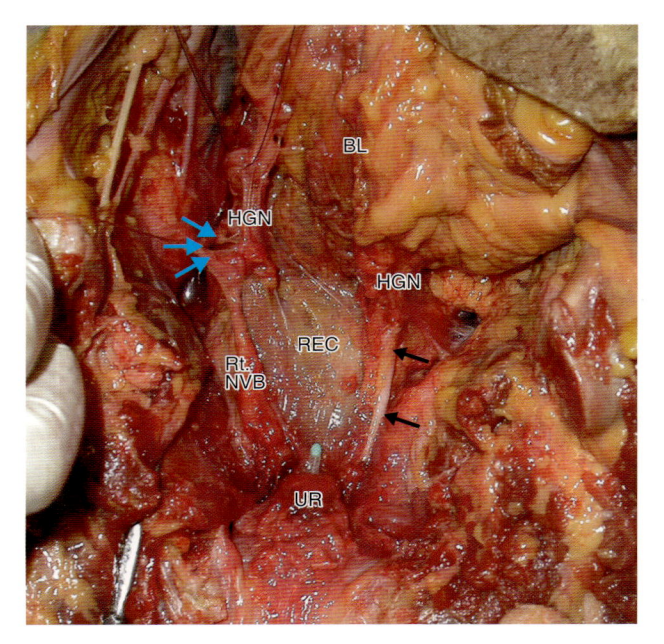

[2-13] 根治的恥骨後式前立腺全摘除術（右NVB温存，左NVB切除）および左腓腹移植神経模倣と骨盤内臓神経との関係

骨盤内，未固定標本。
青矢印：右骨盤内臓神経，黒矢印：移植神経
BL：膀胱　HGN：下腹神経　NVB：温存された右神経血管束
REC：直腸　UR：尿道

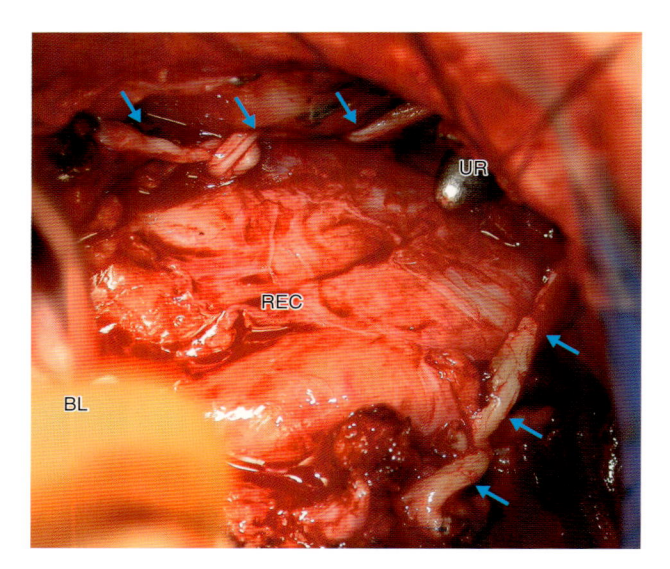

[2-14] 両側腓腹神経移植術中写真
青矢印：移植神経
BL：膀胱　REC：直腸　UR：尿道

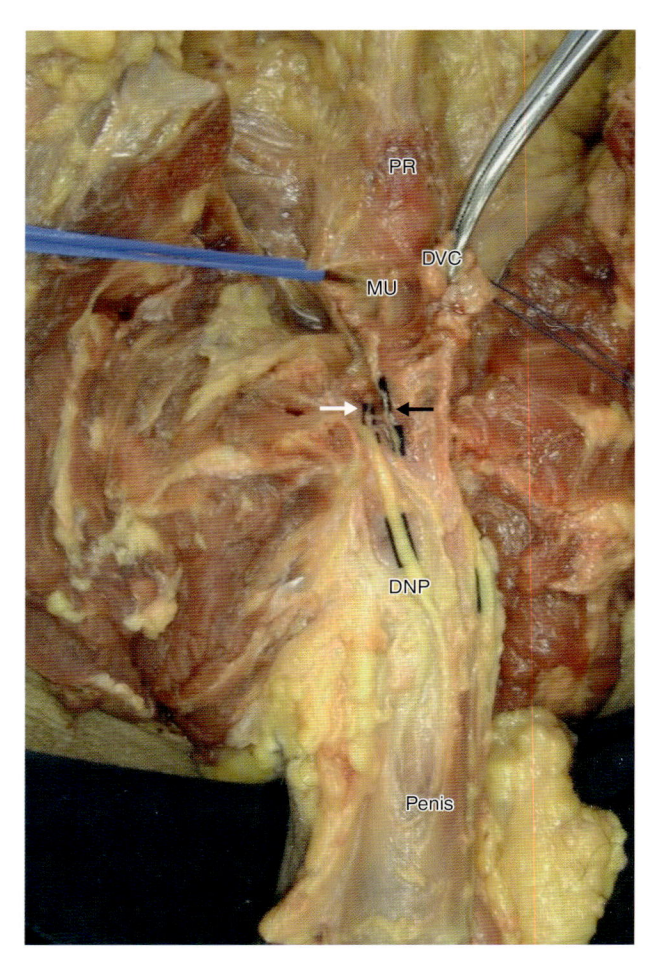

[2-15] 陰茎根部における陰茎海綿体神経

骨盤内，未固定標本。
青テープ：NVB，黒矢印：NVBと連続する陰茎海綿体神経，白矢印：NVBと連続しない陰茎海綿体神経
DNP：陰茎背神経　DVC：結紮された深陰茎背静脈　MU：膜様部尿道
PR：前立腺

背側に存在すると考えられる。

NVB切除後の神経移植

近年行われている術後勃起機能温存を目的とした神経移植については，解剖学的な観点からいくつかの問題点が残されている。中枢端神経縫合部位については，前述の解剖学的知見により，必ずしもNVB中枢端が最適部位とは言い難い。従来のNVB概念に則り，fresh cadaverを用い，NVB合併切除および腓腹神経移植を行い，陰茎海綿体神経との関係を調べてみると，移植神経は骨盤内臓神経よりむしろ下腹神経に向かって縫合されていることがわかる[4][2-13]。しかし術中肉眼的に陰茎海綿体神経が最も密である部位を同定することは困難であり，これに関しては術中電気刺激による海綿体圧モニタリングによる部位決定が有用と思われる[5]。[2-14]は本法を用いて行った神経移植終了時の光景であるが，中枢端縫合部は直腸外側に位置していることがわかる。

縫合方法については，形成外科領域で行われる完全な神経上膜縫合[6]は不可能である。腓腹神経は直径数mmの体性神経であるが，陰茎海綿体神経は直径1mm以下の自律神経であり，かつそれぞれの神経線維を束ねるような神経上膜は存在しない。可及的に陰茎海綿体神経の断端を移植神経に近づけるといった程度の縫合が行われているのが現状であろう。

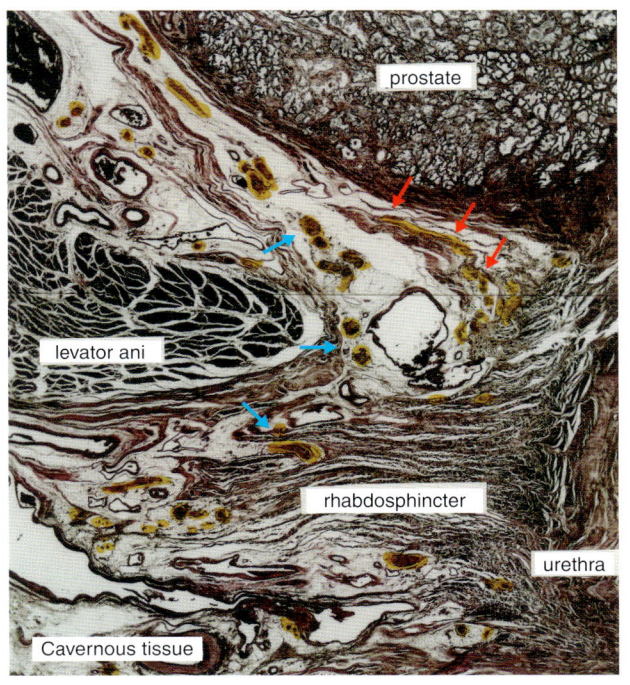

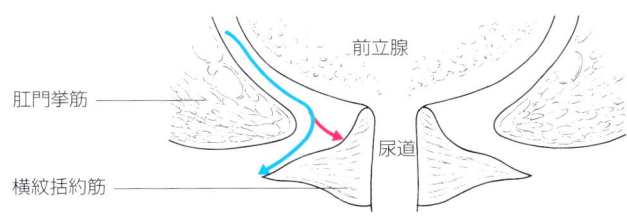

[2-16] 前額断における陰茎海綿体神経
青矢印：陰茎海綿体神経，赤矢印：括約筋枝

[2-17] 矢状断における陰茎海綿体神経
青矢印：陰茎海綿体神経，赤矢印：括約筋枝
RS：横紋括約筋　RUM：直腸尿道筋

NVB末梢の解剖

　前立腺尖部から膜様部尿道にかけてNVBはその5時，7時に存在し，その中に含まれている陰茎海綿体神経はここから腹側に向かって走行し，海綿体組織に到達あるいは陰茎背神経と交通する[7]と考えられている。しかしすべての陰茎海綿体神経がこのような走行をとるわけではない。fresh cadaver dissectionの手法を用い手術に準じNVBを同定し，これを末梢に追うことで陰茎海綿体神経を確認できるケースもあるが[2-15]，同定不可能なケースも数多く存在する[8]。[2-15]の症例では1本の陰茎海綿体神経は従来のイメージどおりNVBと連続する走行を呈していたが，もう1本の陰茎海綿体神経はNVBのやや背側から立ち上がり，陰茎背神経と合流していた。このように，前立腺尖部付近においても，術中認識するNVBと陰茎海綿体神経の走行は完全に一致しないことが多い。組織学で確認してみると，前額断ではNVBの走行に一致し前立腺の被膜に接し下降し，肛門挙筋と横紋括約筋に挟まれたスペースを通過し，海綿体組織に到達する神経を同定することができた[2-16]。

　しかし，矢状断では，NVBのやや背内側で，直腸尿道筋の腹側をかすめ陰茎海綿体組織に到る神経を見出すことができた[2-17]。また，水平断においてはこのレベルでさえ，直腸横から腹側に向かって急峻に立ち上がる陰茎海綿体神経を認めた[2-18]。さらに興味深いことに，この神経線維は直腸尿道筋を貫通していた。このように前立腺尖部から膜様部尿道にかけては，陰茎海綿体神経は5時，7時のみに存在するのではなく，従来のイメージを超えてより背側にも存在することが明らかになった。したがって，十分な神経温存には，肉眼的に確認できるNVBを膜様部尿道から剥離するだけでは不十分である。また直腸尿道筋の切断部位をより中枢側にすることで，完全な神経温存術式が可能と考える[2-19]。つまり，陰茎海綿体神経温存の際，最も注意が必要な操作は，従来いわれていたように精嚢脇ではなく，膜様部尿道周辺の取り扱いであると考える[8]。

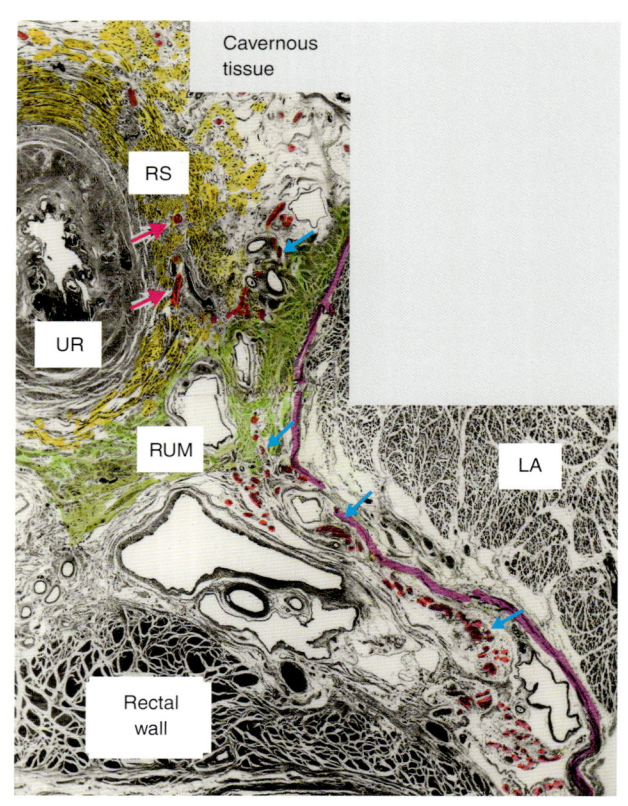

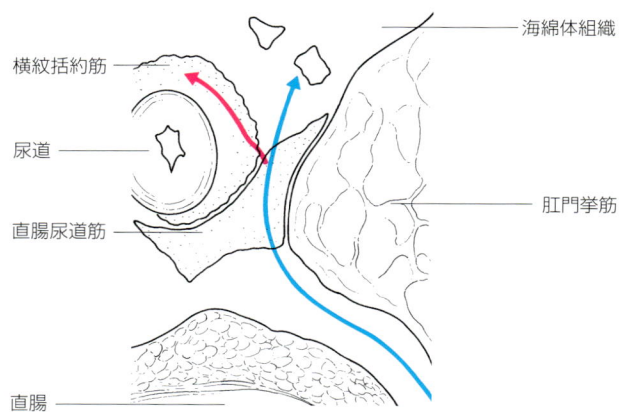

[2-18] 水平断における陰茎海綿体神経
青矢印：陰茎海綿体神経，赤矢印：括約筋枝
LA：肛門挙筋　RS：横紋括約筋　RUM：直腸尿道筋　UR：尿道

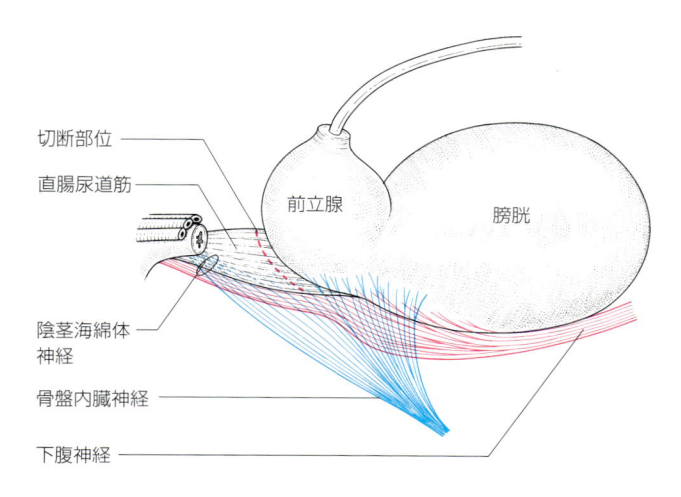

[2-19] 神経温存とrectourethral muscleの関係

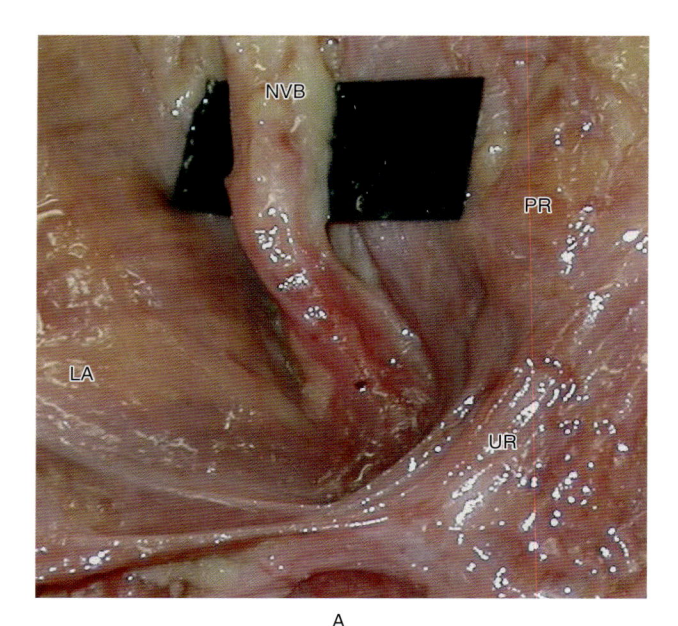

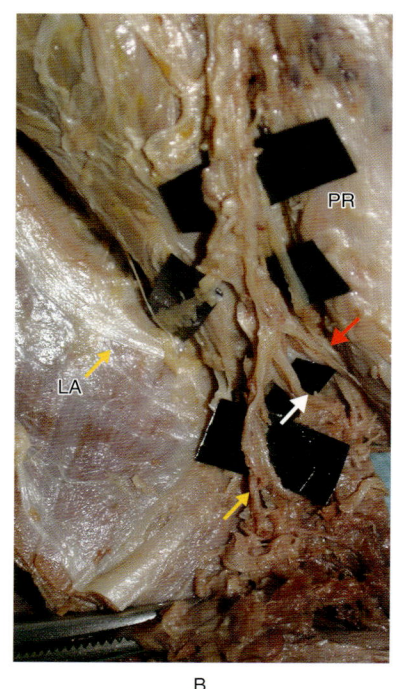

[2-20] 前立腺尖部から膜様部尿道における右NVB
A：骨盤内，未固定標本
B：摘出標本，ホルマリン固定標本（赤：括約筋枝，白：陰茎海綿体神経，黄：肛門挙筋枝）
LA：肛門挙筋　PR：前立腺　UR：尿道

NVBと術後尿禁制

　肉眼的NVBは陰茎海綿体神経のみならず，尿道括約筋や肛門挙筋下端に向かう神経をも含んでおり［2-20］，これは組織学的にも確認される［2-16〜2-18］。このように，解剖学的見地からは神経温存術式は術後の尿禁制に有利に働くと考えられる。一方，術後尿禁制に関与する因子は非常に多元的であり，神経温存との相関については否定的な意見も多い[9]。

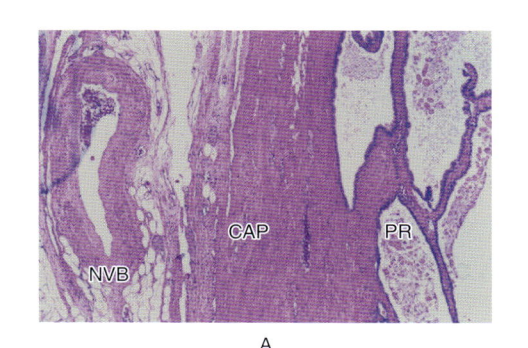

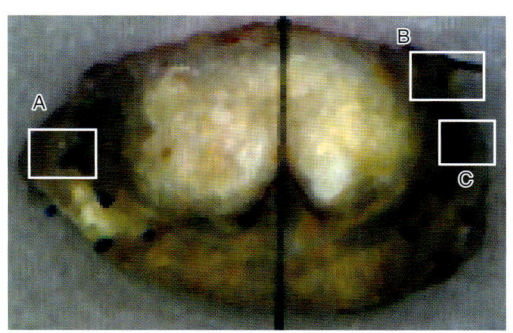

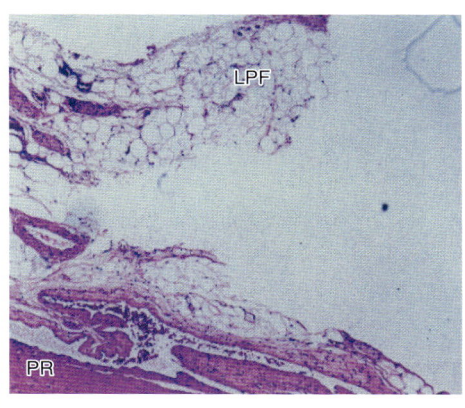

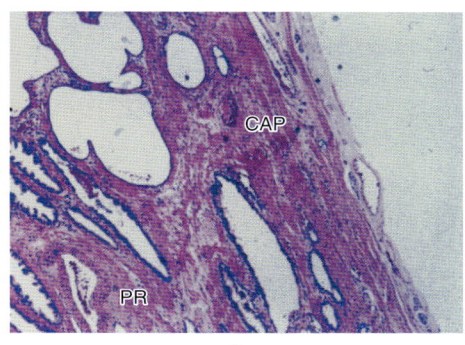

[2-21] 摘除標本におけるNVBと前立腺被膜の関係
A：右NVB合併切除側，B，C：左NVB温存側（Bはlateral pelvic fasciaを切り込んだ部位）。
CAP：いわゆる前立腺被膜　LPF：lateral pelvic fascia　PR：前立腺

しかし唯一の前向き研究では，神経温存症例は早期に尿失禁が回復するとの報告がなされており[10]，また両側温存症例は，特に術後早期の尿禁制に関するQOLが良好である[11]，との報告もあり注目に値する。

NVBと前立腺被膜との関係 [2-21]

NVB温存手術の際，前立腺周囲の被膜構造を熟知することは，前立腺癌の制御という観点からも重要である。一般に，NVB温存手術においては，lateral pelvic fasciaを比較的血管の少ない部位で切開し，前立腺被膜に到達するとされている。lateral pelvic fasciaと前立腺被膜の間には組織学的にも疎な剥離面が存在することが確認できる[2-21A]。しかし前立腺には真の解剖学的被膜は存在しない。前立腺の外縁における線維組織の肥厚部位を前立腺被膜と称しているのである。したがって，この"いわゆる被膜"の内面と前立腺の腺組織との間に明瞭な境界はなく，言い換えれば被膜自身が前立腺組織そのものといっても過言ではない。このように，神経温存手術における剥離面は癌制御の意味では，きわめて臓器寄りのラインであることを肝に銘じなければならない。

陰茎海綿体神経は，骨盤内自律神経のうちでも最も末梢に存在する細経の神経線維であり，決して1つの束状の構造を形成しているのではない。術中肉眼でこれらを同定することもほぼ不可能である。そもそも，われわれがNVBと称している構造は，真の意味での解剖学的構造物ではなく，これに陰茎海綿体神経の走行を完全に当てはめることは不可能である。NVBはあくまでも陰茎海綿体神経の走行を推測する1つのランドマークと考えたほうが安全である。

（文献はp214を参照）

2 ─ 手術に役立つ機能解剖

射精

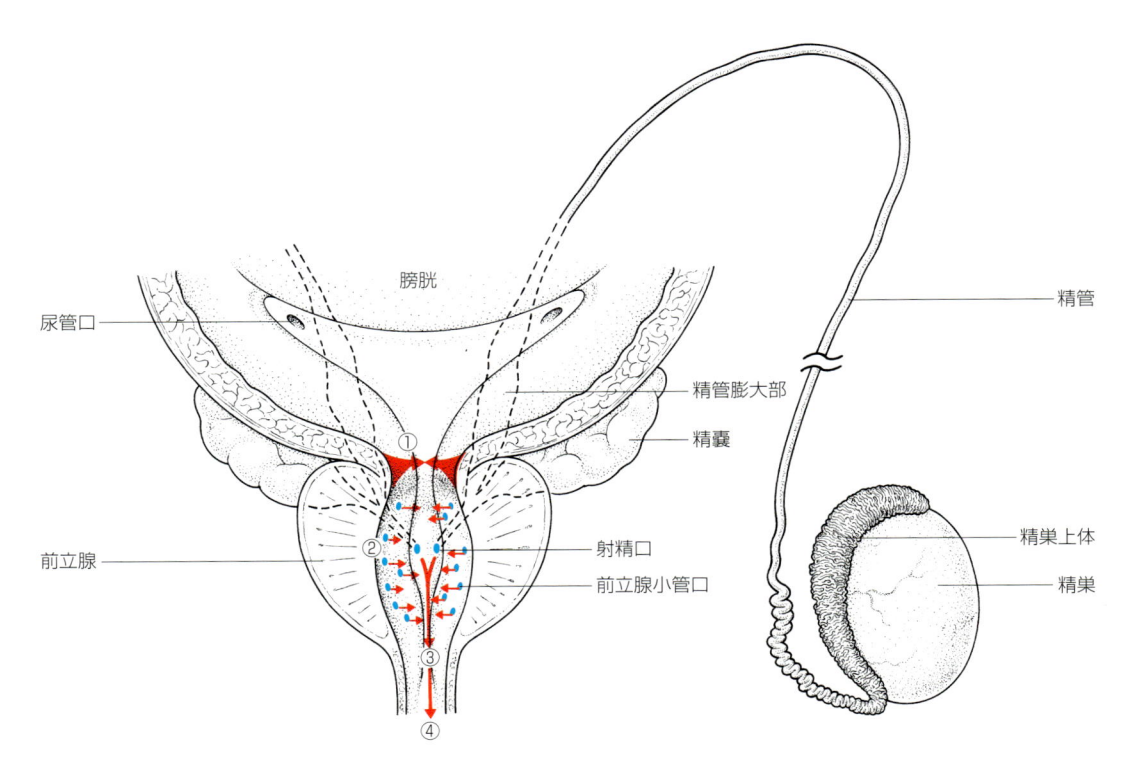

[2-22] 射精現象

射精時には，図の①〜④の現象が起こる。
① 内尿道口の閉鎖が起こり，尿道と膀胱との間が遮断される。
② 前立腺液が後部尿道に排出される。
③ 射精口から精液（精管内容液，精嚢液）が後部尿道に排出される。
④ 後部尿道から体外に精液が射出される。

　射精は，内尿道口の閉鎖，前立腺液の分泌，射精口からの精液（精管内容液，精嚢液）の排出，尿道から体外への射出というプロセスが欠けることなく起こって生じる現象である[1, 2][2-22]。泌尿器科の手術において，射精が問題となるのは，主に精巣腫瘍の後腹膜リンパ節郭清である。化学療法が著しい効果を示す精巣腫瘍ではあるが，後腹膜リンパ節郭清はその治療戦略上重要な位置を占め続けている。現在では化学療法が著効するという理由から，化学療法後の郭清でも射精機能の温存を望む場合も多く，実際に多くの症例で可能であろうと考えられる。また，後腹膜リンパ節郭清以外でも，大動脈の周囲や骨盤内を操作する手術で射精障害を起こす可能性があり，射精機能の温存の知識が必要とされる。"手術に役立つ"という視点から，射精を支配する神経の解剖，機能について解説する。

射精を支配する神経の解剖

　射精を支配する主な神経経路は，下腹神経を経由する経路と陰部神経を経由する経路である。前者は主に内尿道口の閉鎖，前立腺液の分泌，射精口からの精液（精管内容液，精嚢液）の排出を支配しており[3~9]，後者は，主に尿道から体外への射出を支配している[2-23]。陰部神経は尿道括約筋，球海綿体筋，坐骨海綿体筋など射出に関与する筋を支配しているが[10]，その走行（肛門挙筋の外を経由）から，射精機能温存手術において問題になることはまずないので，前者を中心に述べる。

　骨盤より上位の後腹膜において，射精を支配する主な神経経路は[2-23]，[2-24]に示すように，〔腰髄－交通枝－腰部交感神経幹－腰内臓神経－上下腹神経叢－下腹神経〕である[3~8]。上下腹神経叢に至る腰内臓神経は，そのほとんどが，第2，第3腰椎の高さの交感神経節に由来している[9][2-24A]。これらの神経経路と周囲臓器との関係は，[2-25]に示すようになっている。まず，脊柱／大腰筋があり[2-25A]，脊柱の前左寄りに大動脈がある[2-25B]。大動脈からは左右2本の腎動脈が第1／第2腰椎椎間板の高さで出ており，その頭側の第1腰椎（中1/3）の高さで大動脈前壁から上腸間膜動脈が出て，第3腰

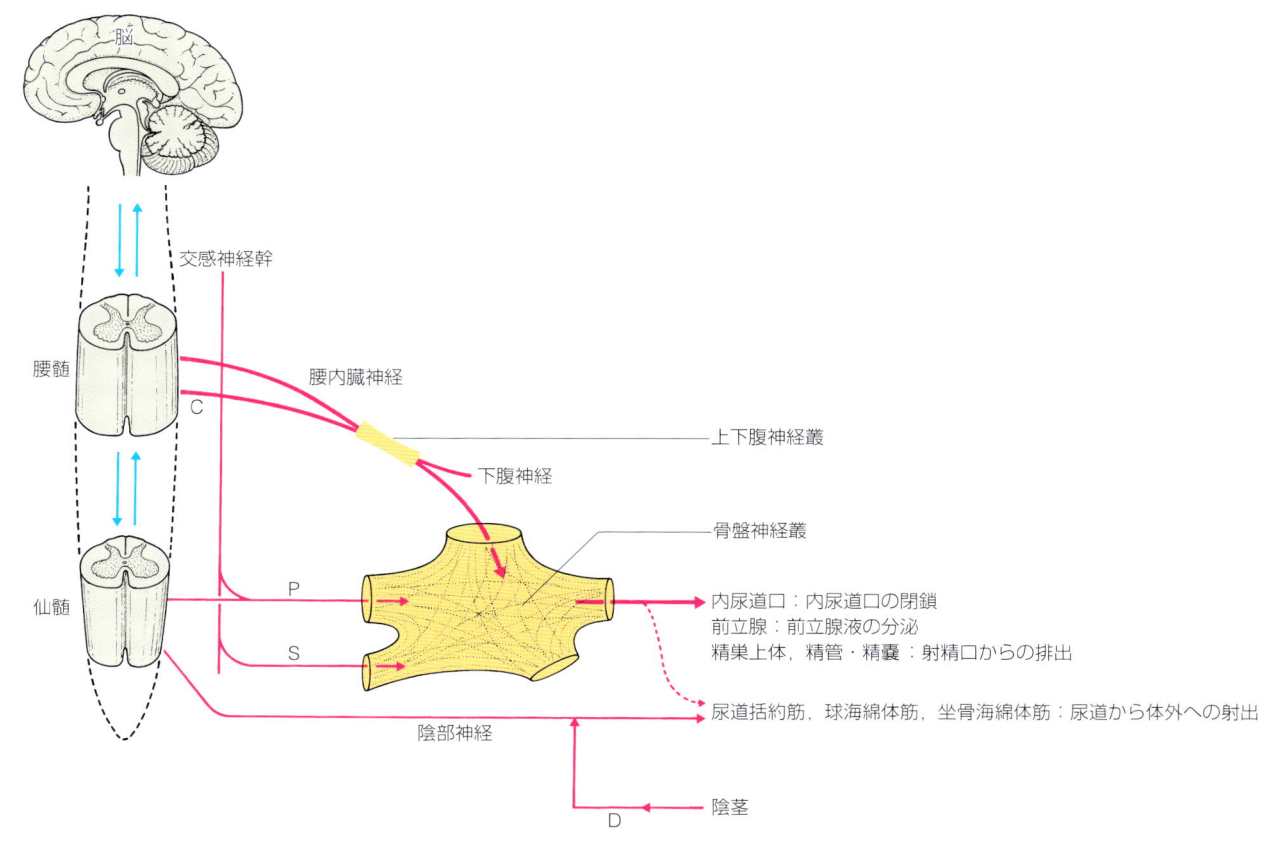

[2-23] 射精の神経支配

後腹膜における射精の主な神経経路は，〔腰髄－交通枝－腰部交感神経幹－腰内臓神経－上下腹神経叢－下腹神経－骨盤神経叢－精路〕であり，この下腹神経を経由する経路が，内尿道口の閉鎖，前立腺液の分泌，精管／精嚢の収縮を支配している。また，陰部神経経由のシグナルが尿道括約筋，球海綿体筋，坐骨海綿体筋に到達して尿道から体外への精液の射出を引き起こす（下腹神経経由のシグナルも関与している可能性がある）。陰茎からの知覚シグナルは陰部神経を経由して脊髄に至る。
C：交通枝，D：陰茎背神経，P：骨盤神経，S：仙骨内臓神経

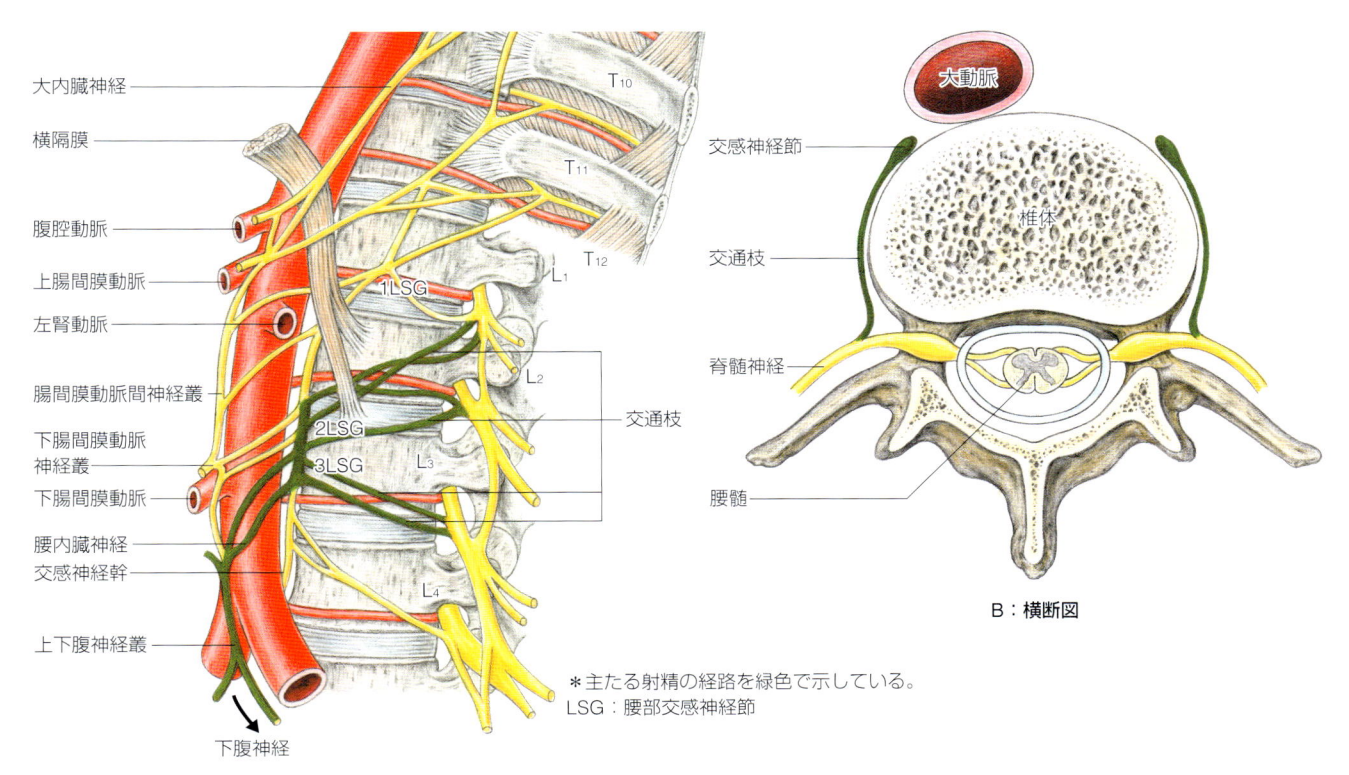

A：側面図（佐藤健次）

B：横断図

＊主たる射精の経路を緑色で示している。
LSG：腰部交感神経節

[2-24] 腰髄から下腹神経までの神経経路

腰髄から出たシグナルは，脊髄神経から分かれた交通枝を経て，交感神経幹に到達し，腰内臓神経を経由して，上下腹神経叢から下腹神経に至る。上下腹神経叢に至る腰内臓神経は，そのほとんどが，第2，第3腰椎の高さの交感神経節に由来している[3]。L_1からの交通枝は1つ下の高さの第2腰椎部交感神経節に合流している。

手術に役立つ機能解剖―39

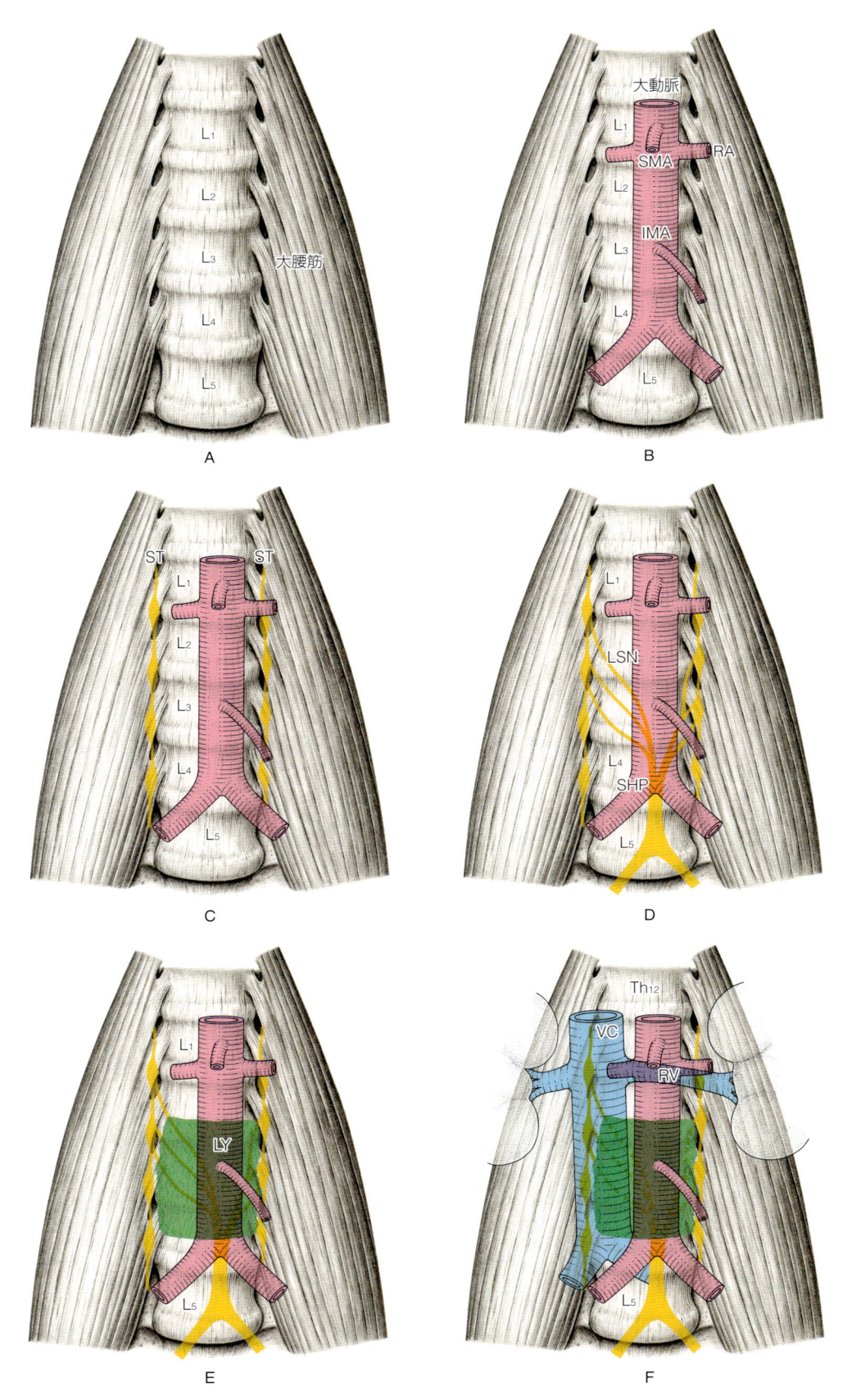

[2-25] 射精を支配する後腹膜の交感神経経路と周囲臓器との関係

背側から腹側に向けて臓器を重ねて示す。
A：大腰筋と腰椎，B：腹部大動脈とその枝の位置（RA：腎動脈，SMA：上腸間膜動脈，IMA：下腸間膜動脈），C：左右交感神経幹（ST）の位置，D：腰内臓神経（LSN）と上下腹神経叢（SHP）の位置，E：リンパ組織（LY）の位置。交感神経幹から上下腹神経叢までの間で腰内臓神経はリンパ組織を貫くように走行している。F：下大静脈（VC）の位置。最も腹側に下大静脈と腎静脈（RV）がある。骨盤部になると，総腸骨静脈は総腸骨動脈の裏に入る。

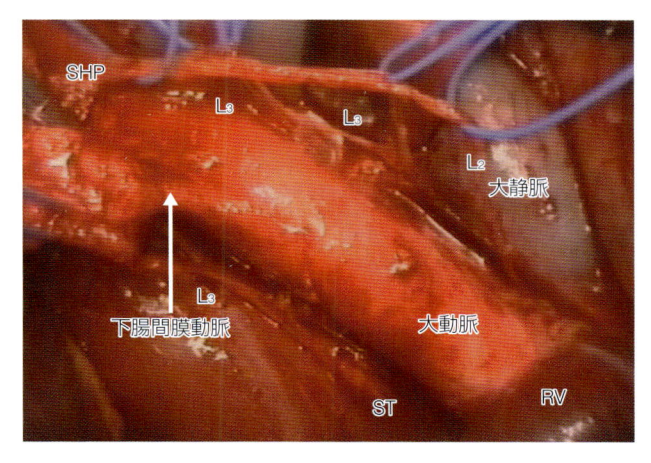

[2-26] 化学療法後の神経温存後腹膜リンパ節郭清
左の第2腰椎部由来の腰内臓神経は残存腫瘍とともに摘出されている。右腰内臓神経は同側で合流しつつ，大動脈の側面を足側に向かい，1本に合流して，下腸間膜動脈の足側で上下腹神経叢（SHP）に合流している。（自験例）
L₂, L₃：第2，第3腰椎部交感神経節由来腰内臓神経，RV：左腎静脈，ST：交感神経幹

椎（中1/3）の高さで下腸間膜動脈が出，第4腰椎下端部で大動脈が左右に分岐する（日本人の平均の位置を記載）[**2-24A, 2-25B**]。大動脈の両側，すなわち腰椎の両側の大腰筋の内側縁に沿って，縦に交感神経幹が走っている[**2-25C**]。右の交感神経幹は下大静脈の真裏を縦に走行する。交感神経節は融合していることも多く，とくに腎動脈のやや足側よりにある第2，第3腰椎部の交感神経節が融合していることが多い（触れやすい）。左右の交感神経幹から出た腰内臓神経（主に第2，第3腰椎部交感神経節由来）が同側で合流しつつ大動脈の側壁を足側に走る[**2-25D, 2-26**]。神経の大きな流れを見ると，左右の腰内臓神経は下腸間膜動脈をV字状に挟むようにして大動脈分岐部前面にある上下腹神経叢（網目状）に合流する[**2-26**]。すなわち各腰内臓神経は下腸間膜動脈の足側を通って大動脈分岐部にある上下腹神経叢に合流している。各腰内臓神経は交感神経幹から上下腹神経叢に至る間に大動脈周囲のリンパ組織を貫通する[**2-25E**]。この状態のところに下大静脈が脊柱の前右寄りに上から重なったような形になっている[**2-25F**]。すなわち下大静脈および腎静脈が最も腹側にある。下大静脈の裏を縦に右交感神経幹が走り，これより出る腰内臓神経が下大静脈と大動脈との間から出てくる。骨盤部になると，総腸骨静脈は総腸骨動脈の裏側に入る。

上下腹神経叢を同定するための目印は，下腸間膜動脈と大動脈分岐部であるが，下腸間膜動脈は平均して左腎静脈の約5cm下方にあり，さらにその約5cm下方に大動脈分岐部がある[**2-27A**]。ただし，下腸間膜動脈の起始部は比較的変化に富んでおり，第2腰椎部から第4腰椎部まで変化しうるので注意が必要である。細かい網目状の上下腹神経叢は約4cm下方で左右の下腹神経（粗い網目状）に分かれて，左右の骨盤神経叢に向かう。上下腹神経叢での左右の交叉性が解剖学的に明らかな例もある[**2-27B**]。

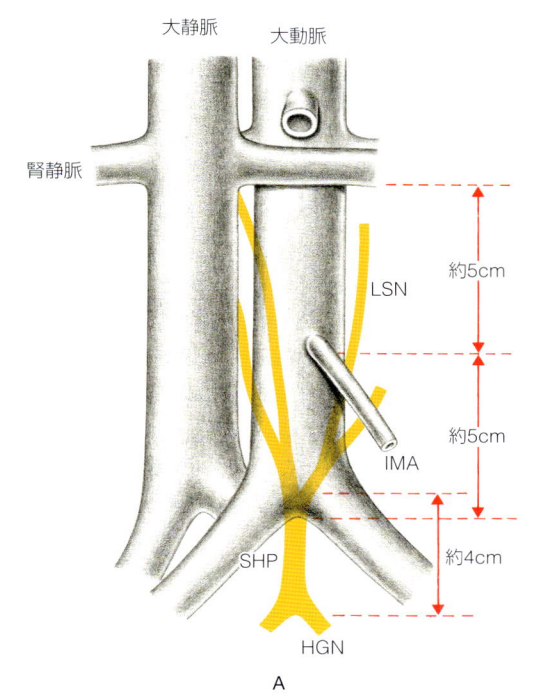

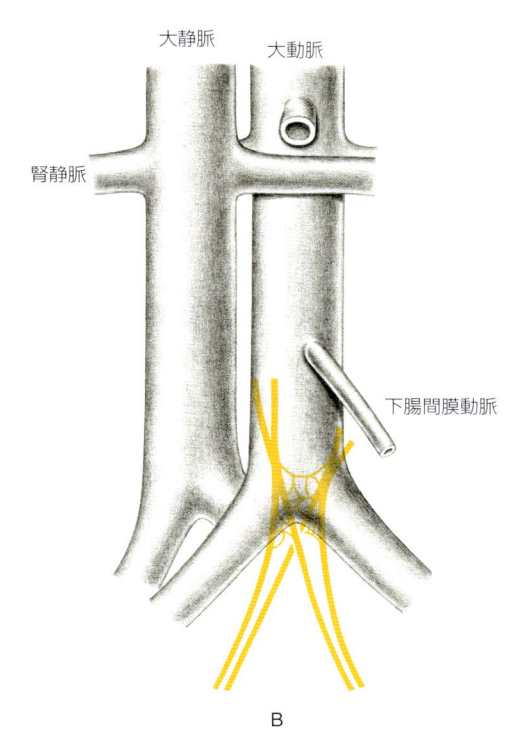

骨盤内では，〔上下腹神経叢－下腹神経－骨盤神経叢－精路［精巣上体（尾部）/精管/精嚢/前立腺/膀胱頸部/尿道］〕という神経経路になる[**2-23**]。2-28に解剖体での神経走行を示す。

[2-27] 上下腹神経叢
A：上下腹神経叢を同定するための目印は，下腸間膜動脈と大動脈分岐部であるが，下腸間膜動脈は平均して左腎静脈の約5cm下方にあり，さらにその約5cm下方に大動脈分岐部がある。細かい網目状の上下腹神経叢は約4cm下方で左右の下腹神経（粗い網目状）に分かれて，左右の骨盤神経叢に向かう。
HGN：下腹神経，IMA：下腸間膜動脈，LSN：腰内臓神経，SHP：上下腹神経叢
B：上下腹神経叢での左右の交叉性が解剖学的に明らかな例。

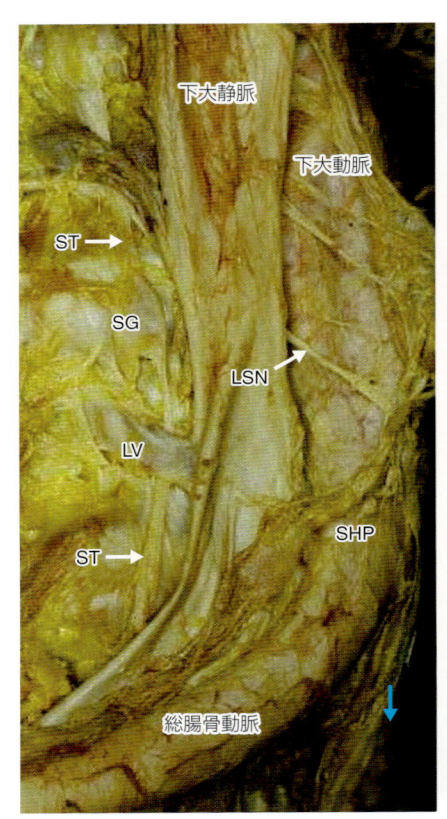

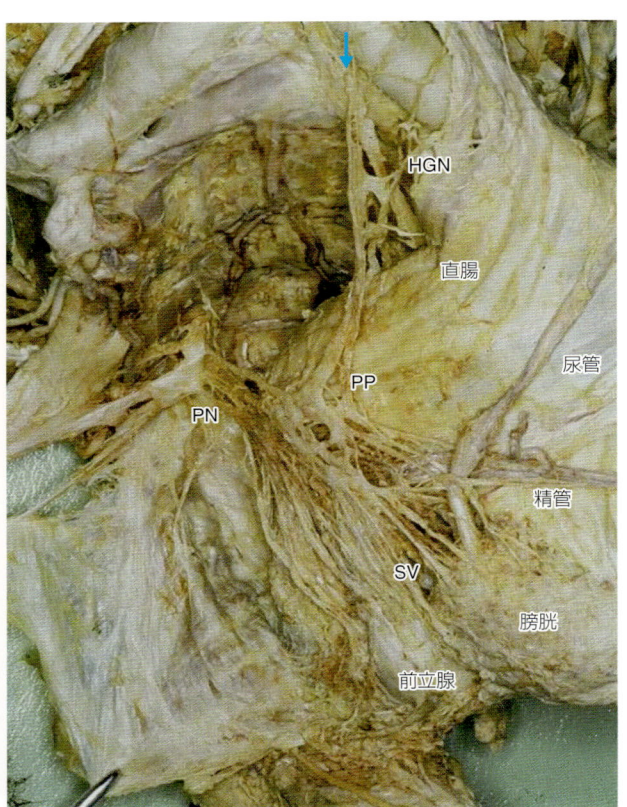

[2-28] 解剖体における射精を支配する神経経路

右側では，大静脈と大動脈との間から出た数本の右腰内臓神経（LSN）が上下腹神経叢（SHP）に合流する。下大静脈は右側に翻転してある。腰静脈（LV）が交感神経幹（ST）の上を直角に横切っている。上下腹神経叢から左右の下腹神経（HGN）が出て左右の骨盤神経叢（PP）に至り，ここで骨盤神経（PN）と合流する。骨盤神経叢から精路に神経枝が出る。
SG：交感神経節，SV：精嚢

左右の腰内臓神経が合流した上下腹神経叢から左右の下腹神経が出て，左右の骨盤神経叢（前後約4cm，上下約3cm）に至り，ここで骨盤神経と合流する。骨盤神経叢から精路に神経枝が到達する。また，仙部の交感神経幹から仙骨内臓神経が骨盤神経叢に合流している場合もある（仙骨内臓神経の無い例では，この成分は骨盤神経の中に合流して骨盤神経叢に向かうと考えられる）[3,9]。

射精の神経支配の仕方

射精では，内尿道口の閉鎖，前立腺液の分泌，射精口からの精液（精管内容液，精嚢液）の排出が起こる[1,2]［2-22］。腰内臓神経のこれら3現象に対する支配の仕方は，2-29に示す通りである。いずれの腰内臓神経（主に第2，3腰椎部交感神経節由来）も内尿道口閉鎖，前立腺液の分泌，精管内精子輸送を支配するシグナルを含んでいる（以前は腰内臓神経ごとに機能が異なるとも考えられていた）[3〜9]。大動脈前面中央を上腸間膜動脈部から下腸間膜動脈部まで走行している神経群（腸間膜動脈間神経叢）は射精を支配するシグナルをほとんど含んでいない（以前は射精に関与していると考えられていたが，主に結腸支配に関与している）[5]［2-29A］。また，動物（イヌ，ラット）では，各腰内臓神経経由のシグナルの一部は上下腹神経叢で交叉して対側の下腹神経を通る[7,8]。しかし，これらの交叉性のシグナルは，同側（非交叉性）のシグナル（例えば右腰内臓神経から右精路へのシグナル）に比べてはるかに弱い[8]。動物では骨盤神経叢より末梢においても交叉性が認められる（2重交叉性）[3,8]［2-29B］。また，動物の両側下腹神経切断後には，仙骨部交感神経幹からの仙骨内臓神経［2-23］によると思われる代償作用や骨盤神経叢における新しい代償性シナプス形成も見られている[3]。上記の支配メカニズムのうち，ヒトで確実に確認されているのは，1）1本の腰内臓神経が上記の3現象を支配するシグナルを含んでおり，1本のみの温存で射精が起こりうること［2-30］，2）腸間膜動脈間神経叢を切断しても射精障害は起こらないことである。最近行われたヒトの両側腰内臓神経の術中刺激では，神経刺激側の射精口からのみ精液排出が観察され，刺激と反対側の射精口からの精液排出は観察されない[2]。これは動物での同側優位支配の結果と一致する知見ではあるが，ヒトでは動物と異なり，対側にシグナルが到達しないか，到達しても弱いという可能性がある。動物での神経刺激結果およびヒトの解剖学的走行［2-27B］からみると，各腰内臓神経から対側の精路へシグナル自体は到達している可能性が高い。しかしヒトに

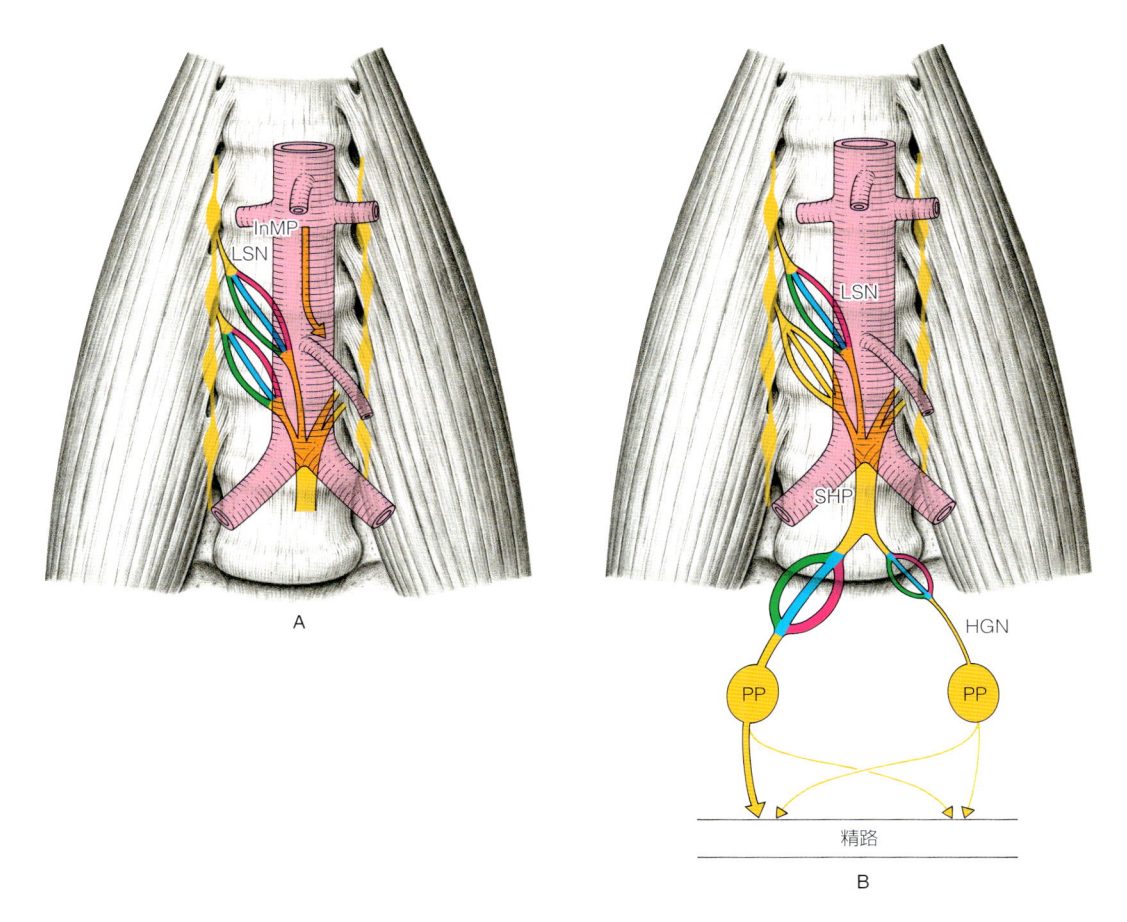

[2-29] 各腰内臓神経の射精の支配様式

A：各腰内臓神経（LSN：主に第2，3腰椎部交感神経節由来）は，内尿道口閉鎖，精管内精子輸送，前立腺液の分泌を支配するシグナルを含んでいる。各機能を支配するシグナルを3色で分けて示している。大動脈前面中央を上腸間膜動脈部から下腸間膜動脈部まで走行している神経群（腸間膜動脈間神経叢：InMP）は射精を支配するシグナルをほとんど含んでいない。

B：腰内臓神経の交叉性精路支配。動物（ラット，イヌ）では，内尿道口閉鎖，精管内精子輸送，前立腺液分泌の各シグナルは，各腰内臓神経を経て交叉性に精路を支配している。1本の腰内臓神経内の3シグナルはいずれも左右の下腹神経（HGN）を通る。各腰内臓神経の精路支配は同側が優位である。骨盤神経叢（PP）から末梢でも交叉性が見られている（2重交叉性支配）。ヒトでは，交叉性支配が無いかあっても弱い可能性があり，その検証は今後の課題である。

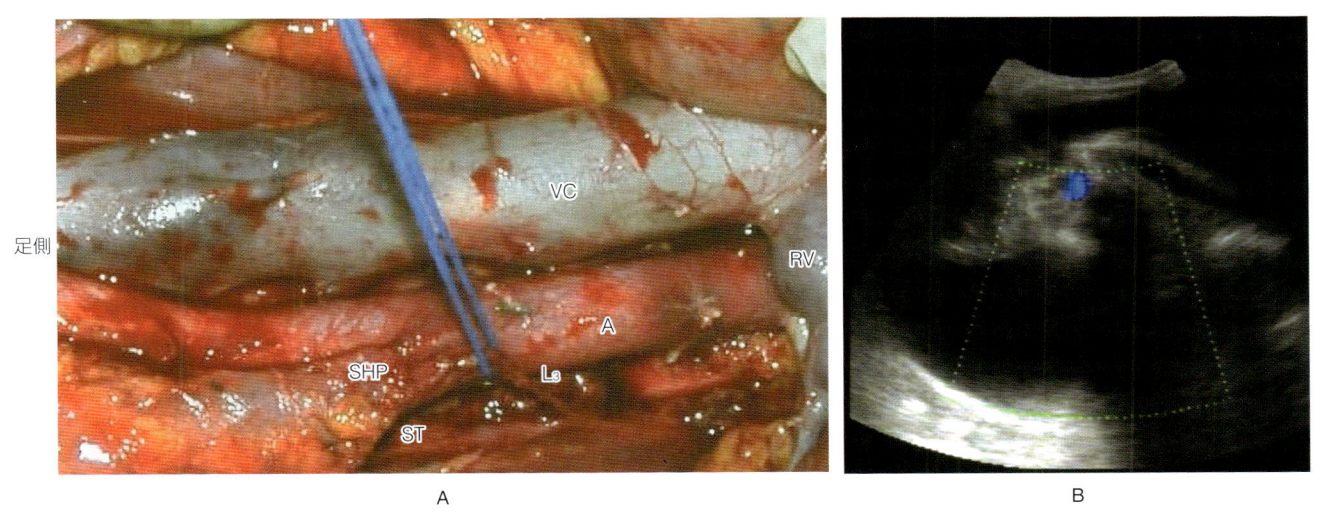

[2-30] 1本の腰内臓神経による射精

A：化学療法後の後腹膜リンパ節郭清で，1本の左腰内臓神経（L$_3$：第3腰椎部交感神経節由来）のみが温存され，術後1カ月以内に射精を生じた。A：大動脈，ST：交感神経幹，SHP：上下腹神経叢

B：同患者の術後3週目の射精（後部尿道への前立腺液／精液の排出：青色）を経会陰超音波検査で検出した。（自験例）

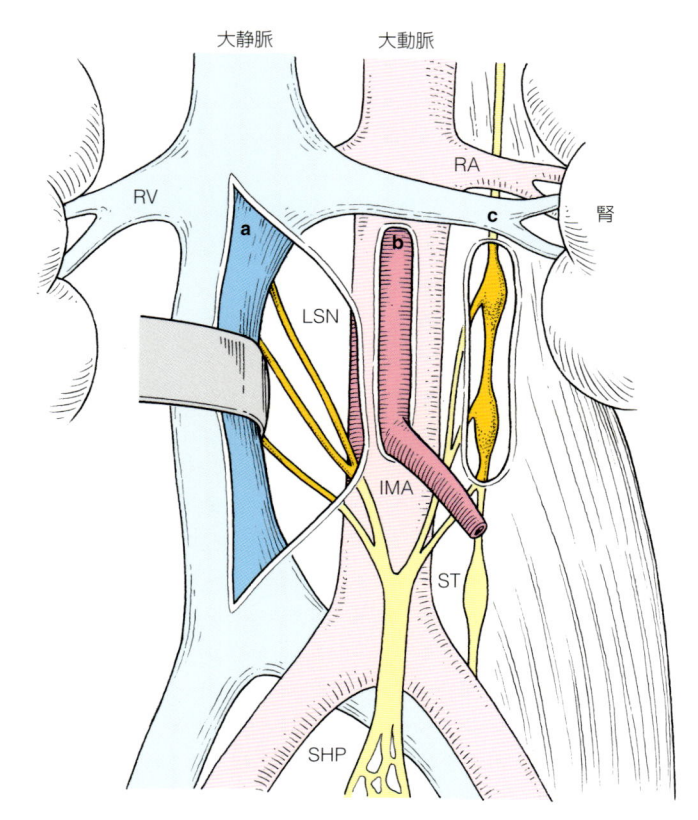

[2-31] 神経温存後腹膜リンパ節郭清のための指標の確認
a-右腰内臓神経の同定：下大静脈前面の組織を縦切開して大動脈側へ翻転する．
b-下腸間膜動脈の同定：大動脈前面の組織を左腎静脈から下腸間膜動脈まで切開する．
c-左交感神経幹の同定：大腰筋の内側縁を剥離あるいは触診する．
IMA：下腸間膜動脈，LSN：腰内臓神経，RA：腎動脈，RV：腎静脈，ST：交感神経幹

おいて，交叉性の神経温存（腰内臓神経と対側の下腹神経の温存）で，時間の経過とともに射精機能が回復するか今後の課題である．尿道から体外への精液の射出には，主に陰部神経経由のシグナルが尿道括約筋，球海綿体筋，坐骨海綿体筋に到達して引き起こされるが，下腹神経経由のシグナルも関与している可能性もある[10]．

射精のシグナルの流れは，陰茎からの知覚シグナルが陰部神経を経て脊髄に至り，さらに脳にまで達する．上に述べた脊髄から精路への遠心性のシグナルは，脳（視床下部）から促進的あるいは抑制的に制御されている[2]［2-23］．

神経の解剖／支配様式からみた射精機能温存のポイント

上記の解剖および神経支配様式からみて，射精機能温存のためのポイントは以下のようである［2-31］．

1) 上記のように下大静脈が最も前側に位置するので，下大静脈の前面にある組織は問題なく切開できる．下大静脈の前面の組織を縦に切開して，大動脈側に翻転すると，その内面に2-32のように下大静脈の裏を通る右腰内臓神経が確認される．

2) 上記のように左交感神経幹は左大腰筋の内側縁を縦に走行しているので，この大腰筋に沿ってその内縁を見て，あるいは内縁を指で触れて，左交感神経幹を確認できる（腎茎部近くで触れやすい）．

3) 上記のように大動脈前面中央の組織は，下腸間膜動脈起始部まで切開できるので，この組織を左腎静脈下縁から足側に切開して行き，下腸間膜動脈起始部を確認する．左右の腰内臓神経群が，下腸間膜動脈を挟むように走行しているので，切開が大動脈の側壁の方に寄ると，腰内臓神経を損傷する可能性があるので注意する．上記の切開をおかなくても触診で下腸間膜動脈を確認できることもある（化学療法後では難しい場合もある）．

4) 大動脈分岐部は視診あるいは触診にて確認し，上下腹神経叢の存在を想定する．

5) 上記の指標（右腰内臓神経，左交感神経幹，下腸間膜動脈，大動脈分岐部）に基づいて腰内臓神経の走行を想定しながら，これらの神経を剥離して確保しておき，その後にリンパ組織の郭清操作を行うと射精機能温存が比較的容易となる．

6) 温存すべき腰内臓神経は，少なくとも1本である（主に第2，第3腰椎交感神経節由来）．最近の同側支配の知見から，

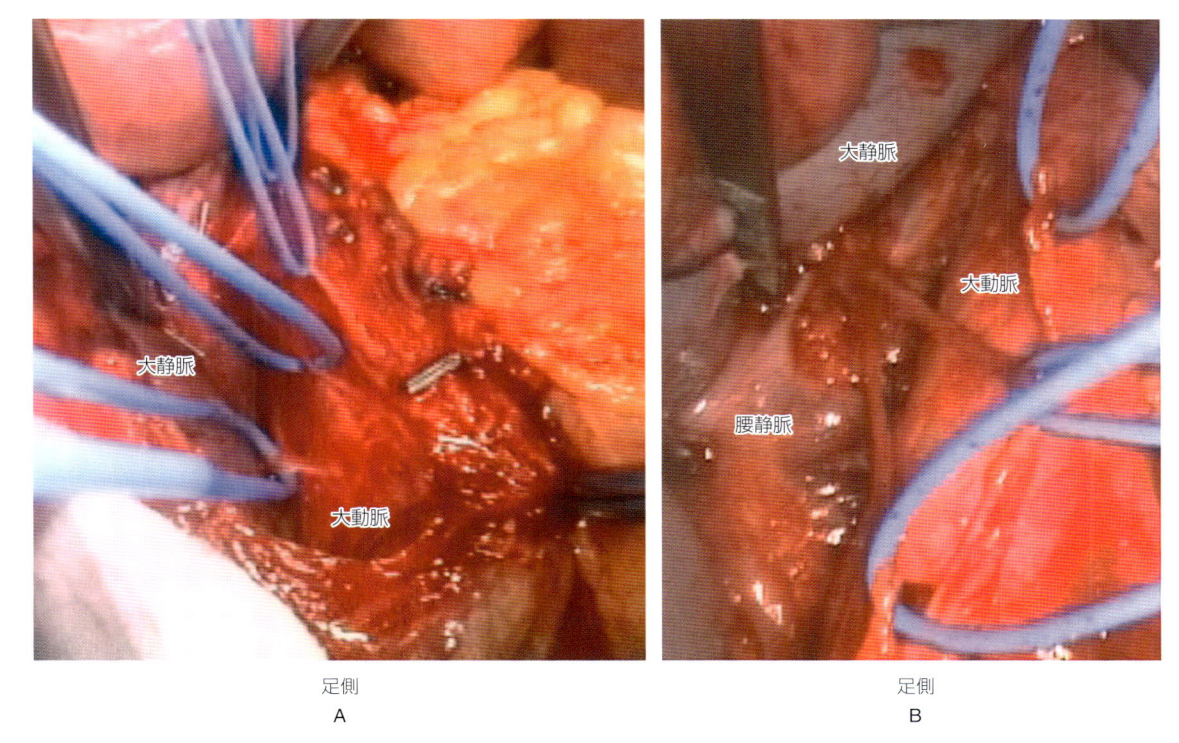

[2-32] 右腰内臓神経の同定
A：下大静脈の前面の組織を縦に切開して大動脈側に翻転すると，その内側に右腰内臓神経を同定することができる。3本の腰内臓神経をゴムテープで確保している。
B：周囲組織を摘除して，露出された腰内臓神経。（自験例）

残存精巣と同側の腰内臓神経を少なくとも1本温存する。これにより，内尿道口の閉鎖，前立腺液の分泌，射精口からの精液排出が温存されると考えられる。ただし，残存精巣の反対側の腰内臓神経の温存でも，内尿道口の閉鎖，前立腺液の分泌は起こり，射精（精子を含まない）自体は可能と考えられるので，上記が困難な場合には，残存精巣と反対側の少なくとも1本の腰内臓神経の温存を図る。下腹神経はできるだけ両側を温存し，片側のみの温存の場合にはできれば残存精巣側を温存する。

7）腰内臓神経は術中に形態的に温存されても，挫滅や循環障害などにより機能消失が起こる可能性もあるので，できるだけ多数本を温存するように努める。実際には化学療法後の郭清でも，1本以上の腰内臓神経を温存できる場合が多いと思われる（当施設では，上記の5）の方法で化学療法後の神経温存後腹膜リンパ節郭清を行い，少なくとも1本以上の腰内臓神経を温存し20例全例で射精機能が温存されている）。

8）腰内臓神経がいずれも温存できない場合には，動物での代償経路を根拠に，交感神経幹を温存して，〔仙骨部交感神経幹－仙骨内臓神経〕の経路の賦活代償を期待する。あるいは神経移植を試みる。

（文献はp214を参照）

3 手術に役立つ発生学

3 手術に役立つ発生学

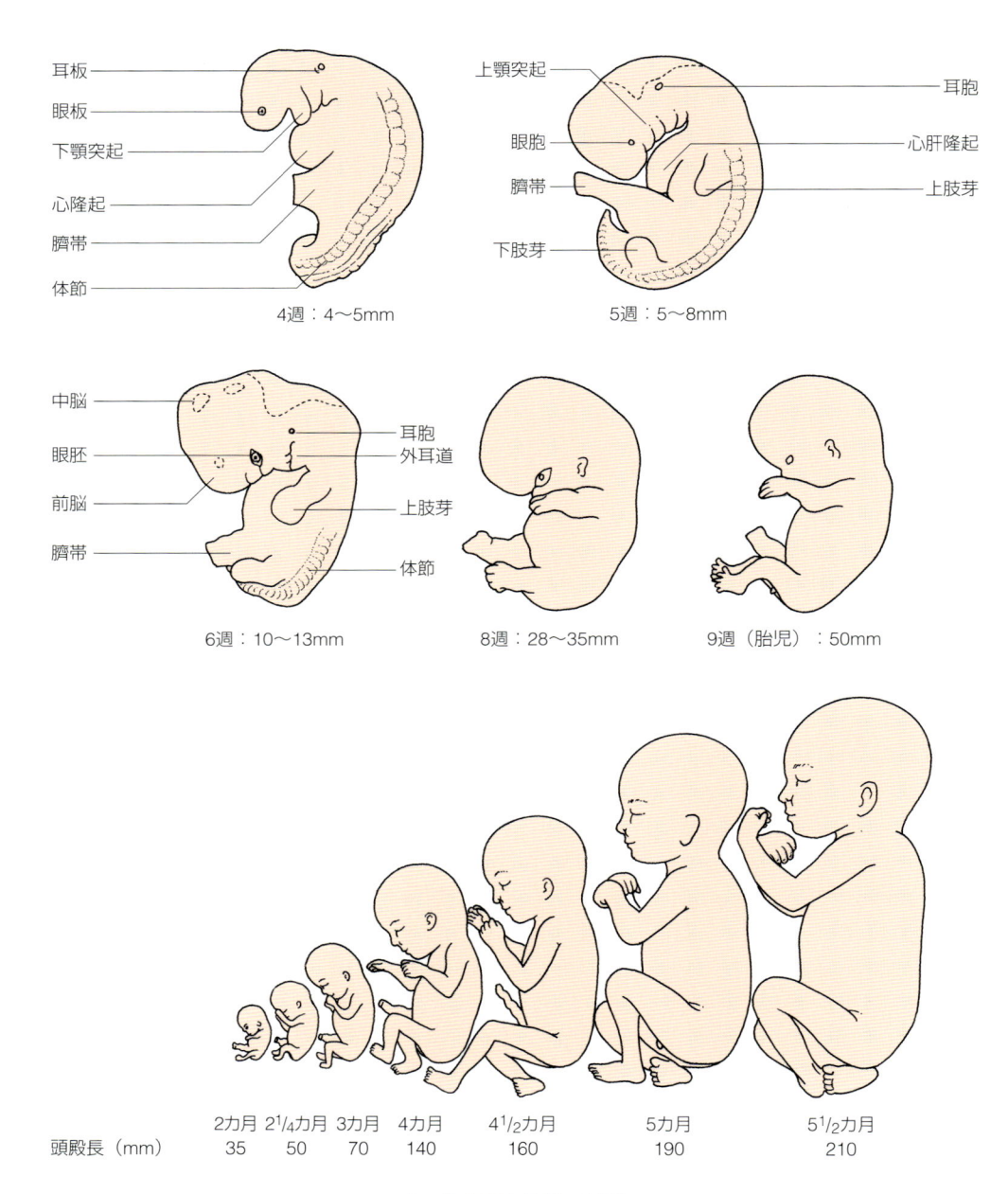

4週：4〜5mm
耳板／眼板／下顎突起／心隆起／臍帯／体節

5週：5〜8mm
上顎突起／眼胞／臍帯／下肢芽／耳胞／心肝隆起／上肢芽

6週：10〜13mm
中脳／眼胚／前脳／臍帯／耳胞／外耳道／上肢芽／体節

8週：28〜35mm

9週（胎児）：50mm

| 頭殿長（mm） | 2カ月 35 | 2¼カ月 50 | 3カ月 70 | 4カ月 140 | 4½カ月 160 | 5カ月 190 | 5½カ月 210 |

[3-1] 胚子と胎児の外形

胚子と胎児 [3-1]

　泌尿器と生殖器は発生学的にも解剖学的にも複雑な関係があり，完成段階の骨盤内臓器および外性器は，男性は泌尿・生殖器として，女性は泌尿器と生殖器が存在する。

　受精の正確な日は不明なため，胎齢を最終月経の第1日目から数えて代用しているのが月年齢(妊娠齢)である。一般に，卵子が月経開始の約2週間後に受精するので，月年齢は受精齢と比較すると2週間ほど多い。

　受胎産物が子宮粘膜(子宮内膜)に落ち着くのを「着床」，受精から着床までの約6日間を「着床前期」，着床から受精後8週末までを「胚子(胚芽)期」，第9週から出生までを「胎児期」という。発生に関しては胚子の状態を，胎齢よりも発達段階(ステージ)で表すことが多い。

　胚子には体節とよばれる胎生結合組織の集合体が存在し，これらが分節を形成し，体節から脊柱や体幹筋ができる。体節が出現する体節期は胎齢20日から30日までである。

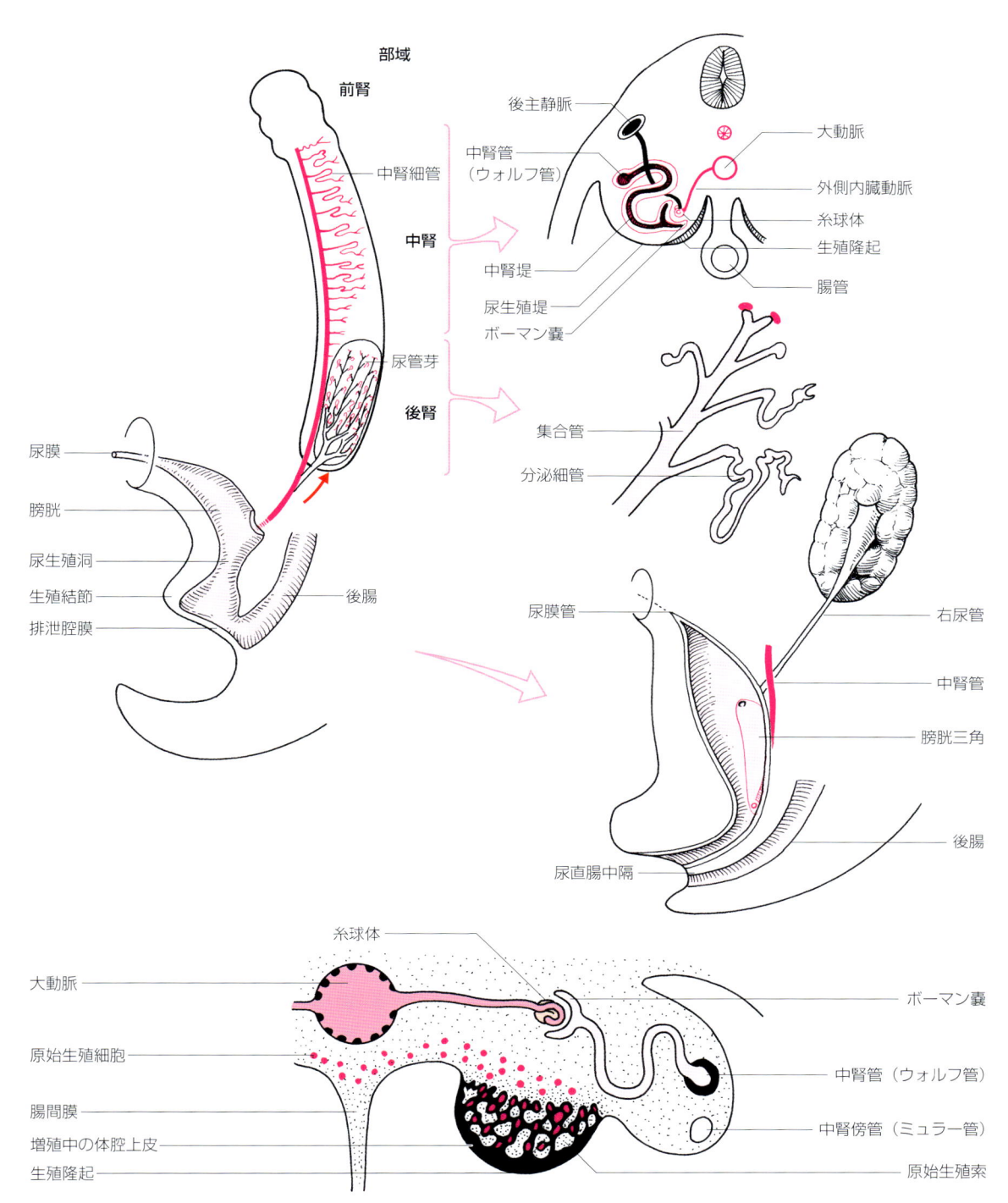

[3-2] 前腎・中腎・後腎

　胚子や胎児の大きさを頭頂から殿部の先端までの頭(頂)殿長で表す。胚子期の終わりまでに最大長約30mmで，心臓の拍動や胎動が見られる。第9週以降の胎児では，頭頂から踵までの下肢を含む長さの頭(頂)踵長を用いる場合もある。胎児期では成長に伴う変化が主体となる。

腎臓の発生

■前腎・中腎・後腎 [3-2]

　胎生第4週初期，中間中胚葉は体節との連絡を失い，分節的配列を示す細胞集団(腎節)が出現し，痕跡的な腎細管をつくるが，機能しない。これから，両側性に縦走する尿生殖堤が形成され，頭方から前腎，中腎，後腎が形成される。

○前腎

　胚子では前腎は頸部に7〜10個の充実性細胞群として出現するが，最初に形成された痕跡的腎節は最後の腎節が形成される前に退化し，第4週末には完全に消失する。

○中腎

　中腎と中腎管は腰部分節の中間中胚葉に由来する。前腎系の退化中の胎生第4週初期，中腎細管が出現，S字状ループを

手術に役立つ発生学―49

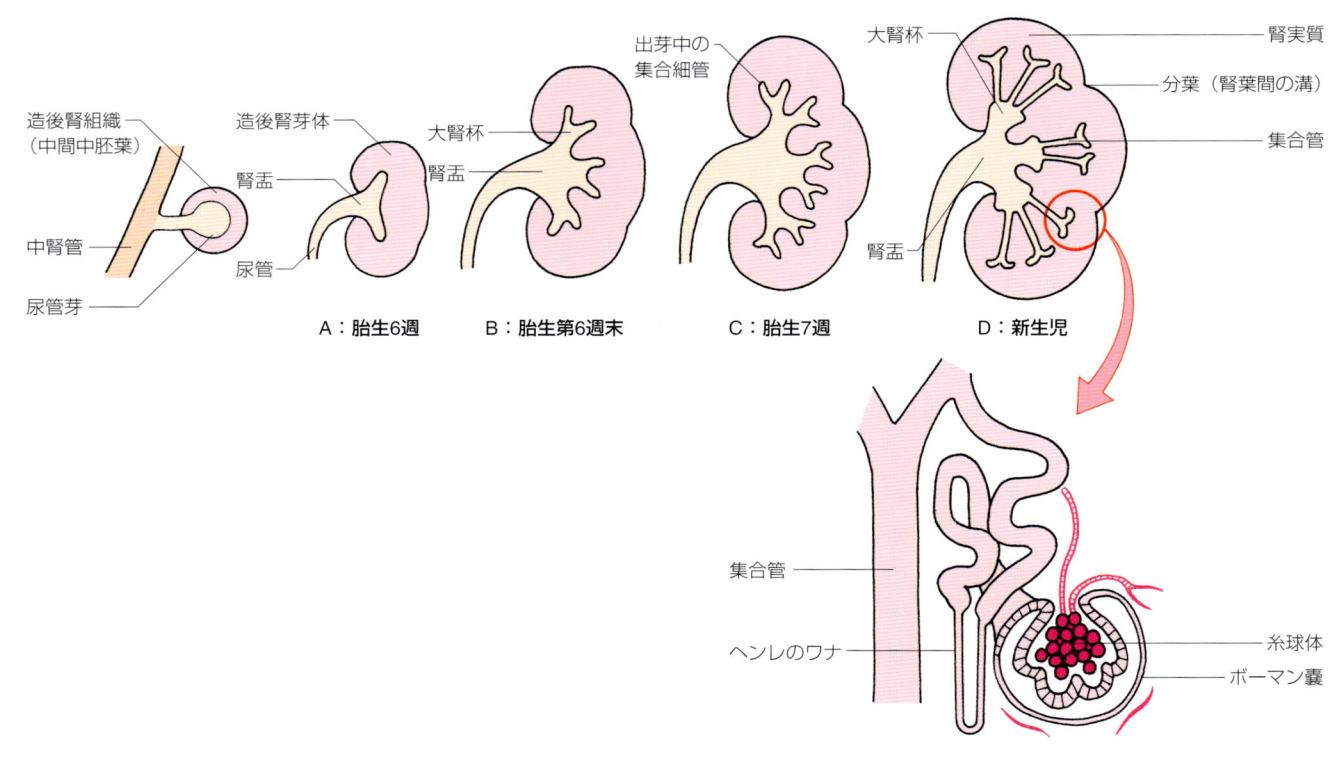

[3-3] 後腎
腎錐体は小腎杯に入る集合細管からできていることに注意。

形成し，内側端は糸球体と接触し，細管はボーマン囊を形成し，ボーマン囊と糸球体はともに腎小体を形成する。細管の外側端は中腎管またはウォルフ管とよばれる縦走する集合管に入る。胎生2カ月頃に中腎は正中線の両側で卵円形を呈し，生殖腺は中腎の内側に位置する。中腎と生殖腺で形成される隆起を尿生殖堤という。2カ月末までに腎細管の大部分と糸球体は消失する。尾方の細管と中腎管は男性では残り，女性では消失する。

○後腎

胎生5週に後腎中胚葉から発生す後腎が出現し，中腎管からの尿管芽（後腎憩室）と連絡する。

■後腎 [3-3]

腎臓は2つの異なる発生由来をもち，後腎中胚葉からネフロンが，尿管芽から集合管系を生じる。

○排出管系

集合細管はその末端を後腎組織帽で覆われ，分化し，後腎胞を形成し，小細管を生じ，糸球体とともに，ネフロンを形成する。ネフロンの近位端は糸球体が入り込みボーマン囊を形成し，遠位端は集合細管の1つに開口し，糸球体から集合管への流路が確立され，尿細管は，近位曲尿細管，ヘンレのループ，遠位曲尿細管へと伸長する。

○集合管系

中腎から増生した尿管芽から発生し，その末端を覆う造後腎組織に侵入・拡張し，原始腎盂を形成，発達し，大腎杯となる。尿管芽から尿管，腎盂，大・小腎杯，集合細管が生じる。

出生時の腎臓は分葉腎として存在し，小児期のネフロンの発育により，分葉は消失するが，ネフロンの数は増加しない。

両側性あるいは片側性腎無形成は尿管芽の早期退行に起因し，尿管芽が後腎組織帽に達しない場合である。片側性腎無形成は1/1,500人，両側性腎無形成は1/3,000人に出現する。二重尿管は尿管芽の早期における2分裂である。

■腎臓の上昇 [3-4]

初期の腎臓は骨盤領域に生じるが，その後，腹腔まで上昇する。骨盤内の後腎は骨盤部から動脈の分枝を受けるが，腰部への上昇中は大動脈のより高位から分枝を受け，下位の血管は退化する。

両側の腎臓が左右の臍動脈で形成される動脈叉を通過する際，骨盤内にとどまるのを骨盤腎，左右の腎が癒合した状態を馬蹄腎とよび，1/600人で出現し，腰椎下部の高さに位置する。過剰腎動脈は腎臓の上昇中に形成された胚子血管の遺残で，腎臓の上・下極に入る。

生殖系

■性の決定 [3-5]

性分化は多くの遺伝子が関与する。性の決定は精巣決定因子をもつY染色体にある。

胚子の遺伝的性は受精時に決定されるが，胎生第7週までは生殖腺は男性または女性の形態的特徴を現さない。

生殖腺は1対の縦走隆起の生殖堤として生じ，体腔上皮の増殖とその下層の間葉組織によって形成される。

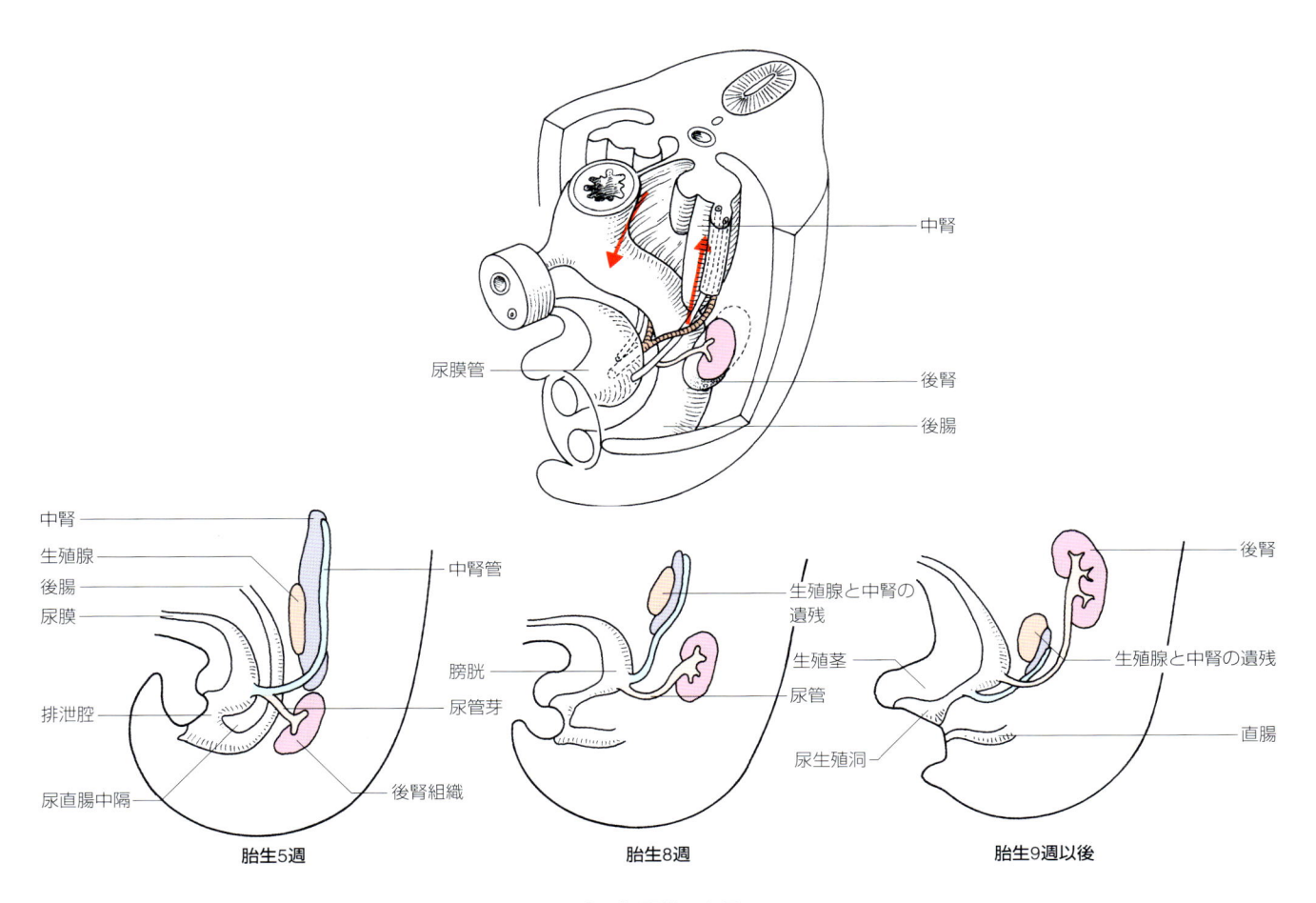

[3-4] 腎臓の上昇

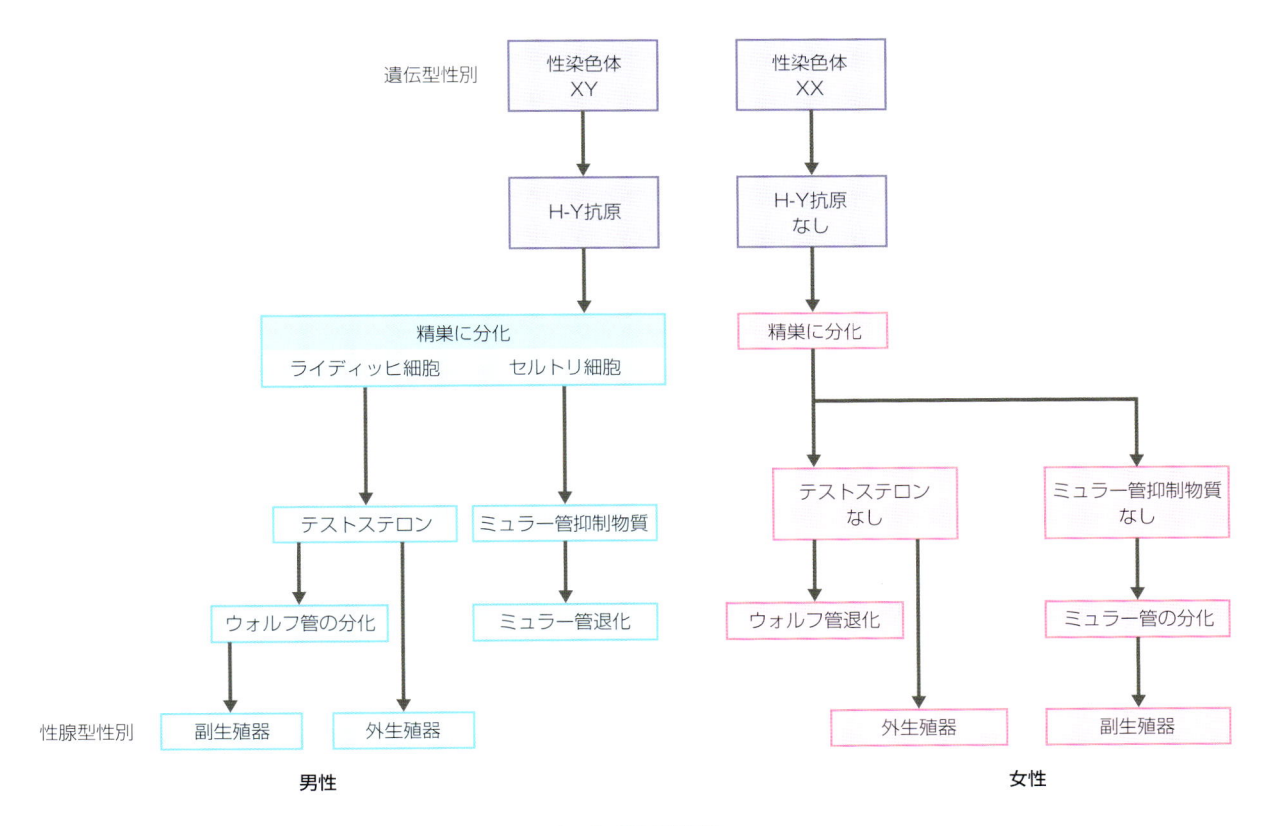

[3-5] 遺伝型性別

手術に役立つ発生学—51

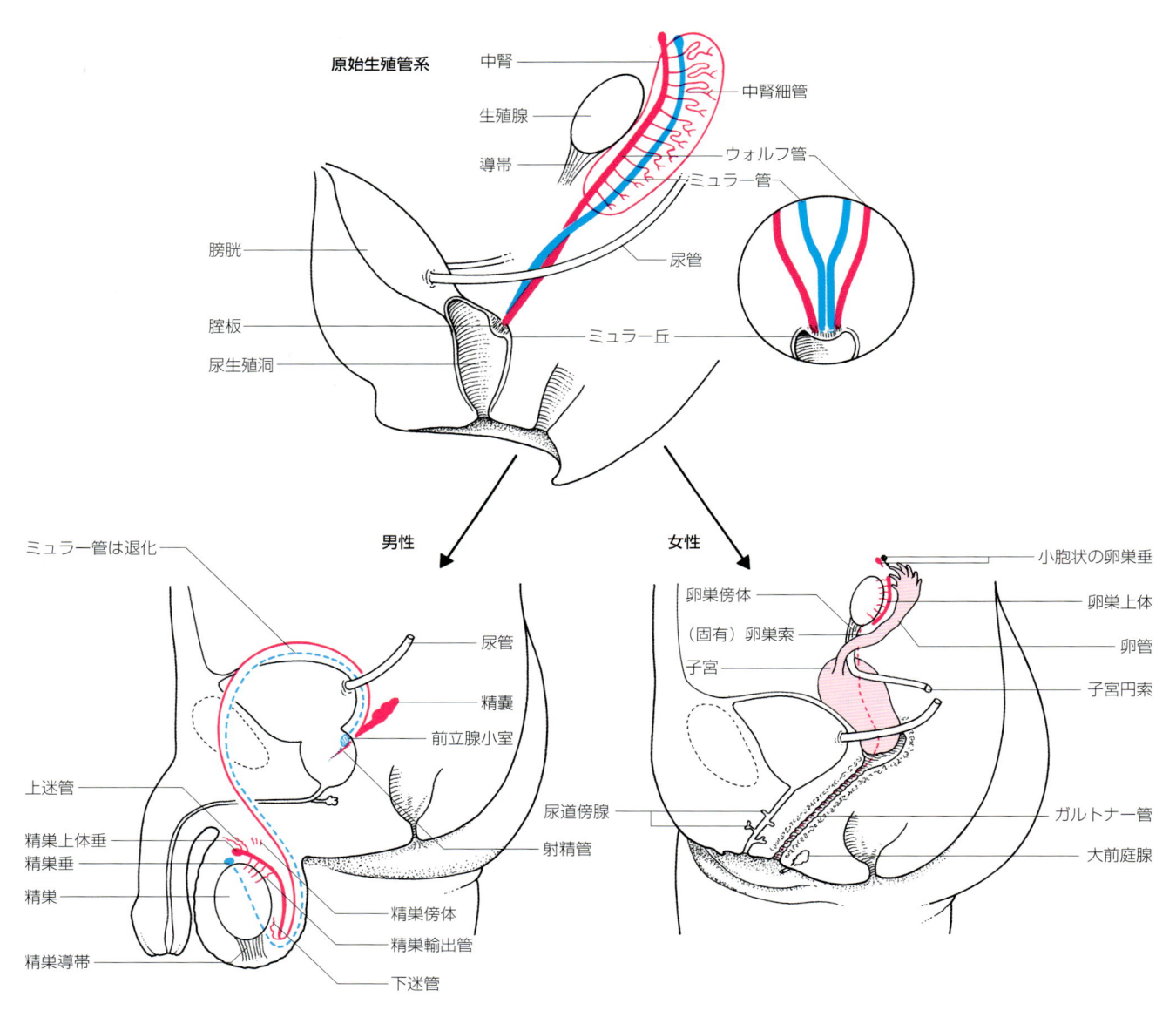

[3-6] 生殖管

生殖管系と外生殖器は発育中に胎児のホルモンに影響される。胎生期精巣のセルトリ細胞はミュラー管抑制物質（退化因子）を産出し，中腎傍管を退縮させる。精巣はこの他にテストステロンを生産し，中腎管の男性化と外生殖器の分化を調節する。

女性ではミュラー管抑制物質がつくられないため，中腎傍管から卵管と子宮が生じる。中腎管は退縮し，外性器は胎盤のエストロゲンに刺激され，大陰唇，小陰唇，陰核，腟下部が生じる。

クラインフェルター症候群は47,XXYあるいは48,XXXYなどの核型をもち，男児1/500人に起こる。ターナー症候群は45,Xあるいは45,X/46,XXなどのモザイク型で女児1/2,500人に起こる。男女両性の特徴をもつ場合には半陰陽とよび，仮性半陰陽は一方の性に類似する表現型の外観をもち，遺伝子的性が隠されている場合で，精巣を有するのを男性仮性半陰陽，卵巣を有するのを女性仮性半陰陽とよぶ。

■生殖管 [3-6]

胚子は2対の生殖管，中腎管と中腎傍管を有する。

○男性生殖管

中腎の退縮により，中腎細管（生殖上体細管）は精巣網の細胞索（精巣網索）と接触し，精巣の輸出管を形成する。精巣下端に沿う中腎細管は精巣網索と結合せず，この痕跡器官を精巣傍体とよぶ。中腎管の精巣上体垂は残存し，生殖管を形成し，精巣輸出管の開口部のすぐ下方で伸長・彎曲し，精巣上体管を形成する。

精巣上体尾部から精嚢原基にかけて中腎管は厚い筋性被膜を生じ，精管となるが，精嚢部分を射精管とよぶ。中腎傍管は退化し，精巣垂となる。

○女性生殖管

中腎傍管は発達し，体腔に開口する頭方垂直部，中腎管と交叉する水平部，左右が癒合する尾方垂直部の3部に区別され，頭方の2部は発達し卵管を，尾方の癒合部は子宮管とな

図 [3-7] 精巣と卵巣

未分化（上図のラベル）
- 退化中の中腎細管
- 中腎傍（ミュラー）管
- 中腎細管
- 中腎（ウォルフ）管
- 鼠径ヒダ
- 前立腺（男）または尿道傍（Skene）腺（女）の原基
- 隔膜靭帯（卵巣提索）
- 生殖腺
- 生殖索
- 尿生殖洞
- 尿道球（カウパー）腺（男）または大前庭（バルトリン）腺（女）原基

男性
- 精囊
- 精管
- 前立腺小室
- 前立腺
- 射精管の開口部
- 尿道球（カウパー）腺
- 精巣上体垂
- 精巣上体（副睾丸）
- 精巣輸出管
- 精巣垂
- 精巣
- 精巣傍体
- 精巣導帯

女性
- 子宮広間膜
- 卵巣提索
- 卵巣
- 子宮
- 子宮円索
- 腟
- 尿道
- 尿道傍（Skene）腺
- 大前庭（バルトリン）腺
- 腟前庭
- 卵（Fallopian）管
- ガルトナー管（頭側中腎管）
- 卵巣上体（頭側中腎細管）
- 胞状垂
- 卵巣傍体（尾側中腎細管）
- 固有卵巣索
- 尾側中腎管の遺残

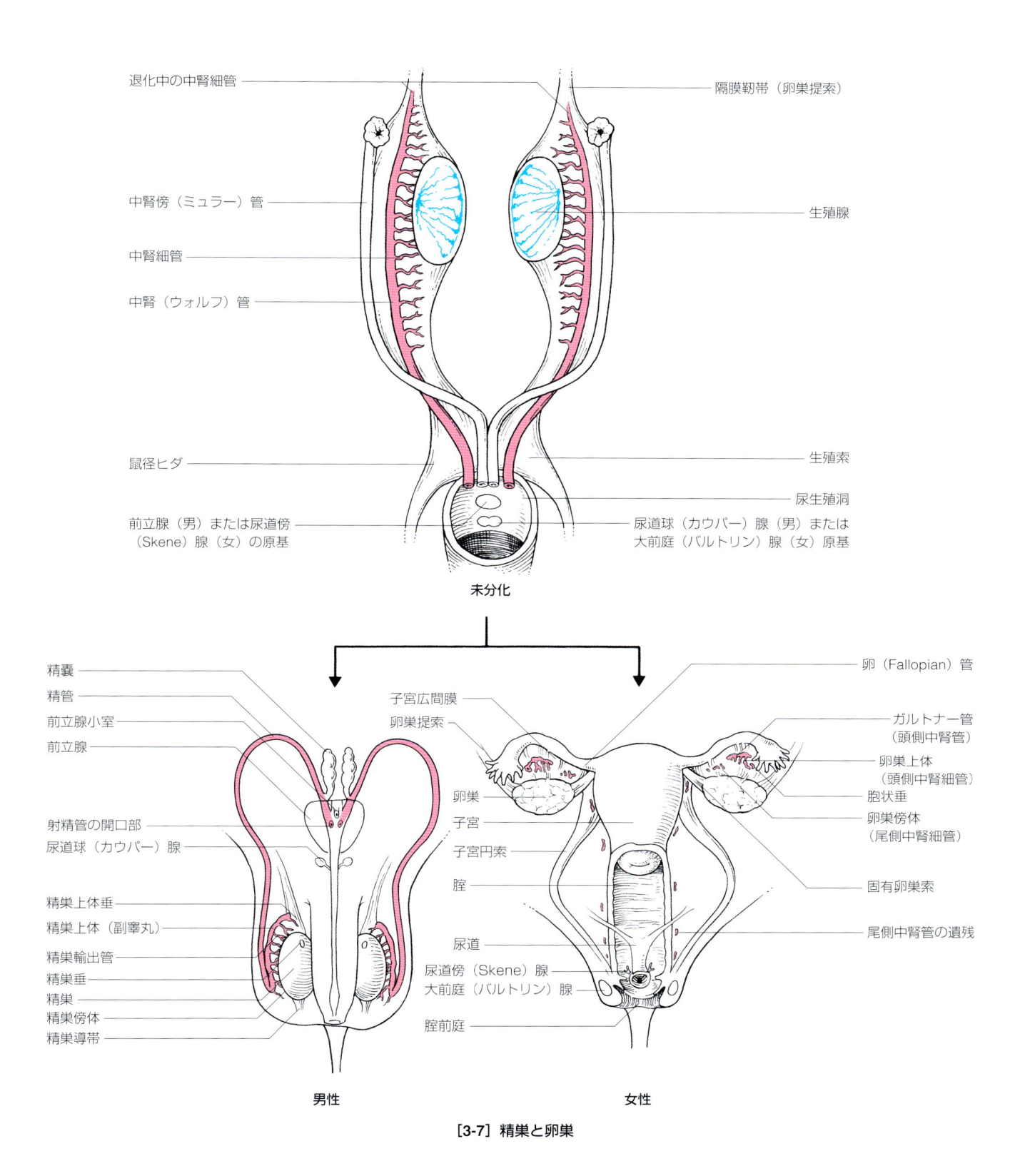

る。中腎傍管の水平部が内尾方向に進むに伴い，尿生殖堤は横走し，骨盤ヒダが形成され，子宮広間膜となり，子宮広間膜の上縁に卵管が，後面に卵巣が位置する。癒合した中腎傍管は子宮の体，頸となり，周囲の間葉に囲まれ，子宮筋層，子宮外膜を形成する。

中腎傍管の充実性尾方端が尿生殖洞の後壁に到達後，2個の充実性膨出が尿生殖洞の骨盤部から生じ，腟原基を生じ，胎生第5カ月までに腟は完全に貫通する。子宮の末端を取り巻く腟円蓋は中腎傍管起源である。腟腔は処女膜とよばれる薄い組織版で，尿生殖洞の腔から隔てられる。中腎傍管の遺残が卵巣間膜内にある卵巣上体と卵巣傍体を形成する。中腎傍管の癒合不全の程度により，完全重複子宮，双角子宮，頸管閉鎖，重複腟，腟閉鎖等が生じる。

■精巣と卵巣 [3-7]

○精巣

胚子が遺伝的に男性の場合，原始生殖細胞はXY性染色体

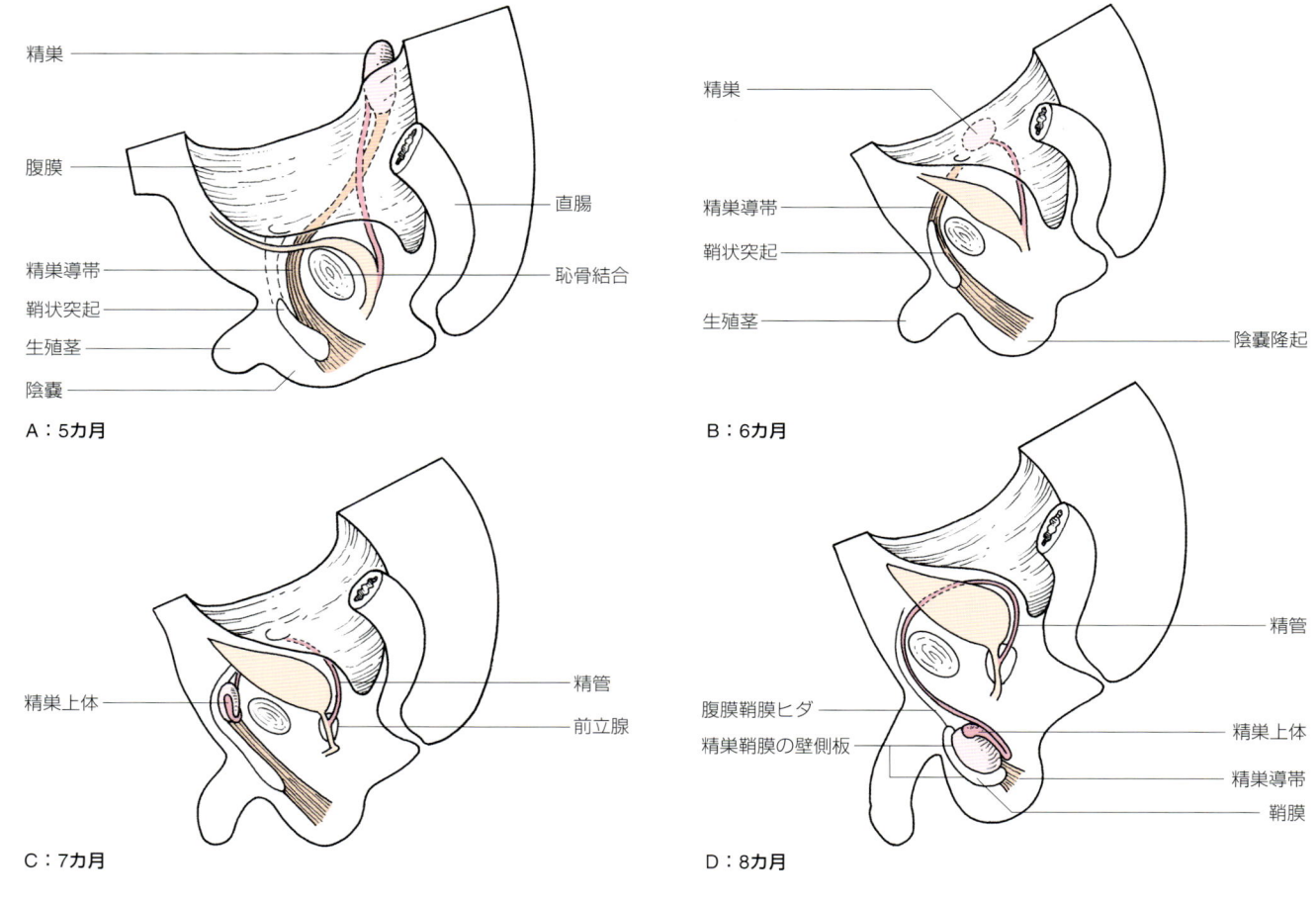

精巣 ― 腹膜 ― 精巣導帯 ― 鞘状突起 ― 生殖茎 ― 陰嚢 ― A：5カ月 ― 直腸 ― 恥骨結合	精巣 ― 精巣導帯 ― 鞘状突起 ― 生殖茎 ― ― 陰嚢隆起 B：6カ月
精巣上体 ― ― 精管 ― 前立腺 C：7カ月	腹膜鞘膜ヒダ ― 精巣鞘膜の壁側板 ― ― 精管 ― 精巣上体 ― 精巣導帯 ― 鞘膜 D：8カ月

[3-8] 精巣の移動

複合をもち，精巣決定因子（testis-determining factor；TDF）をコード化するY染色体の影響のもとで原始生殖索は増殖を続け，深く浸入し，髄質索（精巣索）を形成する．精巣の門に向かって精巣索は分裂を進めて精巣網をつくる細管，精巣網索を形成する．その後，精巣索は表面上皮と連絡を失い，厚い線維性結合組織の層である白膜によって上皮から分離され，成人の精巣となる．

発生4カ月では精巣索は原始生殖細胞と精巣表面上皮に由来するセルトリ支持細胞で構成され，馬蹄形の形状を呈し，その端は精巣網索と連続する．ライデッヒ間質内分泌細胞は生殖堤の元の間葉に由来し，精巣索の間に存在し，精巣索の分化直後に出現し，増殖を開始する．妊娠第8週までにライデッヒ細胞によるテストステロンの産生が始まり，精巣は生殖腺や外生殖器の性的分化に影響を与える．

精巣索は思春期までは充実性の状態にとどまるが，やがて腔を生じ精細管となり，精細管が開通すると精巣網の細管（精巣網索）と連結し，輸出細管に入る．この輸出細管は中腎系の中腎細管の遺残であり，精巣網の細管と中腎管（ウォルフ管）の連絡路として働き，中腎管は男性の精管となる．

○卵巣

XX性染色体構成をもち，Y染色体を欠く女性胚子では，原始生殖索は寸断され，不規則な細胞集団となって卵巣の髄質にあるが，後に消失する．

女性生殖腺の表面上皮は増殖を続け，胎生第7週に生殖索は皮質索となり，下層の間葉に浸入し，胎生第4カ月には皮質索は独立した細胞塊に分化し，原始生殖細胞を取り囲む．これらの生殖細胞は分化し，卵祖細胞となり，表面の上皮細胞は卵胞細胞になる．

■ **精巣下降**　[3-8]

胎生第2カ月末までは精巣と中腎は尿生殖間膜により後腹壁に付着しているが，中腎の退化により，付着帯は生殖腺の間膜ヒダとなり，尾方で下生殖靱帯，精巣導帯となる．

精巣が鼠径輪に向かって下降し始めると，精巣導帯の腹腔外部が形成され，鼠径域から陰嚢隆起に向かって伸びる．その際，体腔の腹膜は正中線の両側で前腹壁に向かって膨出した鞘状突起となり，精巣導帯の経路沿いに，腹壁の筋や筋膜を伴って陰嚢隆起内に膨出し，鼠径管を生じる．

精巣は胎生6カ月で鼠径管開口部，7カ月で鼠径管，8カ月末には陰嚢隆起に納まるが，この下降にはアンドロゲンとゴナドトロピンが関与する．未完成状態を潜在精巣〔停留精巣（睾丸）〕とよぶ．精巣を覆う腹膜層は精巣鞘膜の臓側板を，腹膜嚢の他の部分は精巣鞘膜の壁側板を形成する．鞘状突起

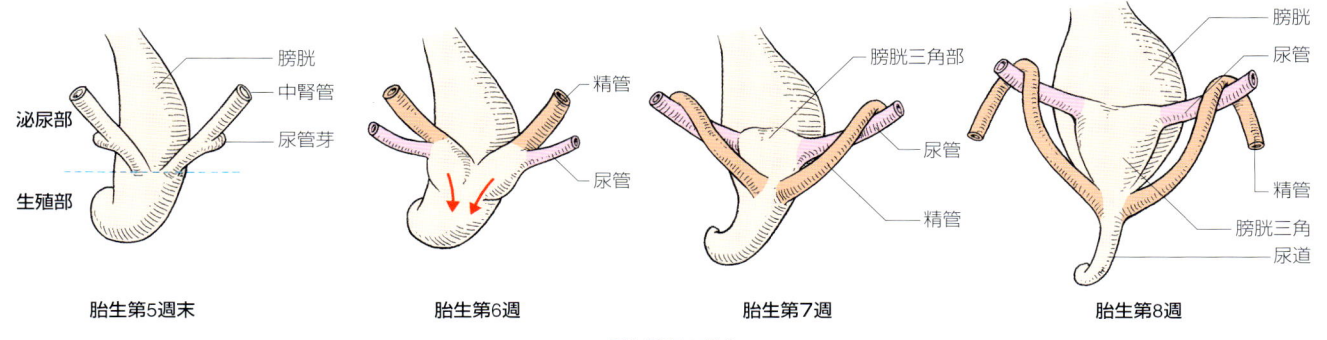

胎生第5週末　　　　　　　胎生第6週　　　　　　　胎生第7週　　　　　　　胎生第8週

A：尿生殖洞の発生

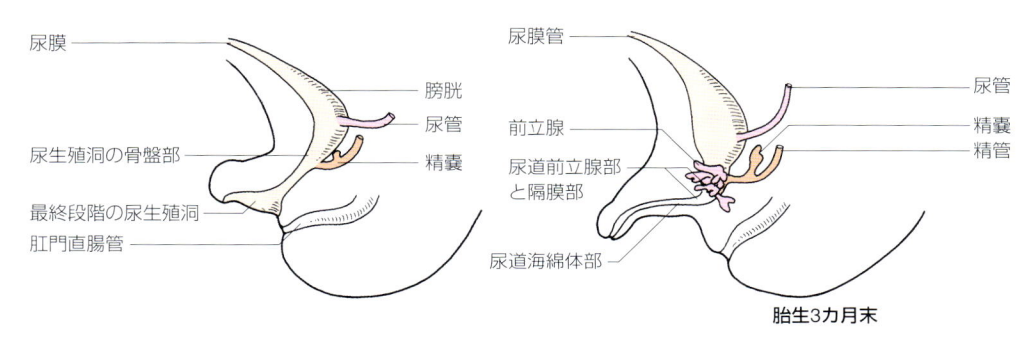

B：前立腺の発生

[3-9] 尿生殖洞と前立腺の発生

と腹膜腔とを連結している狭い腔間は出生時または1年以内に閉鎖されるが，閉じないのを鼠径ヘルニアという。

女性では生殖腺は骨盤腔内にとどまるため，上生殖靱帯は卵巣堤索を，下生殖靱帯は固有卵巣索と子宮円索を形成し，子宮円索は大陰唇内に達する。

膀胱・前立腺 [3-9]

■膀胱

胎生第4〜7週に尿直腸中隔により総排泄腔は原始尿生殖洞と直腸肛門管に，その下方の総排泄腔膜は尿生殖膜と肛門膜とに分かれる。尿膜腔が閉鎖し，線維性索となった尿膜管が膀胱頂と臍を連絡し，出生後は閉じて正中臍索となる。尿生殖洞の骨盤部は男性では前立腺と尿道海面体部を形成する。尿膜腔の閉鎖不全が尿膜管瘻や尿膜管嚢となる。

中腎管の芽体であった尿管は膀胱に入るが，腎臓の上昇の結果，尿管開口部は頭方に移動し，中腎管の開口部は左右近接して前立腺部に入り，射精管となる。中胚葉起源の中腎管と尿管からは膀胱粘膜部（膀胱三角）が形成される。膀胱粘膜上皮は尿生殖洞由来の内胚葉起源のため，膀胱三角の中胚葉上皮は内胚葉上皮に置き換わる。

■前立腺

尿道上皮は内胚葉由来であるが，周囲の結合組織と平滑筋組織は臓側中胚葉に由来する。胎生3カ月末に尿道前立腺部の上皮が増殖し，多数の芽状突起を生じて周囲の間葉内に浸入し，男性では前立腺を，女性では尿道腺と尿道傍腺を生じる。精嚢は精管の芽体として形成される。

外生殖器—尿道と会陰 [3-10]

胎生第3週に原始線条域に由来する間葉細胞は，排泄腔の周囲で1対の隆起ヒダ，排泄腔ヒダを形成するが，排泄腔の頭方でこのヒダが合体して生殖結節を形成する。胎生第6週に排泄腔膜が尿生殖膜と肛門膜に，排泄腔ヒダも尿生殖ヒダと肛門ヒダになる。尿生殖ヒダの両側に生殖隆起が生じ，男性では陰嚢隆起，女性では大陰唇となるが，第6週では両性の区別はできない。

男性外生殖器の発達は胎児精巣から分泌されるアンドロゲンにより，生殖結節は生殖茎となり，尿道ヒダを前方に引き寄せて尿道溝の側壁を形成する。この溝を覆う尿道上皮は内胚葉起源で尿道板を形成する。胎生3カ月末に尿道ヒダは尿道板を塞ぎ，尿道海綿体となる。胎生第4カ月中に尿道末端部が形成され，亀頭の頂端から外胚葉細胞が内方へ浸入し，尿道腔に向かって伸びる上皮索から，その後，腔を生じて外尿道口を形成する。

尿道下裂は尿道ヒダの癒合不全で，尿道開口部が陰茎下面の亀頭の近傍，陰茎体，陰茎根で見られる状態で，3/1,000人に出現する。尿道ヒダが癒合しない場合には幅広い矢状裂を

手術に役立つ発生学—55

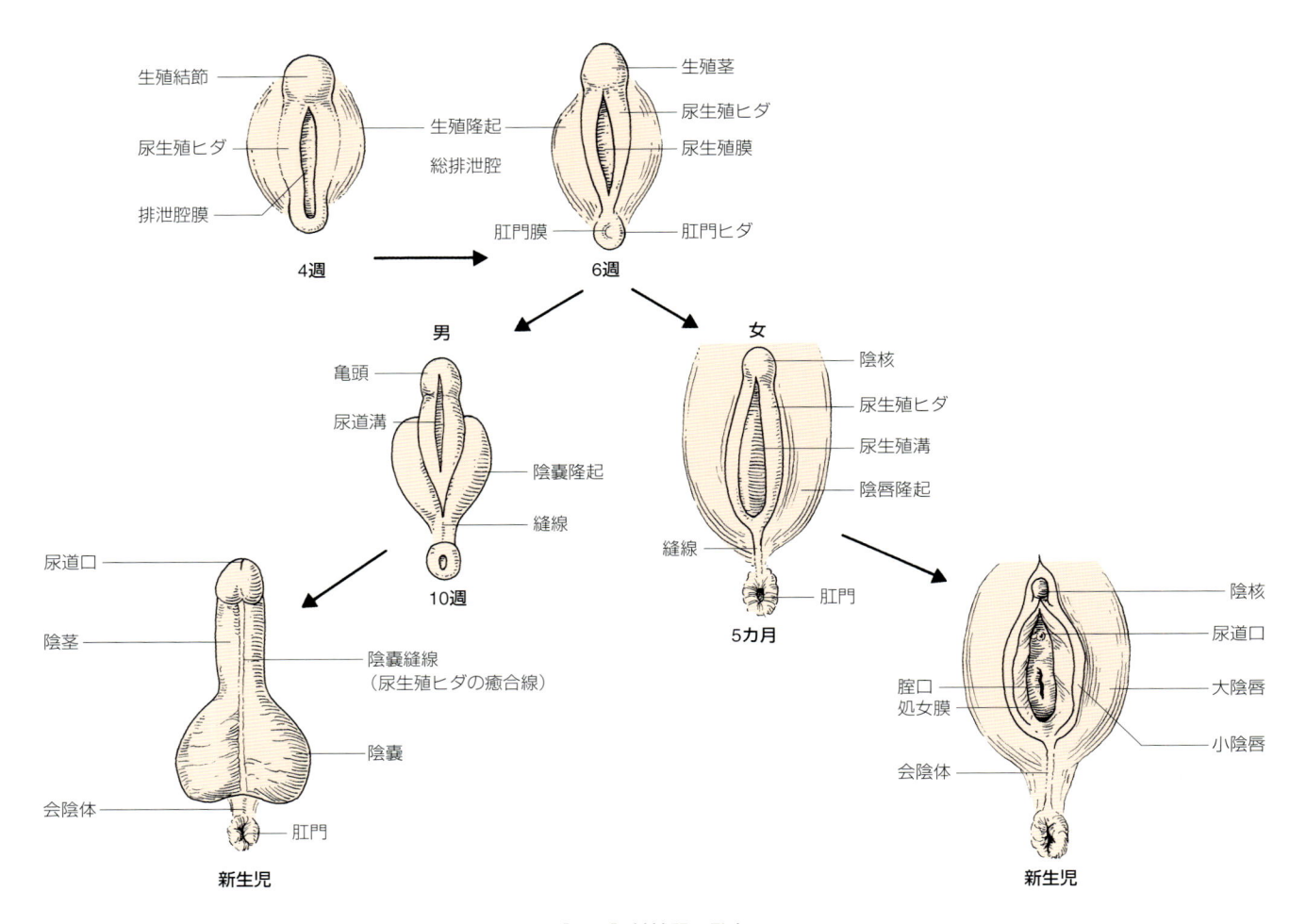

[3-10] 外性器の発育

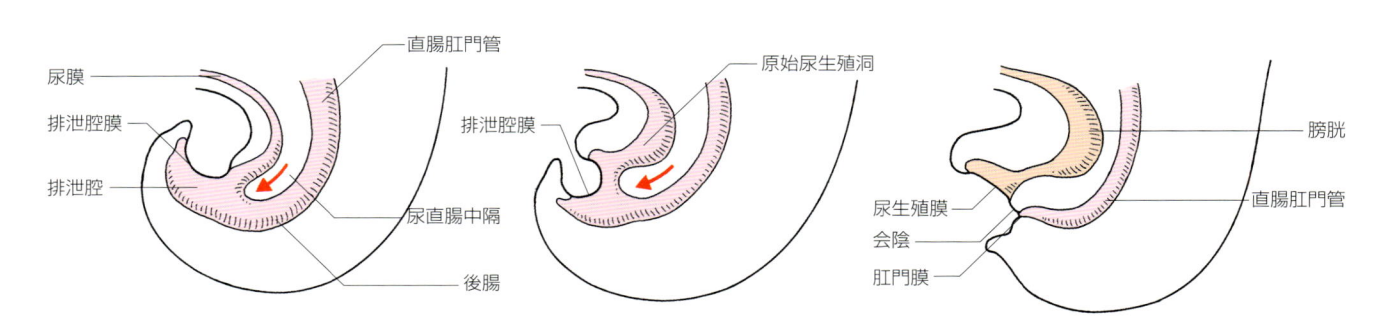

[3-11] 排泄腔域の逐次的発達段階の模式図
矢印は尿直腸中隔が下降する経路を示す。

形成し，大陰唇に類似する。尿道上裂は生殖結節が尿直腸中隔域に形成される場合で，尿道口が陰茎の背側に見られる場合で，1/30,000人に出現する。

陰嚢隆起とよばれる生殖隆起は，初め鼠径部に位置するが，尾方に移動し，陰嚢を形成し，左右の癒合線が陰嚢縫線となる。二分陰茎および重複陰茎は生殖結節が分裂した場合である。

女性では生殖結節は陰核を形成し，尿道ヒダは小陰唇となり，生殖隆起は肥大して大陰唇となり，尿生殖溝は腟前提を形成する。

排泄腔 [3-11]

消化器系は口咽頭粘膜から排泄腔まで，咽頭腸，前腸，中腸，後腸に区別する。消化器上皮とそれに由来する構造物は内胚葉から，結合組織，筋，および腹膜は中胚葉から生じる。後腸は横行結腸の遠位1/3からの結腸，直腸および肛門管上部を生じる。後腸の内胚葉は膀胱と尿道の内面も被覆する。

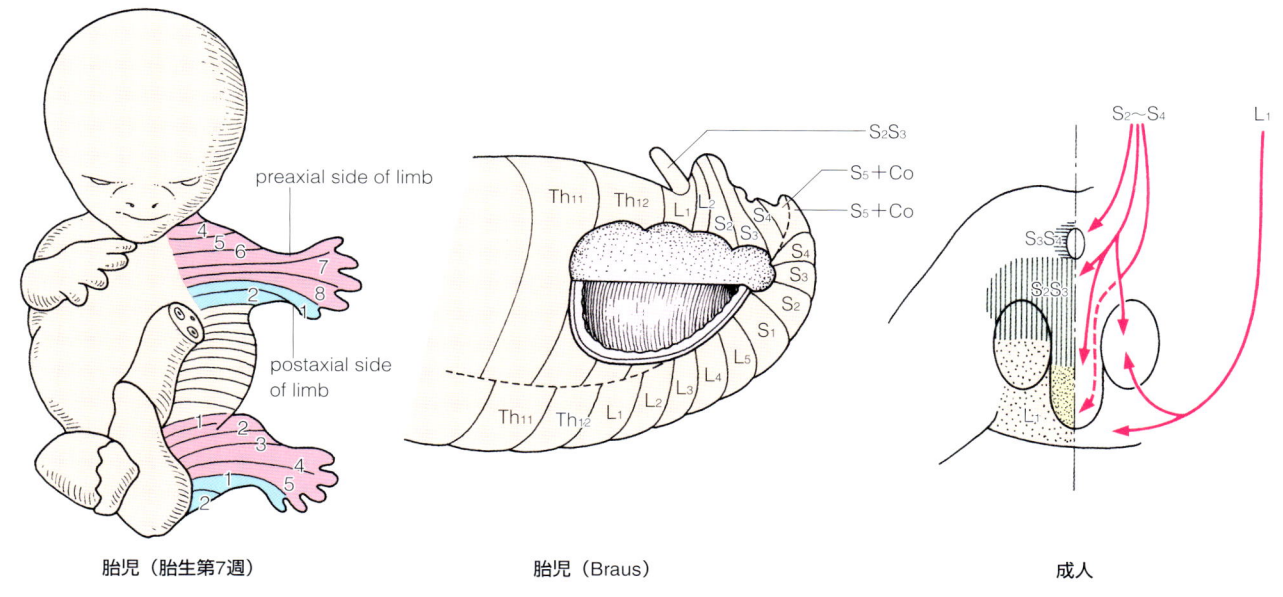

[3-12] 体幹皮膚の神経分布の分節
矢印は尿直腸中隔が下降する経路を示す。

後腸末端は排泄腔に開くが，排泄腔は内胚葉で被覆されており，体表外胚葉との接触域に排泄腔膜が形成される。尿膜と後腸の間に尿直腸中隔が生じ，排泄腔を原始尿生殖洞と肛門直腸管とに分ける。女性は尿生殖洞から前庭と小陰唇が，男性では前立腺と尿道が生じる。

胚子第7週で尿直腸中隔は排泄腔膜に接し，その領域で会陰腱中心を形成し，排泄腔膜は尿生殖膜と肛門膜に分かれる。肛門膜は間葉性隆起で取り囲まれ，胎生第8週では肛門窩に位置する。胎生第9週で肛門膜は破裂し，直腸は外界に連続する。肛門管の上部は内胚葉起源で，後腸動脈（下腸間膜動脈）に支配され，肛門管下部は外胚葉起源で，内陰部動脈に支配される。内胚葉と外胚葉の移行部は櫛状線となり，円柱上皮から扁平上皮に変わる。

尿直腸中隔の偏位により，直腸・尿道瘻，直腸・膀胱瘻，直腸・腟瘻や，直腸閉鎖が生じる。

体節，筋系 [3-12]

体節と体節分節は中胚葉起源で，頭部，骨格，体壁，四肢の筋組織を形成する。後頭から尾方では体節が形成され，椎板および皮筋板に分化する。胎生3カ月末までに骨格筋線維に定型的な横紋筋が出じる。筋芽細胞が遊走して入る結合組織により，頭部は神経堤細胞から，頸部は体節中胚葉から，体壁と四肢は壁側中胚葉から生じる。

第5週末までに，体壁の筋組織は上分節（背側体幹筋）と下分節（腹側体幹筋）に分かれる。支配神経の分節性が認められ，後枝と前枝が区別される。腹側体幹筋から上・下肢が生じる。腹部では外腹斜筋，内腹斜筋，腹横筋が，腰部では腰方形筋，大腰筋が，仙尾骨部では骨盤隔膜と括約筋群が区別される。

神経系

■脊髄 [3-13]

中枢神経系は外胚葉起源で，発生第3週中期に神経板として出現する。神経板の縁が折り畳まれた後，これらの神経ヒダは正中線で癒合して神経管となる。頭側端は約25日に，尾側端は27日に閉鎖し，頭部の脳と細長い尾側部の脊髄をもった管状構造となる。脊髄奇形の大部分は発生第4，5週の神経ヒダの閉鎖異常で，生じる奇形は神経管奇形とよばれ，髄膜，椎骨，筋，皮膚の異常も伴う。

胎齢の進行につれて，神経管に比較し，脊柱と硬膜がより急速に伸長するため，脊髄は胎生3カ月までは脊椎と同じ速さで発育するが，胎生4カ月で仙骨下端，6カ月で仙骨上端，新生児で第3腰椎下端，そして，成人で第2腰椎となる。

このため，脊髄神経は脊髄の起始分節から，対応する脊柱の高さまで下方に斜走するが，硬膜は尾骨に付着した状態にある。成人では軟膜は延長して糸状になり，終糸を形成し，第1尾椎の骨膜に付く。脊髄の終末端の神経線維は馬尾とよばれる。

■自律神経

機能的に自律神経系は胸腰部の交感神経部と頭部および仙骨部の副交感神経部の2部に分けられる

○交感神経系

胎生第5週に胸部神経堤由来の細胞が脊髄の両側を背側大動脈のやや後方に向かって移動し，分節的配列の縦走連鎖の交感神経幹を両側性に形成する。初期には分節的配列が見られるが，頸部と腰部では神経節の癒合により，分節が曖昧となる。神経芽細胞は大動脈前面に遊走し，大動脈前神経節を

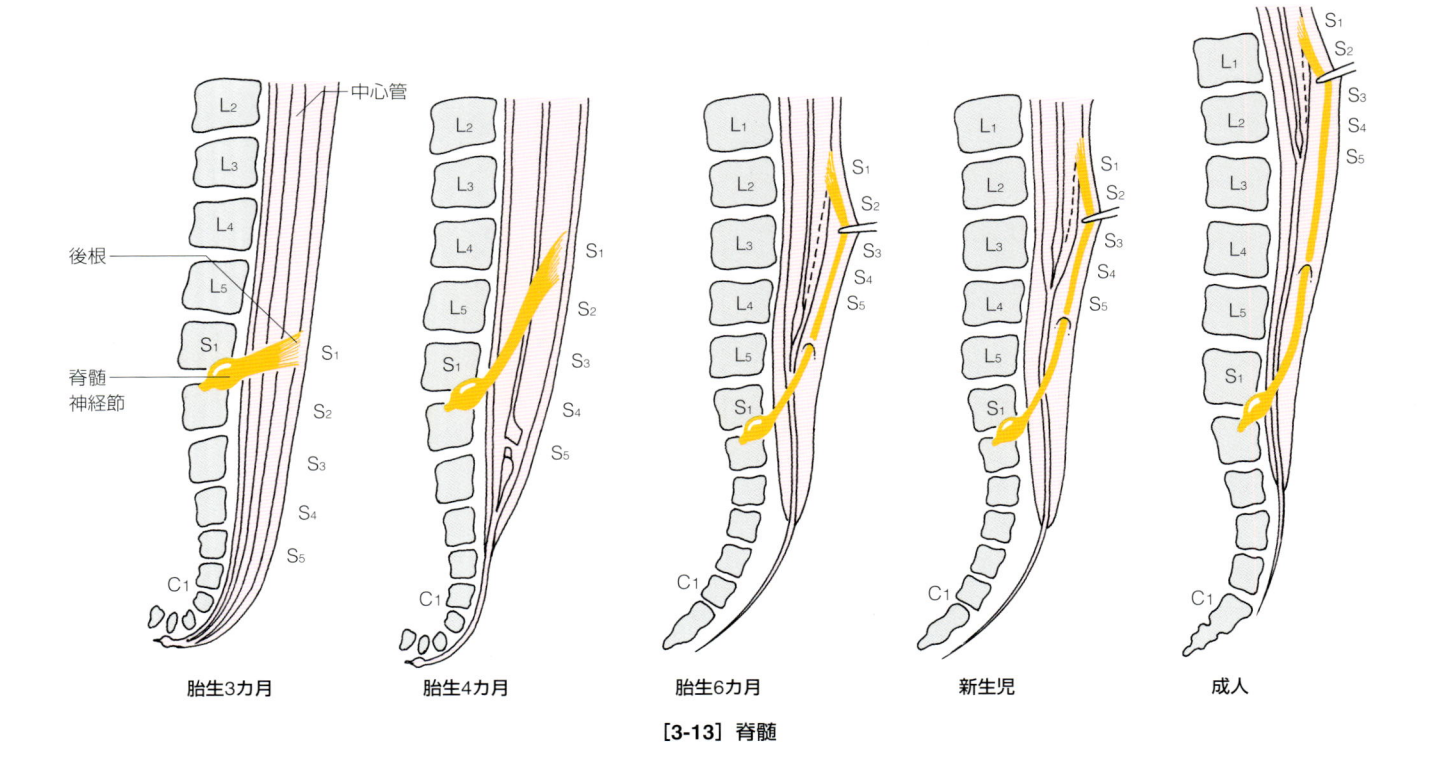

胎生3カ月　　胎生4カ月　　胎生6カ月　　新生児　　成人

[3-13] 脊髄

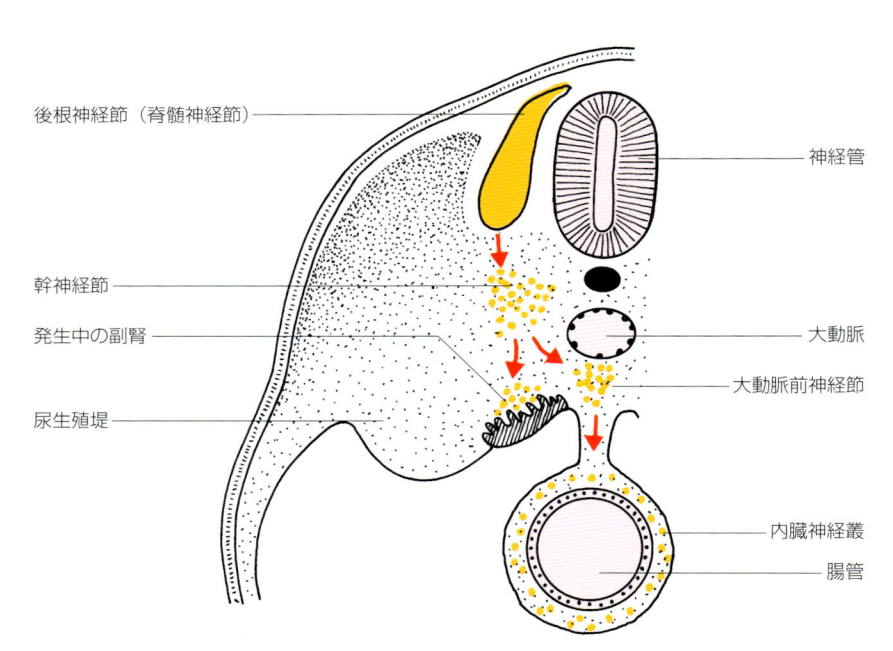

[3-14] (交感)神経節の形成を示す模式図
交感神経性神経芽細胞の一部が増殖中の中皮へ遊走して，副腎の髄質を形成する。

形成し，臓器を支配する[3-14]。脊髄神経から幹神経節へ行く線維を白交通枝とよび，第1胸髄から第3腰髄の高さに存在する。側角から起こり髄鞘をもたない神経線を節後線維とよぶ。

なお，骨盤内臓器を制御する交感神経遠心路については動物の経路がヒトの経路として描かれ，誤解が生じている。比較解剖学的な観点からの正しい自律神経配置図を参考のため，3-15に示す。

○副交感神経系

副交感神経の節前線維は脳幹部および仙髄から起こる。脳幹部から動眼，顔面，舌咽，および迷走神経を介して，仙髄から骨盤内臓神経(骨盤神経)を介して分布する。

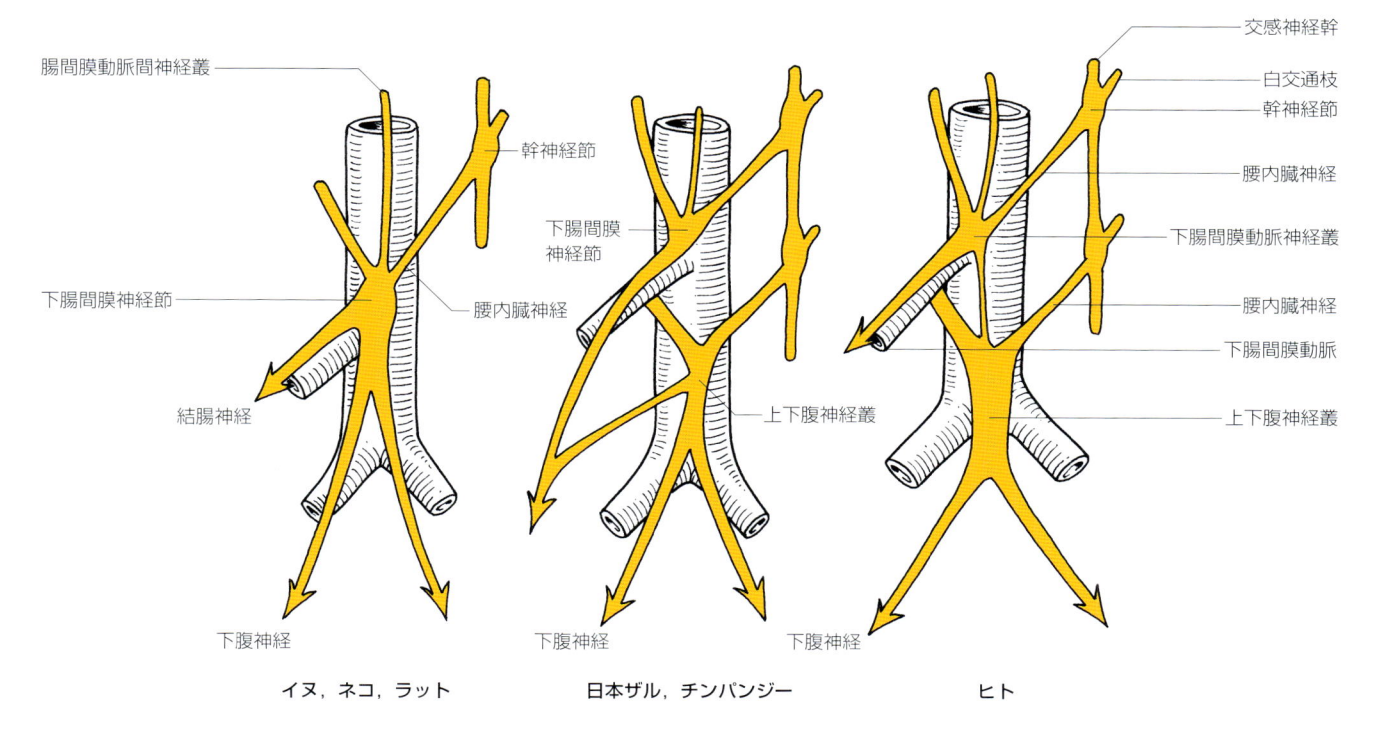

[3-15] 骨盤内臓器を支配する交感神経路

副腎

　副腎（腎上体）は皮質形成の中胚葉部，髄質形成の外胚葉部から構成される。胎生第5週に，腸間膜根部と発生中の生殖腺との間の中皮細胞が増殖し，下層の間葉に浸入し，好酸性器官の原始皮質を形成する。その後，中皮由来の第2陣の遊走細胞が間葉に浸入し，固有皮質を形成するが，生後，網状帯に分化する最外層を残し退化する。成人の皮質構造は思春期に完成する。胎生皮質の形成中に，交感神経系由来の神経堤細胞が副腎の内方に浸入し，細胞索や細胞集団を形成し，副腎髄質となる。この細胞はクロム塩で褐色に染まり，クロム親性細胞とよばれる。胎生期ではクロム親性細胞は胚子の体内に散在しているが，成人では副腎髄質のみに見出される。

（文献はp215を参照）

4

麻酔，神経ブロックに必要な解剖

4 麻酔，神経ブロックに必要な解剖

仙骨麻酔

■仙骨麻酔の施行方法 [4-1, 4-2]

　仙骨麻酔は硬膜外麻酔の一種で，仙骨裂孔[**4-1A**]より局所麻酔薬を硬膜外腔に注入して行う。適応としては肛門，直腸，会陰部の手術，また膀胱痙攣の治療に用いられる。麻酔は単回の仙骨硬膜外穿刺による単回法と，持続硬膜外カテーテルを挿入・留置して行う持続法がある。持続法では，術後鎮痛や癌疼痛の治療にも非常に有用であり，よく用いられる。

　患者の体位は腹臥位か側臥位とする。腹臥位の場合は下腹部に枕を入れて臀部が持ち上がるようにすると後述するランドマークが判別しやすい。一方，妊婦など腹臥位の取りにくい例では側臥位とし，上になったほうの大腿を屈曲させたSimsの体位とする。このほか肘膝位も可能である。皮膚のランドマークについてはまず両側の後上腸骨棘をマーキングする。次に左右の後上腸骨棘を結んだ線を底辺とし，肛門側を頂点とした正三角形を書くと，仙骨裂孔はその頂点の真下か，あるいは少し尾側（肛門側）に位置する[**4-1B**]。

　この位置はさらに触診で確認する。その方法としては，[**4-1C**]のように，両側の後上腸骨棘をそれぞれ親指と中指（あるいは第4指）で押さえ，示指で正中線上の仙骨棘突起を肛門側へ向かって辿ってゆくと，正中線上に棘突起が触れなくなる（三角形の頂点付近）。その付近で指先を左右に動かすと左右の仙骨角を触れることができる。仙骨裂孔の上縁の位置について成書では第4仙椎の下1/3とされているが，日本人体でのX線を用いた計測では，男性で第3仙椎，女性では第4仙椎下1/3よりやや頭側であるとの報告がなされている。また，側臥位での仙骨裂孔の位置確認時には，視診上の正中線と触診で確かめられる本当の正中線がずれるので注意が必要である。日本人体での計測では，仙骨裂孔の中心部は側臥位における臀裂線の延長線よりも7mm程度上になっている側にずれると報告されている。したがって，側臥位の場合にはとくに触診による仙骨裂孔の位置確認が重要となる。

　仙骨は5個の仙椎が癒合してできている。仙骨硬膜外腔の後壁は癒合した棘突起により覆われているが，通常第5仙椎の棘突起は癒合せず開いている。この部分は尾骨との間に仙尾靱帯が張っている。脊椎硬膜の最下端は通常第2仙椎孔の高さまで下がってきている[**4-2A**]。したがって麻酔針の先端が第2仙椎の高さより頭側へ進むとくも膜下腔を穿刺する可能性がある[**4-2A**]。このため，麻酔針刺入前には第2仙椎孔の位置を確認しておく必要がある。第2仙骨孔は後上腸骨棘

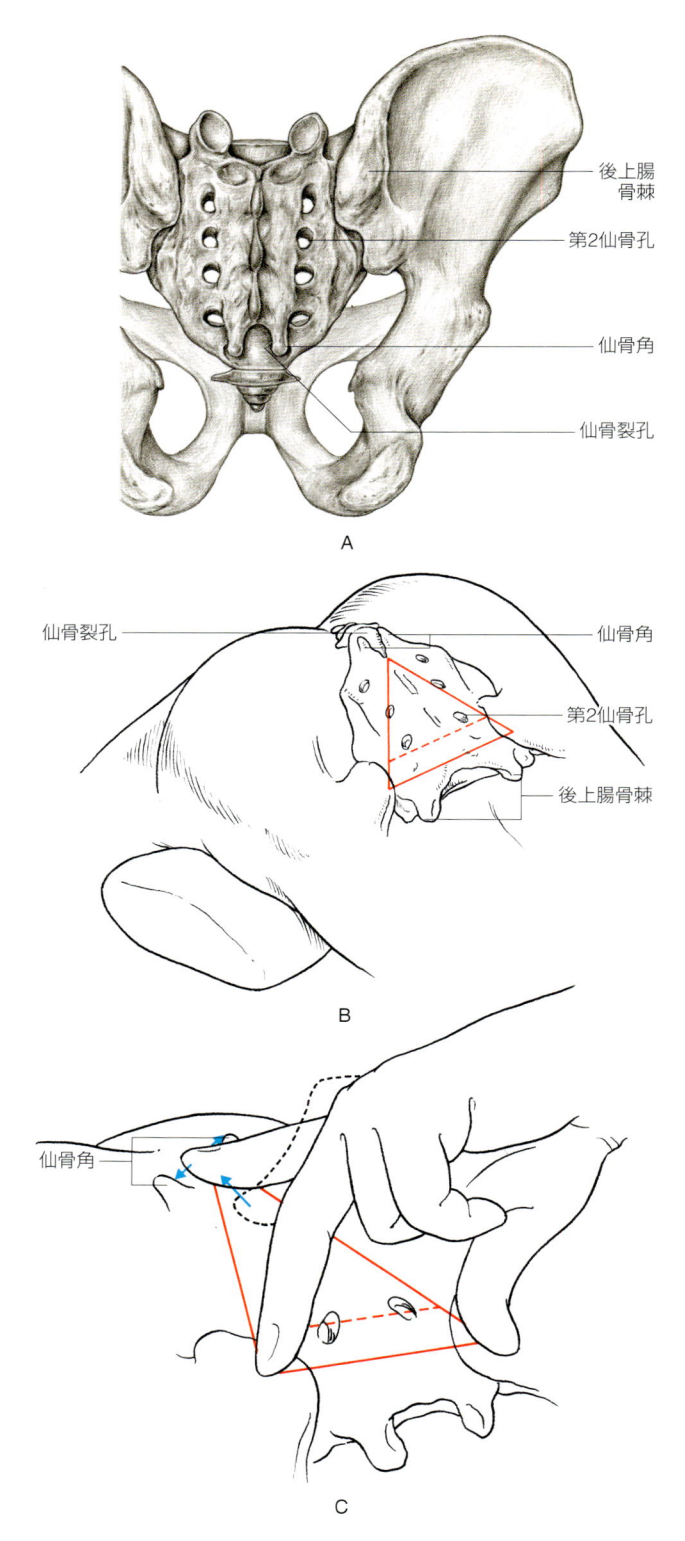

[4-1] 麻酔針の穿刺点
後上腸骨棘，仙骨角，仙骨裂孔の触れ方

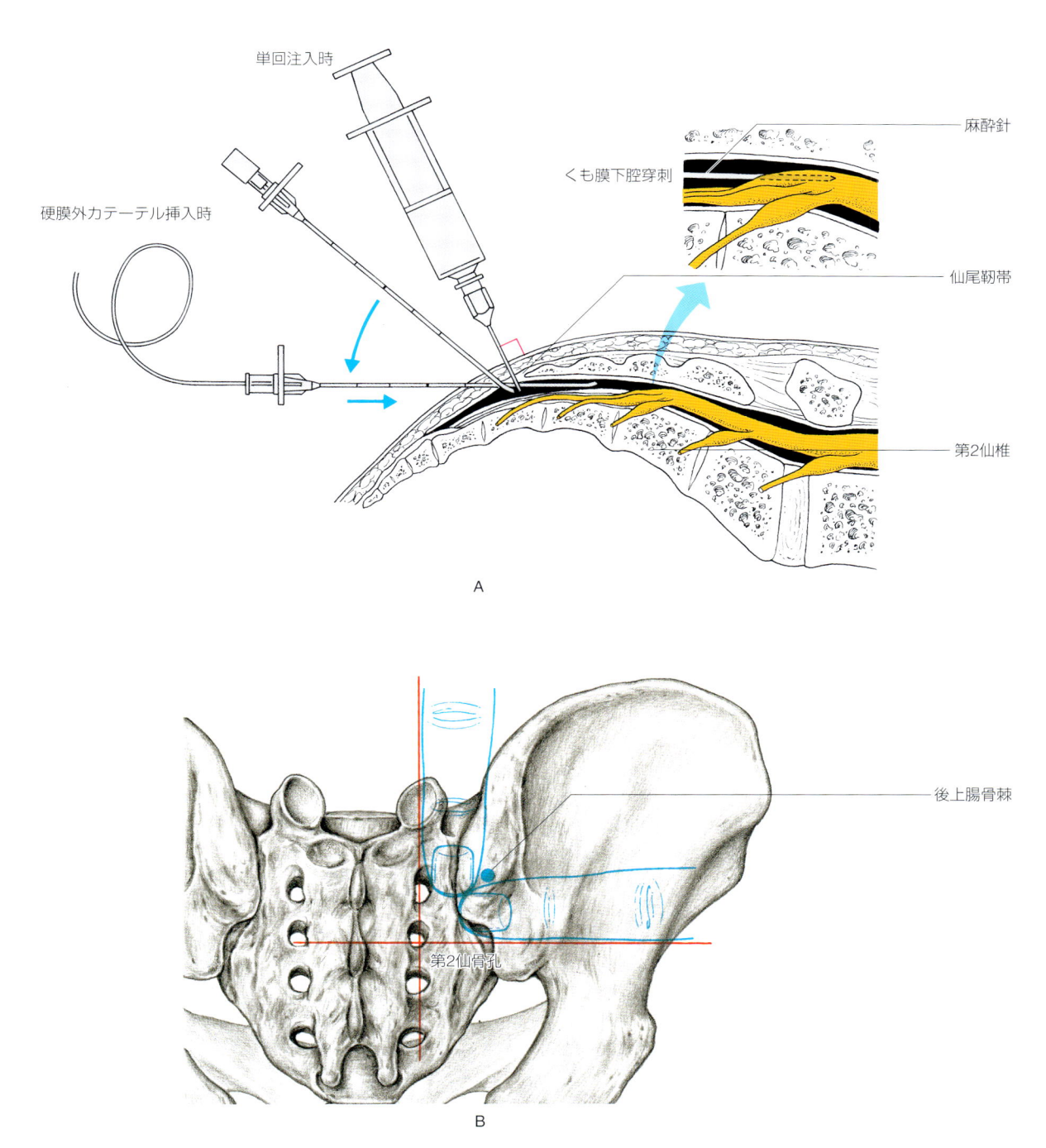

[4-2] 仙骨と麻酔針の関係，針の進め方

の1横指尾側，1横指正中寄りにあり，皮膚の上からも触れることができる[**4-2B**]。

○麻酔法

単回注入法では麻酔針の太さは25-21ゲージ，長さは25〜45mmのものが用いられている。硬膜外カテーテルを挿入する場合には17-18ゲージのチューイ針（Tuohy針，硬膜外針）を用いる。1本の指で仙骨裂孔上縁をしっかりと押さえるか，あるいは2本の指で両側の仙骨角を押さえ，まず皮膚，皮下組織の浸潤麻酔を行い（単回注入法では省くこともある），皮膚に対し60°〜90°の角度で針を進めると仙尾靭帯の抵抗にあたる。ここをやや力を入れてさらに針を進めると"スポッ！"と抵抗が抜けて仙骨硬膜外腔に針先が刺入される。この時，針先が"コツン！"と骨にあたることがあるが，そのままで構わない。単回注入法ではここで局所麻酔薬を注入する。注入開始前には吸引テストを忘れずに行い，局所麻酔薬の血管内注入を避ける。薬液は2ml程度づつゆっくりと注入し，途中でも何度か吸引テストを繰り返しながら全量を注入する。注入中は注射部位付近の観察を続け，薬液の注入につれて皮膚が膨隆しないことの確認も重要である。膨隆してくるような場合は，針は仙骨硬膜外腔に到達しておらず，仙尾靭帯の上

に薬液が注入されていることになり，麻酔は不成功におわる。

持続仙骨麻酔の場合は，皮膚，皮下組織の麻酔のあと，チューイ針を刺入する。仙尾靱帯の抵抗が消失したら，針全体を寝かせ，さらに1～2cm進める。この時，先に確認した第2仙椎孔の高さより針先が頭側に行かないように注意する。

血液や髄液の逆流がないことを確かめたあと硬膜外カテーテルを挿入する。カテーテルは通常第5腰椎/第1仙椎の部分でつかえることが多いので，針先から3～4cm程度挿入されれば十分である。

■仙骨麻酔の合併症

用いる局所麻酔薬，1回最大使用量，合併症を表1にまとめた。合併症のなかの局所麻酔薬中毒は，麻酔薬の血中濃度が限度を超すと現れる全身症状である（表2）。これは表1で示した最大使用量を超して局所麻酔薬を注入したり，血管内に直接薬液が入ると起こる。穿刺時や，薬物注入時の吸引テストで血液の逆流を見た場合には特に注意が必要である。血管内に入って発症する場合には，薬液注入中に痙攣が起こるほど急速な経過をたどる。局所麻酔薬の1回最大使用量を超えて使用したために起こる場合は，麻酔薬注入後数分で初期の中枢神経刺激症状が起きてくる。この時点で治療を開始すべきである。治療はジアゼパム（セルシン®）10mgの静注，酸素投与，場合により人工呼吸などである。したがって，麻酔施行前には静脈路の確保は必須である。

閉鎖神経ブロック [4-3]

■適応

膀胱が充満すると膀胱壁は閉鎖神経と接するようになるので，経尿道的腫瘍摘出術などの手技時に行う電気メスの電磁波により刺激され，大腿内転筋の収縮が起き，その衝撃により手術器具による機械的な膀胱穿孔が起こる危険がある [4-4]。この筋収縮を予防するため，脊髄くも膜下麻酔と併用して用いられる。またこの神経は股関節，大腿内側に知覚枝を出しているので，閉鎖神経炎や股関節の痛みの治療にも用いられる。

■解剖

第2，3，4腰神経から構成され，仙椎の前面，小骨盤の側壁を下行して閉鎖管に至り，ここを通過して前枝と後枝に分かれる。前枝からは股関節への関節枝が出，大腿内転筋群の前面を通って大腿内側から膝の内側に至る。後枝は深部の内転筋に枝を出した後，膝関節にも知覚枝を出す。機能としては大部分が大腿内転筋筋群の運動を，また知覚支配領域は股関節，大腿内側の膝に近い部分の皮膚，また膝関節の知覚にも一部が関与している場合がある（分布にバリエーションが多い）。

■ブロック法 [4-5, 4-6]

○用いる器具

10ml注射器，5ml注射器（皮膚・皮下浸潤麻酔が必要な場合），23-22ゲージ，6～10cm長のブロック針，25ゲージ2～3cmの皮下針（皮膚・皮下麻酔用）。

○用いる局所麻酔薬

内転筋の麻痺を目的とする場合は，2％リドカイン，メピバカインもしくは0.5ブピバカインを10ml。股関節痛など痛みの治療に用いる場合は，1％リドカイン，メピバカインもしくは0.25％ブピバカイン10mlを用いる。

○注意

運動神経ブロックを目的にする場合は局所麻酔薬の濃度を上記のように濃いものにしたほうが確実である。1％メピバカインによる報告では数割の例で内転筋の運動が残存していたとされている。

○ブロック針の穿刺点と方法

ランドマークとするのは恥骨結節である。ブロック側の恥骨結節をマークし，その2cm側方，2cm下方を穿刺点とする。

表1 局所麻酔薬と合併症

1. 用いる局所麻酔薬		
リドカイン（キシロカイン®）	1～2％	10～15ml
メピバカイン（カルボカイン®）	1～2％	10～15ml
ブピバカイン（マーカイン®）	0.25～0.5％	10～15ml
2. 局所麻酔薬の1回最大使用量		
リドカイン，メピバカイン	1％溶液	50ml
	2％溶液	25ml
ブピバカイン	0.25％溶液	80ml
	0.5％溶液	40ml
3. 合併症		
低血圧		
くも膜下腔穿刺（実際には非常にまれ）		
神経損傷		
硬膜外血腫，腫瘍		
局所麻酔薬中毒		

表2 局所麻酔薬中毒の症状

	初期	痙攣期	末期
中枢神経	軽度刺激 興奮，多弁，嘔気，嘔吐， めまい感，耳鳴	強く刺激 痙攣 （顔面，四肢→全身へ）	抑制 昏睡
循環器	中枢性：頻脈，血圧上昇 直接作用：血管拡張	痙攣，呼吸障害から二次的に 頻脈，血圧上昇，不整脈など	徐脈 血圧下降 心停止
呼吸器	呼吸促進 停止	呼吸筋痙攣による呼吸停止	呼吸抑制
その他		チアノーゼ	

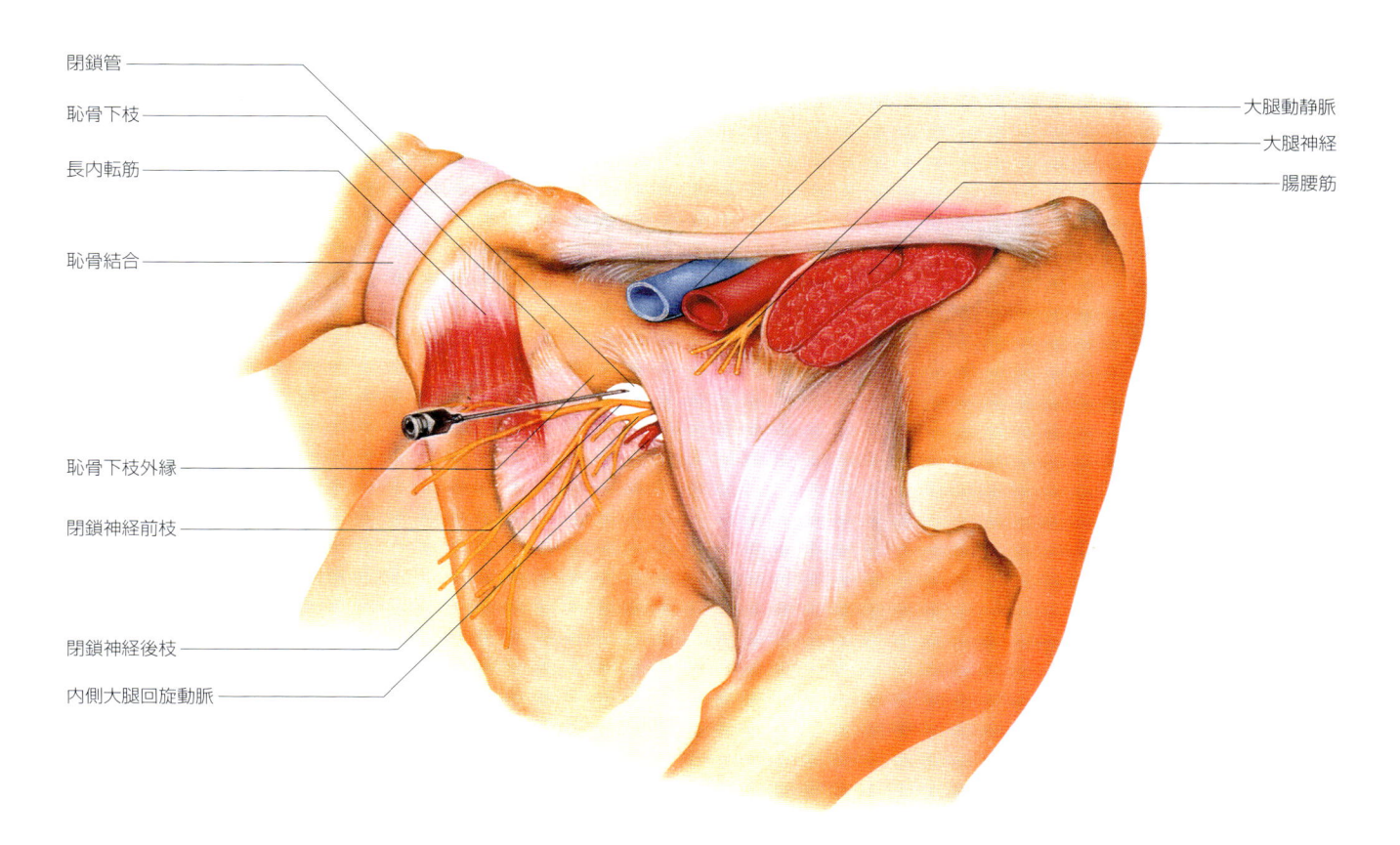

［4-3］恥骨結節，恥骨，閉鎖神経，ブロック針の位置

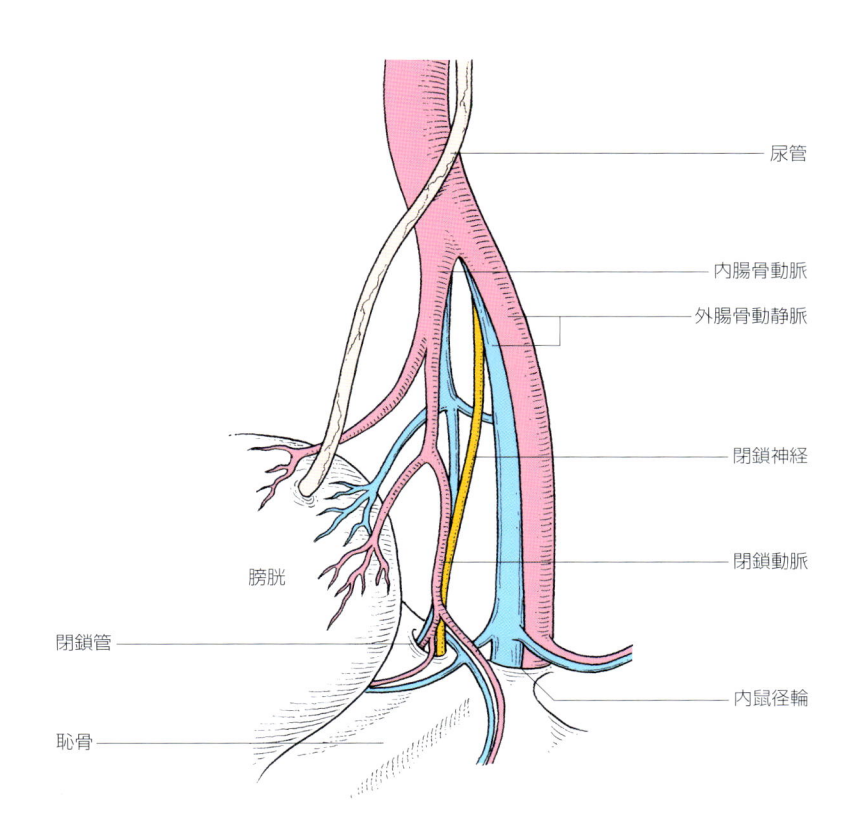

［4-4］閉鎖神経と膀胱の位置関係

麻酔，神経ブロックに必要な解剖―65

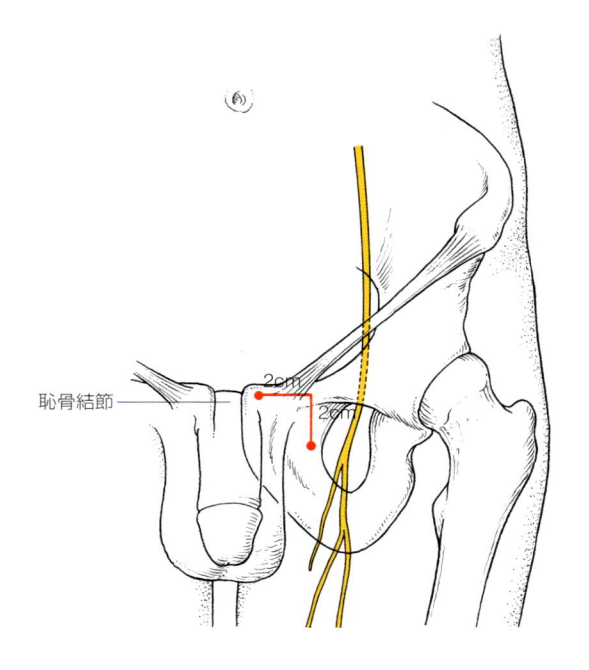

[4-5] ブロック針の穿刺点と皮膚へのマーキング

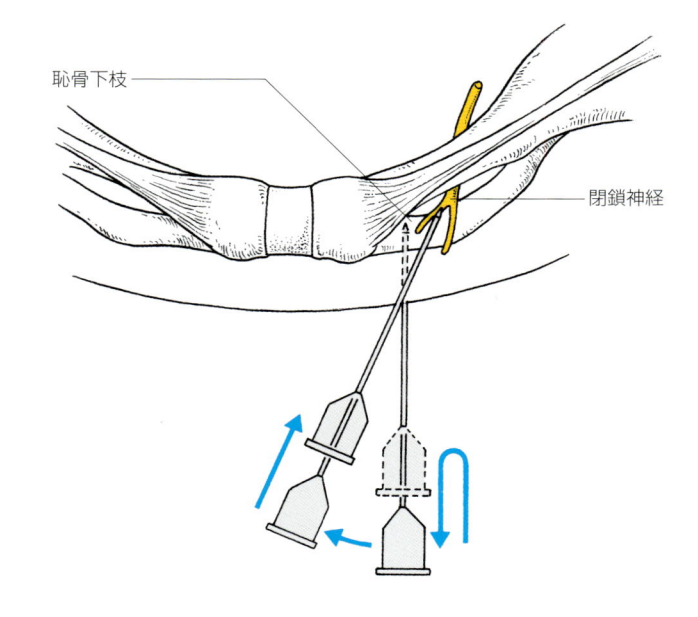

[4-6] ブロック針の進め方

脊髄くも膜下麻酔を先に施行している場合には皮膚・皮下組織の浸潤麻酔は不必要である．まず，ブロック針を皮膚に直角に刺入しそのまま進めると恥骨下枝に当たる．次にブロック針を皮下まで引き抜き，刺入方向をやや外側，やや上方に向け，再度刺入し，針を恥骨下枝外縁をかすめて閉鎖管の中へ進める．恥骨下枝外縁より約2cm程度針を進めて止める．本邦人ではこの時の深さは約5〜7cmである．知覚神経支配領域への放散痛は得られないことが多い．血液の逆流がないことを確認したあと局所麻酔薬を10ml程度注入する．

効果の確認は，内転筋の麻痺の出現（下肢を交差できなくなる）による．

■神経刺激装置を用いる方法

より確実なブロックを行うためには神経刺激装置を用いて，内転筋の収縮を確認しながら針を進める方法がよい．先端のみを非絶縁とした長さ6cmのポール針®と電池式の神経刺激装置が市販されている．手技は同じである．刺激頻度を1秒に1回として針を進めると内転筋の収縮が得られる．最も強い収縮が得られる部分で局所麻酔薬を注入する．

■合併症

○局所麻酔中毒

上記の量では各薬剤の1回最大使用量を超えていないが，薬液の濃度が濃いこと，使用量が比較的多いことから，中毒発症の発現に注意をすることが必要である．

○腹腔内穿刺

ブロック針を寝かせ過ぎると（上方に向け過ぎると），腹腔内に入る可能性がある．

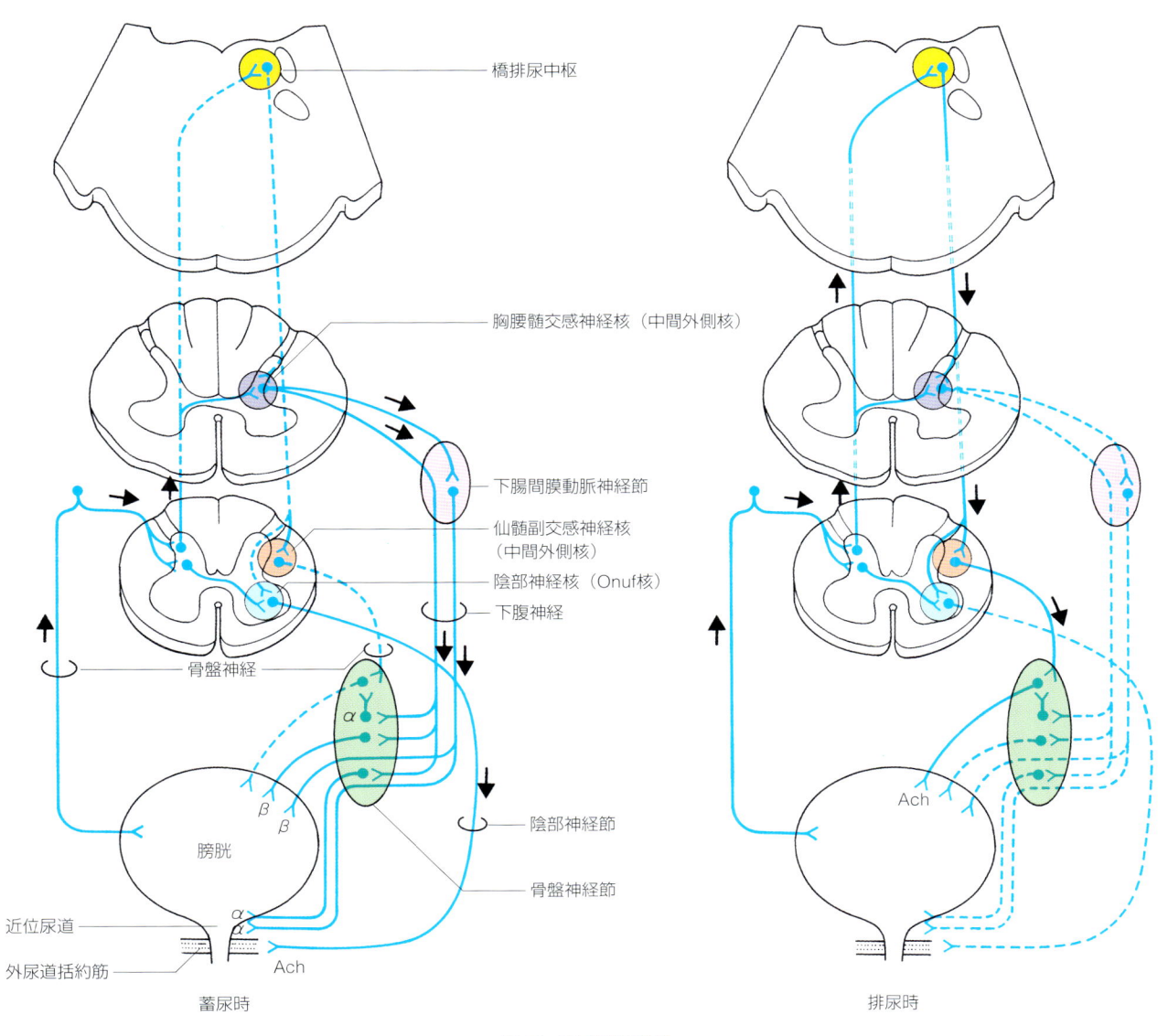

[4-7] 排尿反射経路

神経因性膀胱（過活動型膀胱）と神経ブロック [4-7, 4-8]

蓄尿と排尿の神経機序を簡単にまとめると以下の通りである。

■蓄尿

膀胱が伸展したという情報は骨盤神経を経て仙髄に入りその部の陰部神経核を興奮させる。この神経核からの遠心性インパルスは陰部神経を通って外尿道括約筋を収縮させる。一方，骨盤神経からのインパルスは脊髄を上行し胸腰部交感神経核に至り，これを興奮させ，下腹神経を経由して交感神経α作用により膀胱頸部の緊張を増大させる。また同時に交感神経β作用により膀胱排尿筋を弛緩させる。さらに下腹神経を下行してきたインパルスは骨盤神経節内において副交感神経の興奮を抑え，それにより膀胱の収縮を抑制する。これにより蓄尿時には膀胱内圧より膀胱閉鎖圧のほうが高くなり，蓄尿が維持される [4-7]。

■排尿

膀胱からの求心性インパルスは骨盤神経を通って橋にある排尿中枢に至り，これを興奮させる。この中枢の興奮は下行性に仙髄副交感神経核を興奮させ，骨盤神経（遠心性）の興奮となって膀胱を収縮させる。一方，橋の排尿中枢からのインパルスは仙髄の陰部神経核を抑制し，陰部神経の遠心性活動が抑制されて外尿道括約筋を弛緩させ排尿が起こる [4-7]（以上，土田正義ほか：排尿の神経支配に関する研究の進歩，日本医事新報，No 3386, 1989. より）。

したがって，過活動型膀胱の治療として神経ブロックを用いる場合は，骨盤神経の活動を抑制すればよいことになる。一方，骨盤神経，陰部神経はともに第2, 3, 4仙髄神経から成っている [4-8]。したがって，骨盤神経をブロックする目的で仙骨硬膜外ブロックを行うと陰部神経も同時にブロックされてしまう。しかし膀胱の収縮を抑制することは可能であるので試みる価値があろう。有効例では持続硬膜外ブロックも適応となる。

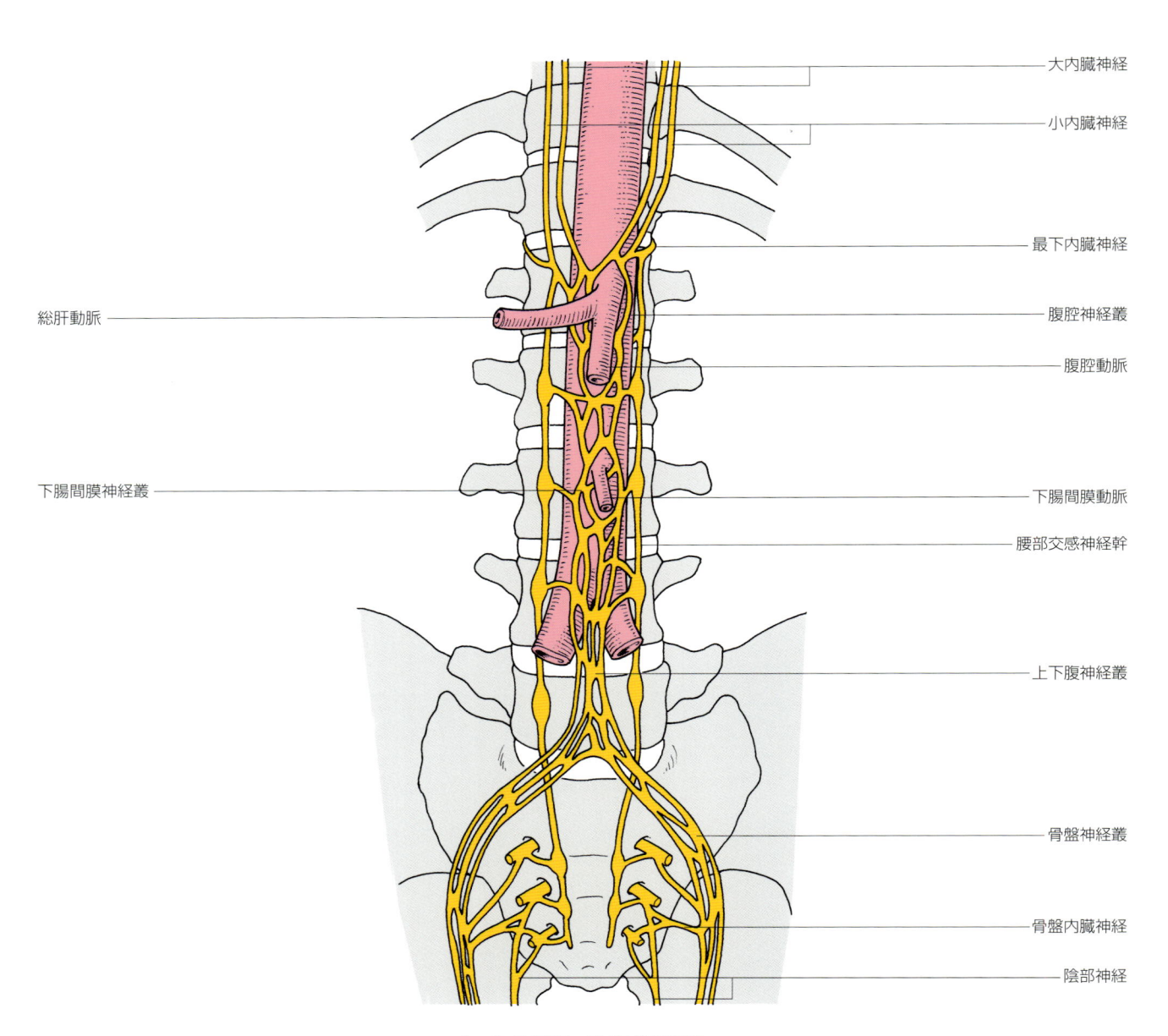

[4-8] 骨盤腔における神経経路

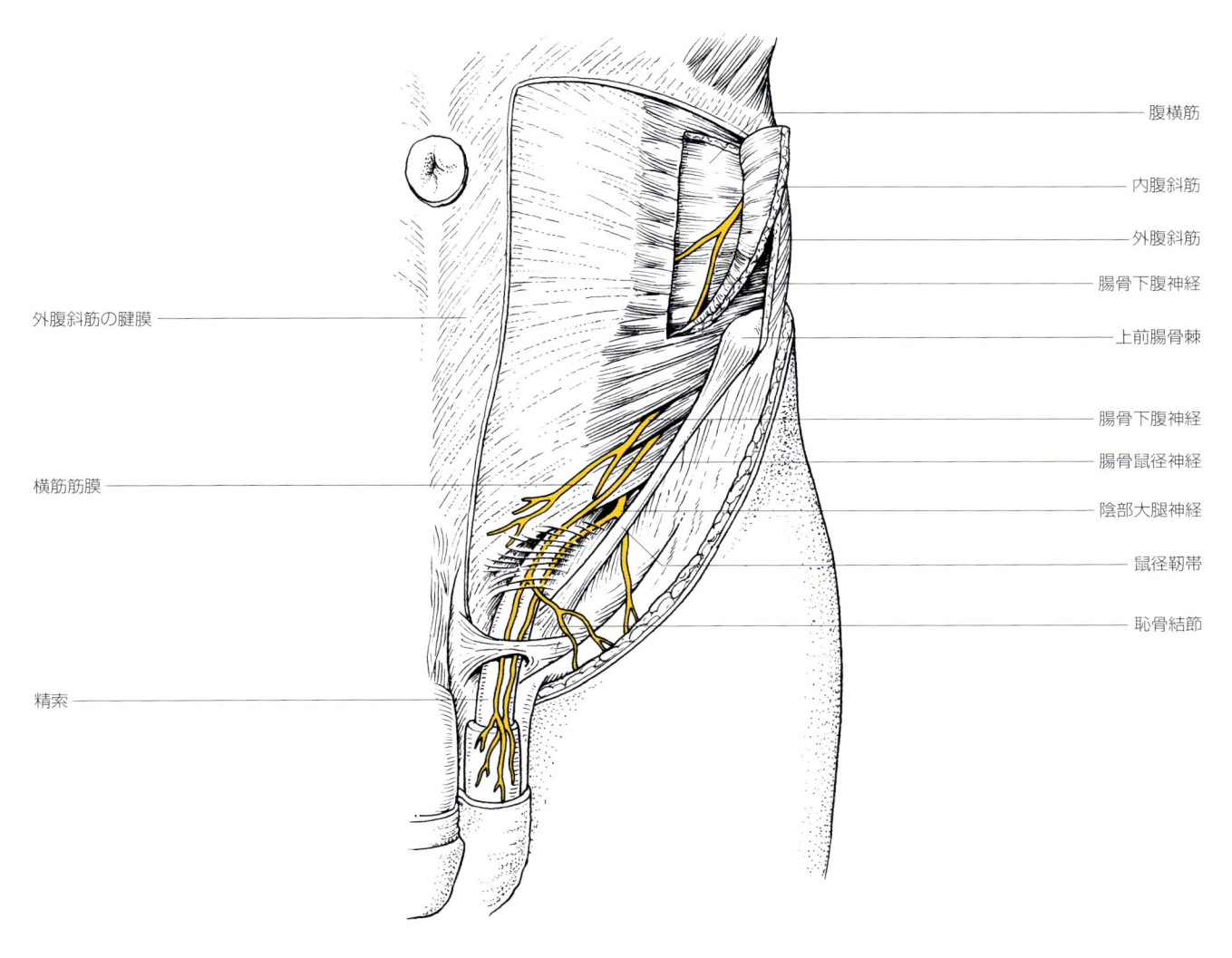

[4-9] 精索，外鼠径輪，鼠径管の解剖

ラベル（図中）:
- 腹横筋
- 内腹斜筋
- 外腹斜筋
- 腸骨下腹神経
- 上前腸骨棘
- 腸骨下腹神経
- 腸骨鼠径神経
- 陰部大腿神経
- 鼠径靱帯
- 恥骨結節
- 外腹斜筋の腱膜
- 横筋筋膜
- 精索

鼠径部の神経ブロック

鼠径部での神経ブロック [4-9, 4-10]

　鼠径部は3層の筋肉群によって構成されている。表面から外腹斜筋，内腹斜筋，および腹横筋である。しかし鼠径管の部分では横筋筋膜のみで腹壁を構成する。この部分は内腹斜筋下縁，腹直筋外縁，および鼠径靱帯が作る三角形にあたりHesselbach鼠径三角とよばれている。鼠径管は精巣が精索を伴って陰嚢に達するために腹壁をこじ開けて通ったことにより作られた管といえる。女性では子宮円靱帯がこの管を通る。

　鼠径ヘルニアの手術の際にブロックが必要となる神経は腸骨下腹神経，腸骨鼠径神経，および陰部大腿神経の3つである。腸骨下腹神経は腹横筋と内腹斜筋との間を通り，前下方へ向かい下腹部から鼠径靱帯のすぐ上の皮膚の知覚を支配する[4-11]。腸骨鼠径神経は腸骨下腹神経の尾側をほぼ並行して走り，外鼠径輪を通って皮下に現れ，その付近の皮膚と陰嚢（女性では大陰唇）に分布している。陰部大腿神経は大腰筋の前面を走ってきて鼠径靱帯に近づいたところで大腿枝と陰部枝に分かれる。陰部枝は精索に沿って下行し陰嚢の皮膚に至る（女性では大陰唇）。なお精索内には自律神経線維が走り，精巣（睾丸）に至っている。大腿枝は大腿上部内側の皮膚に分布する。

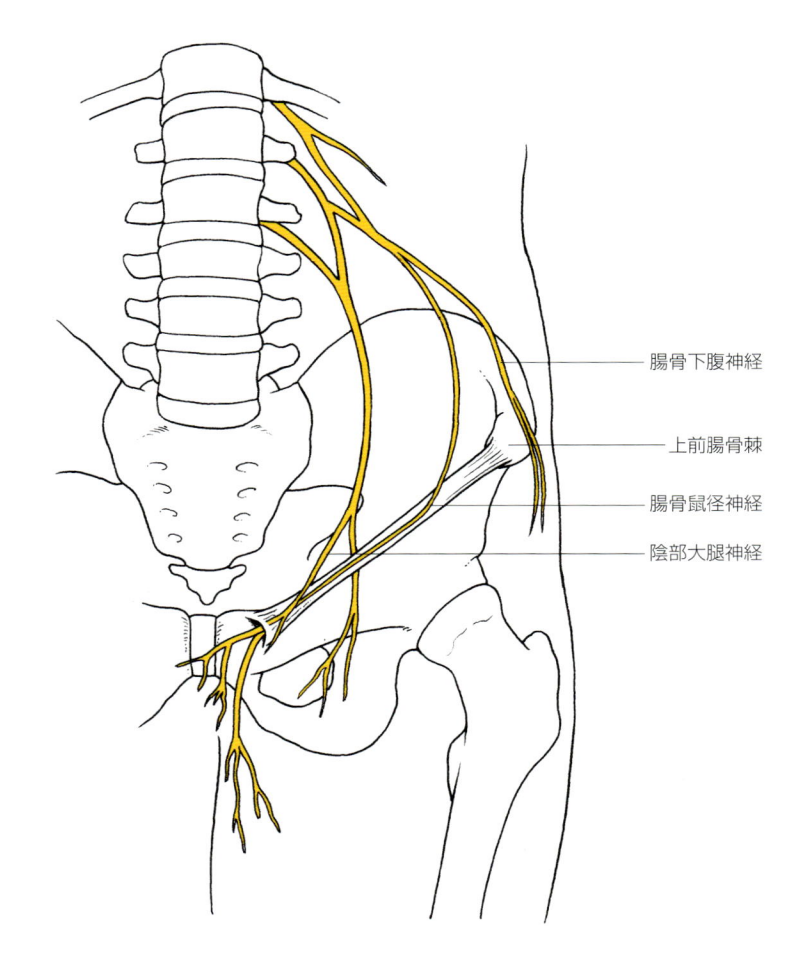

[4-10] 鼠径部の神経

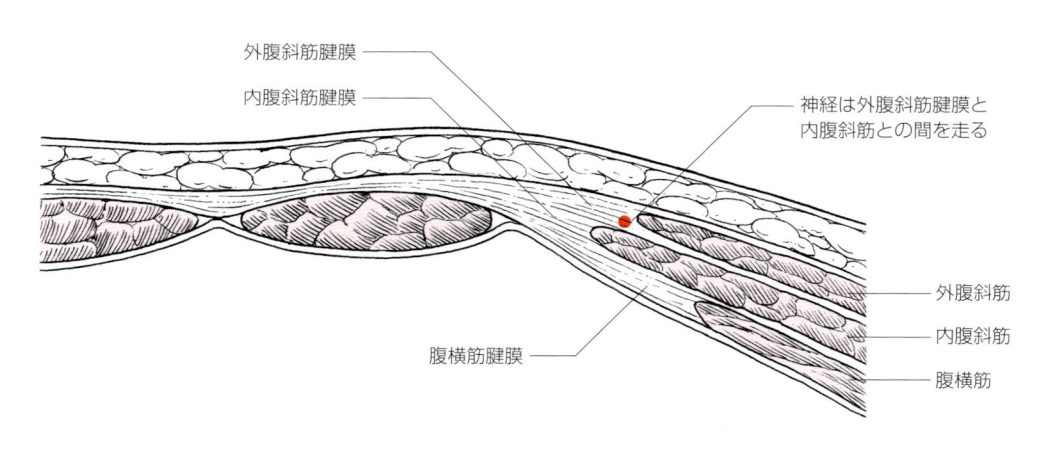

- 腸骨下腹神経
- 上前腸骨棘
- 腸骨鼠径神経
- 陰部大腿神経

[4-11] 前腹壁の断面図

- 外腹斜筋腱膜
- 内腹斜筋腱膜
- 神経は外腹斜筋腱膜と内腹斜筋との間を走る
- 腹横筋腱膜
- 外腹斜筋
- 内腹斜筋
- 腹横筋

■ブロック法

○用いる局所麻酔薬

　以下のように大量の麻酔薬を用いるが，知覚神経のブロックのみでよいので濃度を薄くすることができる。0.5%リドカイン，メピバカインあるいは0.125%ブピバカイン30～50mlを必要とする。

成功率を高めるためには，局所麻酔薬の濃度をリドカイン，メピバカインでは1%を，ブピバカインでは0.25%と高めるとよいが，1回最大使用量を超えないように注意する。

○器具

23-22ゲージ，45～60mmカテラン針，10ml注射器

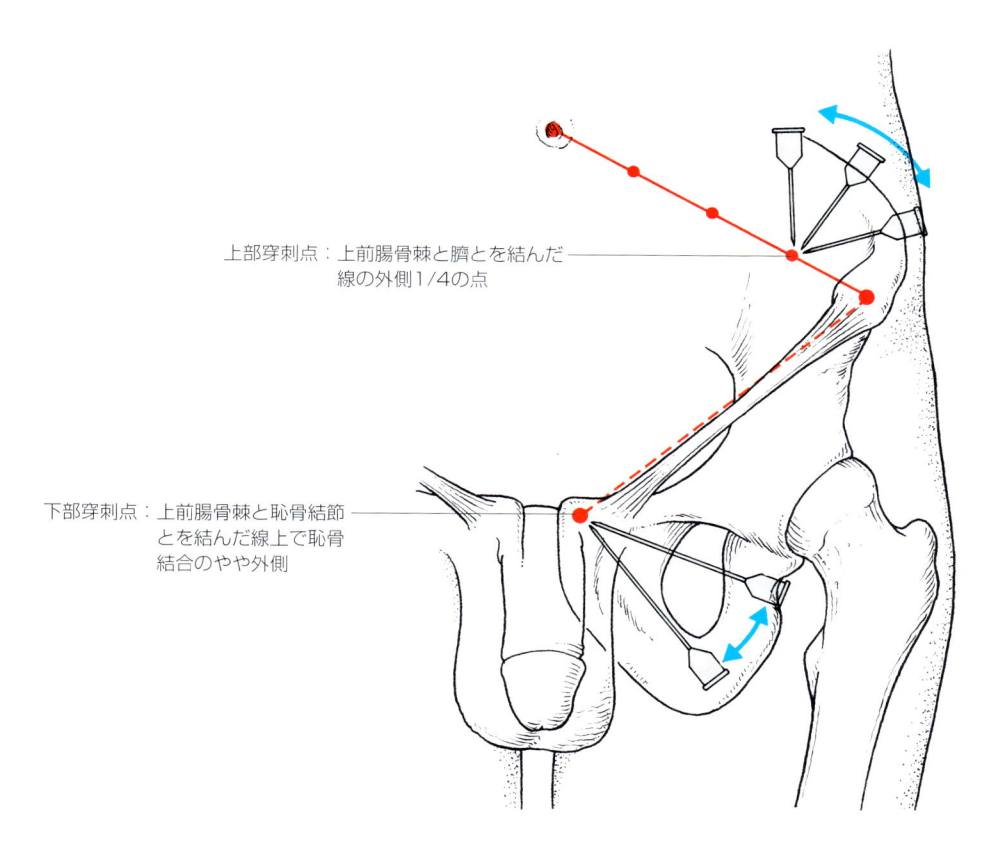

[4-12] 腸骨鼠径・腸骨下腹神経ブロックの穿刺点

上部穿刺点：上前腸骨棘と臍とを結んだ線の外側1/4の点

下部穿刺点：上前腸骨棘と恥骨結節とを結んだ線上で恥骨結合のやや外側

○腸骨下腹神経，腸骨鼠径神経ブロック［4-12］

　上前腸骨棘の2横指内側を穿刺点とする。これら両神経はその走行する層が異なるので，薬液も皮下，筋膜下，および筋層内に散布されるようにする。そのためにはまずブロック針を外側に向け，腸骨の内側に当てて断続的に引き抜きながら局所麻酔薬を15～20m*l*程度注入する。その後ブロック針をまず臍に向けて刺入し皮下，筋層内に薬液を5～10m*l*注入する。次に針の刺入角度を30°づつ変えながら扇状に同様に浸潤麻酔を行う。最後には針の刺入角度はまっすぐに足に向かうようになる。この手技によりこれら2つの神経が同時にブロックされる（各神経を選択的にブロックすることは実際的に不可能）。

○陰部大腿神経ブロック［4-13］

　恥骨結節のすぐ上方を穿刺点とする。まずブロック針を垂直に刺し，筋膜の抵抗が消失したところに5～10m*l*の薬液を注射する。次に外腹斜筋の筋膜下に，鼠径靱帯に沿って5m*l*注射する（針先は上前腸骨棘に向かう）。この時，大腿静脈を穿破しないように注意する。皮下浸潤麻酔を扇状に，正中から鼠径靱帯の尾側に至る部分まで行う。

（文献はp215を参照）

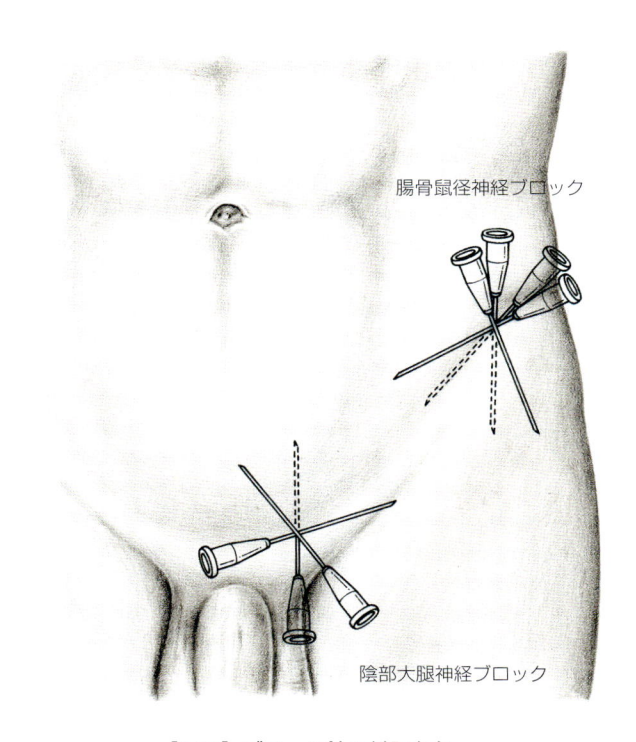

腸骨鼠径神経ブロック

陰部大腿神経ブロック

［4-13］ブロック針の刺入方向

5 エンドウロロジーに必要な解剖

5 エンドウロロジーに必要な解剖

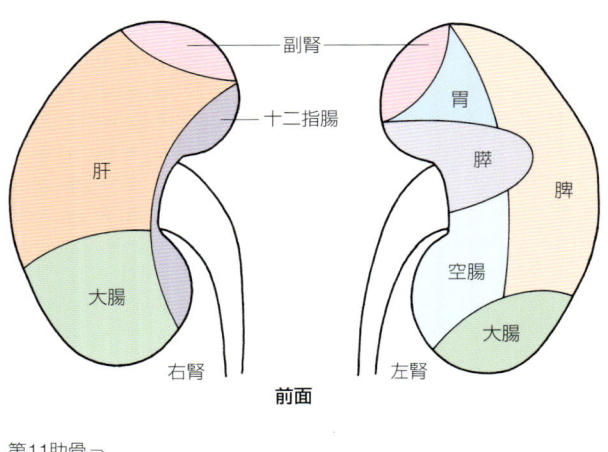

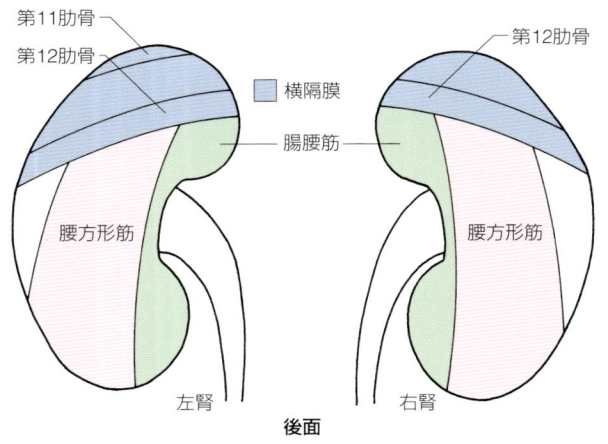

[5-1] 腎と隣接臓器

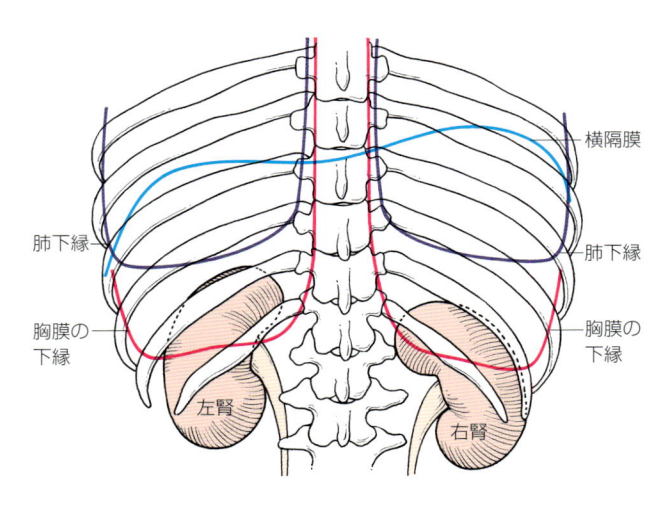

[5-2] 腎と胸膜，肺との関係

経皮的腎瘻術（percutaneous nephrostomy；PCN），経皮的腎砕石術（percutaneous nephroureterolithotripsy；PNL）に必要な解剖

経皮的腎瘻を安全に作成するためには，腎周囲組織の損傷，特に胸膜の損傷を起こさないことと，腎内の大血管を損傷し出血を起こさないようにすることが肝心である。

[5-1]に腎臓が接触する隣接臓器について示す。もちろん腎周囲脂肪組織は存在するが，右腎ではその前面において副腎，肝臓，大腸と接する。腎茎部前面では十二指腸と接する。左腎ではその前面において，副腎，胃，脾臓，空腸，大腸と接する。腎茎部前面では膵臓に接する。後面上方では両腎とも第12肋骨と横隔膜に接する。左腎は右腎より頭側にあるため，一部は第11肋骨に接する。第12肋骨より尾側では腎は腸腰筋，腰方形筋に接する。

胸膜の下縁（胸膜の折り返し）および肺の下縁と腎の関係を後方から見た図を示す[5-2]。胸膜は第12肋骨のほぼ中央を横断する。よって第12肋骨の下で腎穿刺を行う場合は，第12肋骨の中点より外側で行えば，胸膜損傷の心配はまずない。ただし12肋骨はときに痕跡的である場合や，無いことがある。このときには本来肋骨が存在する部位を想定し，穿刺部位を決定する。なお肋下動静脈の損傷や肋下神経の刺激を避け，腎盂鏡の動きをよくしようとするならば，肋骨直下から約1cm尾側を穿刺するとよい。[5-2]より想定できるが，第11肋骨と12肋骨の間でも腎穿刺は可能である。この場合第12肋骨の中点を外側水平に延ばした線上の肋間が（比較的）安全な穿刺点となる。実際上腎杯結石や珊瑚状結石のPNLで肋間穿刺を行うこともある。ただしこの場合には気胸や水胸が合併症として生じる可能性がある。穿刺前にCTや超音波で胸膜の折り返しを十分に認識することが必要である。上腎杯の穿刺を行うためには肋間からの穿刺にだけこだわることなく，他のテクニックを用いることも考える必要がある[1]。

穿刺にあたって腎内の血管系，特に動脈系と腎杯の関係を理解する必要がある。水腎症で腎盂が著しく拡張している場合でも，直接腎盂を穿刺しない。[5-3]に示すように腎動脈本幹がはじめに分枝するのは，後区動脈になる後枝である。腎背面より腎盂穿刺を行おうと試みると，この動脈を直接損傷する可能性があることが，腎盂を直接穿刺しない理由の1つである。次に腎柱，腎杯と動脈の関係を[5-4]に示す。穿刺の経路としては腎柱を通り腎盂に行く経路と，腎髄質である腎錐体（renal pyramid）から腎乳頭（renal papilla）を抜け腎杯に至る経路が考えられる。前者では葉間動脈（interlobar artery）損傷の危険性が高く，また腎洞部では腎杯腎盂壁が滑りやすく，また切れも悪く穿刺しにくい。後者では腎杯の壁は腎杯円蓋（fornix）に固定されているため，腎杯壁そのも

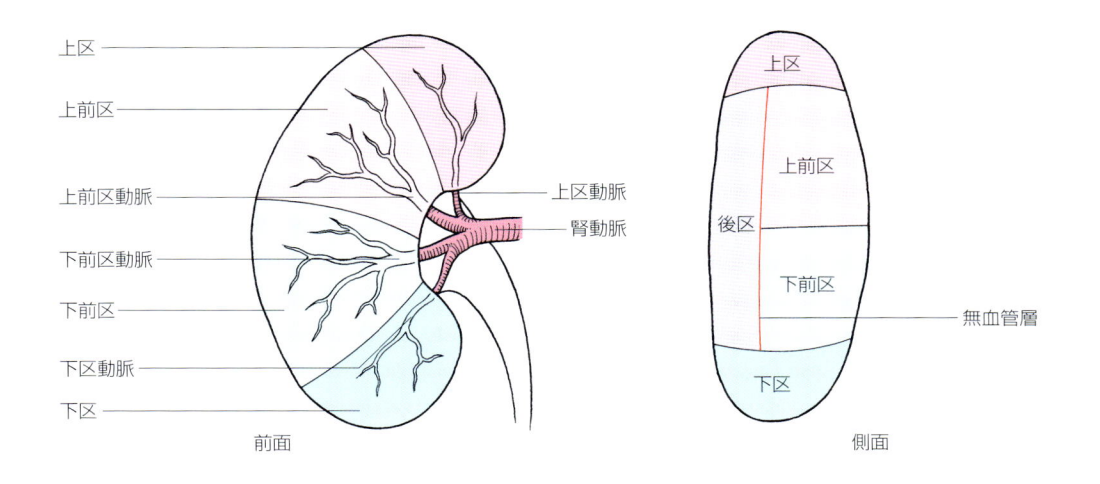

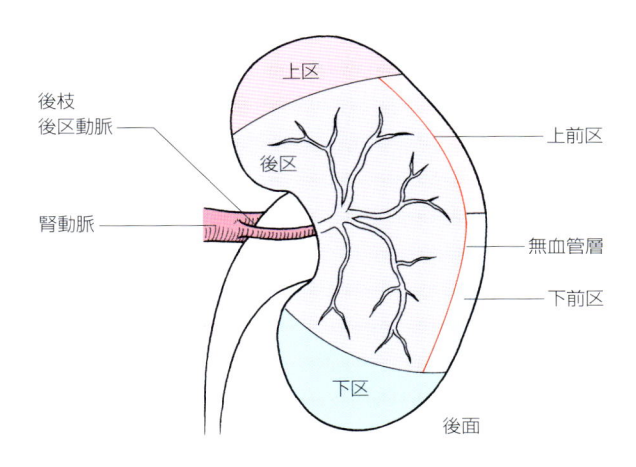

[5-3] 右腎の動脈と区域

腎の前面には，腎動脈後枝がいちばんはじめに腎動脈より分枝する。

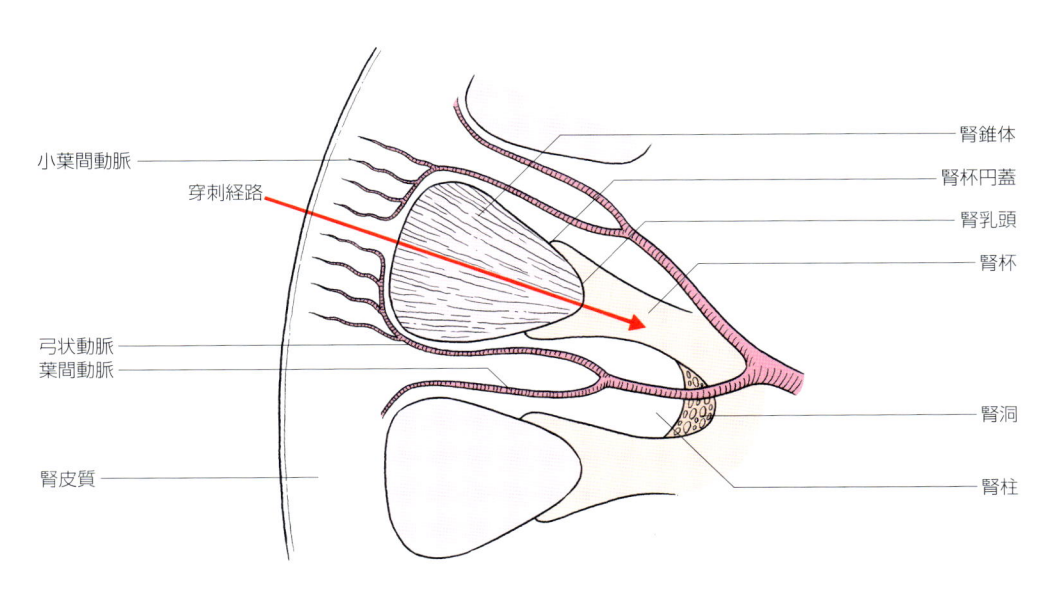

[5-4] 腎杯と腎の動脈系の関係－腎穿刺の経路

エンドウロロジーに必要な解剖―75

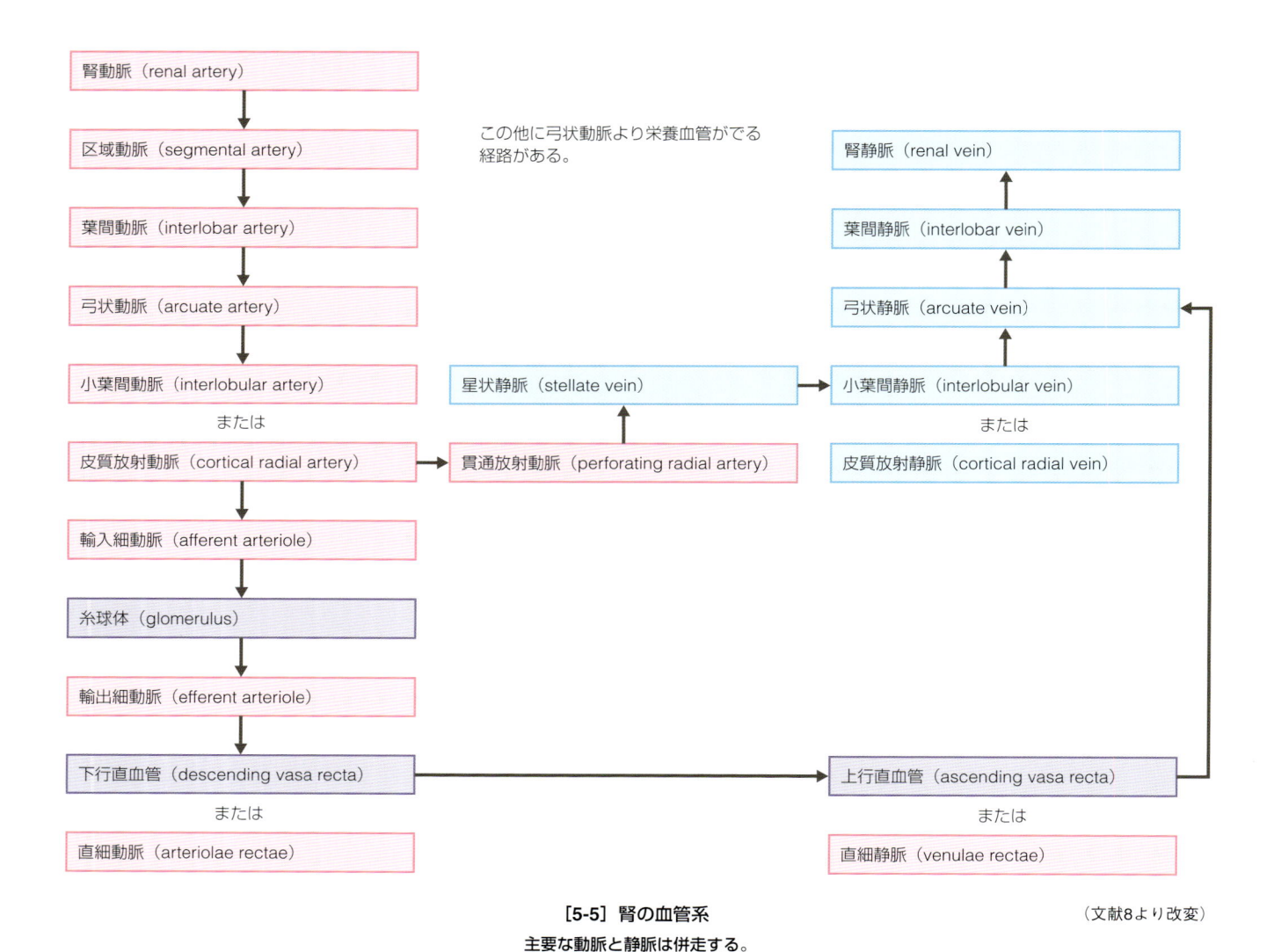

```
腎動脈 (renal artery)
    ↓
区域動脈 (segmental artery)          この他に弓状動脈より栄養血管がでる        腎静脈 (renal vein)
    ↓                                経路がある。                                ↑
葉間動脈 (interlobar artery)                                                 葉間静脈 (interlobar vein)
    ↓                                                                            ↑
弓状動脈 (arcuate artery)                                                    弓状静脈 (arcuate vein)
    ↓                                                                            ↑
小葉間動脈 (interlobular artery)      星状静脈 (stellate vein) →  小葉間静脈 (interlobular vein)
    または                                    ↑                           または
皮質放射動脈 (cortical radial artery) → 貫通放射動脈 (perforating radial artery)  皮質放射静脈 (cortical radial vein)
    ↓
輸入細動脈 (afferent arteriole)
    ↓
糸球体 (glomerulus)
    ↓
輸出細動脈 (efferent arteriole)
    ↓
下行直血管 (descending vasa recta) → 上行直血管 (ascending vasa recta)
    または                                                           または
直細動脈 (arteriolae rectae)                                   直細静脈 (venulae rectae)
```

[5-5] 腎の血管系　　　　　　　　　　　　　　　　　　　　　　　　　　　　（文献8より改変）
主要な動脈と静脈は併走する。

のを切る必要がなく，穿刺しやすい。また腎錐体の外側の皮髄境界部を走行する弓状動脈 (arcuate artery) はその後腎表面に向かって小葉間動脈 (interlobular artery) を分枝するが，この動脈の走行は穿刺方向と平行する。このことは腎動脈系がend arteryであるために，腎穿刺時や腎瘻拡張時に小葉間動脈に損傷が起こり末梢部に腎梗塞が生じたとしても，これを最小限にとどめることができることを意味する。

なお[5-5]に腎動脈から腎静脈までの腎血管系について記す。同名の動脈と静脈はほぼ並走する。

再度[5-3]の説明になるが，腎動脈の大きな分枝である，腎区域動脈の支配領域について記す。先にも述べたように腎動脈本幹は前枝と後枝にまず分かれる。前枝からは4本の腎区域動脈 (segmental artery) が分枝する。頭側より上区動脈（または尖区動脈），上前区動脈（または上区動脈），下前区動脈（または中区動脈），下区動脈（または低区動脈）が区別され，後枝からの枝として後区動脈が区別される（解剖学の用語に統一性がないため，2つの表現を併記した。同じ用語でもまったく違う動脈を示すことがある）。それぞれの支配領域を，上区，上前区など動脈の名前と同じによぶ。

腎杯の基本形について[5-6]に示す。基本的には腎盂より同等の角度で前方に配列する腎杯と後方に配列する腎杯が分かれる。正常腎では腎盂の中心を内側から外側に通過する直線a（腎正中線）は，腎の内側において水平線と約30°の角度をもって前方にきている。そのため正面から見ると前腎杯はより外側に延び，排泄性尿路造影では杯を横から見たような形になり，後腎杯は，前腎杯より内側に位置し，排泄性尿路造影では杯を真上から見たような形になる。これはCTなどの検討から全体の約75％に当てはまるといわれている[2]。これらの腎杯と区域動脈の関係を[5-6]と[5-7]に示す。上前区動脈と下前区動脈の支配領域が，後区動脈の支配領域の境界でつくるのが無血管層 (avascular plane) で，腎臓の外側面にわずかにくぼみを形成するブレーデルの白線 (white line of Broedel) より少し後面になる。この部分は開創手術で腎を縦切開する際に重要な層となるが，腎穿刺ではこの層から腎杯に至ることはできない。この少し後面に存在する後方に配列する腎杯を穿刺することになる。このとき腹臥位にして30°穿刺側を高くすれば，水平面からほぼ垂直に穿刺針を進めることによって，後腎杯穿刺が可能となる[5-8]。

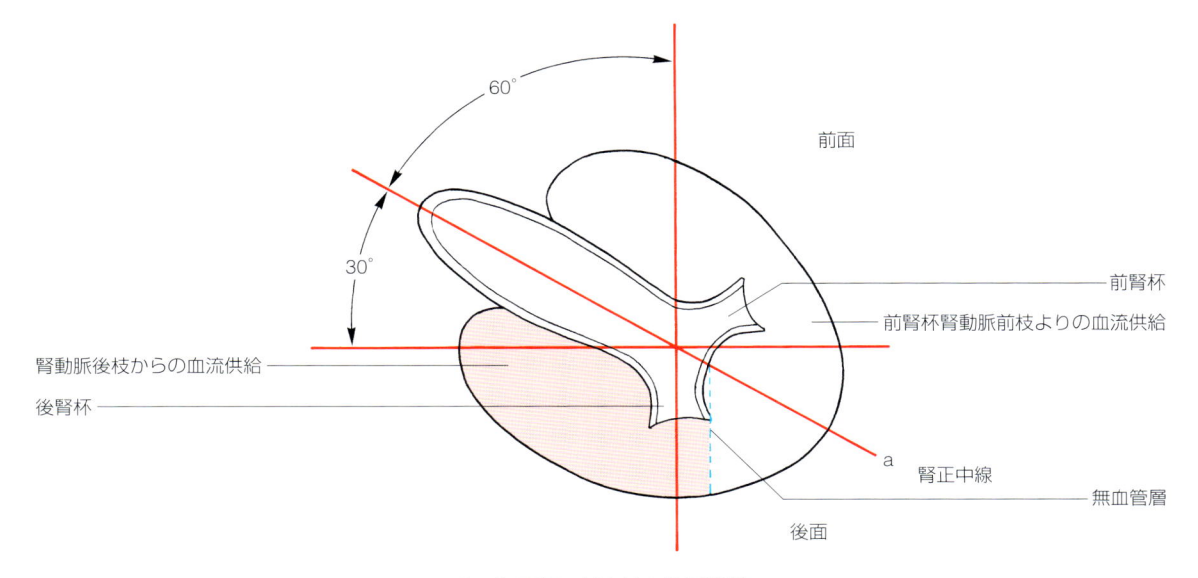

[5-6] 腎杯の基本的な位置関係

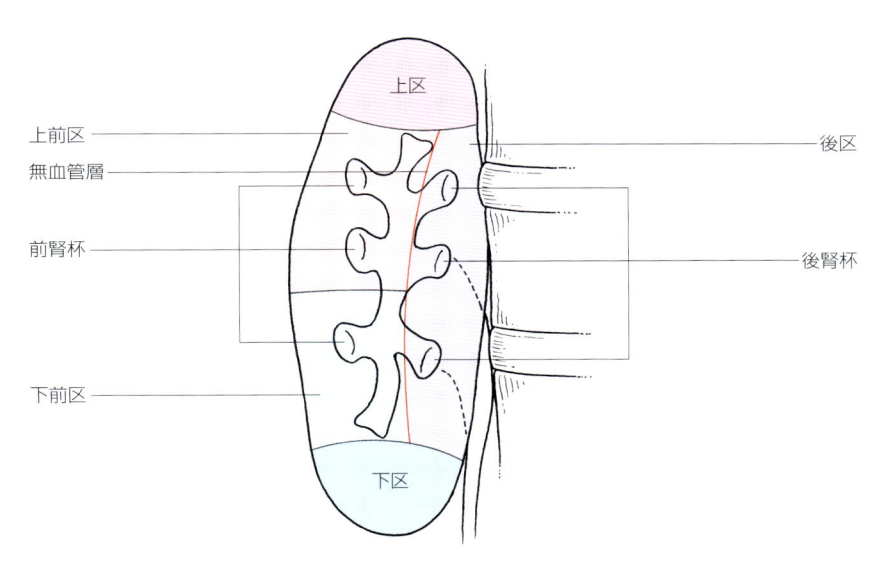

[5-7] 側面から見た腎杯
後腎杯は無血管層のさらに後面（背側）に存在する。

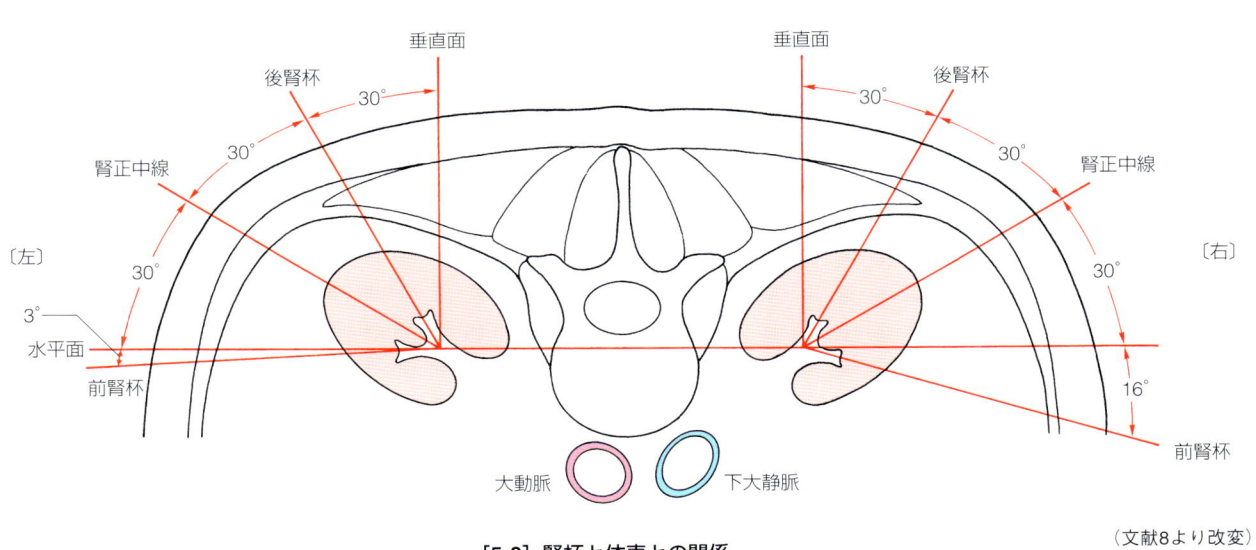

[5-8] 腎杯と体表との関係

（文献8より改変）

エンドウロロジーに必要な解剖—77

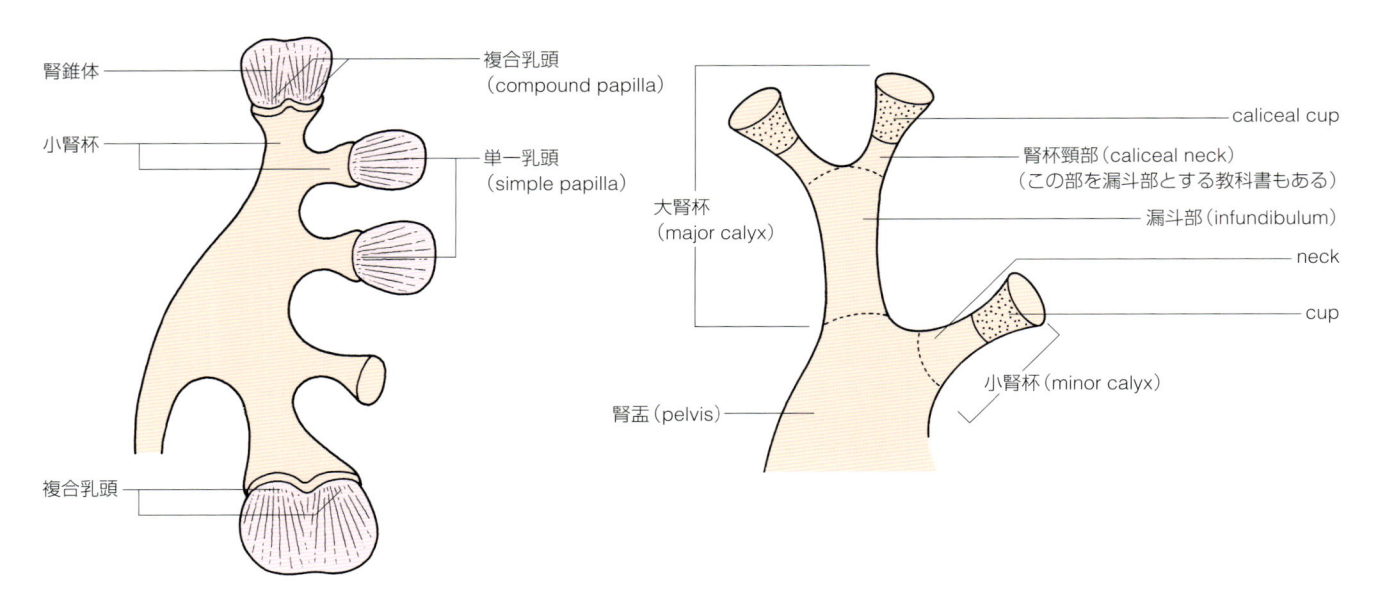

[5-9] 腎盂，腎杯，乳頭
複合乳頭(compound papilla)は腎上極や下極の腎杯で見られることが多い．

[5-10] 腎杯と腎盂の形態

腎内の血管と腎杯との関係であるが，上極の腎杯の約85％は上区動脈と後区動脈といった，前枝後枝両方の枝により包み込まれる．約15％はどちらか一方の動脈とのみ関係する．腎茎部付近の腎杯は前枝の動脈と関係している．下極の腎杯は前方へ延びるものも後方に延びるものも約60％が前枝より分枝する下区動脈とのみ関係するが，約40％は前方のものは前枝が，後方のものは後枝が関係する[3]．

尿管鏡とPNLに必要な解剖
－腎盂と腎杯の解剖

腎盂と腎杯の基本的な形状と名称を[5-9]に示す．乳頭よりでた尿は小腎杯に入る．乳頭には単一で存在するsimple papillaと2つの乳頭が複合したcompound papillaがある．後者は腎の上極や下極にみられ，単一で存在する乳頭より腎内逆流を受けやすい．ここでは漏斗部(infundibulum)を2つ以上の小腎杯が合流してできた管腔で腎盂に至るまでの部分としたが，教科書によっては小腎杯の頸部を指しているものもある．

腎杯から腎盂への尿の流出経路には大きく分けて2つのタイプがある[5-10]．大腎杯が上下2つあり，腎茎部近くの尿流出もこの2つのどちらかの大腎杯に依存するもので，全体の約60％を占める（Type A）．残りの約40％は腎茎部近くの尿流出が中部の大腎杯でなされるか，あるいは腎盂に直接流入するいくつかの小腎杯でなされるものである（Type B）．ここで重要なことは左右の腎とも同じような形態を示すものは，全体の40％弱にすぎないことである[4]．

腎盂，大腎杯，小腎杯の血流は葉間動脈から供給され，血管叢を形成する．このほか腎盂尿管移行部近くでは，腎動脈本幹よりでた分枝から血液供給を受ける[5-11]．この血管は腎盂，尿管の内側から流入する．交差血管による水腎症でなければ，内視鏡下腎盂切開術(endopyelotomy)を行う際，腎

[5-11] 尿管の血流支配

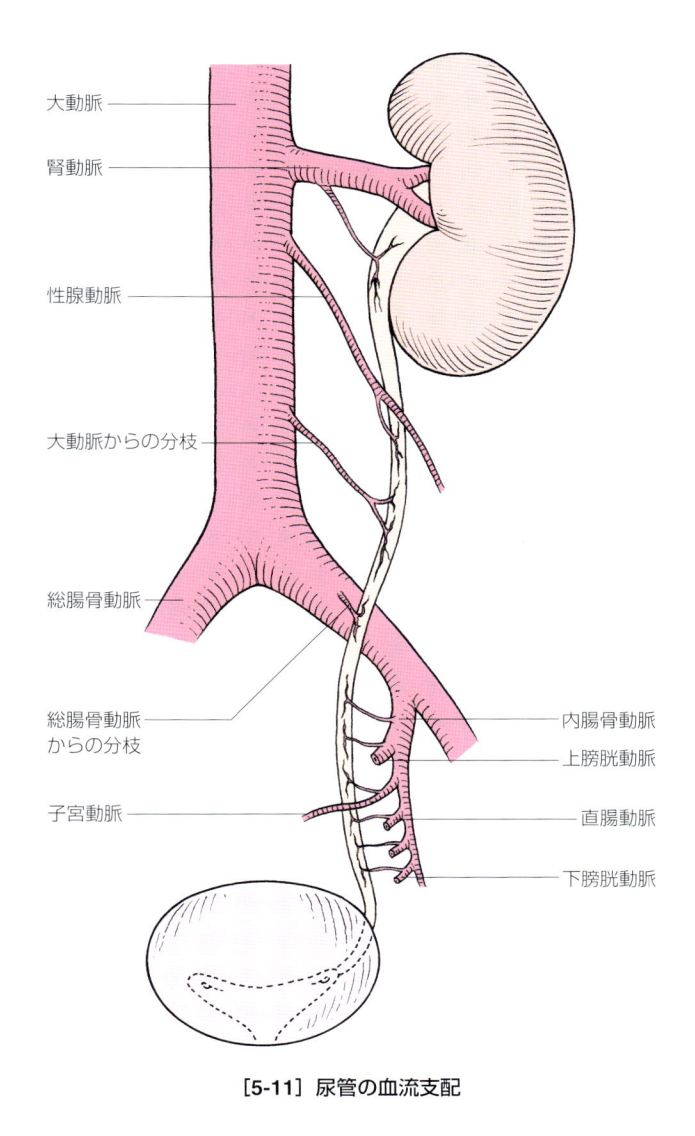

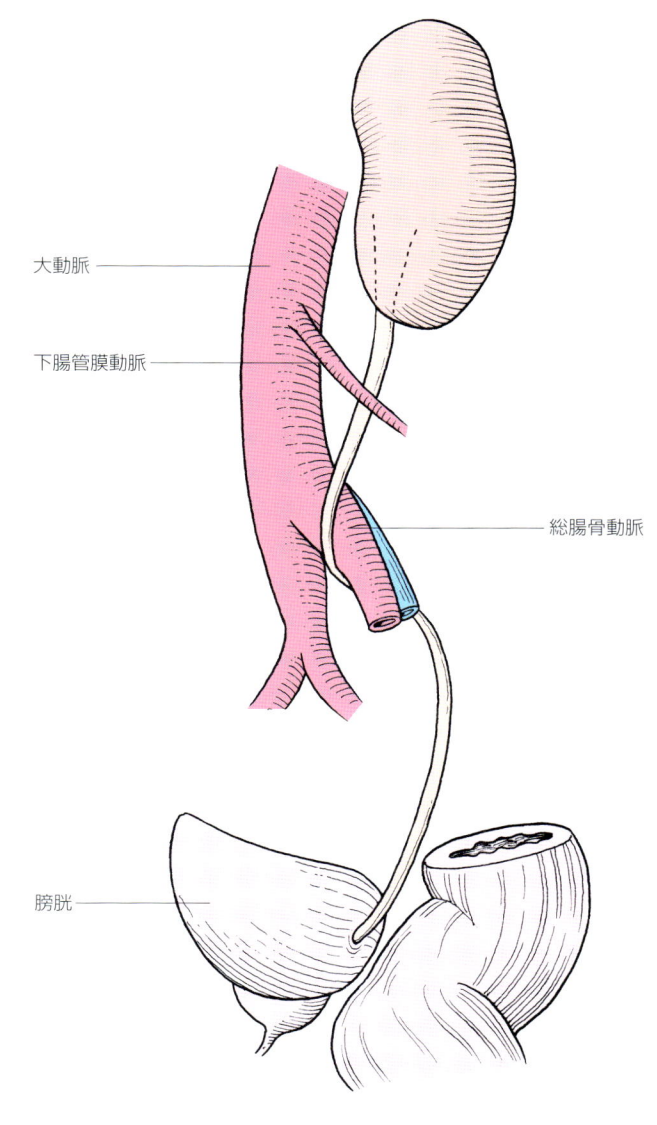

[5-12] 側面から見た尿管の走行

盂尿管移行部の外側を切開するのが安全になる。

尿管鏡に必要な解剖－尿管の解剖

　尿管鏡を行う場合に必要なことは，尿管の走行と生理的狭窄部を知ることである。また内視鏡下尿管切開術（endo-ureterotomy）を行うには，[5-11]で示した尿管への動脈の流入の仕方と，血管を含めた周囲臓器との関係を知る必要がある。

　成人では約22～30cmの長さをもつ。尿管への血液供給を[5-11]に示す。頭側より腎動脈，性腺動脈，大動脈，総腸骨動脈より血液供給を受ける。ここまでは尿管の内側から動脈が流入する。これより尾側では内腸骨動脈，上膀胱動脈，直腸動脈など，内腸骨動脈やその枝から動脈が流入する。このときの動脈は尿管の外側から流入する。尿管に流入した動脈は尿管周囲に存在する尿管鞘の中で縦方向に走行し，上下の動脈と吻合し，腎盂の場合と同様に血管叢を形成する。尿管

の静脈やリンパ管の走行も動脈の走行に平行する。この動脈の流入の仕方と，周囲に存在する総腸骨動脈や性腺動脈，上膀胱動脈と交差する部位での尿管と血管の位置関係で，尿管切開が可能な方向が決まる。

　尿管の部位の表現に関しては，腹部尿管と骨盤部尿管という2つに分類した場合には，総腸骨動静脈との交差部が2つを分ける分岐点になる。一方わが国で用いられている上部，中部，下部尿管という分類では，上部尿管は仙骨と尿管が重なる高さ（腸骨上縁）までで，中部尿管は仙骨との重なりがなくなるところまで，下部尿管はそれから下方で膀胱に至るところまでとなる。

　尿管の正面から見た走行は誰でも理解していると思うので詳細は省略する。概略は[5-11]を参照していただきたい。側面からみた尿管の走行を[5-12]に示す。[5-13]に示す尿管の生理的狭窄部のうち，総腸骨動静脈との交差部が実際の内腔は十分にあるのに狭窄として認識される理由がわかると思われる。側面から見た場合，交差部ではかなりの角度で尿管が

エンドウロロジーに必要な解剖－79

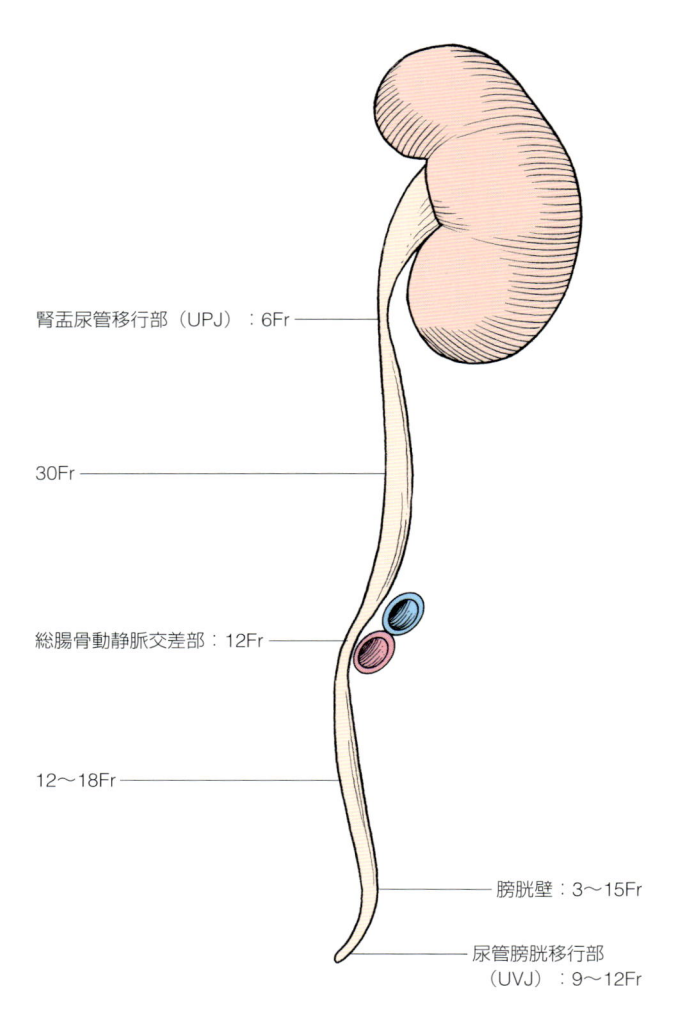

腎盂尿管移行部（UPJ）：6Fr

30Fr

総腸骨動静脈交差部：12Fr

12〜18Fr

膀胱壁：3〜15Fr

尿管膀胱移行部（UVJ）：9〜12Fr

[5-13] 尿管の生理的狭窄部と尿管各部の太さ

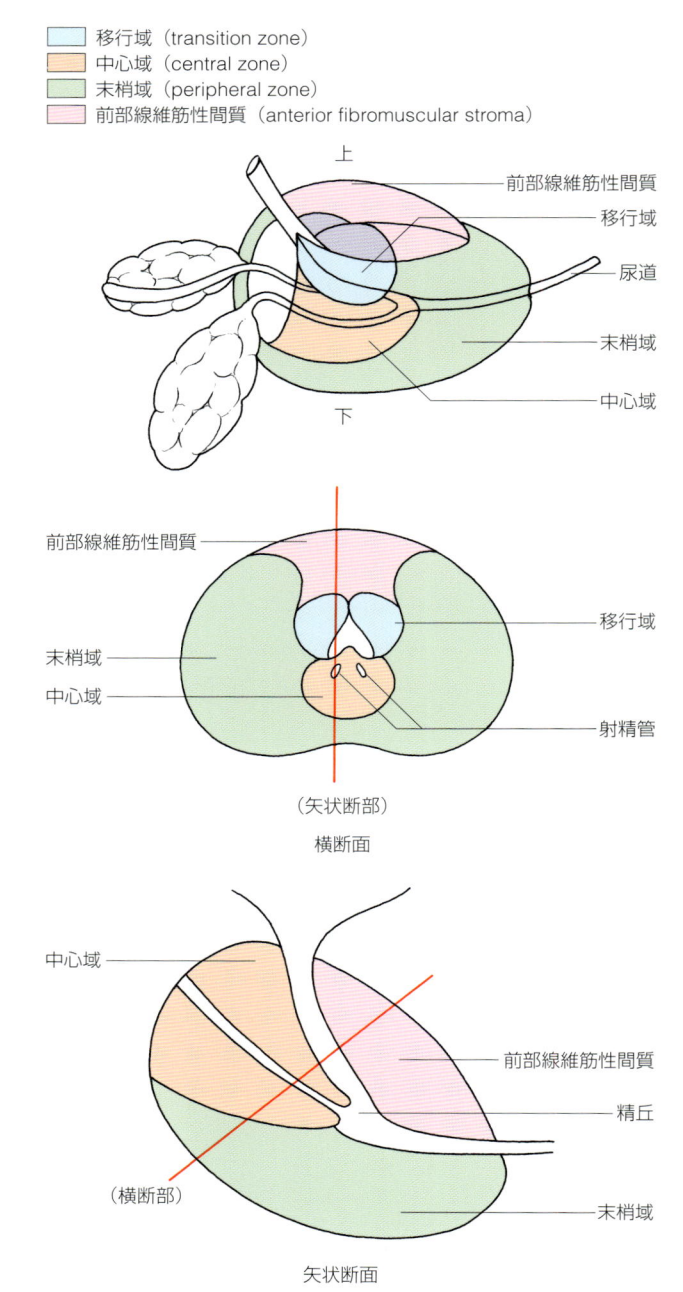

移行域（transition zone）
中心域（central zone）
末梢域（peripheral zone）
前部線維筋性間質（anterior fibromuscular stroma）

上
前部線維筋性間質
移行域
尿道
末梢域
中心域
下

前部線維筋性間質
末梢域
中心域
移行域
射精管
（矢状断部）
横断面

中心域
前部線維筋性間質
精丘
（横断部）
末梢域
矢状断面

[5-14] 前立腺の構造（McNealによる）

屈曲していることがわかる。尿管鏡でこの部を越える場合には，しばしば尿管後面に拍動を認める。軟性尿管鏡では視野の天地を認識するのに用いることができる。尿管膀胱移行部や交差部での狭窄は，ダイレクトに尿管鏡（特に先端部外径とシャフト部外径が異なる硬性鏡）を挿入している場合，視野のうえでは尿管狭窄がないのに，尿管鏡を頭側に進められないときの原因になっていることがある。

生理的狭窄部としてもう1つ重要な部位は尿管膀胱移行部である。この部の狭窄が尿管鏡挿入に多少の経験と技術を要求する。尿管膀胱移行部では，尿管が膀胱粘膜の下を通過する距離が4〜5mmで，壁内を通過する距離が9〜10mm，尿管の全長は14mm前後になる。内腔の太さは9〜12Frあるが，後側方に90°から135°の角度をもっていることが挿入を難しくしている原因の1つである。実際の挿入のテクニックについては他書を参照していただきたい[5]。

TURPに必要な解剖

正常前立腺の重量はほぼ18gで従来内腺と外腺に区別されていたが，McNealはこれを，腺成分を含まない前部線維筋性間質（anterior fibromuscular stroma）と，腺組織として末梢域（peripheral zone），中心域（central zone），移行域（transition zone）に区分した。そして膀胱頸部から精丘までの尿道を前前立腺部尿道，精丘から末梢の尿道を前立腺部尿道と名付けた。移行域はいわゆる尿道周囲腺で，前立腺肥大症の発生する部位となる[5-14]。このため前立腺肥大症で圧迫される尿道は，主として前前立腺部尿道で，これが両側方から圧迫されている形になる。実際に前立腺肥大症となった前立腺の横断面を[5-15]に示す。容積を増した移行域が従来内腺といわれていた部分に一致する。前立腺肥大症では本来の前立腺の線維性被膜と圧迫進展された末梢域と前部線維筋

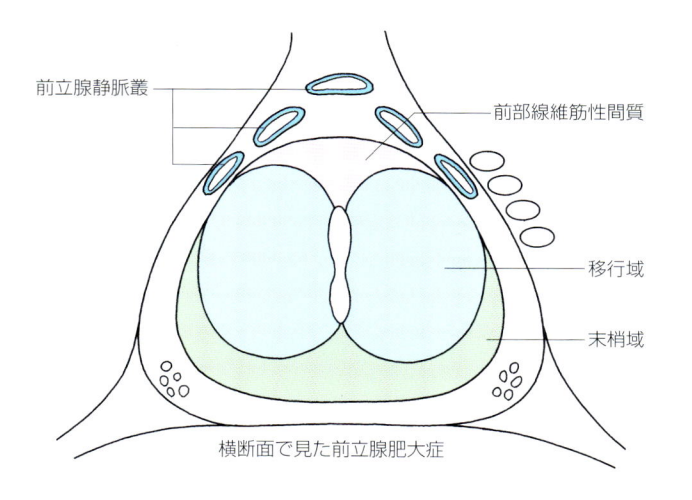

[5-15] 前立腺肥大症
腫大した移行領域は2〜3時方向および9〜10時方向はしっかりした周辺領域や前部線維筋性間膜に覆われていない（いわゆる外科的被膜が薄い）。

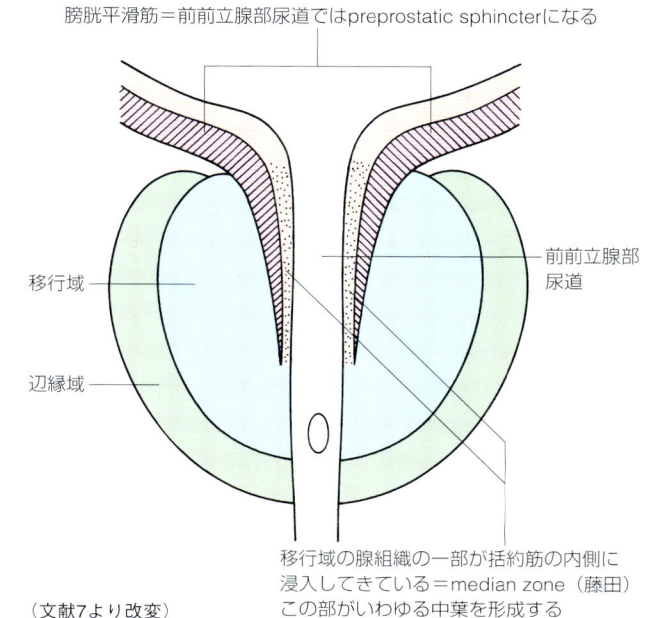

[5-16] 膀胱平滑筋と前立腺の領域
（文献7より改変）

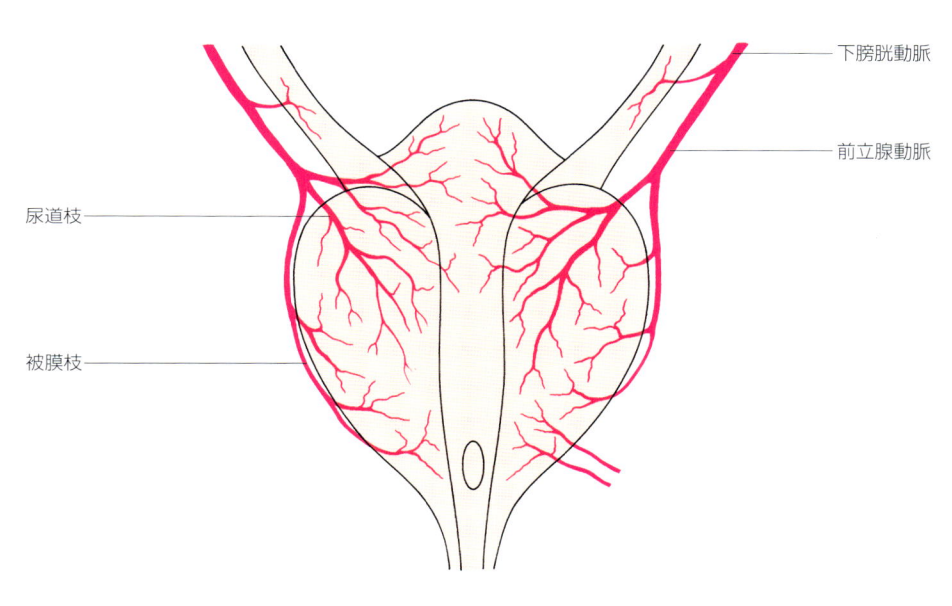

[5-17] 前立腺の動脈

性間質が，外科的被膜（外腺）となる。[5-15]より想定されるように前立腺肥大症では2時，10時方向では外科的被膜が薄くなる[6]。また実際の手術においてはしばしば中葉肥大を認める。これはMcNealの解剖の概念だけではなかなか理解できない。尿道周囲腺は前前立腺部尿道の部分で，尿道平滑筋の内側を膀胱頸部の方に向かって浸入しているが，この部分に1つの領域が存在するとはしなかった。これを1つの領域とし（median zone），肥大症の発生母地と考えれば，中葉肥大を理解しやすくなる[7][5-16]。

前立腺動脈は，多くは下膀胱動脈からの分枝である。前立腺内に流入する動脈は大きく2つの群に分かれる。1つは膀胱頸部近くで前立腺後面より前立腺内に入り，移行域，尿道に血流を供給する尿道枝であり，もう1つはさらに末梢で前立腺内に流入し末梢域，中心域に血流を供給する被膜枝である[5-17]。移行域に入る動脈は，膀胱頸部寄りの5時，7時，および1時，11時方向とされる。前立腺前面の被膜内には前立腺静脈叢（deep dorsal vein）が存在する。TURでこの部を前立腺被膜まで切除すると，静脈が開きTUR反応を起こしやすくなる。

（文献はp215を参照）

6

機能再建に必要な解剖

6 — 機能再建に必要な解剖
神経再建，泌尿器科筋皮弁

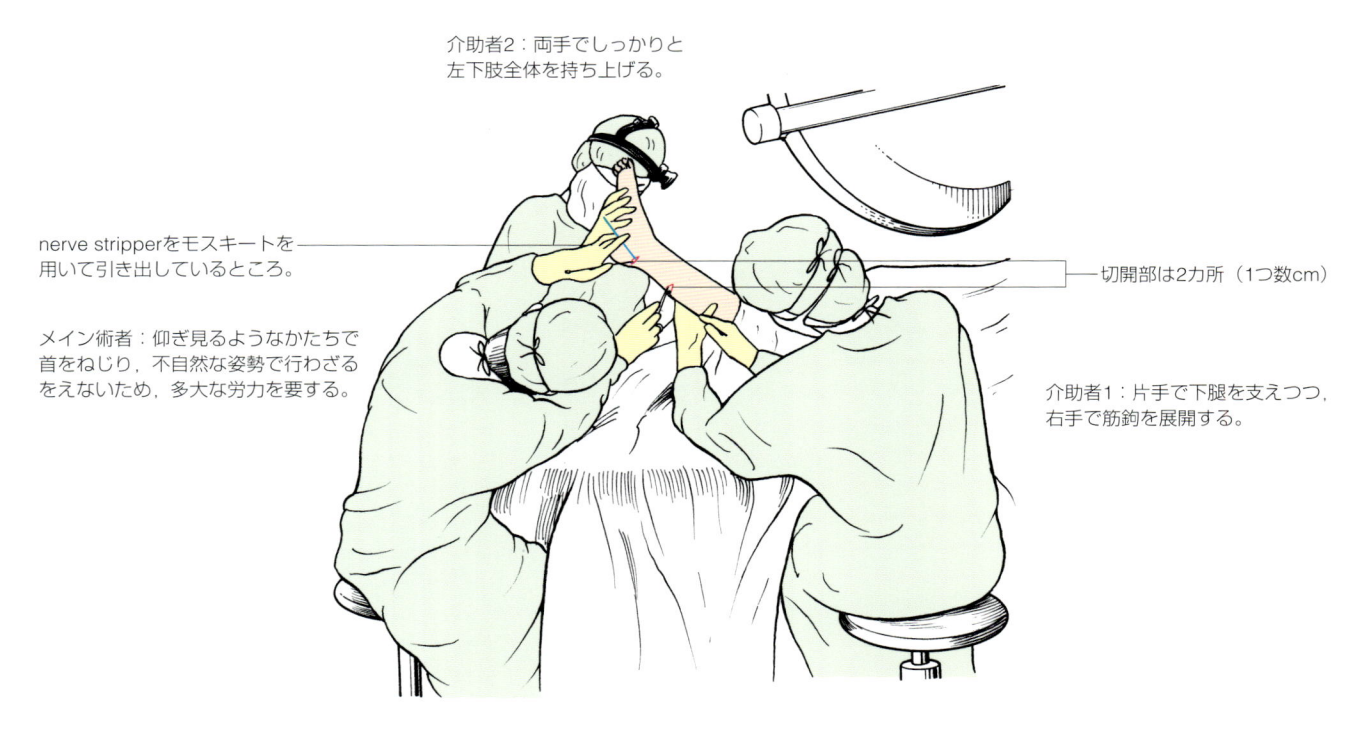

介助者2：両手でしっかりと左下肢全体を持ち上げる。

nerve stripperをモスキートを用いて引き出しているところ。

メイン術者：仰ぎ見るようなかたちで首をねじり，不自然な姿勢で行わざるをえないため，多大な労力を要する。

切開部は2カ所（1つ数cm）

介助者1：片手で下腿を支えつつ，右手で筋鉤を展開する。

[6-1] 腓腹神経採取の様子

神経再建

腓腹神経の採取

癌病巣の摘出（前立腺全摘除）を終えた後に，腓腹神経の採取を行う。骨盤腔内での癌摘出操作に支障をきたしうるため，神経採取と癌摘出操作の同時進行は困難である。神経血管束の切除により5cm程度の神経欠損ができるため，片側移植の場合で約10cm・両側移植の場合で約15cm採取する。神経採取は癌摘出操作と完全な直列作業であるため，あまり時間をかけるわけにはいかない。しかし，時間的に許容される範囲内（30分以内が好ましい）で，できる限り小さく少ない皮膚切開で行うよう努めるべきである。

四肢や顔面に神経移植を行う場合と異なり，骨盤の術野があるため，膝を曲げて腰をひねって腓腹神経を採取することができない。すなわち，体位は仰臥位のままで，助手に下肢全体を高く挙上してもらい，術者は下腿後面を仰ぎ見るかたちで行わざるをえない［6-1］。このため，不自然な姿勢で採取操作を行わざるをえず，多大な労力を伴う。

採取には駆血帯を使用する。まず，足関節外果下方の皮膚に数cmの横切開を加えて皮下を剥離し，小伏在静脈を指標

にしてこれと随伴して走行する腓腹神経を同定する［6-2］。次いで，必要な長さだけ上方の下腿後面に数cmの皮膚横切開を加え，腓腹神経を同定する。この上下2カ所の小切開から腓腹神経を全周性に剥離していくが，nerve stripper（著者らは，1.8mmキルシュナー鋼線を細工して作成した簡易型nerve stripperを用いている）を使用すると労力を省ける［6-3］。腓腹神経は，皮膚切開部から2cm以上離れた部位で切離する。特別に出血や血管損傷がなければ，ドレーンの留置は必要ない。皮膚縫合後，剥離した部位に枕ガーゼをあてて軽く圧迫気味に包帯を巻き，駆血帯の圧力を解除する。この後，10分程度用手的に圧迫を行う。

神経移植

神経縫合は，約3倍の拡大鏡（ルーペ）を用いて行う。骨盤腔内の深い術野で穴の奥を覗きこむようなかたちでの操作を強いられるため，焦点深度の点から顕微鏡の使用は適さない。また，通常のマイクロサージャリー用器具では目的の部位に届かないため，外科用の長い鑷子と持針器を用いざるをえない。神経移植は，reverse nerve graft（移植神経の末梢側を移植床神経の中枢側と縫合する）として施行する。神経縫合は，まず縫合しづらい末梢側から行い，次いで中枢側の順に行う。

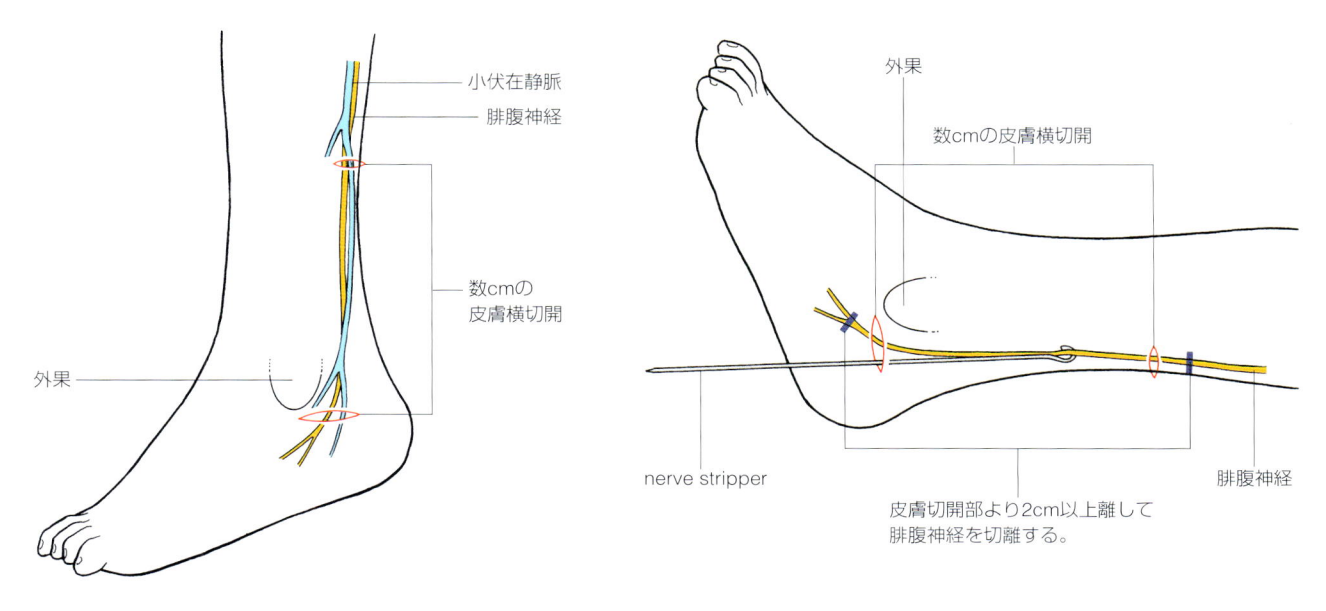

[6-2] 腓腹神経の同定

[6-3] 腓腹神経の剥離

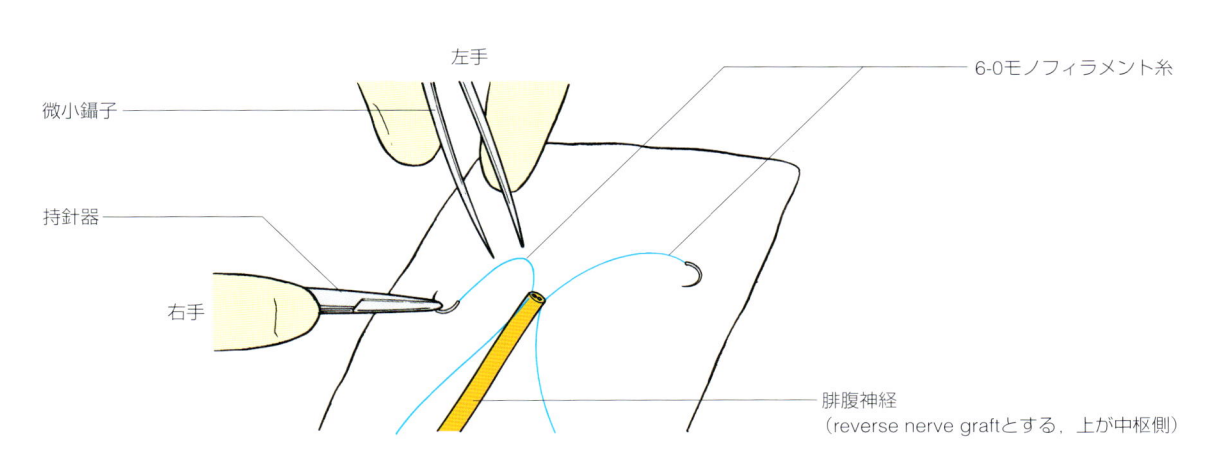

[6-4] 神経縫合の手順-1

　骨盤の形によっては陰茎海綿体神経の末梢側がよく見えない場合があり，また，血液や尿が少量流入しただけでも神経の断面が見えなくなるため，確実な止血操作と流入尿への対策が神経縫合の前処置として不可欠である。

　まず，7-0または6-0モノフィラメント糸（Prolene®）を2本用いて，腓腹神経の中枢側にepineural sutureを行う[6-4]。この2糸を陰茎海綿体神経の末梢側と縫合するが，対側に2糸とも掛け終えるまでは結紮しないで保持する。細いモノフィラメント糸の結紮は奥深い末梢側では困難を伴うが，knot sliderを使用すると円滑に行いえる[6-5]。この後，可能であれば1～2糸縫合を追加する（末梢側は計2～4針）。次いで，中枢側の縫合を行うが，この操作は比較的容易である（中枢側は計4～6針）。陰茎海綿体神経は，中枢側へ移行するにつれしだいに外側に位置するようになるため，神経縫合の仕上がりはハの字型となる[6-6]。神経移植が完了した後，膀胱－尿道を吻合し，閉創して手術を終了する。

機能再建に必要な解剖―85

[6-5] 神経縫合の手順-2

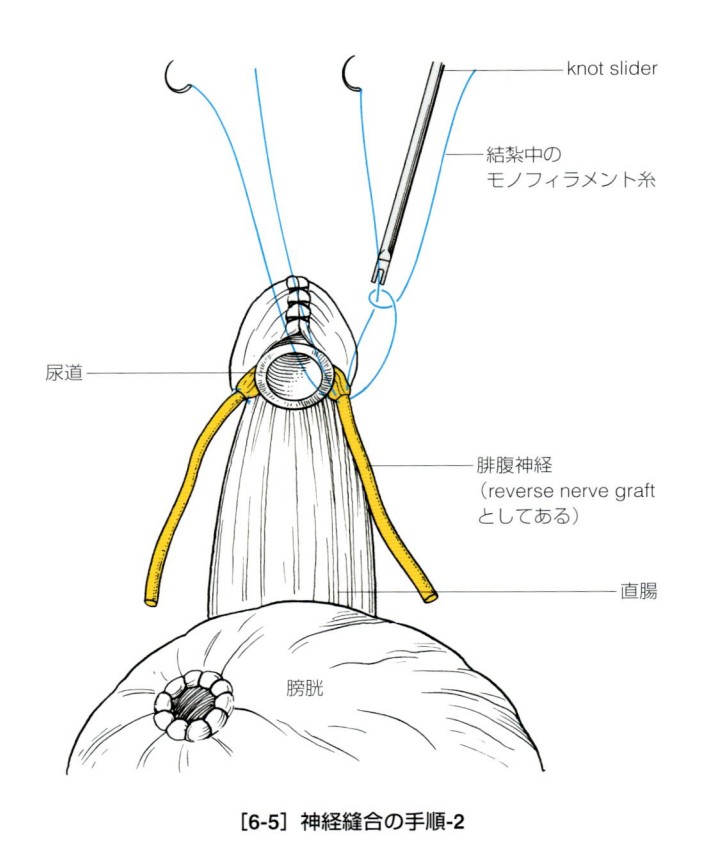

[6-6] 神経縫合の手順-3

泌尿器科筋皮弁

薄筋皮弁

　薄筋は大腿内側の浅層に位置する平たくて薄い筋で，恥骨下行枝より起始し，脛骨粗面に停止する。栄養血管は深大腿動静脈から分枝した内側大腿回旋動静脈の枝で，長内転筋と大内転筋の間から薄筋に到達する。薄筋の遠位部1/3は皮膚穿通枝が少なく血行が不安定なため，皮弁に含めないほうがよい。島状または横転皮弁として用い，幅8cm程度までは安全に縫縮可能であり，会陰部・陰茎・腟再建などに利用可能である[6-7]。また，正中部の広範な組織欠損に対しては，両側に挙上することにより，対称性のある会陰部再建が可能である。

　皮弁挙上手技の容易さ・採取に伴う犠牲の少なさ・到達範囲の点などから，薄筋皮弁は泌尿器科領域で用いる筋皮弁としては最も有用な手段といえる。

腹直筋皮弁

　腹直筋は上方からは上腹壁動脈が，下方からは下腹壁動静脈が流入しており，両方向に筋皮弁として使用可能である。泌尿器科領域の再建には，深下腹壁動静脈を血管茎とする島状皮弁が有用かつ皮弁挙上も容易であるが，薄筋皮弁に比し皮弁採取に伴う犠牲が大きい。このため，会陰部再建には第2の選択肢といえる。しかし，下腹部に腹腔内リンパ節郭清に伴う開腹創が存在する場合などは，新たな手術瘢痕を増やさない意味で検討に値する。その場合でも，筋肉の犠牲が最小限となるような工夫を施すべきである。

　腹直筋皮弁は，横軸型と縦軸型の2種類をデザインすることができる[6-8]。下腹部の手術創や組織欠損の部位と大きさに合わせて，適切なデザインを選択する。挙上した皮弁は，鼠径部に作成した皮下トンネルを経由して会陰部に到達しうる。横軸型と縦軸型の双方のデザインについていえることだが，腹直筋前鞘を貫いて立ち上がる太い穿通枝血管を確認し，皮弁を安全に栄養しうる本数を確実に皮弁に含める。そして，この穿通枝血管を損傷しないように筋肉を最小限付着させ，深下腹壁動静脈とともに皮弁を挙上する[6-9]。この操作は，腹直筋機能の温存のみならず，腹直筋前鞘の欠損も少なくできるので術後のヘルニア予防にもつながる。こういった，より低侵襲な術式が形成外科手術手技の最近の進歩であり，従来の「腹直筋皮弁」に対して「深下腹壁動脈穿通枝皮弁」(Deep Inferior Epigastric Perforator Flap；DIEP flap)とよばれ区別されている。

（文献はp215を参照）

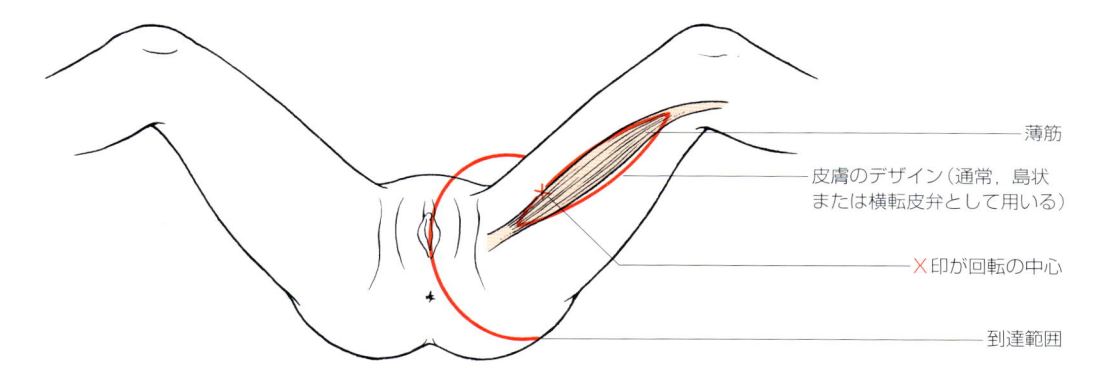

[6-7] 薄筋皮弁のデザインと到達範囲

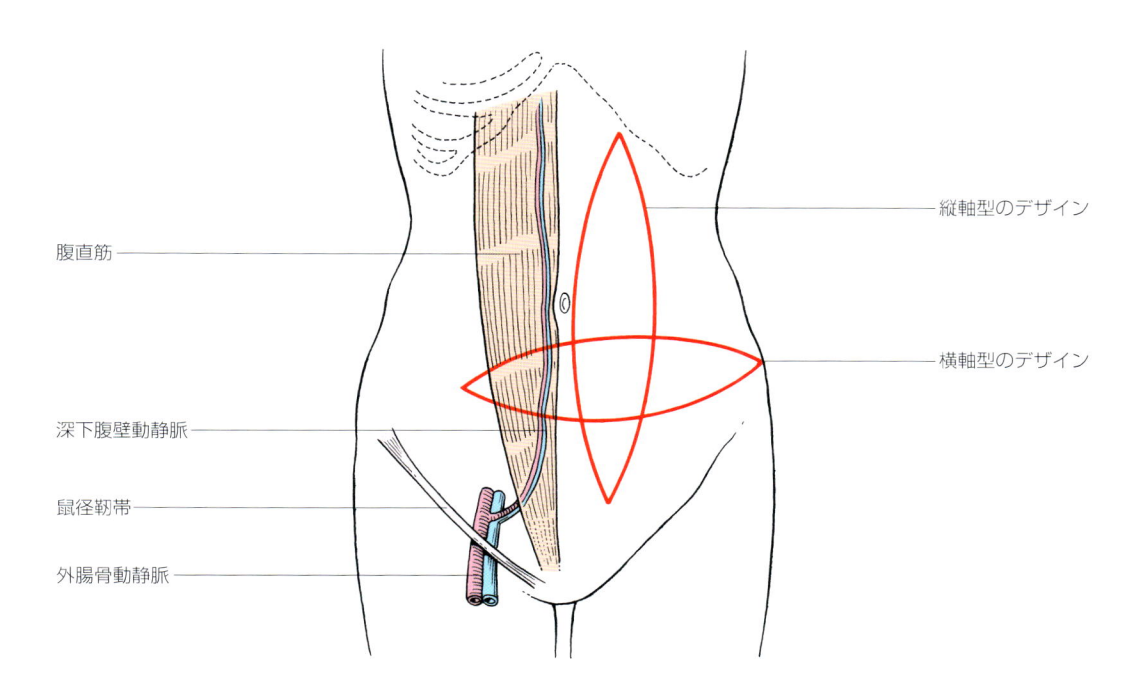

- 薄筋
- 皮膚のデザイン（通常，島状または横転皮弁として用いる）
- X印が回転の中心
- 到達範囲

[6-8] 腹直筋皮弁のデザイン

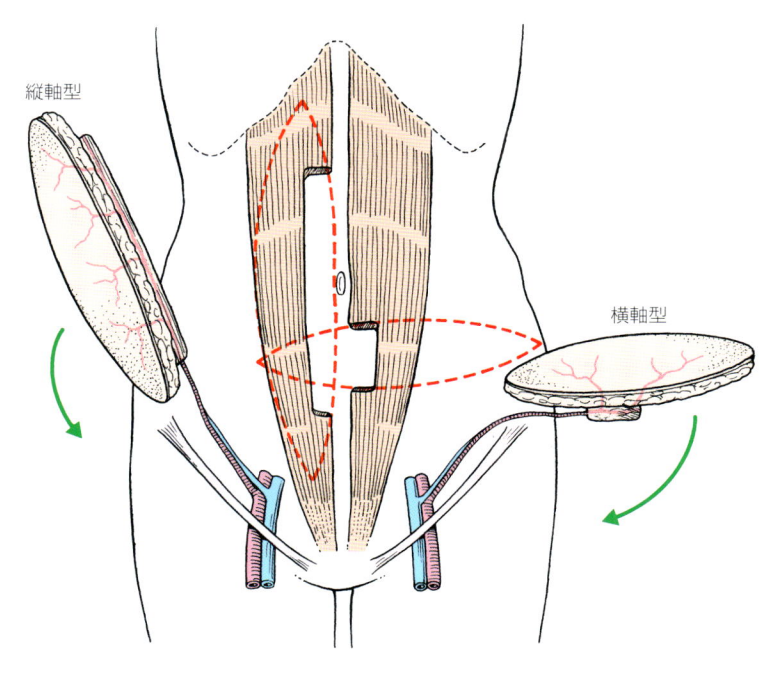

- 腹直筋
- 深下腹壁動静脈
- 鼠径靭帯
- 外腸骨動静脈
- 縦軸型のデザイン
- 横軸型のデザイン

[6-9] 腹直筋皮弁の採取

縦軸型　横軸型

機能再建に必要な解剖―87

6 — 機能再建に必要な解剖

外陰部形成術

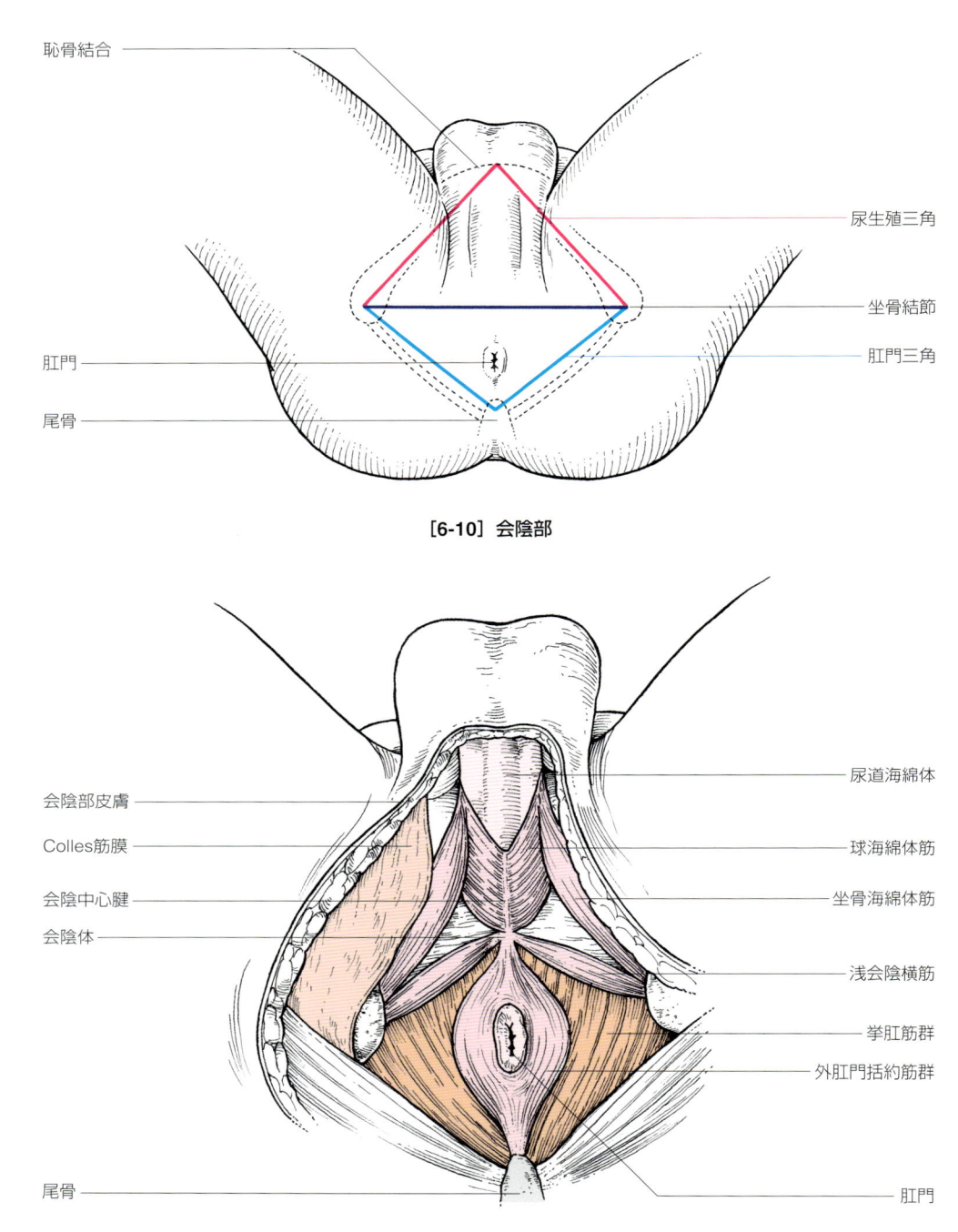

[6-10] 会陰部

恥骨結合／尿生殖三角／坐骨結節／肛門三角／肛門／尾骨

[6-11] 男子会陰部の筋肉

会陰部皮膚／Colles筋膜／会陰中心腱／会陰体／尾骨／尿道海綿体／球海綿体筋／坐骨海綿体筋／浅会陰横筋／挙肛筋群／外肛門括約筋群／肛門

会陰部の解剖

　会陰部（perineum）とは骨盤底を下方から眺めたときに，体幹の下面で恥骨結合を前方に左右の坐骨結節と後方の尾骨の4点に囲まれ，上縁を肛門挙筋とする領域を指す．左右の坐骨結節を結ぶ直線より前方（腹側）を尿生殖三角，後方を肛門三角とよぶ[1]［6-10］．

肛門三角

　肛門三角を側方から見ると，直腸先端は肛門三角の中心部に肛門を形成する．肛門挙筋群の下方では外肛門括約筋が直腸末端を取り巻いており，その周囲を豊富な脂肪組織が皮下を占める．外肛門括約筋は3つの筋群から成っており，前方

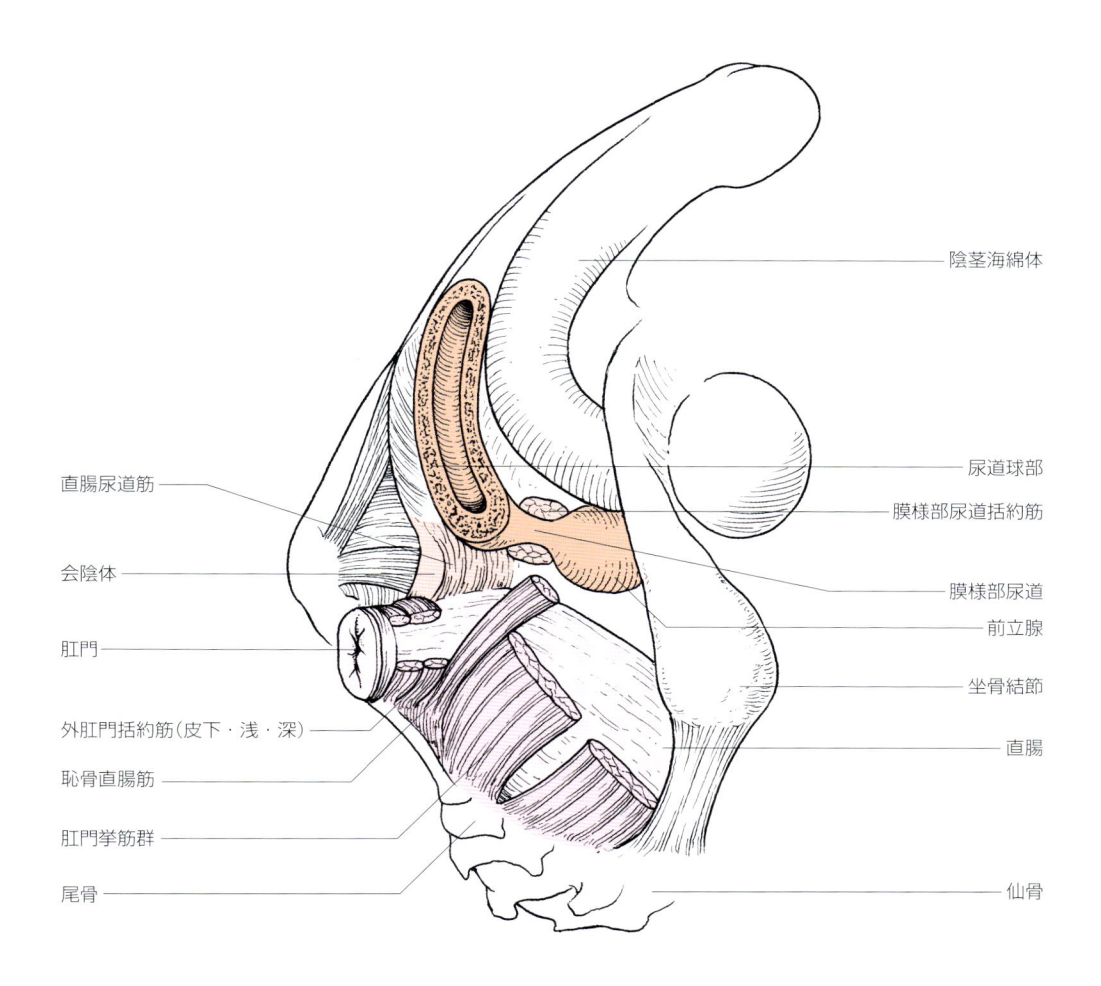

[6-12] 男子会陰部筋群と直腸，尿道

は会陰体(perineal body)，後方は尾骨に囲まれている[6-11]。この筋群の最も頭側(骨盤側)を成す深外肛門括約筋は挙肛筋の恥骨直腸slingとともに，前立腺の高さで直腸を前方に引き寄せ，その後約90°の角度で肛門管を後方に屈曲させている[6-12]。このように尿道前立腺部で直腸と近接していることは，直腸末端の操作の際に重要である。肛門挙筋群の損傷は便失禁，肛門脱，子宮脱をまねくおそれがある。

尿生殖三角

尿生殖三角は尿生殖隔膜とよばれる筋群が，男子では下部尿路を，女子では下部尿路と女性内性器とを支え，Colles筋膜がその下方を覆っている。Colles筋膜は腹壁皮下筋膜であるScarpa筋膜と連続しており，陰茎(陰茎ではdartos筋膜とよばれる)，陰嚢の皮下筋膜でもある。

会陰部，球部尿道の手術では，肛門あるいはその前方に皮下結節状に触れる会陰体(perineal body)を囲んだ逆U字切開を置くことが多い。皮下組織，Colles筋膜を開くと，球部尿道を支える球海綿体筋に達する。その側方には陰茎海綿体根部である陰茎脚を支える坐骨海綿体筋が見える[6-11]。球海綿体筋は後方が会陰体に固定されており，ここから前方の硬い会陰中心腱(perineal central tendon)に収束しているため，球部尿道から膜様部尿道にアプローチするには球海綿体筋を正中部の中心腱で左右に開き，後方の会陰体を球部から外す操作が必要であるが，この部位の筋群と球部尿道そのものは血流が豊富であり，出血に悩まされることがある。一方，経会陰的な前立腺へのアプローチは会陰体を前方(腹側)に触れながら，直腸前壁に沿って前立腺頂部に到達する。先天性副腎皮質過形成やその他の性分化異常症における"high vagina"に対する造腟術，男子の小子宮(utricle)摘除術などに対しては，球部尿道から膜様部尿道，さらには後部尿道まで露出する必要がある。この場合には患者の骨盤を高く後方に突き出した腹臥位(posterior sagittal approach[2]の体位)を採り，前立腺と同じ経路でアプローチするほうが視野もよく，操作も容易である[3]。会陰体は弾性線維が豊富な線維筋集合体で，神経線維にも富んでおり，会陰部の手術の際にこの部位を損傷すると，尿・便失禁の恐れや腟脱を起こすことがある。ここには前後左右から種々の筋が腱状に収束しており，前方の尿生殖三角では坐骨結節から会陰横筋，尿道括約筋，球海綿体筋が収束しており，後方の肛門三角からは外肛門括約筋の線維が集まっている[4][6-13]。幸にして総排泄腔異常や性分化異常症の"high vagina"症例では，尿道(正しくは尿生殖洞あ

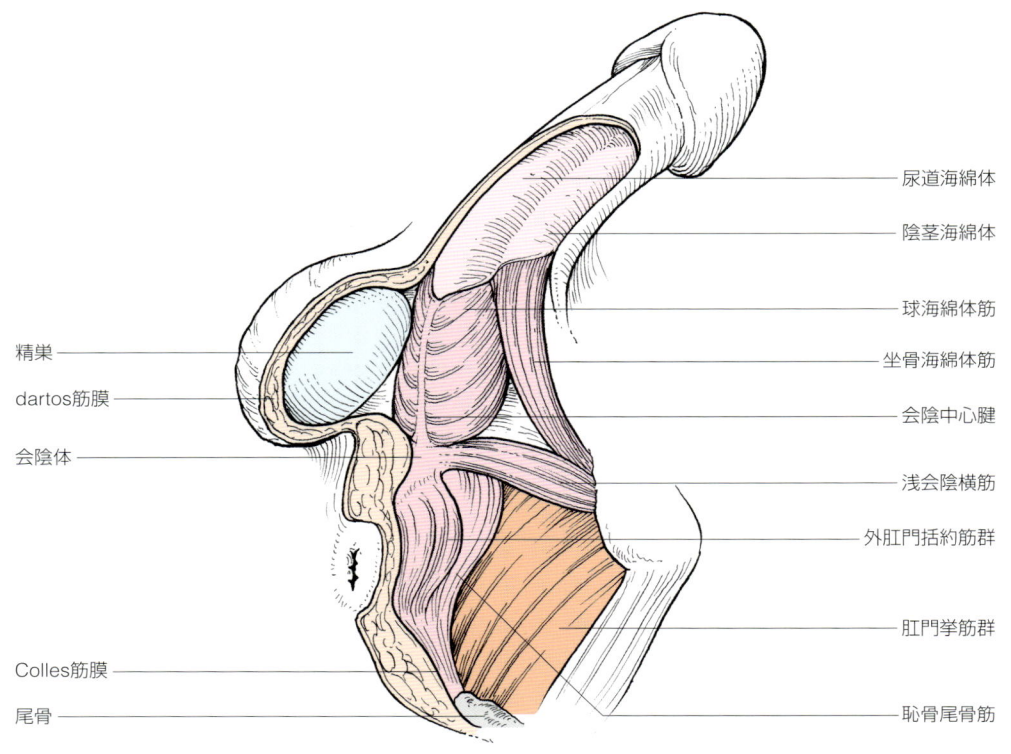

[6-13] 男子会陰部の筋肉と筋膜

ラベル：尿道海綿体／陰茎海綿体／球海綿体筋／坐骨海綿体筋／会陰中心腱／浅会陰横筋／外肛門括約筋群／肛門挙筋群／恥骨尾骨筋／精巣／dartos筋膜／会陰体／Colles筋膜／尾骨

るいは総排泄腔)後面の球海綿体筋の発達が悪く，6時方向を切開しても出血に悩まされることは少ない。

会陰部の血管

　会陰部の血流は，そのほとんどが内腸骨動脈から直腸，膀胱への分枝を出した後の内陰部動脈から受けている[**6-14**]。この動脈は骨盤内から会陰部に出た後，Alcock管とよばれる筋膜の中を通過し，その間に肛門への枝である下直腸動脈を出す[**6-15**]。その後，尿生殖三角の筋群と深部の挙肛筋群にも分枝を出し，終枝は陰茎海綿体の内側から背側に向かう陰茎動脈となる(陰茎の項参照)。会陰部から陰嚢後面の皮膚および皮下浅筋膜(Colles筋膜)への血流は，内陰部動脈の分枝である会陰動脈と後陰嚢動脈から受けている。会陰部の静脈は陰茎背側の静脈とも交通がみられ，骨盤内に入り内陰部静脈となり前立腺側方の静脈叢に加わる。これらは前立腺手術の際に尿道周囲の骨盤底筋群からの出血の原因となる。肛門周囲の下直腸静脈は，他の直腸からの静脈系と合わさり門脈に入っており，門脈圧亢進の際にはうっ血のため，痔核として症状を呈する[5]。

会陰部の神経

　神経系は血管系と同様の走行を示し，陰部神経がAlcock管内で外肛門括約筋への分枝(下直腸神経)を出し，肛門周囲皮膚の知覚に関与する。陰部神経の会陰枝は同名の血管に伴走

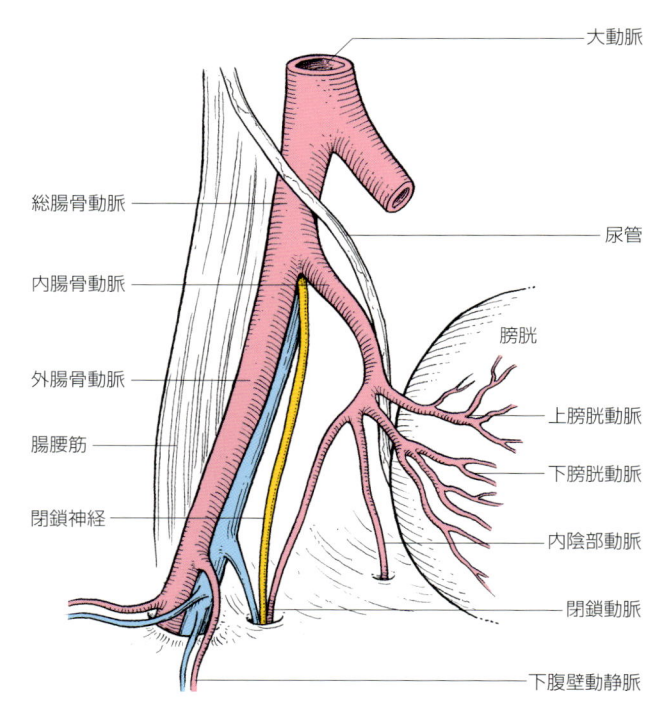

[6-14] 骨盤内の動脈

ラベル：大動脈／総腸骨動脈／内腸骨動脈／外腸骨動脈／腸腰筋／閉鎖神経／尿管／膀胱／上膀胱動脈／下膀胱動脈／内陰部動脈／閉鎖動脈／下腹壁動静脈

し，坐骨海綿体筋，球海綿体筋，会陰横筋に枝を出し，また陰嚢後面の皮膚知覚にも関与する。陰部神経終枝は，陰茎背神経として陰茎根部の筋群と深部の挙肛筋にも分枝を出したのち，陰茎海綿体脚の内側から背側に向かい，陰茎とくに亀頭部の知覚に関与する(後述「陰茎の神経」参照)。

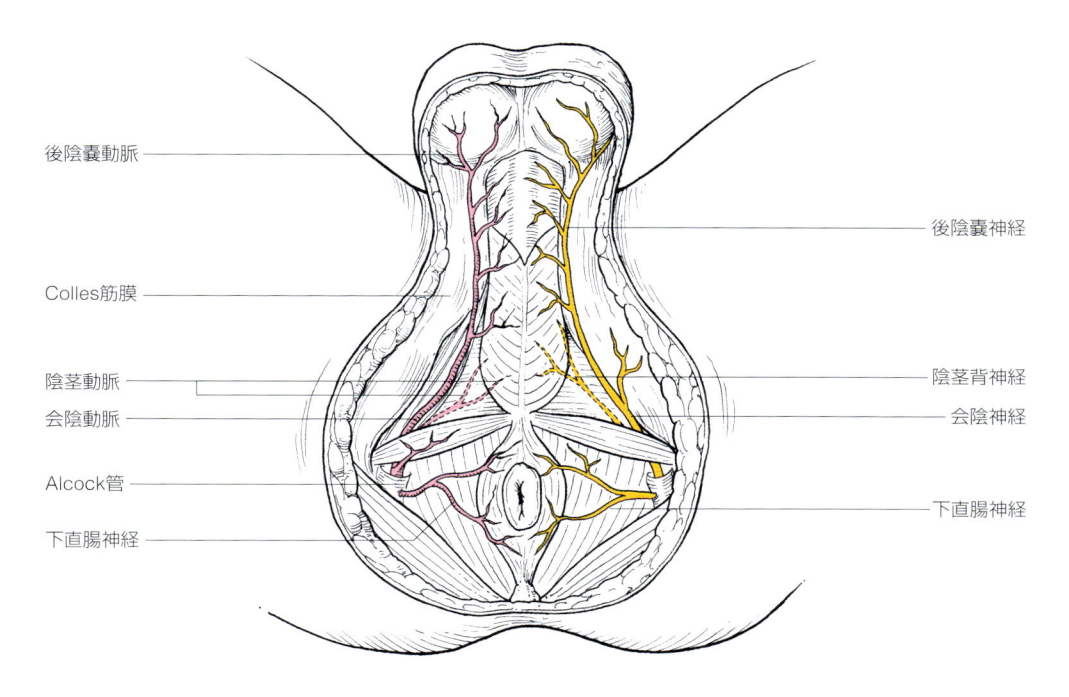

[6-15] 会陰部の血管と神経

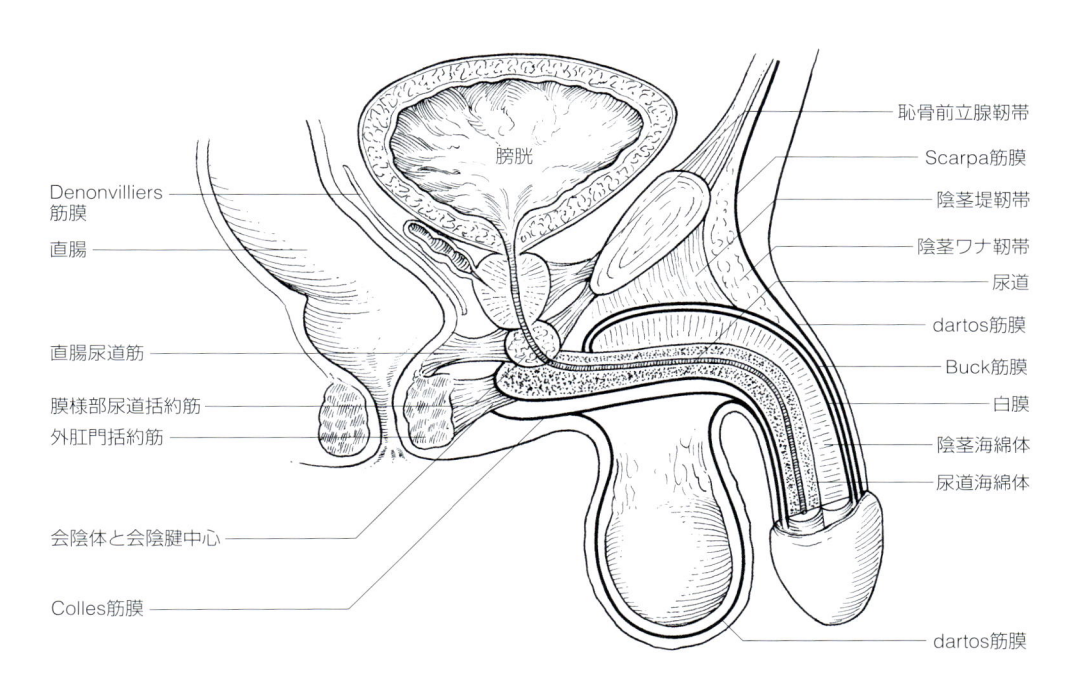

[6-16] 男子の尿生殖器の正中断面図

陰茎の解剖

陰茎皮膚と筋膜

　陰茎は左右の陰茎海綿体ならびにその腹側の尿道海綿体と，それらを包む組織により構成される。2本の陰茎海綿体は恥骨結合下部で分かれ，陰茎脚（crus）として恥骨前枝下縁に終わる［6-16］。陰茎は2層の靱帯で支えられている。表層の陰茎ワナ靱帯はScarpa筋膜から連続しており，陰茎根で左右に分かれdartos筋膜と会陰部のColles筋膜に移行する。その深部には頭側が恥骨結合下縁に固定した強力な陰茎堤靱帯（suspensory ligament）があり，これが陰茎のBuck筋膜に移行しており，性行為の際の陰茎の保持に重要な働きをしている。海綿体は陰茎中隔で左右が分かれているが，互いに血流の交通がみられる。陰茎海綿体は白膜（tunica albuginea）とよばれる強固な膜で囲まれている［6-17］。この膜はコラーゲン線維がメッシュ状となるよう外層が縦走線維，内層が輪状線維の2層から成っており，陰茎の弛緩と勃起の両方の状態に対応できる構造を示す。その外側には弾性線維とコラーゲ

機能再建に必要な解剖―91

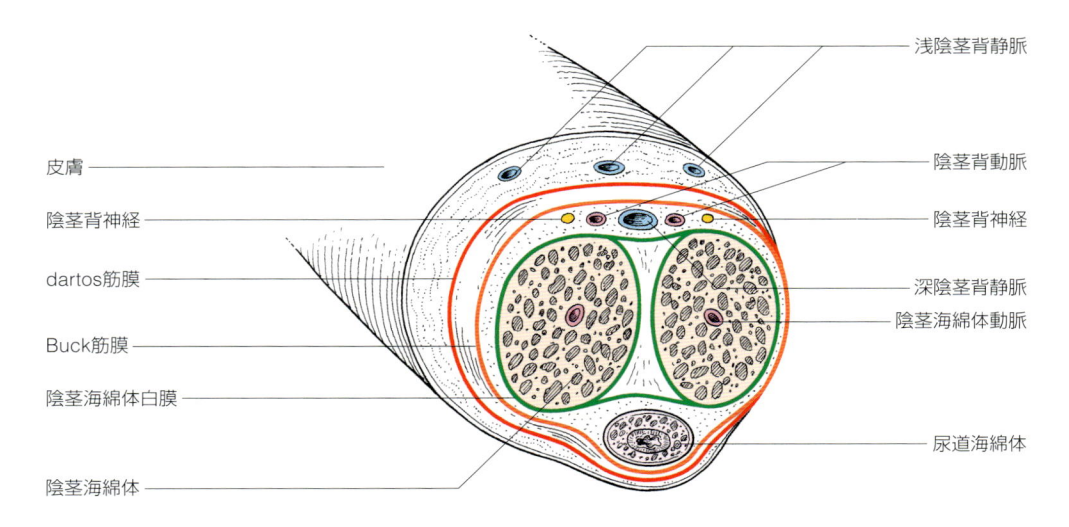

[6-17] 陰茎の断面図

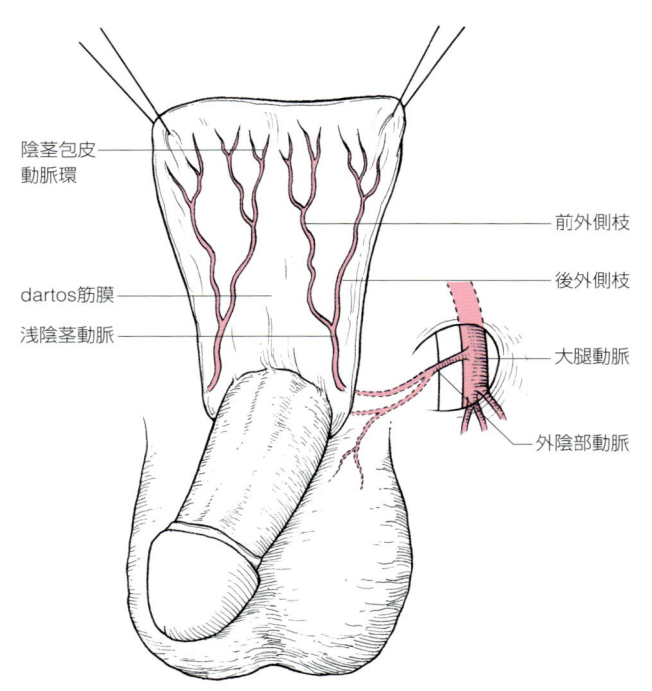

A：陰茎包皮の動脈

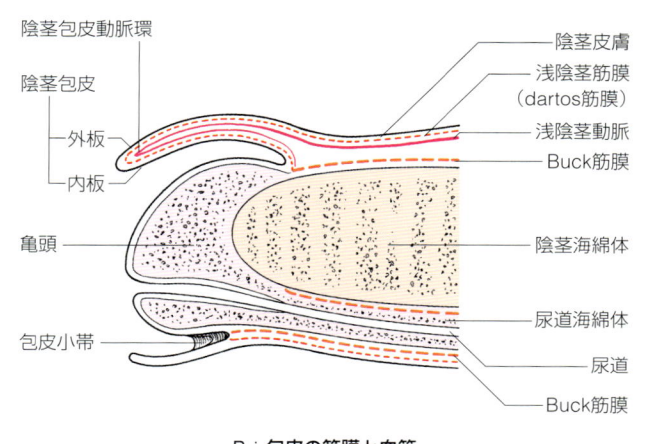

B：包皮の筋膜と血管

[6-18] 陰茎皮膚の血流

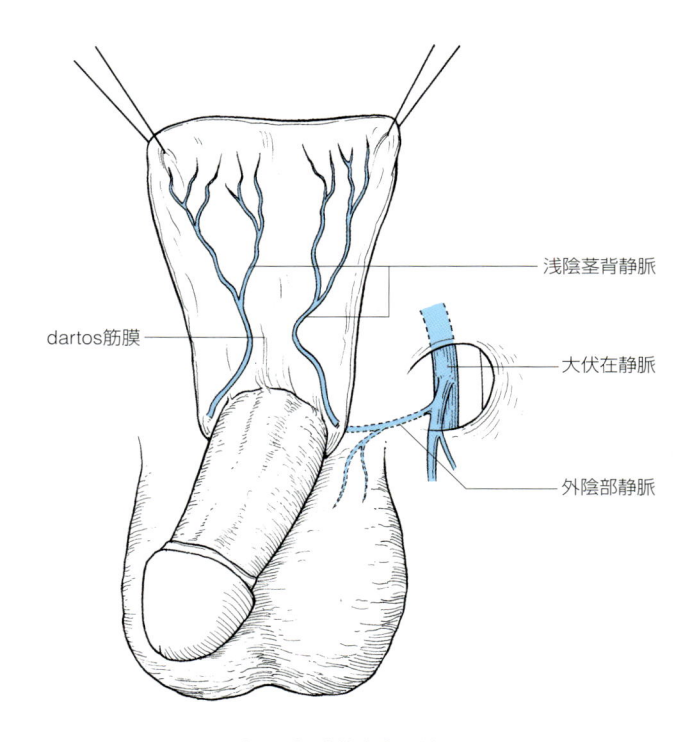

[6-19] 陰茎皮膚の静脈

ンから成るBuck筋膜が陰茎海綿体および尿道海綿体の両者を取り巻いている。この筋膜線維は一部は腹直筋筋膜，あるいは会陰部の筋膜と連続している。陰茎遠位部ではBuck筋膜は冠状溝部で終わり，亀頭部は覆っていない。Buck筋膜は強固なため，陰茎折症の際にも出血は外部に出ることはなく，皮下出血も陰茎体部に限られる。Buck筋膜の外側には非常に薄い結合組織を介して，尿道下裂の際に重要なdartos筋膜が取り囲む。この筋膜は鼠径部および会陰部の皮下筋膜（Scarpa筋膜およびColles筋膜）と連続している。dartos筋膜とBuck筋膜は会陰部にも連続しており，会陰部手術で目安となる坐骨海綿体筋や球海綿体筋はこの2層の筋膜の間に位置している。小児泌尿器科の代表的疾患である尿道下裂では，外尿道口の位置が亀頭部から会陰部までのさまざまな場所に

[6-20] 陰茎の動脈

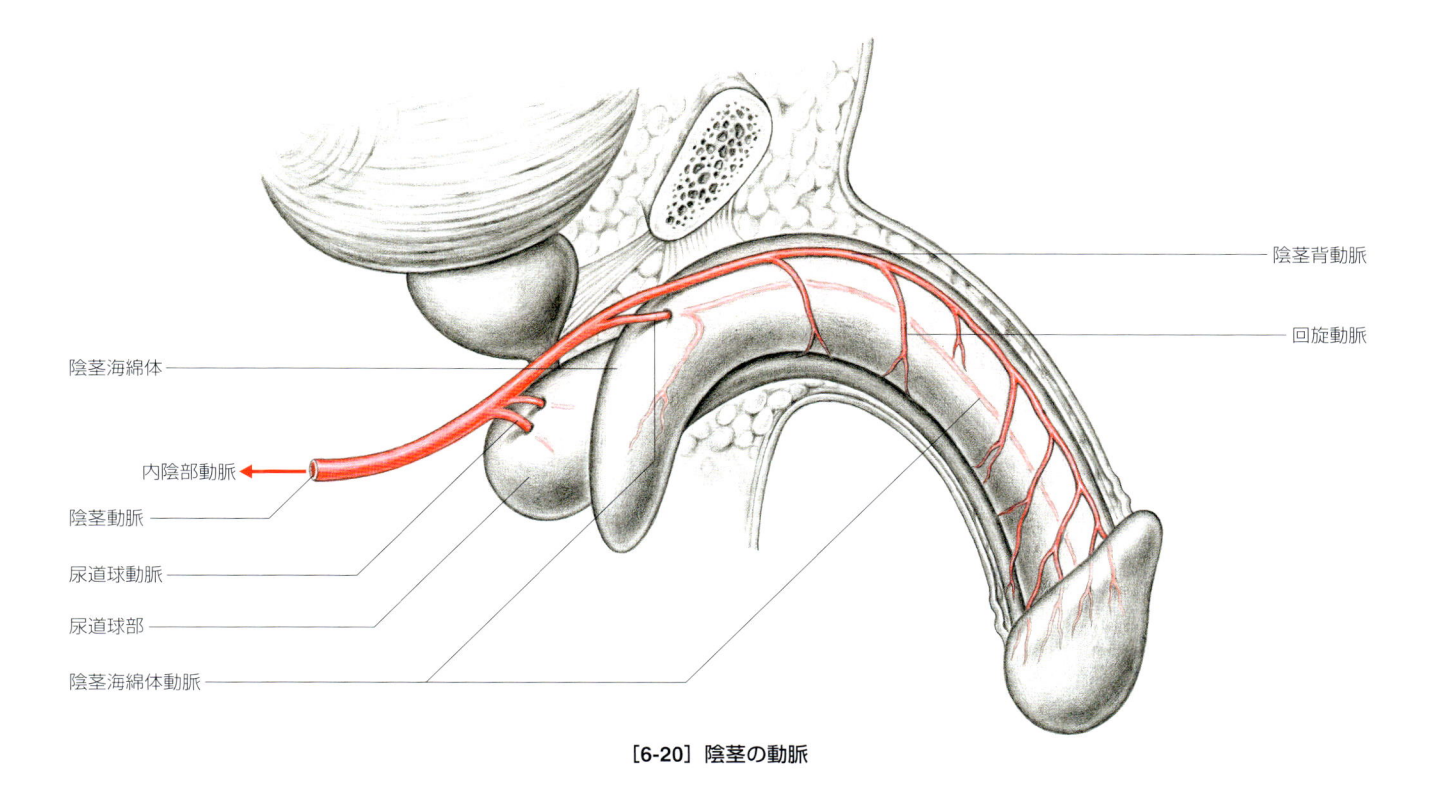

開口しているが，いずれの開口位置であれ，その近位部では索変形による引きつれが見られる。この索変形の原因にはdartos筋膜が欠損し，尿道が直接皮膚に付着しているものや，dartos筋膜に加えてBuck筋膜も欠く場合，あるいはdartos筋膜，Buck筋膜および尿道海綿体も欠く場合があり，手術時には病因を確かめながら手術を進めることになる。陰茎皮膚は勃起に対応できるように伸展性が良好で，毛根や汗腺などは見られない。皮下には脂肪組織がなく，Buck筋膜を覆う粗な筋膜（dartos筋膜）のため，皮膚の可動性も大きい[6-17]。陰茎遠位部では亀頭を覆うように皮膚が折り返し，陰茎包皮となり冠状溝部に付着する。陰茎亀頭部の皮膚は体部とは異なり，他の筋膜を介さず白膜と直接付着しているため，可動性がない。陰茎皮膚の血流は海綿体とは別で，左右の大腿動脈の外陰部枝から受けており，陰茎根部からdartos筋膜中を縦走しながら陰茎皮膚ならびに包皮に血流を送る[6-18A]。浅陰茎背動脈は包皮外板の皮下を通り，その先端でいわゆる陰茎包皮動脈環となり，今度は反転して内板に沿って冠状溝に終わる[6-18B]。その間にも多くのnetworkと分枝を出しており，このため血管茎を有する陰茎皮膚弁は血流に富み，尿道欠損部の手術や尿道再建術に用いられる。陰茎皮膚，とくに包皮を手術に用いるときには，1）左右の外陰部動脈からの4本の分枝のうち，少なくとも2本からの血流を確保する，2）血管の走行は陰茎の長軸方向のため，皮膚弁を作成するときには縦方向の血管茎をもつようにデザインする，3）皮膚と皮下のdartos筋膜とは分離しない，4）包皮内板は冠状溝近くになるほど血流が少なくなる。また陰茎皮膚は，長期にわたる尿の刺激にも上皮成分が変化することが少なく，この点も尿路再建術の材料として適している。陰茎皮膚の静脈系は表層部と深部に分けられるが，陰茎包皮の血流は陰茎本体とは交通をもたず，静脈は動脈と同様の走行を示し，大伏在静脈に流入する[6-19]。

陰茎体の血管

陰茎体に向かう陰茎動脈はAlcock管内で内陰部動脈から分かれ，3本の枝（尿道球動脈，陰茎海綿体動脈，尿道動脈）を出したのち，終末枝は陰茎背動脈となる[6-20]。尿道球動脈，尿道動脈はともに球部尿道，前部尿道に血液を供給している。陰茎海綿体動脈は陰茎脚部の内背側から海綿体に入り，ほぼその中央部を通り先端まで達する。陰茎背側動脈は恥骨結合下方で左右の陰茎海綿体が合わさるあたりから海綿体の背外側に沿い，Buck筋膜と白膜との間を深陰茎背側静脈と神経には挟まれて亀頭部に向かう。その間にも陰茎海綿体および尿道海綿体に分枝を送り，随時吻合をもつ。陰茎背動脈は冠状溝近くでその走行を海綿体側方から腹側に変え，亀頭に入る。その内の最も腹側の分枝が包皮小帯（frenulum）に入っている。この陰茎の血管系は走行や分枝，吻合などが非常に個人差に富むため，手術の際には注意が必要である。

陰茎体の深部静脈系のうち，亀頭からの血流は冠状溝で集合し，深陰茎背静脈となり陰茎海綿体隔壁背側のBuck筋膜下を通り，恥骨結合下の陰茎堤靱帯，恥骨前立腺靱帯の間から前立腺前面の静脈叢（Santorini静脈叢）に入る[6-21]。その後，膀胱静脈叢を経て内腸骨静脈に流入する。陰茎海綿体中には動脈に併走して陰茎海綿体静脈がみられ，球部尿道から

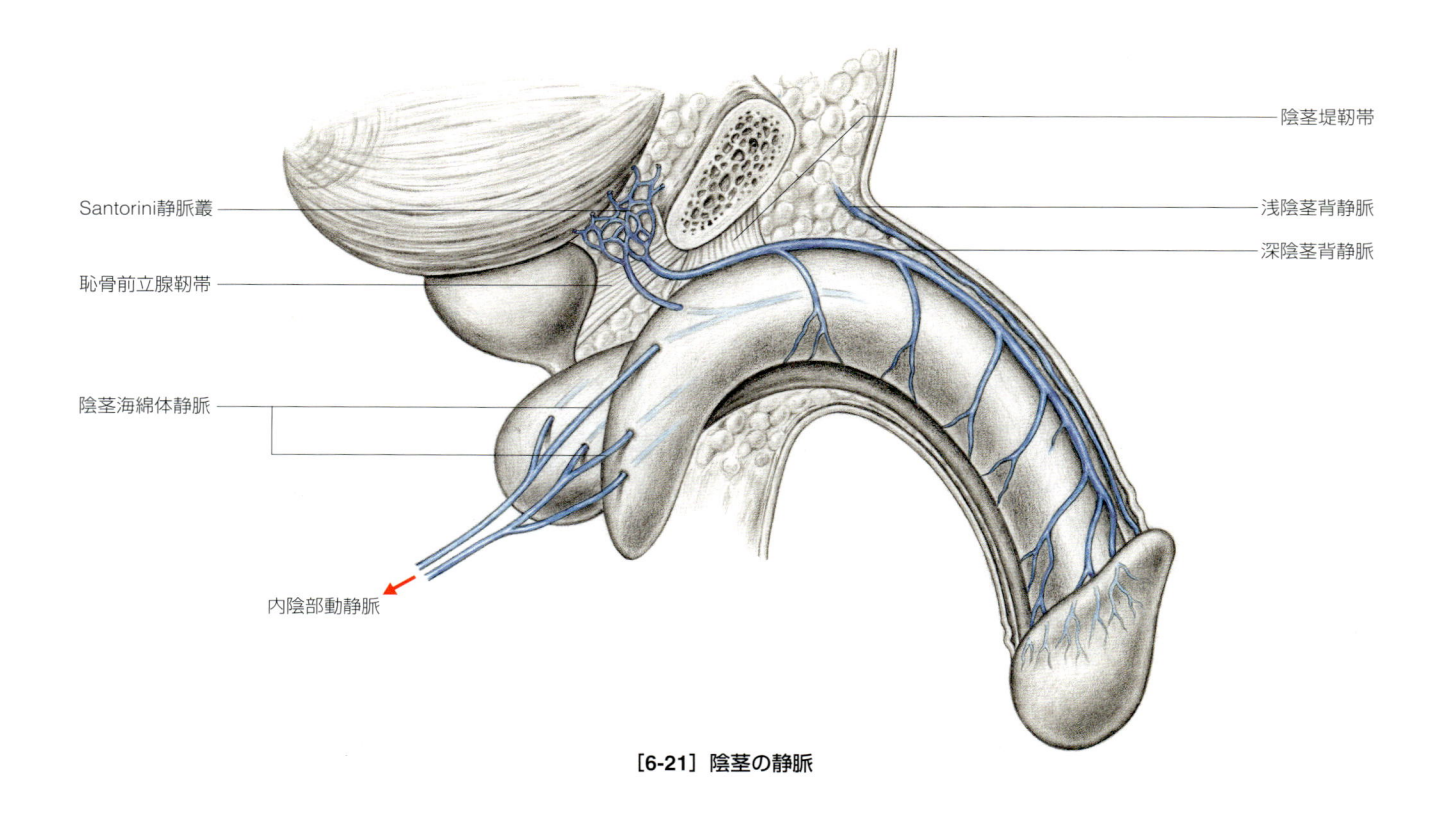

[6-21] 陰茎の静脈

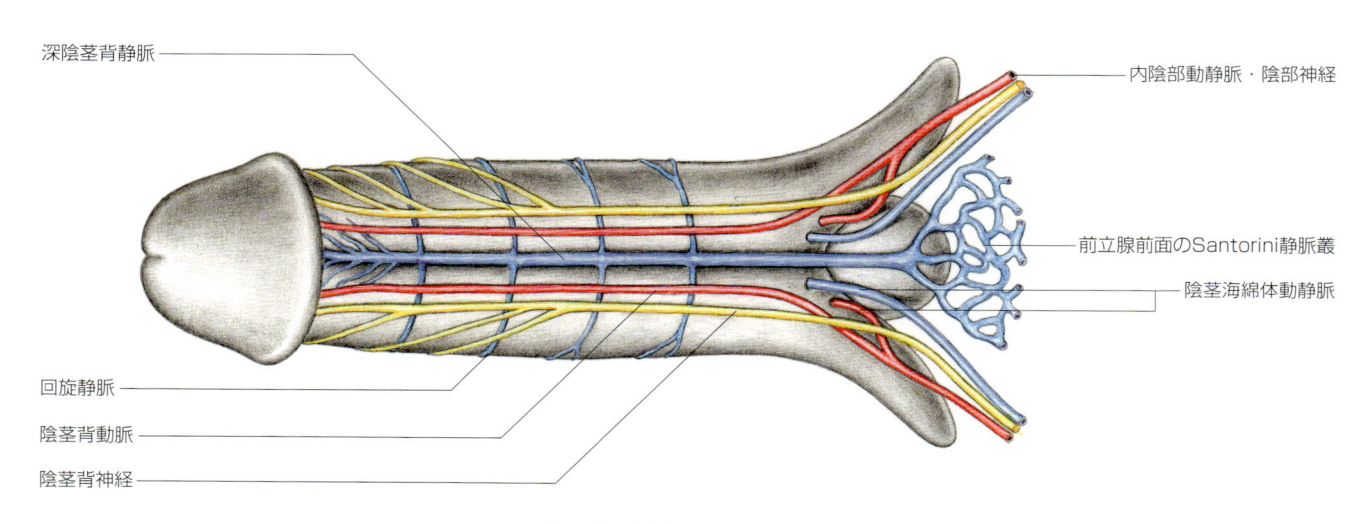

図中ラベル（上図）：
- Santorini静脈叢
- 恥骨前立腺靱帯
- 陰茎海綿体静脈
- 内陰部動静脈
- 陰茎堤靱帯
- 浅陰茎背静脈
- 深陰茎背静脈

[6-22] 陰茎背側の神経・血管
神経血管束（neurovascular bundle；NVB）

図中ラベル（下図）：
- 深陰茎背静脈
- 回旋静脈
- 陰茎背動脈
- 陰茎背神経
- 内陰部動静脈・陰部神経
- 前立腺前面のSantorini静脈叢
- 陰茎海綿体動静脈

の血流も併せ内陰部静脈に入る。陰茎海綿体からの血流は深陰茎背静脈とも交通がある。

陰茎の神経

　陰茎の知覚および運動神経は陰茎背動脈に併走する陰部神経終末枝の1つである陰茎背神経が支配し，とくに亀頭部に豊富な知覚神経終末を分布している。陰部神経は内陰部血管とともにAlcock管を通り骨盤内から会陰部に現れ，下直腸神経を分枝したあと挙肛筋の下方を腹側に向かい，陰茎海綿体脚部の内側からBuck筋膜と白膜の間で陰茎海綿体背外側を縦走して冠状溝近くで扇状に広がり，亀頭に終わる[4][6-22]。このように陰茎海綿体の遠位部から亀頭部に向かう血管ならびに知覚神経は，いわゆる神経血管束（neurovascular bundle；NVB）として陰茎海綿体白膜とBuck筋膜との間を走っているため，先天性副腎皮質過形成などに対して陰核形成術を加える際には，陰茎海綿体の9時および3時あたりからdartos筋膜ならびにBuck筋膜を切開して，NVBを1つの束として白膜から剥離することになる。しかし良い剥離層に入っても，回旋血管から白膜を通して海綿体の中に入る分枝が随所に見られるため，これらを犠牲にしなければならない。陰茎腹側は会陰神経からの支配を受けており，陰茎の手術のと

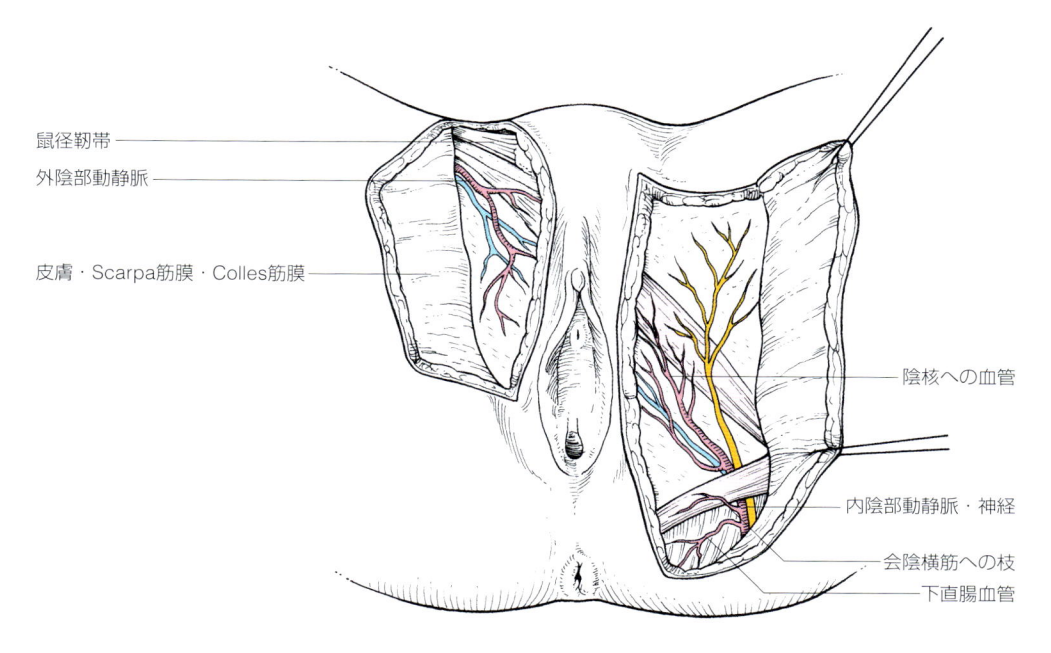

[6-23] 女子会陰部の血管，神経

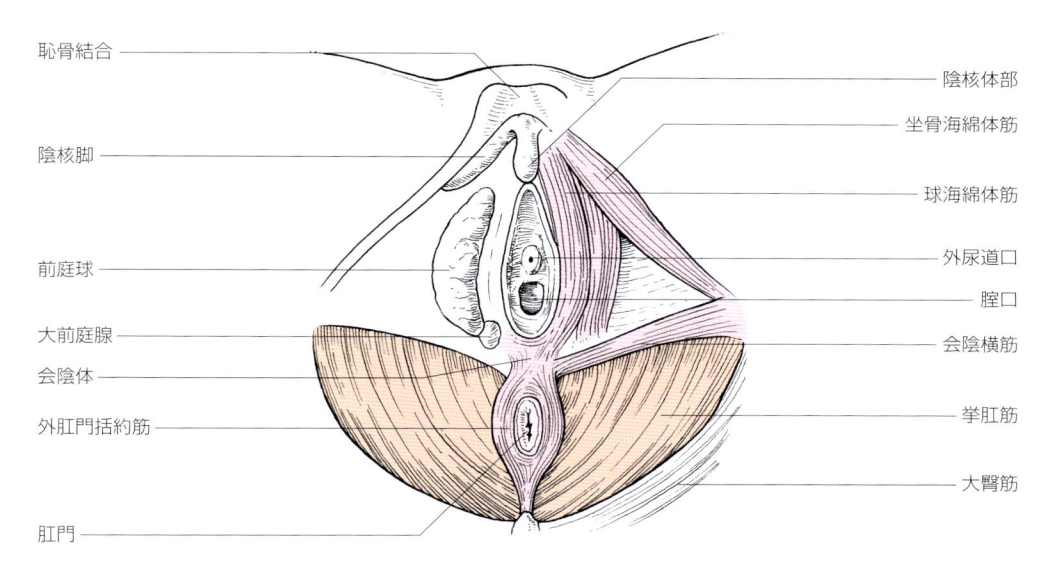

[6-24] 女子会陰部の筋肉

きにはこの神経へのブロックも必要となる。

骨盤神経叢はS_2-S_4からの副交感神経線維と，Th_{11}-L_2からの交感神経線維から成っている。ここから出た陰茎海綿体神経は前立腺の後外側を通り，膜様部尿道の高さで分かれ内側枝は尿道に向かうが，外側枝である副交感神経系は膜様部尿道壁に近接して走り，途中でCowper腺にも分枝を出す。その後は陰茎海綿体動脈と併走して陰茎海綿体に入り，骨盤神経叢からの交感神経作用と副交感神経作用を発揮し，勃起に関与する。

女子の尿生殖三角

女子の尿生殖三角は男子との性差が著しく，その正中部を腟前庭部が占めている。外陰部の発生過程をみると，女子では尿生殖襞は癒合せず小陰唇を形成し，その外側の陰唇陰嚢隆起もほとんどの部分は癒合せず，大陰唇を形成する。左右の大陰唇から恥丘にかけては豊富な皮下脂肪組織が覆い，腟前庭部を取り囲む。この脂肪組織と皮膚は外陰部血管からの血流を受ける[6-23]。陰核を形成する2本の陰核海綿体は恥骨結合下縁で分かれ，左右の脚部は恥骨前枝の下に坐骨海綿体筋に覆われて付着する。腟前庭の左右には前庭球があり，その下面は球海綿体筋が覆う。腟口と肛門の間に位置する会陰体は男子と同様に前後左右から球海綿体筋，外肛門括約筋，恥骨直腸筋，会陰横筋などの筋が腱状に付着している[6-24]。この会陰体を中心として集合している筋群は，会陰および腟，尿道などの尿生殖三角に存在する器官を支持しており，この部分の損傷により尿失禁や腟脱を起こす危険性がある。

（文献はp216を参照）

6 ─ 機能再建に必要な解剖

尿路変向・再建術

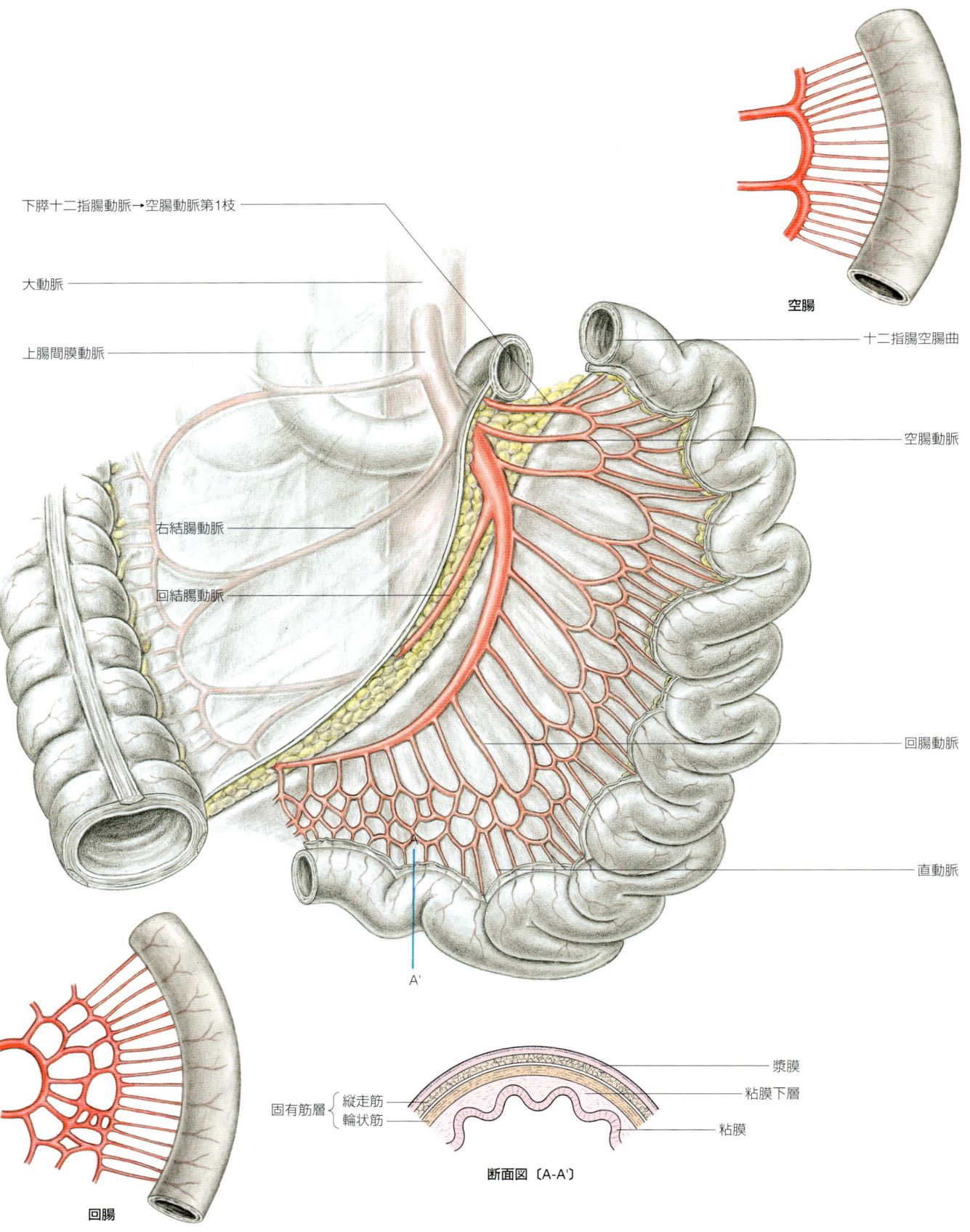

空腸

下膵十二指腸動脈→空腸動脈第1枝

大動脈

上腸間膜動脈

十二指腸空腸曲

空腸動脈

右結腸動脈

回結腸動脈

回腸動脈

直動脈

A'

回腸

漿膜
粘膜下層
固有筋層 { 縦走筋
　　　　　 輪状筋 }
粘膜

断面図〔A-A'〕

[6-25] 小腸の動脈と構造

96

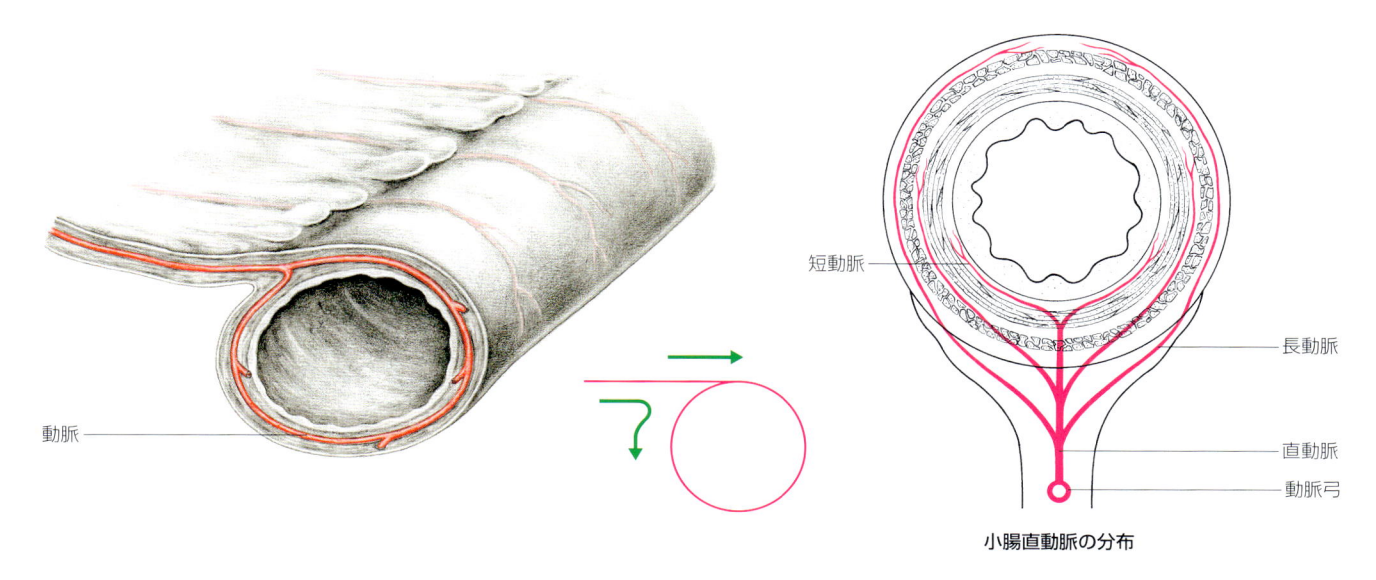

[6-26] 小腸近傍での動脈の分布

小腸直動脈の分布

短動脈／長動脈／直動脈／動脈弓／動脈

　尿路変向，再建術にはさまざまな方法があり，消化管が最もよく利用される。この消化管を利用した尿路再建術の際には腸管切除あるいは遊離，腸管の脱管腔化，尿管吻合時の腸管粘膜下トンネルの作成などさまざまな手技が必要である。したがって，尿路変向に利用するそれぞれの腸管，腸間膜の構造，血行支配の特徴などの解剖学を熟知しておくことが安全で確実な手術を行ううえで重要である。ここでは，尿路再建によく用いられる小腸，結腸を中心にその解剖学的な必要事項を解説する。

小腸

■特徴

　小腸は空腸と回腸から成りトライツ（Treitz）靱帯に位置する十二指腸空腸曲から始まりL_1-S_1の高さで右下腹部，右仙腸関節前面に存在する回盲部で終結する。空腸は膵，脾，結腸，左腎に接して左上腹部に位置し，回腸は右下腹部ならびに骨盤部に位置する。実際の長さは測定時の腸の状態や個人により差があるが，全長の約2/5が空腸（100〜110cm）で，残りの3/5が回腸（150〜160cm）である。空腸，回腸の直径は，それぞれ約4cm，3.5cmで，空腸のほうがやや壁が厚い。これらの腸管は14〜16cmのループをいくつも形成しており，このループは近位では水平に存在し末梢になるにつれ垂直になってくる。空腸，回腸は完全に腹膜に覆われており，漿膜，固有筋層（縦走筋，輪状筋），粘膜下組織，粘膜からなる[6-25]。腸腸吻合では，この腸管の構造をよく理解したうえで縫合を行うことが大切である。また，空腸，回腸は十二指腸空腸曲から回盲部に斜めに延びる腸間膜を有している[6-25]。この腸間膜内には血管，神経，リンパ管が走行している。空腸の腸間膜は透過性があるが，回腸にいくにつれ脂肪が多くなる。腸間膜の長さは個人差があり，小腸の中央部で最も長く14〜30cmあり，回盲部ならびにトライツ靱帯付近では短い。したがって，導管として用いる場合は空腸より回腸のほうが可動性が良い。放射線照射，化学療法，感染症，あるいは腹部手術の既往がある場合は腸間膜の癒着や可動性が制限される。

■血行

　空腸，回腸の支配動脈は上腸間膜動脈で，大動脈において腹腔動脈と腎動脈の間，L_2上縁あたりから分岐する[6-25]。膵頭部後方から膵鉤状突起の内縁に沿って十二指腸水平部の前方を通り小腸間膜に至る。上腸間膜動脈の左側では14，15本の空腸動脈，回腸動脈としての枝が分岐する。空腸動脈の第1枝のみは下膵十二指腸動脈から分岐している。したがって，もし上腸間膜動脈塞栓症を起こした場合でも，空腸動脈第1枝の血行支配領域は腸管壊死にならない。十二指腸空腸曲近くでは上腸間膜動脈からの空腸への枝は長く，その先で血管のアーケードを形成し，このアーケードからの直動脈も長く，腸間膜の脂肪も少ないため血管がはっきりしている。回腸末端にいくにつれ上腸間膜動脈からの腸管への枝は短くなるが，血管のアーケードが増え直動脈が短くなる。このあたりでは腸間膜の脂肪が多くなり血管は不明瞭となる。この血流のアーケードは空腸では2，3本であるが，回腸では4，5本になり交通枝が豊富である。直動脈は腸管壁に到達すると2つに分岐し，右側は連続性を保って直線的に入るが，左側ではすこし角度をもって腸管壁内入っていく[6-26]。これら動脈は両側から腸管壁を栄養し，漿膜下，筋層，粘膜下で血管叢を形成する。直動脈は終末動脈であり，この動脈や最後のアーケードを損傷すると腸管の壊死に陥る。したがって，腸管を切除する場合はできるだけ漿膜に近いところでこれらの血管を結紮切断し，腸間膜を処理すべきである。空腸，回腸は結腸に比べて広い面で腸間膜に接し固定されており，屈曲などにより血流障害が起こりにくいのみならず腸間膜より

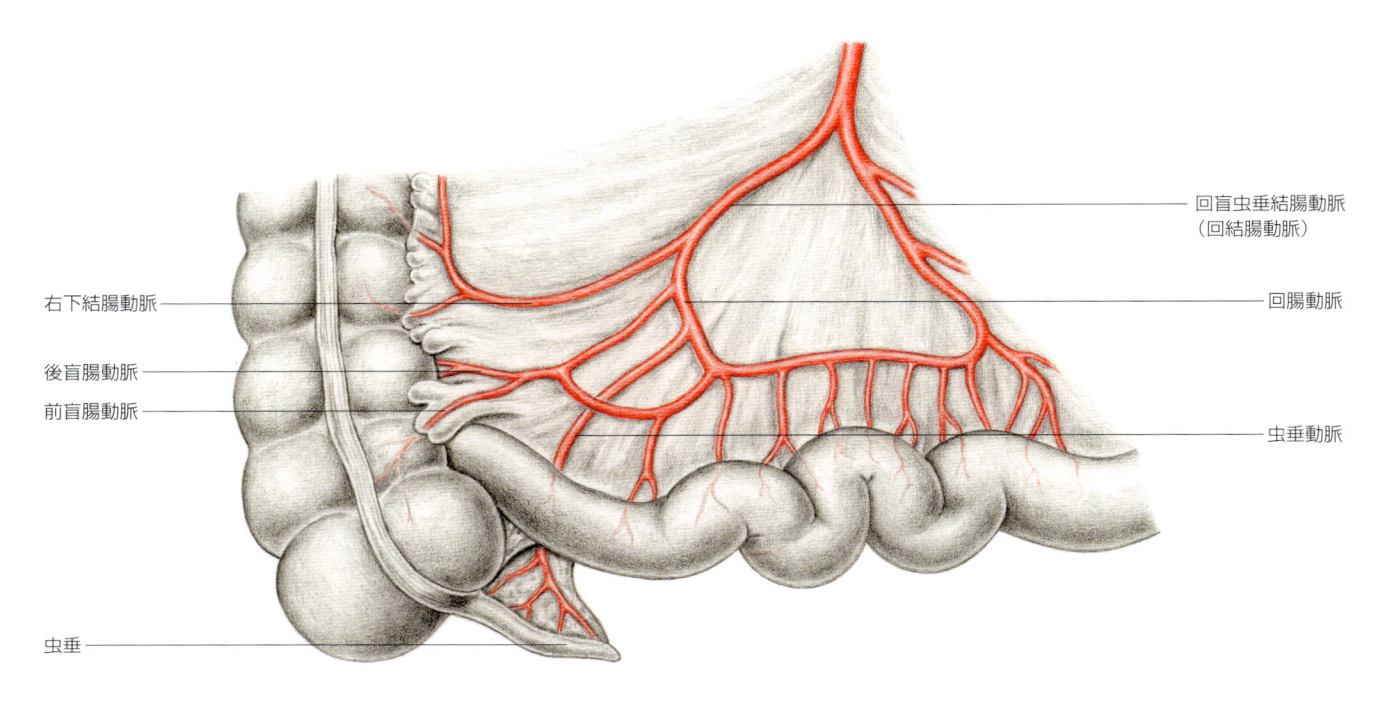

[6-27] 回盲部の動脈

主なラベル:
- 右下結腸動脈
- 後盲腸動脈
- 前盲腸動脈
- 虫垂
- 回盲虫垂結腸動脈（回結腸動脈）
- 回腸動脈
- 虫垂動脈

小動脈が流入し壁内の血管網も発達しているため阻血に陥りにくい特徴がある。しかし、空回腸でも腸間膜切除による血管処理を12mm以上（後に述べる結腸では7mm）行うと血流障害に陥る。

　回腸末端になるとさまざまな血行支配を呈する。このあたりでは上腸間膜動脈は回腸への終末枝と回盲虫垂結腸動脈（回結腸動脈）の2本の枝を出し、その間にアーケードを形成する[6-27]。名前の通り回盲虫垂結腸動脈は、回腸動脈、前後盲腸動脈、虫垂動脈、右下結腸動脈（上行結腸動脈）に分かれる。回腸末端ではこれらのアーケードからの血行が重要であるが、回腸の末端3〜5cmではアーケードからの直動脈は短く数も少なく血流が乏しくなりTrevesの無血管野といわれる。とくに腸間膜の対側では血流が乏しいと考えられる。したがって、回腸末端あたりの10〜20cmを遊離して尿路変向に使用する回腸導管では、このあたりのアーケードに関わる回腸末端を利用しないほうがよい。しかし、一方では回腸末端でものアーケードと直動脈により十分な血行が維持され、真に血行が乏しいのは末端1〜2cmのみであるという意見もある。実際の手術においては、腸間膜を投影することにより血行を十分確認し、血行分布に合わせて腸管切除部位を決定することが最も大切である。

　静脈系は動脈と平行に走り、上腸間膜静脈を介し膵頭部後面で上腸間膜静脈は脾静脈と合流して門脈となる[6-28]。

回盲部

■特徴

　回盲部は右腸骨窩に位置し、約50〜90%においてフリーの状態である。腸間膜はなく腹膜に完全に覆われている場合と後面の上部の一部が覆われず腸骨筋膜に癒合している場合がある。盲腸は回腸と同様漿膜、固有筋層（縦走筋、輪状筋）粘膜下組織、粘膜から成っている。また、回盲部では回腸末端の粘膜、粘膜下層、輪状筋が盲腸内に陥入し弁〔バウヒン(Bauhin)弁〕を形成し、特有の逆流防止機構を有している。このバウヒン弁は尿路変向術において尿の逆流防止機構として利用される。さらに、盲腸から結腸にかけて、縦走筋が厚くなりテープのような細長い3本のヒモ（テニア、tenia）が形成されている。前面に1本（自由ヒモ、tenia libera）、後面に2本（結腸ヒモ、tenia mesocolica：大網ヒモ、tenia omentalis）が存在し、虫垂の基部ですべてが合流する[6-29]。このヒモは、尿管吻合部や腸管の脱管腔化の切開線として利用されることが多い。

■血行

　血行は上腸間膜動脈の最下点の枝で回盲虫垂結腸動脈（回結腸動脈）が支配している。詳しくは小腸の項を参照されたい。静脈系は上腸間膜静脈を介する[6-28]。

門脈

上腸間膜静脈

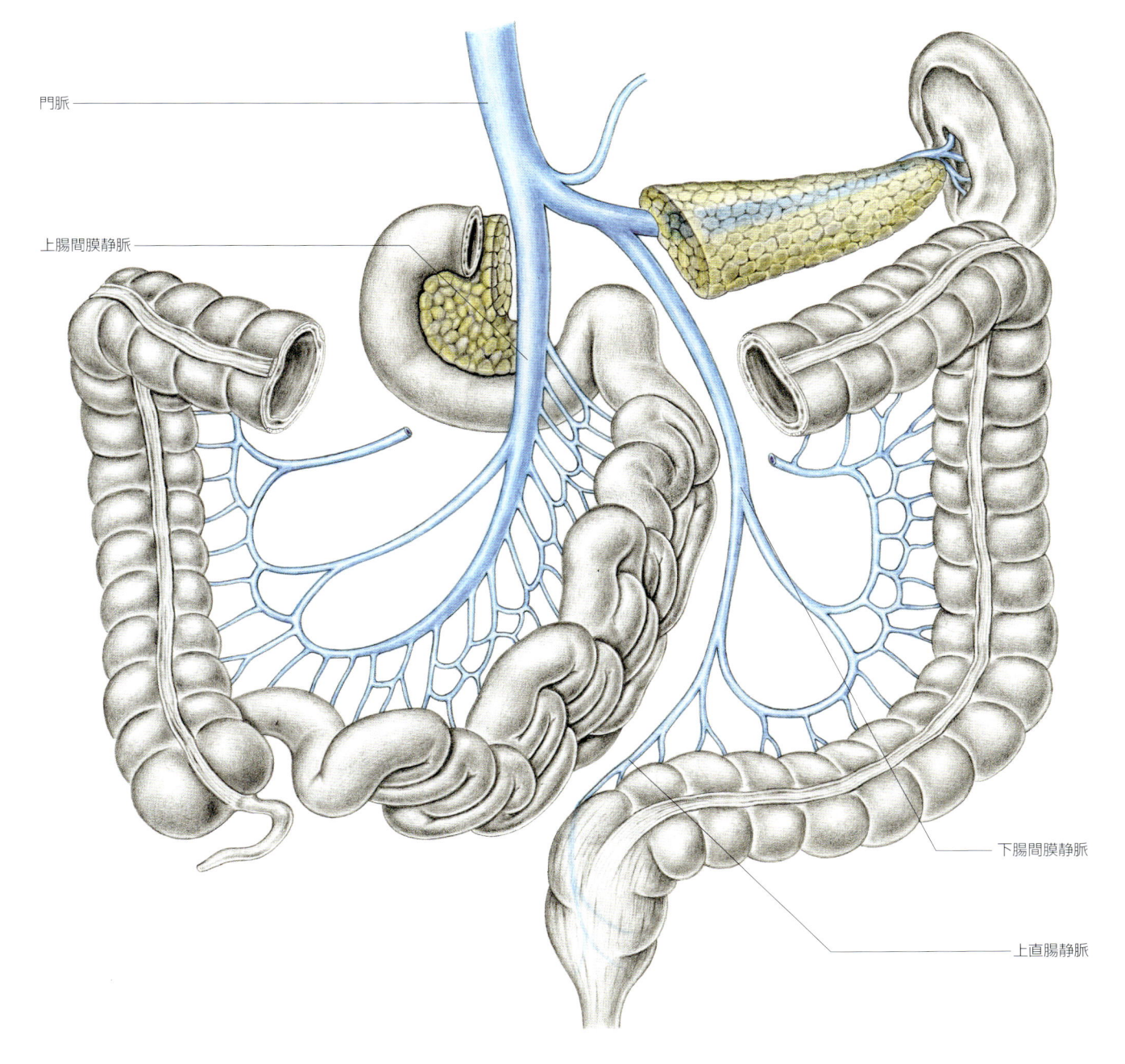

下腸間膜静脈

上直腸静脈

[6-28] 空腸，回腸，結腸，直腸の静脈

虫垂

■特徴

虫垂は通常盲腸末端につながっているが，その位置はさまざまである。長さは2〜20cmで小児のほうが成人より長い。管腔は狭く，成人期では部分的あるいは完全に閉塞している場合もある。

■血行

虫垂動脈は回結腸動脈あるいは盲腸動脈から分岐し，通常1〜2本である[6-27]。虫垂基部は前，後盲腸動脈に支配されている。虫垂をMitrofanoff法の導管や代用尿管として用いる場合，これらの動脈に注意して遊離する。静脈系は回腸と同様上腸間膜静脈を介する[6-28]。

結腸

■特徴

結腸は盲腸，上行結腸，横行結腸，下行結腸，S状結腸からなり，その長さはその人の身長とほぼ同じである。実際は約1.4〜1.7mであり，全腸管の長さの約1/5である。盲腸，上行結腸の口径が最も太く，徐々に細くなりS状結腸末端では回腸末端と同じぐらいである。盲腸，上行結腸，下行あるいはS状結腸の実際の幅はそれぞれ約7.5cm，6cm，4cm，

機能再建に必要な解剖—99

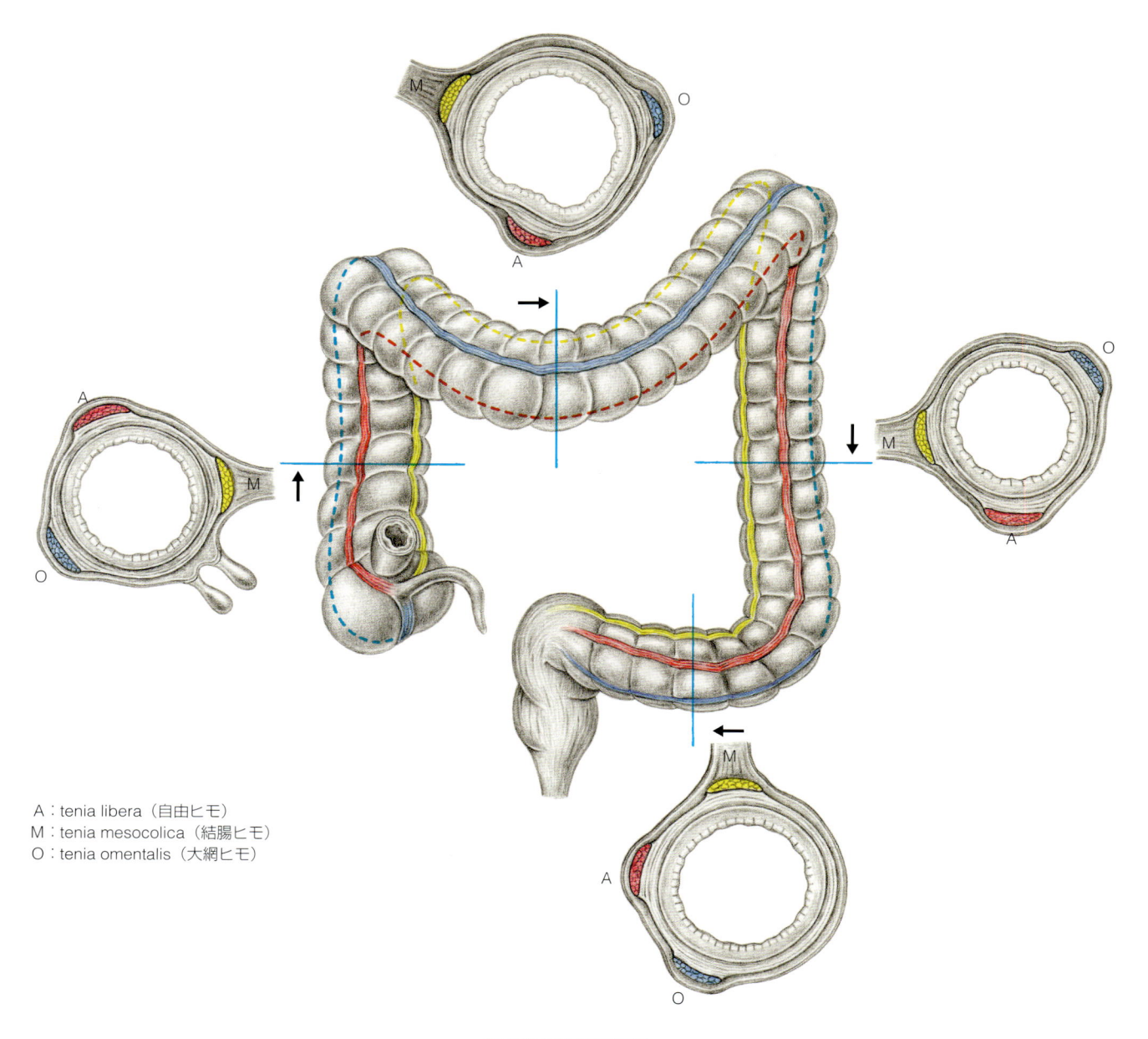

A : tenia libera（自由ヒモ）
M : tenia mesocolica（結腸ヒモ）
O : tenia omentalis（大網ヒモ）

[6-29] 結腸のテニア

3.5cmである。結腸の構造は盲腸と同様漿膜，固有筋層（縦走筋，輪状筋）粘膜下組織，粘膜から成っている [**6-30**]。吻合の際にはこの構造をよく理解しておくことが大切である。盲腸同様，上行，横行，下行結腸にも3本のテニア（S状結腸は2本）が存在し，それによりハウストラが形成され粘膜は三日月状のヒダを形成する [**6-29**]。前面と後面のテニアの間には腹膜垂（appendices epiploicae）とよばれる脂肪が付着しており，結腸ヒモ沿いに分布している。この腹膜垂は上行結腸より下行結腸やS状結腸のほうに多い。

○上行結腸

上行結腸は約15cmで前面と側面を腹膜で覆われており，後面は腹壁と癒合している。10%程度において完全に腹膜に覆われている。上行結腸は上端において肝結腸，胆囊結腸，十二指腸結腸靱帯にて肝下面に癒合しており，上行結腸を尿路変向に利用する場合はこれらの靱帯を結紮切断して腹壁から遊離してくる（Kocher maneuver）。

○横行結腸

横行結腸の長さは個人差があるが40～80cmで，十二指腸の下行脚の下半分あたりから始まり脾結腸彎曲部に至る。横行結腸は大部分を腹膜で覆われておりその後面において腸間膜血管の流入部のみが腹膜に覆われていない。可動性に富み，通常，臍あたりまで下がっており，中央部は腸骨陵より下方に至る場合もある。前面において胃結腸靱帯で胃と結合しており，前面の大網ヒモにおいて大網が付着している。この結腸と大網の間には無血管野が存在し，大網を簡単に遊離できる（胃結腸靱帯，大網の項参照）。左端の脾結腸彎曲部では脾結腸靱帯により結腸は脾の外側直下で横隔膜に固定されている。横行結腸が尿路変向術に利用されることは少ないが，結

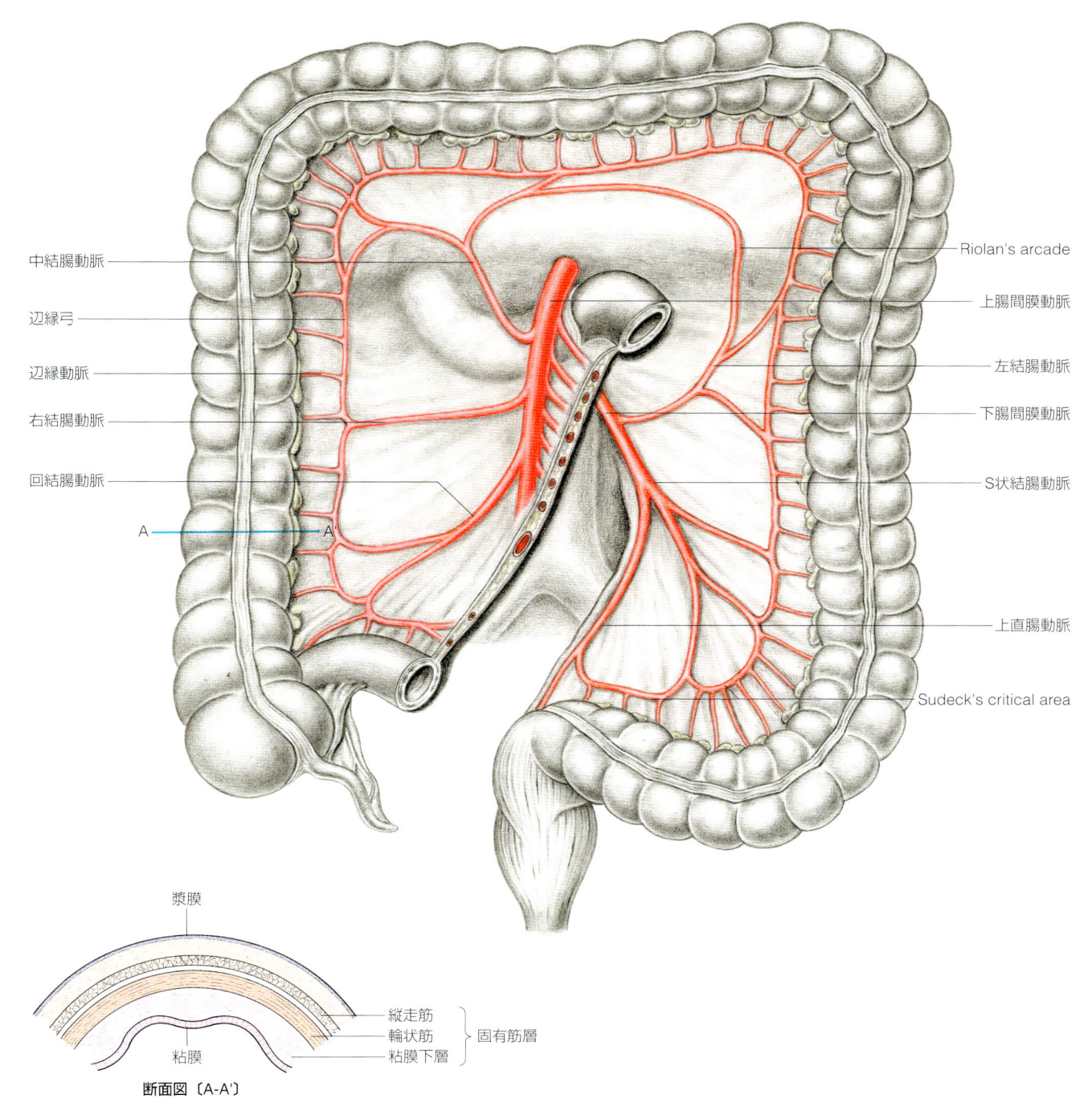

図中ラベル:
- 中結腸動脈
- 辺縁弓
- 辺縁動脈
- 右結腸動脈
- 回結腸動脈
- Riolan's arcade
- 上腸間膜動脈
- 左結腸動脈
- 下腸間膜動脈
- S状結腸動脈
- 上直腸動脈
- Sudeck's critical area

断面図〔A-A'〕
- 漿膜
- 縦走筋
- 輪状筋
- 粘膜
- 粘膜下層
- 固有筋層

[6-30] 結腸の動脈と構造

腸導管として用いられる場合がある。

○下行結腸

下行結腸の長さは約25cmで，第8肋骨の下面で，第11と12椎体の間あたりの脾彎曲部から腸骨陵あたりまで存在し，腹壁に固定されている。前面および側面を腹膜で覆われ，後面は腹膜に固定されている。下行結腸を授動する場合は前述の脾結腸靱帯を切断する必要がある。

○S状結腸

S状結腸は腸骨陵からS₃の下縁にわたって存在する。後腹壁に固定されている部分，骨盤部を横行する部分，後下方へ向いて直腸に移行していく部分の3つに分かれる。骨盤を横行する部分はループを形成し，かなり可動性があり長さもさまざまである。この部分の結腸には前面と後面の2カ所しかテニアは存在しない。また，S状結腸では憩室が多い。尿路変向には骨盤を横行し可動性のある部分を中心に利用するのがよい。

■血行

結腸の血行は，上腸間膜動脈と下腸間膜動脈で支配されている[6-30]。上腸間膜動脈は前述したが，下腸間膜動脈は上腸間膜動脈の約8cm下方で大動脈分岐部の約4cm上方，L_3，

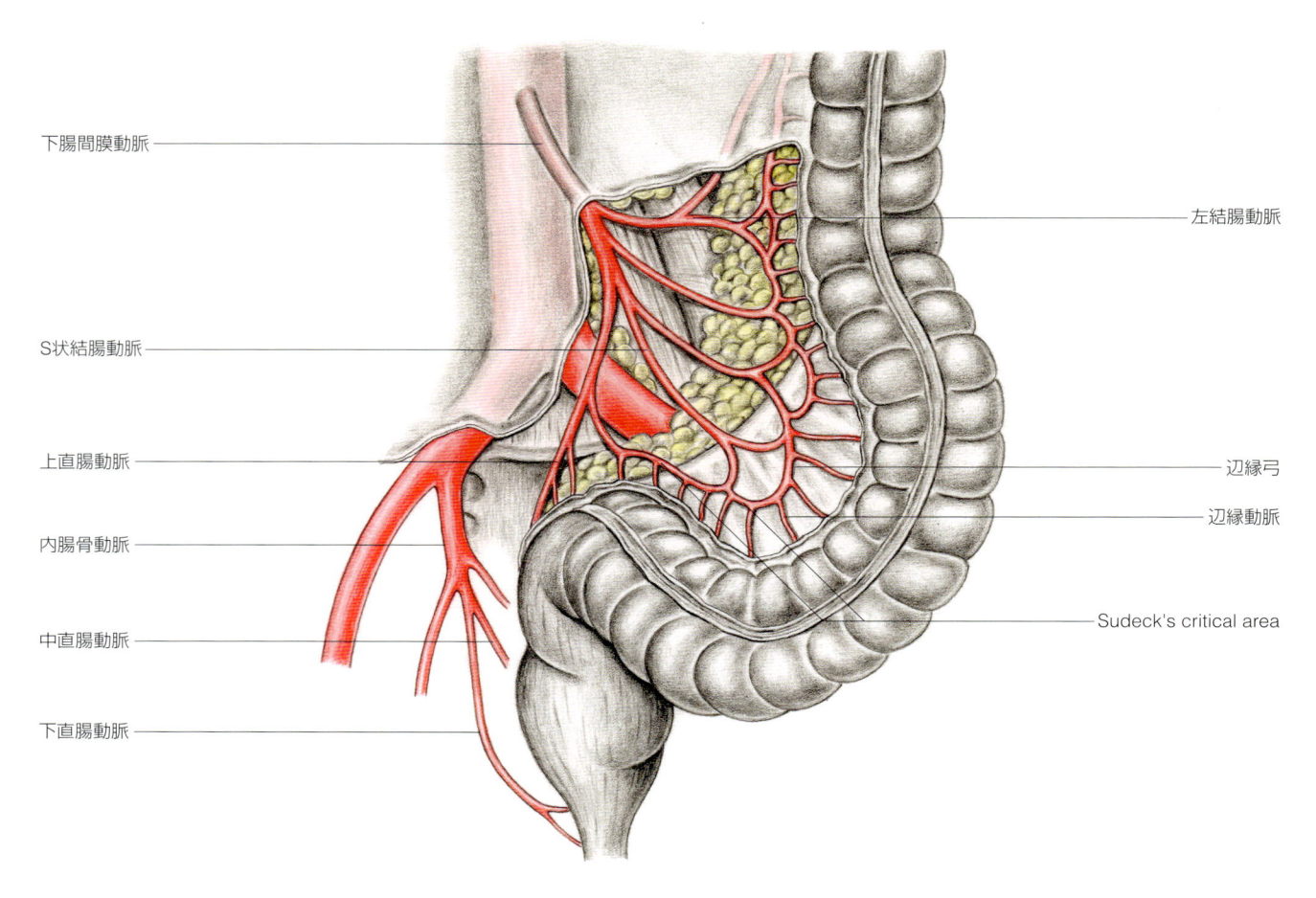

[6-31] S状結腸，直腸の動脈

（図中ラベル）
- 下腸間膜動脈
- S状結腸動脈
- 上直腸動脈
- 内腸骨動脈
- 中直腸動脈
- 下直腸動脈
- 左結腸動脈
- 辺縁弓
- 辺縁動脈
- Sudeck's critical area

L_4，L_5あたりの高さから分岐する。上行結腸と横行結腸の右2/3は上腸間膜動脈，横行結腸の右1/3と下行結腸，S状結腸は下腸間膜動脈である。上腸間膜動脈は，回結腸，右結腸，中結腸動脈に分岐する。回結腸動脈は上行枝と下行枝に分岐し，上行枝は右結腸動脈，下行枝は上行結腸動脈として上行結腸に分布する。右結腸動脈は上行枝と下行枝に分かれ，上行枝は中結腸動脈につながり，下行枝は回結腸動脈とつながる。したがって，右結腸動脈は上行結腸の上方ならびに肝彎曲部を中心に分布している。この動脈は結腸に分布する動脈のなかで最もバラエティに富み，まれに欠損している場合もある。中結腸動脈は上腸間膜動脈から分岐し，右枝と左枝に分かれる。右枝は横行結腸の右半分を支配し右結腸動脈とつながる。左枝は横行結腸の左半分を支配し下腸間膜動脈からの左結腸動脈とつながる。下腸間膜動脈は左結腸動脈，S状結腸動脈，上直腸動脈に分岐する[6-31]。左結腸動脈は脾彎曲部付近の横行結腸ならびに下行結腸に分布する。S状結腸動脈は2，3本の下左結腸動脈に分岐してS状結腸に分布する。これらの動脈は結腸近くで辺縁動脈（marginal artery）となり弓状のアーケードを形成している。最も近いアーケードを辺縁弓（marginal arcade）という。

特殊な交通枝あるいはアーケードの部位としてRiolan's arcadeとSudeck's critical areaがある。Riolan's arcadeは横行結腸の腸間膜内の上腸間膜動脈の枝である中結腸動脈と下腸間膜動脈の枝である左結腸動脈との間に交通枝をいう。また，Sudeck's critical areaは上直腸動脈とS状結腸動脈の遠位の分枝の間の血管の交通部位である。この交通部位は下腸間膜動脈が切断された場合，直腸上部の唯一の血行路である。もし下腸間膜動脈が結紮切断されこのアーケードが傷ついた場合は，直腸上部の血流は内腸骨動脈の枝である中直腸動脈からの血流しかなく非常に疎となるので血流に十分注意すべきである。

これらの交通枝やアーケードよりさらに結腸近傍になるとアーケードから直動脈が分岐する。直動脈には長直動脈と短直動脈があり，長直動脈は外側のテニアに伸び，短直動脈は後面の腸間膜近傍のテニアに伸びている。長直動脈がテニアを過ぎるときにその口径がかなり小さくなるので，腸間膜対側の血行は腸間膜側に比べ良くない。しかも，壁内に進入するこれらの終末動脈同士の交通がほとんどなく，結腸では小腸に比べて血流が乏しい。したがって結腸の血行においてアーケードは生命線であり，アーケードと結腸との距離には個人差があるので十分注意して血管，ならびに腸管の処理をする必要がある。尿路変向の際，結腸の可動性を骨盤に移動

A：腹膜垂の分布

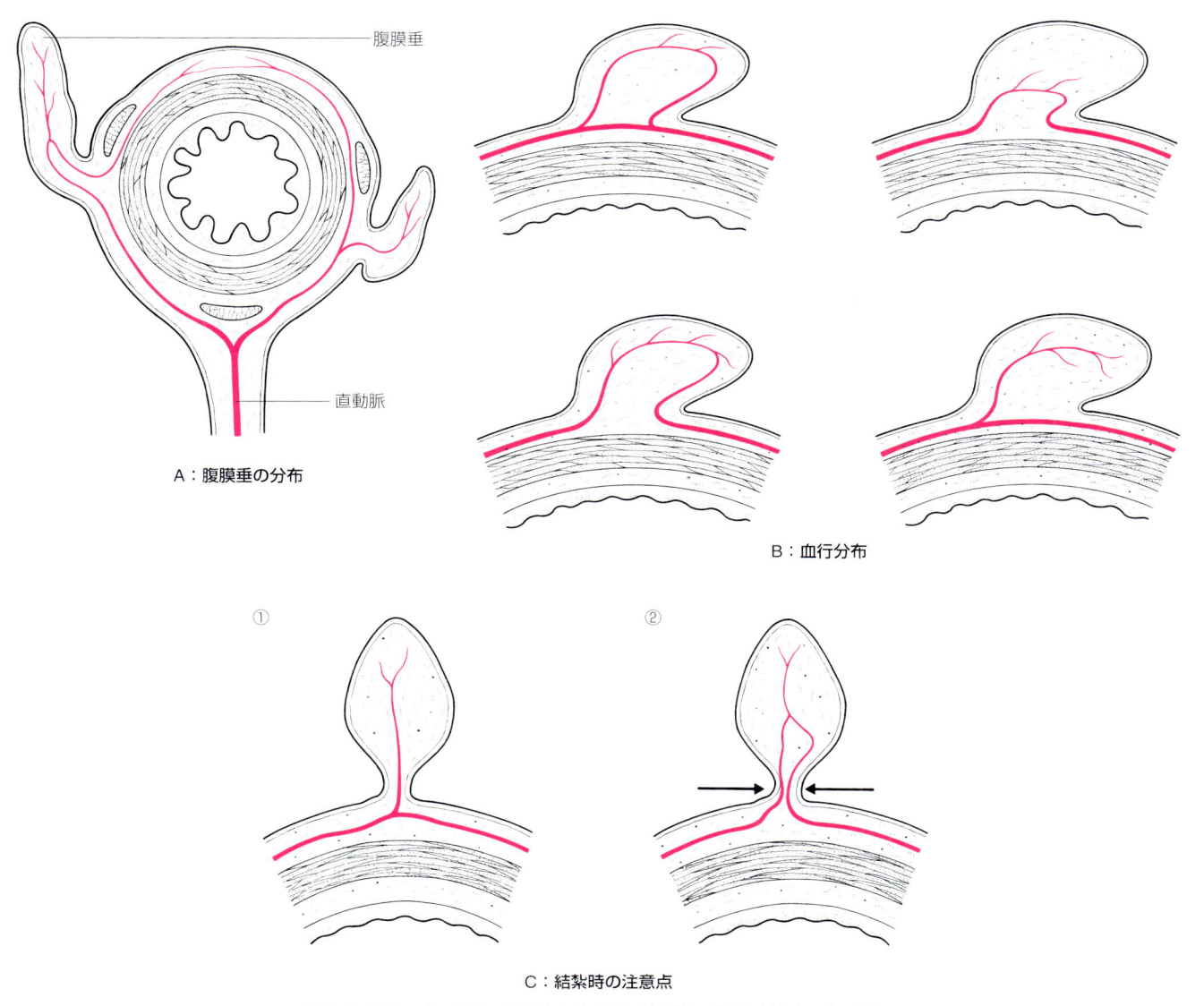

B：血行分布

C：結紮時の注意点

腹膜垂の結紮：②は過度の緊張をかけすぎて結紮時に動脈を結紮してしまう。

[6-32] 腹膜垂の血行分布と結紮時の注意点

しにくい場合は結腸動脈を切断しなければならない場合がある。このような場合には切断しようとする動脈を一時的にクランプしてアーケードからの血行を確認したほうがよい。また，S状結腸を長い距離にわたってパウチに利用する場合，血流確保のために上直腸動脈を結腸切断部位で結紮切断し上直腸動脈をパウチ側につけるほうがよい。さらに，通常結腸の脱管腔化を腸間膜対側あるいはテニア上で行うが，脱管腔化後の腸管の色調には十分注意すべきである。また，尿管吻合で結腸粘膜下トンネルを作成するとき粘膜下層の血管をできるだけ傷つけないようにすべきである。血流が悪くなるとトンネルの狭小化により尿管吻合部狭窄を招きやすい。パウチの縫合や新尿道口作成，パウチ尿道吻合の際には，腹膜垂の位置を考慮すべきである。もし，腹膜垂が手術操作において邪魔になり切除する場合は，この基始部に直動脈が存在するので切除方法には注意が必要である［**6-32**］。さもないと腸間膜と対側の腸管の血行障害を引き起こす原因となりうる。図のように腹膜垂基始部の2～3mm末梢で結紮切離するのが安全である。

上行結腸ならびに横行結腸の静脈系は上腸間膜静脈，下行結腸の静脈系は下腸間膜静脈である［**6-28**］。

胃結腸靱帯，大網 [6-33]

胃結腸靱帯は大網の前葉で胃大彎と横行結腸の前上面にわたって存在する。後葉は横行結腸に疎に癒合している。幅は幽門部から胃脾靱帯にわたる。胃大網動脈はこの胃結腸靱帯の2層の中に存在する。大網は尿路変向術の際，血管を処理して引き延ばしフラップにし，パウチの支持組織として使用される。大網を利用する場合は，大網を持ち上げ横行結腸を露呈させて大網と結腸に軽い緊張をかけてその間を剥離す

機能再建に必要な解剖―103

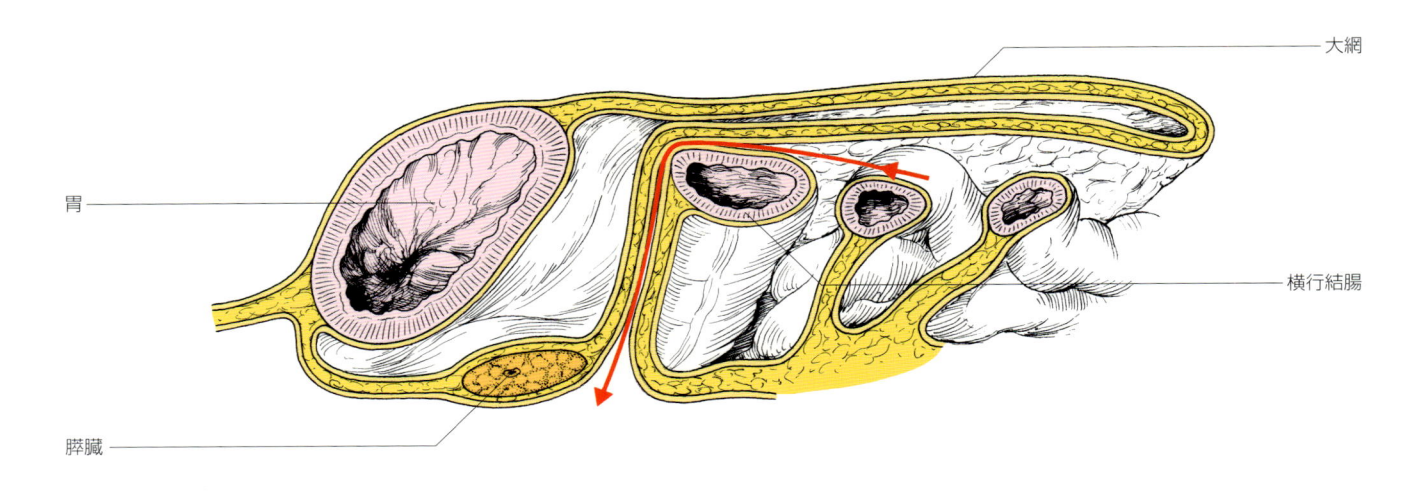

A：大網の処理の仕方

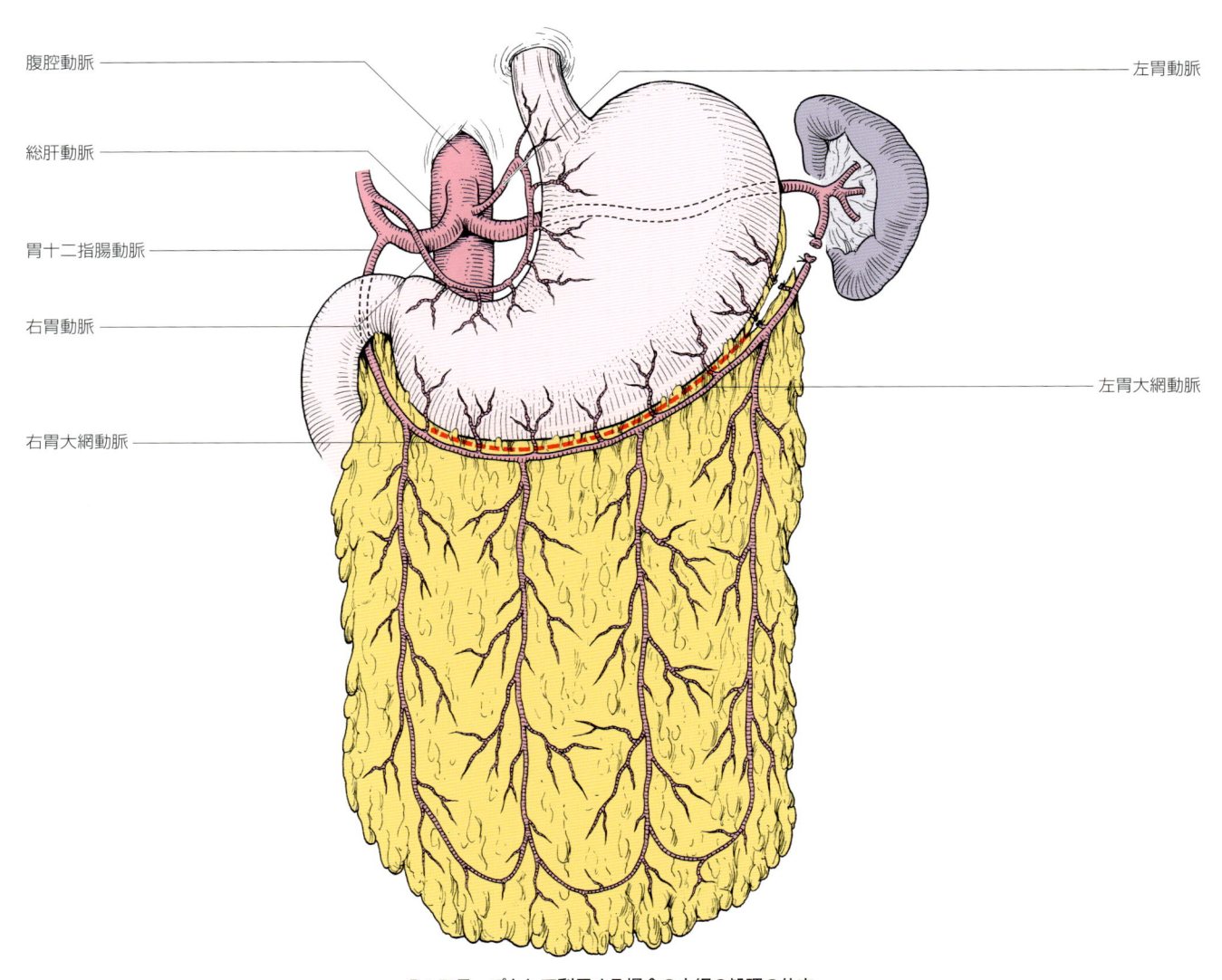

- 大網
- 胃
- 横行結腸
- 膵臓

B：フラップとして利用する場合の大網の処理の仕方
- - - ：切開ライン

- 腹腔動脈
- 総肝動脈
- 胃十二指腸動脈
- 右胃動脈
- 右胃大網動脈
- 左胃動脈
- 左胃大網動脈

［6-33］大網

る。血行は胃大網動脈（gastroepiploic artery）に支配されているので，フラップとして利用する場合，この胃大網動脈をつけて利用する。術中に左右どちらの胃大網動脈が優位であるか判断して優位なほうの血行を残し，対側の胃大網動脈を切断する。通常，左側を切断することが多い。まれに，走行異常があるので注意を要する。大網下部での血行のアーケードはそれほど発達していないので胃大網動脈を傷つけると末梢の血行が悪くなってしまうので十分注意を要する。

直腸

■特徴

直腸は約12cmの長さで，S_3のレベルから肛門にわたって存在する。腸間膜，テニア，腹膜垂はなく仙骨腔に固定されている。上部はS状結腸と形状は同じであるが，下部は直腸膨大部から成っている。上部のみ腹膜で覆われているが，下部は腹膜外である。

■血行

血行は上，中，下直腸動脈に支配されている[6-31]。上直腸動脈は下腸間膜動脈の枝である。中直腸動脈は内腸骨動脈の枝で，直腸や膀胱，精嚢，前立腺などの尿路生殖器の血行を支配している。下直腸動脈は内陰部動脈の枝である。静脈は動脈とほぼ並行に走行しており門脈系あるいは下大静脈系から帰る。上直腸静脈は下腸間膜静脈を通して門脈へ，中および下直腸静脈は内腸骨静脈を介して下大静脈に帰る。

（文献はp216を参照）

人名の付いた臓器・手術器具－1

人名の付いた解剖

Gerota筋膜（Gerota fascia）［A-1］

Gerota, Dumitru（1867～1939）はルーマニアの外科医であったが，1895年，彼がまだ28歳のときに腎臓を固定する構造について次の論文を発表した。

Beiträge zur Kenntnis des Befestigungs-apparates der Nieren. Arch. Anat. Entwickl.

腹横筋筋膜（transversalis fascia）は腎の外側縁において腎前筋膜（prerenal fascia）と腎後筋膜（retrorenal fascia）に分かれ，ここにfasciaで区切られた空間が形成される。これもGerota's perirenal fascial spaceとよばれ，腎臓，副腎，腎周囲脂肪組織を包み込んでいる。腎と副腎の間には薄い結合組織があって両者を境している。

Gerota筋膜は腎臓を背面に押し付ける形でその位置取りに役立っているが，内側は開放しており，腎前筋膜は大血管群の前を，腎後筋膜は後ろを通って正中線を越えて反対側の各筋膜につながっている。また頭側では前後両筋膜は横隔膜下で接近し，尾側は尿管を包むように延びて骨盤腔に達するとされている。また腎前筋膜は両側とも外側寄りのところで壁側腹膜と密に接着している。腹膜外的に腎への到達を試みながら腹膜を開けることのあるのはこの部位である。

Gerotaは膀胱三角部にリンパ管が豊富であることを独自に考案した色素注入法によって証明している（1896）。

Denonvilliers筋膜

Charles P. Denonvilliers（1808～1872）はパリの外科医であった。1837年，彼が29歳のときにパリで出版された解剖学の論文集"Propositions et observations d'Anatomie"のなかで，Anatomie du périné（会陰解剖学）を執筆し，直腸と膀胱の間に介在する線維膜について記述し，これは排泄腔が前後に分離する胎生期における介入構造物であるとした。

後年になってDenonvilliers' rectovesical fasciaとよばれるようになり，血管を欠くがかなり厚く，前立腺癌の後方への，また直腸癌の前方への浸潤に対する防壁として認識されている。

Buck筋膜（Buck's fascia）［A-2, A-3］

Gurdon Buck（1807～1877）はニューヨークの外科医であった。

陰茎の3つの海綿体を束ねて包む強靭な膜についてはじめて記載したのであるが，現在の解剖学名ではFascia penis profunda（深陰茎筋膜）とよばれている。陰茎背動静脈および神経はこの下にある。Campbell's Urology（第5版）にはBuck筋膜が白膜（tunica albuginea）と同一であるような記述があるが，これは間違いであろう[7]。

Colles筋膜（Colles' fascia）［A-3］

Abraham Colles（1773～1843）はアイルランドの外科医であった。

Colles筋膜は，浅会陰筋膜（Fascia perinei superficialis）のことであり，Collesによってその存在が指摘された。尿生殖三角にはじまり，陰嚢，陰茎の皮下から前腹壁へと移行する広範な筋膜で，尿道球部損傷に際して，血液や尿がこの下に広く浸潤することがあり，臨床的に重要である。

なお，Collesは橈骨下端のColles骨折でも有名であり（1814），梅毒の少量水銀療法を考案した（1837）。

Toldt筋膜（Toldt's fascia）［A-1］

Toldt's membraneともよばれるが，臨床的にはあまり聞かれるものではない。

上行および下行結腸間膜の一部が胎生期に壁腹膜と融合し，これが隣接のGerota筋膜の腎前筋膜に接着してそれを強化する。それをToldt筋膜というのである（「A-1 Gerota筋膜」を参照）。

Carl Toldt（1840～1920）はウィーン大学解剖学教授であった。1888年に組織学の本を，そして1911年，71歳のときに6冊構成のAnatomischer Atlasを著わした。解剖学上多くの新知見を記録しているが，泌尿器科に関連するものとしては，水を満たしたときと空気を満たしたときの膀胱形態，膀胱底の構造，膀胱筋層の3層構造，尿道横紋筋括約筋，精巣傍体

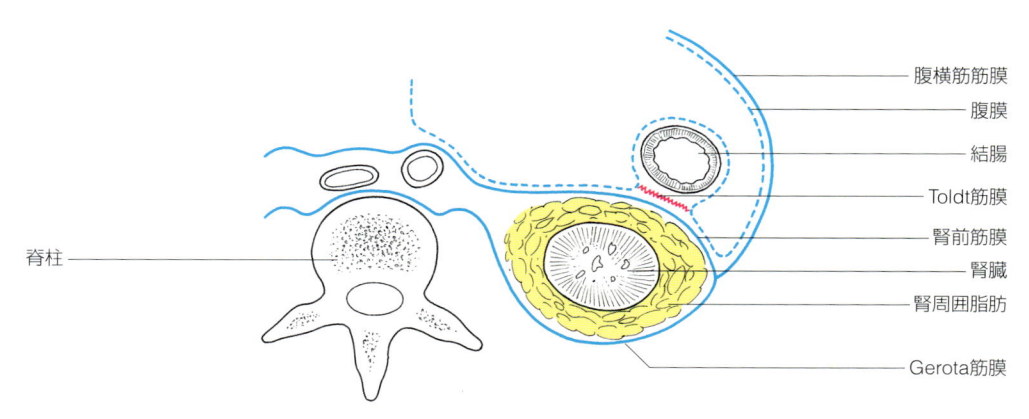

［A-1］Gerota筋膜
解剖名にはGerota筋膜はなく，腎前筋膜（prerenal fascia）と腎後筋膜（retrorenal fascia）が記載されている。

(paradidymis, Beihoden)，精丘の組織構造の各研究が注目される。

なお，妻のHippolyte Cloquet（1787〜1840）も解剖学者で，その名が付された解剖名がいくつかある。

Retzius腔（Retzius' space）

Anders Adolf Retzius（1796〜1860）はスウェーデンの解剖学者であった。1849年，恥骨の後ろ，膀胱の前に展開する腔について記載した。これが後にRetzius' prevesical spaceとして注目されるようになるが，Arch. Anat. u. Physiol.に発表されたドイツ語の論文の主題は，膀胱，前立腺，尿道を骨盤腔に固定する構造，とくに骨盤前立腺靭帯（これもRetzius靭帯とよばれる）についてであった。Retzius腔は骨盤腔（恥骨後面）から腹部（腹直筋鞘後面）に及び，広い意味の腹膜前腔（preperitoneal space）の一部と認識された。臨床的にRetzius腔滲出物，例えば腹膜外膀胱破裂からの尿漏出が，広く腹膜外組織に浸潤する解剖学的根拠となっている。

Retziusは頭骨を長頭，短頭に分けた研究（1842）でも知られている。

Douglas窩（Douglas' pouch）

これはDouglas腔（Cavum Douglasi），直腸子宮窩（Excavatio rectouterina），Douglas' cul-de-sacなどともよばれる。

James Douglas（1675〜1742）はロンドンの解剖学者であったが，腹膜の解剖学的知見として1730年に記載した。

臨床的にはダグラス窩膿瘍（Douglas abscess）が重要で，後腟円蓋よりの触診，穿刺が可能である。

Cloquetリンパ節（Cloquet's node）

フランスの解剖学者Jules G. Cloquet（1790〜1883）が記載した深鼠径リンパ節の1つで，大腿管内にあって，鼠径靭帯の下，大腿静脈の内側に存在する。一連の鼠径リンパ節中最大であり，腫大すると大腿ヘルニアと誤認されることがある。

このリンパ節はドイツの解剖学者Johann C. Rosenmüller（1771〜1820）による記載もあり，その名を冠してよばれることもある。

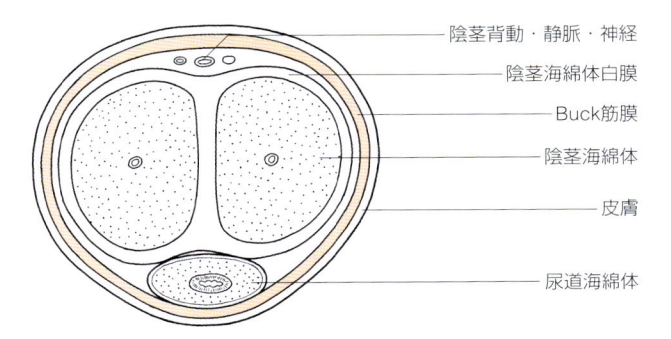

Hunter導帯（Hunter's gubernaculum）

精巣導帯（Gubernaculum testis）を記載したのがロンドンの解剖学者兼産科医William Hunter（1718〜1783）である。おそらく胎児の解剖機会に恵まれていたため，精巣下降に必要な線維筋性の索状物を発見できたのであろう。

gubernaculumはラテン語のgubernare（ある方向に導く）に縮小語尾culumが付いたもので，体内のA，B 2器官をつなぎ，AがBに向かって移動するのを助ける構造の呼称であるから精巣だけのものではない。

Hunterはほかに，脱落膜，子宮円靭帯を発見し，弟のJohn Hunter（1728〜1793）も外科医，解剖学者，病理学者として活躍したが，性病一元説を唱え（1786），自分に梅毒を実験的に感染させて死亡した。

カウパー腺（Cowper's gland）

ロンドンの解剖学者William Cowper（1666〜1709）が，尿道球部に開口する左右一対の副生殖腺を記述した。球尿道腺（Glandulae bulbourethrales）が解剖学名である。1699年の発見とされるが，すでにフランスの解剖学者J. Méry（1645〜1722）が，1684年にその存在を記録していたとの指摘があり，Méry腺とよぶ人も少数ながら存在する。

（文献はp216を参照）

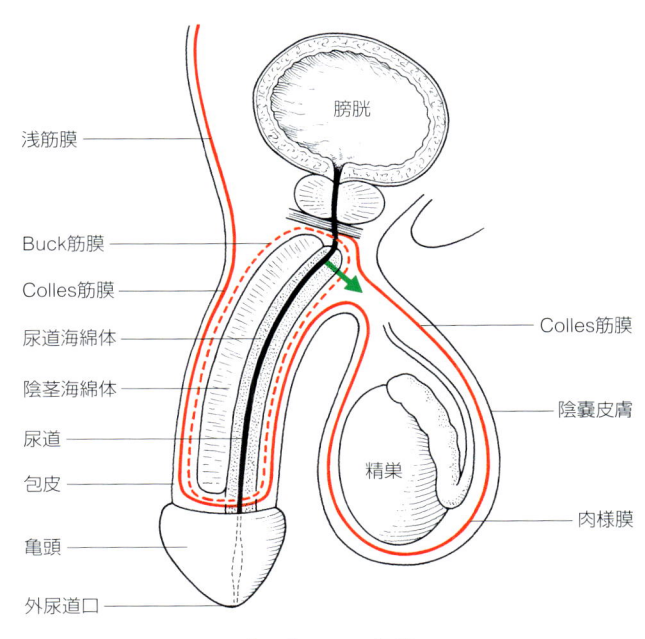

[A-2] Buck筋膜

Buck筋膜は，左右の陰茎海綿体，尿道海綿体を，ともに包んでいる。解剖名は深陰茎筋膜（Fascia penis profunda）である。

[A-3] Colles筋膜

Colles筋膜の起始部は尿生殖隔膜後部で，下方へ延びて陰嚢・陰茎の構成に関与し，上へ延びて前腹壁浅筋膜に至る。尿道球部破裂の際，損傷部（矢印）から漏出した尿が広くColles筋膜下に浸潤する。陰嚢では平滑筋線維を混じ，収縮と熱放散に役立つ肉様膜を形成する。

7 泌尿器科手術と解剖

7 — 泌尿器科手術と解剖
副腎の手術
腹腔鏡下手術

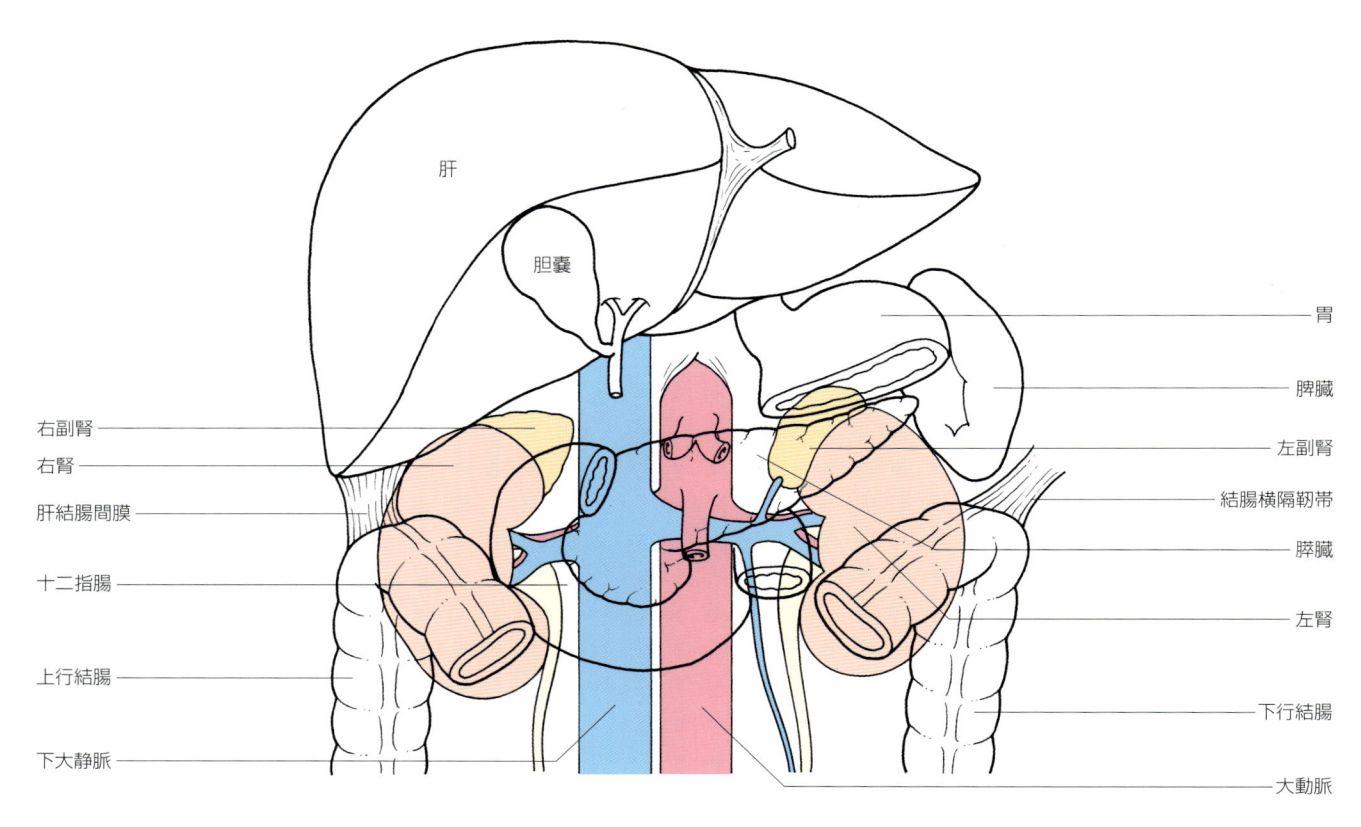

[7-1] 上腹部の全体解剖図と副腎の位置

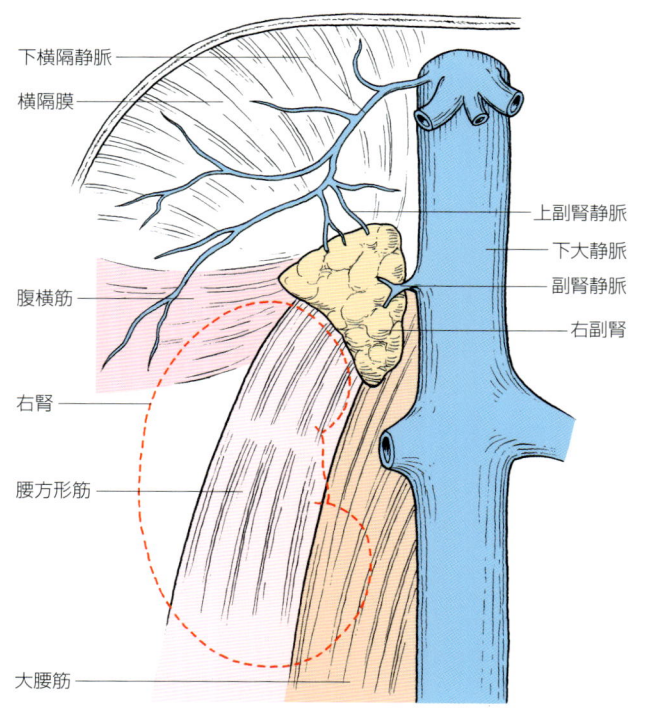

[7-2] 副腎周囲の解剖図

副腎の解剖学的位置

右副腎の前面には肝右葉，十二指腸があり，結腸肝彎曲部と横行結腸は，肝結腸間膜によって肝右葉下面とつながっている。肝右葉を持ち上げると肝結腸間膜の下に腎筋膜に覆われた副腎が現れる。右副腎の下外方には右腎上極があり，内側には下大静脈がある[1]。左副腎の前面には膵臓が横断しており，全体を胃や横行結腸などの腹腔内臓器が覆っている。脾臓を正中側に脱転すると，左腎上極と左副腎が現れる。左副腎の内側は大動脈に接している[1]。

副腎の背側は腸腰筋（大腰筋）があり，外側の腹横筋，腰方形筋，上方の横隔膜とは筋線維の走行によって区別が付く[2]［7-1，7-2］。

■副腎の血管支配

副腎に分布する動脈は多くの細い動脈が束になった，上・中・下・前の4動脈系から流入している。下横隔動脈から分枝する上副腎動脈，腹部大動脈から直接分枝する中副腎動脈，腎動脈から分枝する下副腎動脈，副腎静脈の伴走動脈である

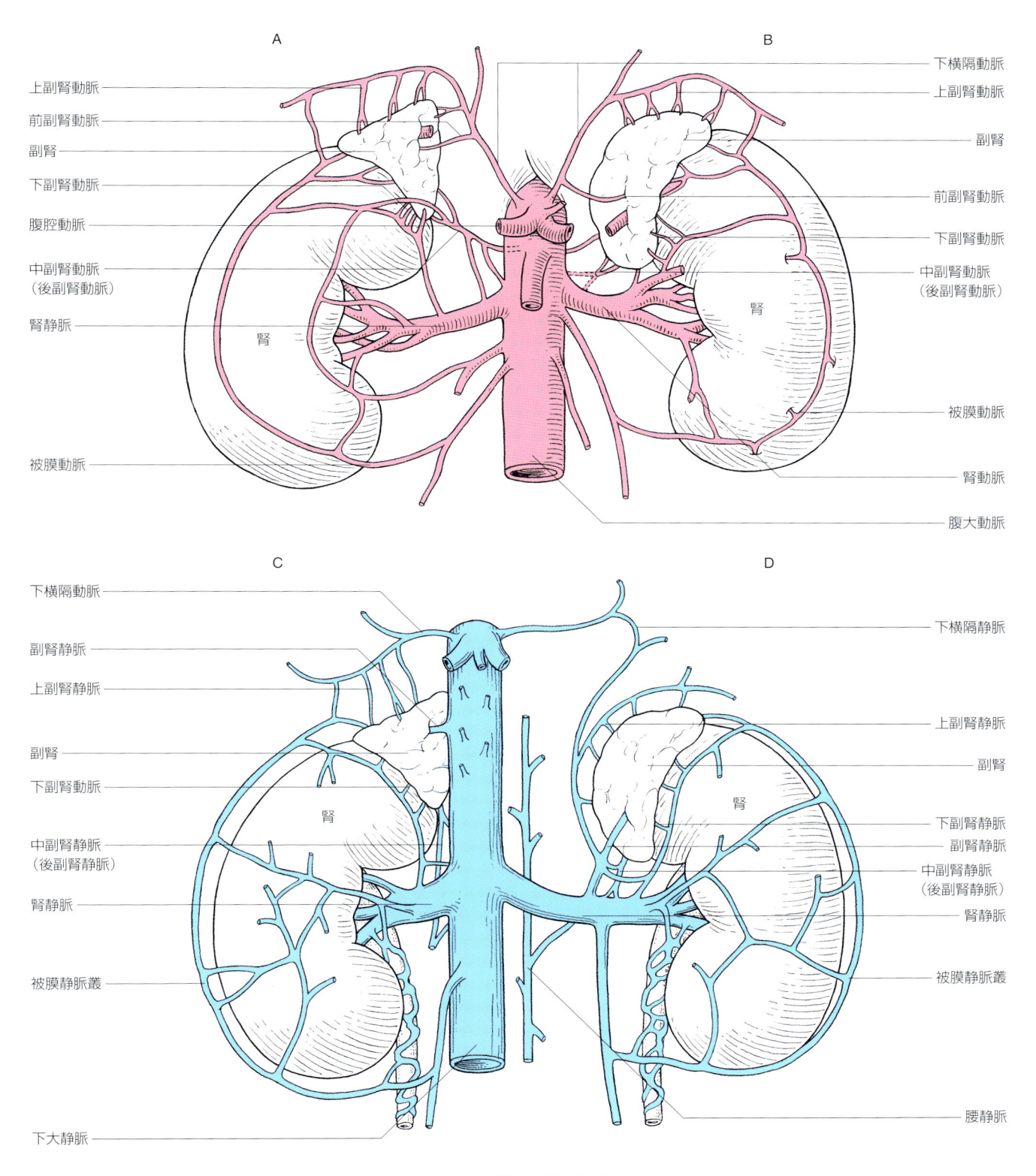

[7-3] 副腎の血管分布図
A：右副腎の動脈，B：左副腎の動脈，C：右副腎の静脈，D：左副腎の静脈

前副腎動脈である。中副腎動脈は副腎後面を走行することから，後副腎動脈ともよばれる[3]。細い動脈は電気メスで処理が可能だが，比較的太い動脈はクリップをかける必要がある。しかし，超音波凝固切開プローブ（Laparoscopic Coagulating Shears；LCS）を用いればすべての動脈は切断可能である。

副腎静脈は前面の副腎門から出て，右では直接下大静脈に，左では腎静脈に流入しているが，動脈と同様に上・中（後）・下と合わせて4つの静脈群としてもとらえられる。副腎静脈以外では，下横隔静脈に流入する上副腎静脈が重要であり，特に腫瘍が大きい場合にはかなり太いので，慎重にクリップをかけて切断する必要がある[4]［7-3］。

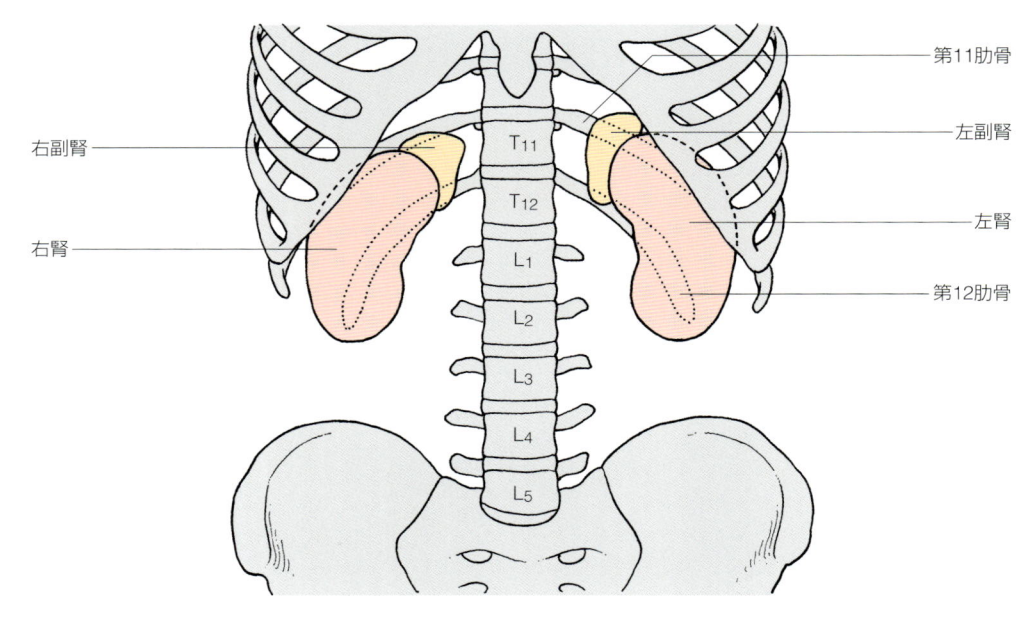

[7-4] 副腎の位置

経腹到達法

■体位・トロカー留置

副腎は第11～12胸椎の高さで、横隔膜外側脚の前面に位置している[1]。この位置関係を理解して副腎の位置を推察し、肋骨弓に沿ったトロカーの配置を決める。

体位は軽くジャックナイフをかけた、側臥位に近い半側臥位とする。体位を取った後、あらかじめマジックなどで位置決めをしてもいいが、気腹すると腹壁が持ち上がり、全体に予定した位置は尾側に下がる[7-4]。

著者らは、第1トロカーをopen laparoscopy法で留置している。鎖骨中線上、肋骨弓のやや下方に約2cmの皮膚切開をおき、皮下脂肪組織を分けて筋膜を露出する。筋膜を切開した後、筋鉤を使って腹横筋をmuscle splitし、腹膜を切開する。ここに10mmトロカーを留置するが、バルントロカーは気腹漏れがなくて使いやすい。

腹腔鏡を挿入し腹腔内を観察した後、14mmHgの気腹圧で腹腔鏡観察下に正中線上やや患側寄りで、剣状突起から約5cm尾側の位置と、前・後腋窩線上、肋骨弓下にそれぞれ5mmトロカーを合計3本留置する。トロカー留置後は気腹圧を10～12mmHgに下げ、手術を開始する。

■術中操作

術者は左手に把持鉗子を、右手にLCSや電極付き洗浄吸引管などを持ち、剥離操作を行う。LCSは脂肪や細い血管のほとんどを安全に処理できるため便利だが、振動子先端を血管壁や腸管、横隔膜に接触させると衝撃波によりcavitationを起こし、出血や穿孔の原因となるので注意が必要である[4]。

電極付き洗浄吸引管は、先端のフック型電極が外筒内に引き込めるタイプのものを好んで使用している。外筒先端で脂肪組織を吸引しながら鈍的剥離を行うと、小血管を残して剥離が可能であり、注水と吸引を繰り返すことによって常に良好な視野を得ることができる。

右副腎摘除術

■トロカーの位置・器具の配置・術者の位置
[7-5、7-6]

術者が患者の腹側に立つ場合は、正中線上のトロカー(A)と前腋窩線上のトロカー(B)を使用し、助手は肝圧排用の屈曲型リトラクターを後腋窩線上のトロカー(C)から挿入する。鉗子操作に慣れれば、術者は患者の背側に立ち、前・後腋窩線上のトロカー(B、C)を使用し、助手が患者の腹側から腹腔鏡と正中線上のトロカー(A)から挿入した屈曲型リトラクターを操作できれば、術者も混み合わず、2人での手術が可能である[2,4]。

■腹膜の切開

現在著者らが行っている側方到達法について述べる。まず、肝結腸間膜を切開し、切開線を肝に沿って外側から頭側に延長する。肝外側で横隔膜を露出し、横隔膜に沿って肝を剥離する。腫瘍が大きい場合は、肝三角靭帯の一部を切開し、肝右葉を正中側に授動する。肝と副腎上極との間を剥離した後、さらに三角靭帯を切開し、十分肝右葉を正中側に授動すると下大静脈近くまで肝は内側に圧排され、広い視野を得ることができる。さらに腹膜を下大静脈に沿って尾側に切開する[2,4][7-7]。

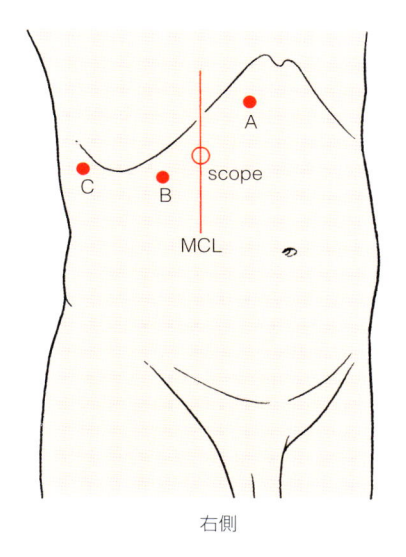

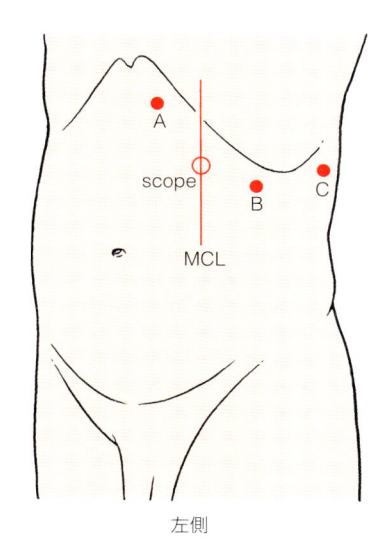

[7-5] 経腹到達法におけるトロカーの位置
MCL：鎖骨中線，A：正中線上のトロカー（5mm），B：前腋窩線上のトロカー（5mm），後腋窩線上のトロカー（5mm）

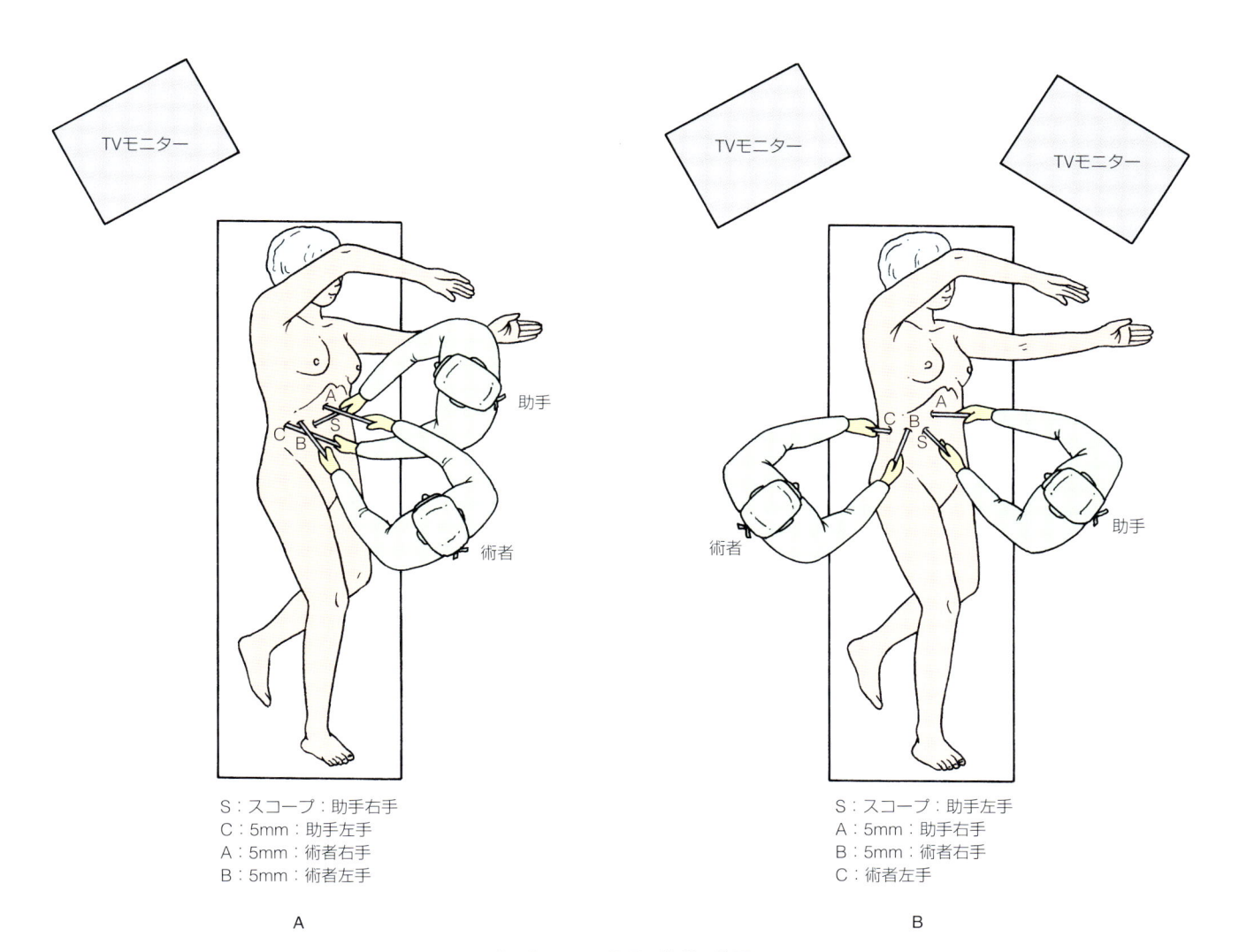

S：スコープ：助手右手
C：5mm：助手左手
A：5mm：術者右手
B：5mm：術者左手

A

S：スコープ：助手左手
A：5mm：助手右手
B：5mm：術者右手
C：術者左手

B

[7-6] 器具の配置と術者の位置
A：術者が腹側，B：術者が背側

泌尿器科手術と解剖―113

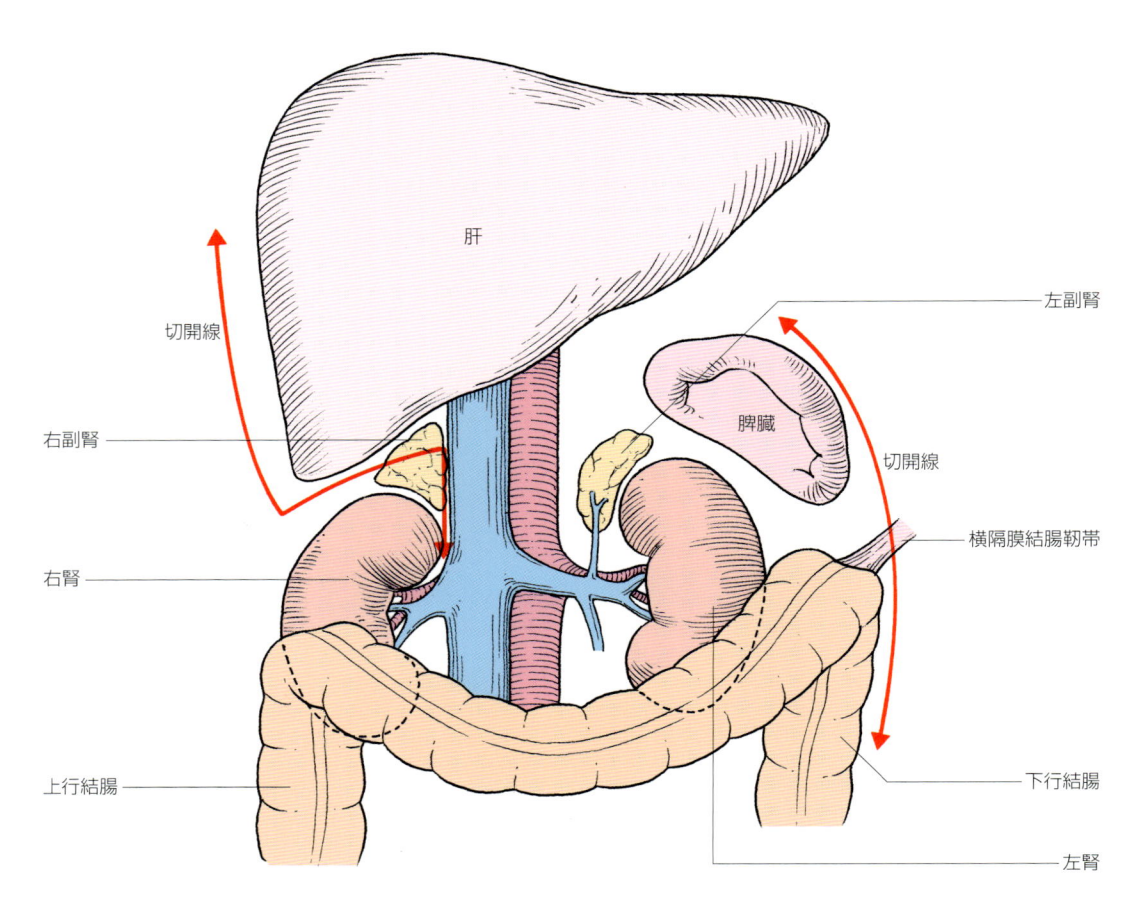

[7-7] 腹膜の切開線

■副腎の剥離

横隔膜を剥離面の指標として副腎周囲の脂肪を一塊として剥離していき，副腎頭側で横隔膜，外側で腰方形筋に沿って副腎周囲脂肪組織を剥離する。腎上極と副腎の間には下副腎血管群があり，電気凝固だけの切離では出血することがあるため，LCSを使用してもよい。腎上極と副腎を切離した後，腎上極を尾側に圧排し，腰方形筋，大腰筋を指標に内側に剥離を進める。下大静脈を慎重に剥離し，短肝静脈の高さで下大静脈に直接流入する右副腎静脈を露出，クリップをかけて切断する。副腎静脈を切断後，下大静脈に沿って頭側に向かい剥離を進め，上副腎動静脈，副腎上極を処理する[7-8]。

左副腎摘除術

■体位・トロカー留置

体位は右側と同じ側臥位に近い半側臥位，トロカー留置は右側と対称に留置する。術者は患者の腹側に立ち，正中線上のトロカー（A）と前腋窩線上のトロカー（B）を使用する。助手は後腋窩線上のトロカー（C）から把持鉗子を挿入し，腎の圧排，副腎の挙上などを行う[2]。

■腹膜の切開

まず，横隔膜結腸靱帯を切開し，腹膜をToldtの白線に沿って切開する。癒合筋膜，腎筋膜を切開し，腎周囲脂肪組織を露出する。さらに，切開線を脾臓の外側に沿って頭側に胃の大弯側が見えるまで延長する。尾側は必要に応じて切開を延長すればよい。膵後面が露出するまで脾臓を自重により正中側に脱転させることにより，腹腔内臓器は視野からはずれて左副腎は術野の正面に展開される[2]。

■副腎の剥離

著者らは，副腎静脈の処理を最初に行ってはいない。右副腎と同様に上外側から剥離を進めていき，内側に向かっていく。副腎上極で横隔膜をきれいに露出し，横隔膜を剥離面の指標として副腎上極を順次外側，内側に剥離する。下横隔静脈に流入する上副腎静脈を露出し，クリップをかけて切断する（後に残しておいてもよい）。副腎の内側は膵後面との間を，外側は腹横筋，腰方形筋との間を周囲の脂肪とともに一塊として剥離する。腎上極と副腎の間を切離し，腎上極を尾側に圧排または副腎を挙上しながら，横隔膜，腰方形筋，大腰筋を剥離面の指標として副腎周囲の剥離を内側に進める。腎静脈に流入する左副腎静脈を露出し，クリップをかけて切断する。副腎静脈を切断後，副腎下極内側を処理する[7-9]。

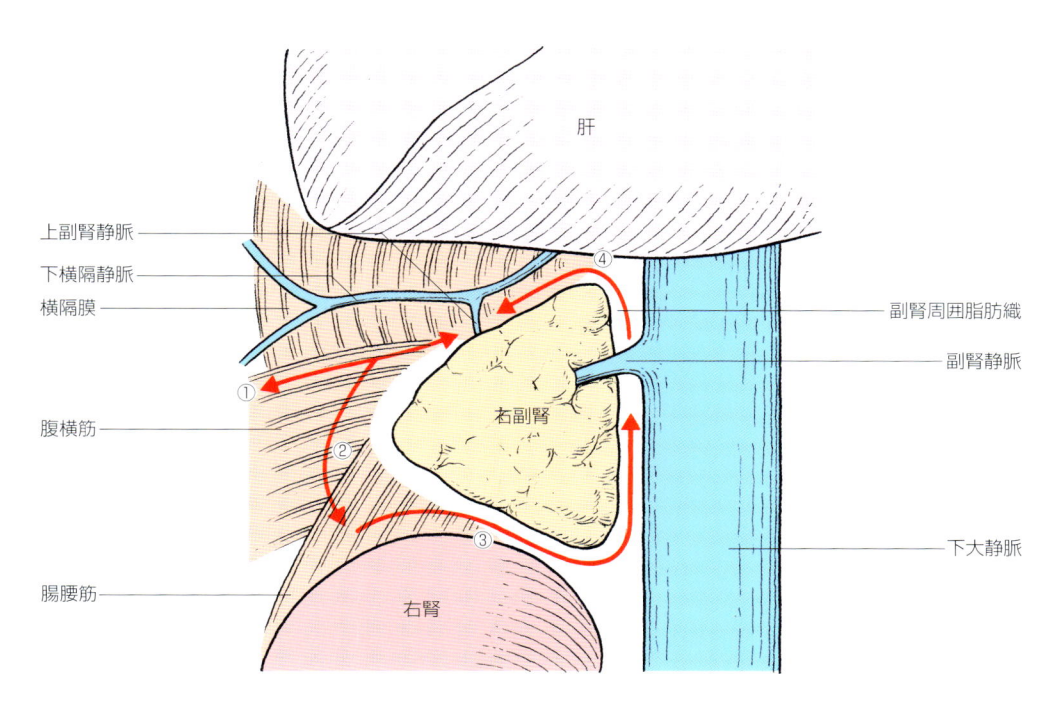

[7-8] 副腎周囲の剥離（右側）

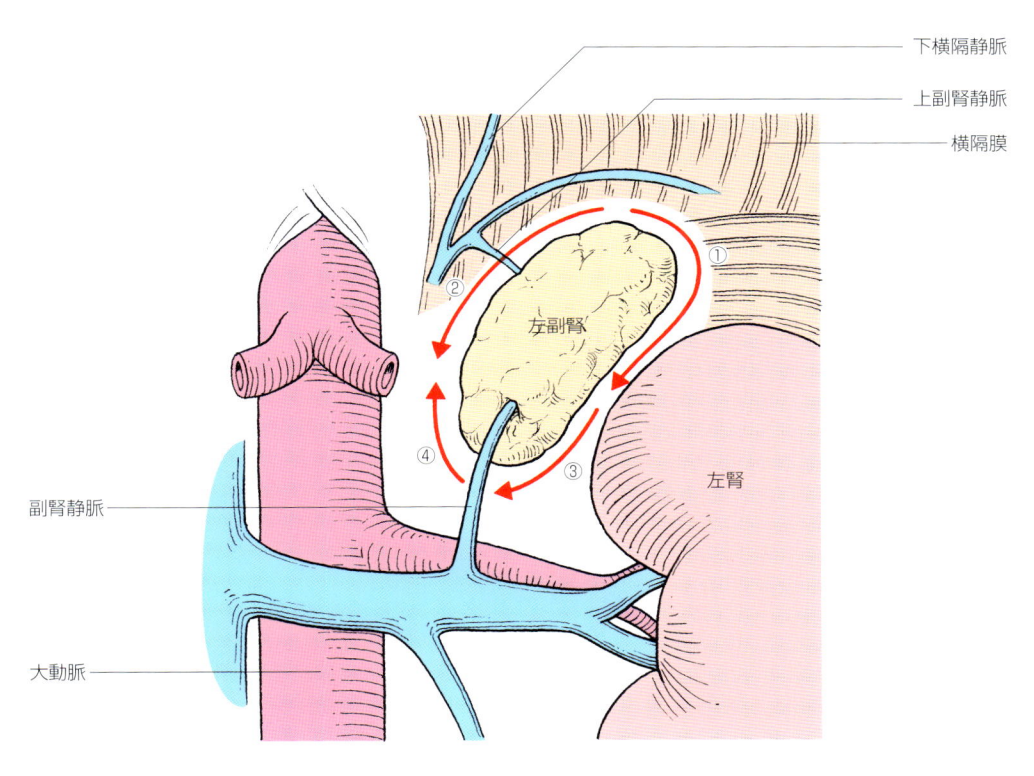

[7-9] 副腎周囲の剥離（左側）

■副腎の摘出，閉創

　副腎は組織回収袋に収納し，小切開創から一塊として摘出する。4～6mmHgの低圧気腹で術野を十分洗浄後，出血がないことを確認する。腹腔鏡観察下にトロカーを抜去し，ポートからの出血がないことも確認する。10mmポートの腹膜は針糸で閉鎖したほうがよい。

　術後の肩放散痛を予防するため，炭酸ガスの脱気を十分に行う。ドレーンチューブは炭酸ガス脱気の目的で一晩留置してもよい。

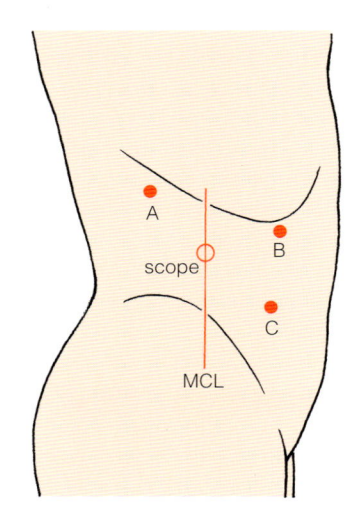

[7-10] 経後腹膜到達法におけるトロカーの位置
MCL：鎖骨中線，A，B，C：トロカー5mm

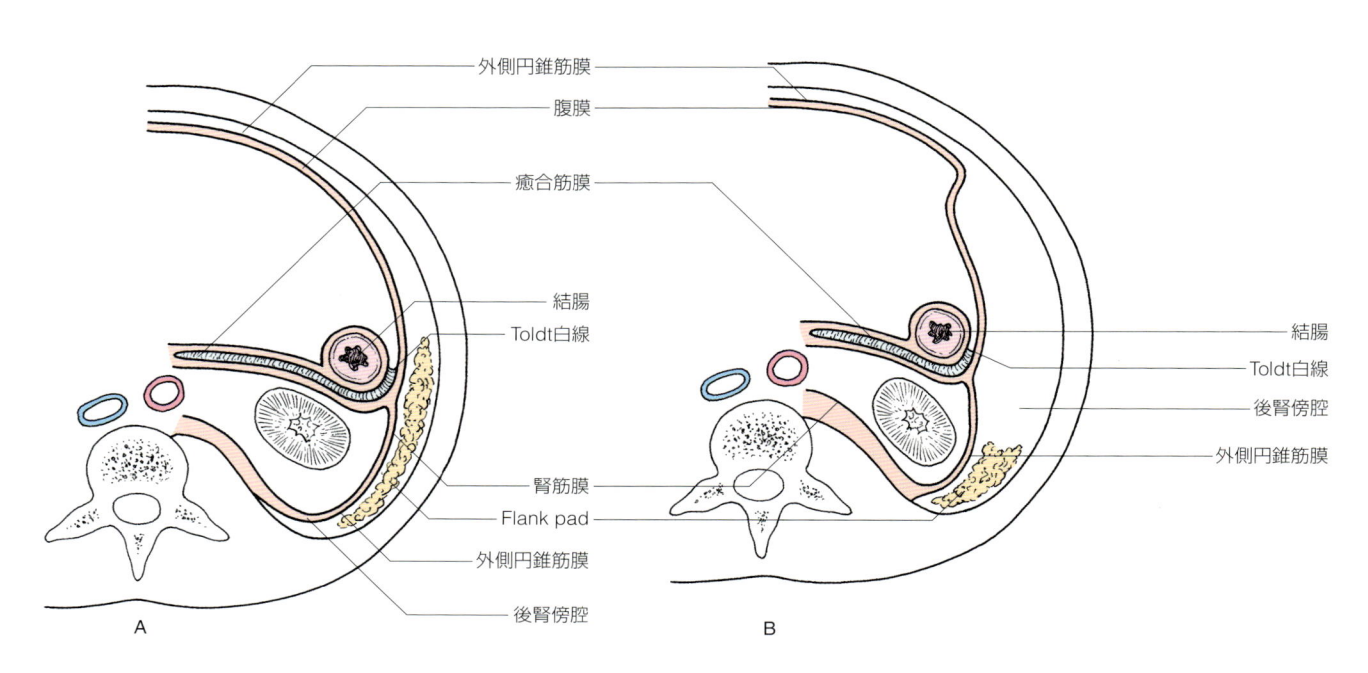

[7-11] 後腹膜腔の拡張
A：後腹膜の解剖，B：バルーンによる拡張後

腹膜外到達法

■体位・トロカー留置・後腹膜腔の作成
[7-10, 7-11]

体位は軽くジャックナイフをかけた完全側臥位で，軽い頭高位とする。中腋窩線上で肋骨弓と腸骨稜の中間に約2cmの皮膚切開をおき，皮下脂肪を分けて筋膜を露出する。筋膜を切開した後，外・内腹斜筋を筋鉤でmuscle splitし，腹横筋膜を露出する。示指で腹横筋を貫き，肋骨裏面を指標に後腎傍腔の脂肪(Flank pad)の外側で鈍的に剥離した後，バルーンダイセクターで後腹膜腔を拡張する。示指をガイドに皮切部の背側やや頭側に5mmトロカー(A)を穿刺した後，皮切部に10mmのバルーントロカーを留置する。10～12mmHgで気腹し，腹膜を内側に剥離した後，内視鏡観察下に腹側の5mmトロカー(B)をやや頭側に，腎圧排用の5mmトロカー(C)を尾側に留置する。術者は患者の背側に立ち，A，Bのトロカーを使用し，助手は腹腔鏡とCから挿入した屈曲型リトラクターを操作する。Frank padを尾側に除去すると腎筋膜と癒合した円錐外側筋膜が明瞭に露出される[5]。

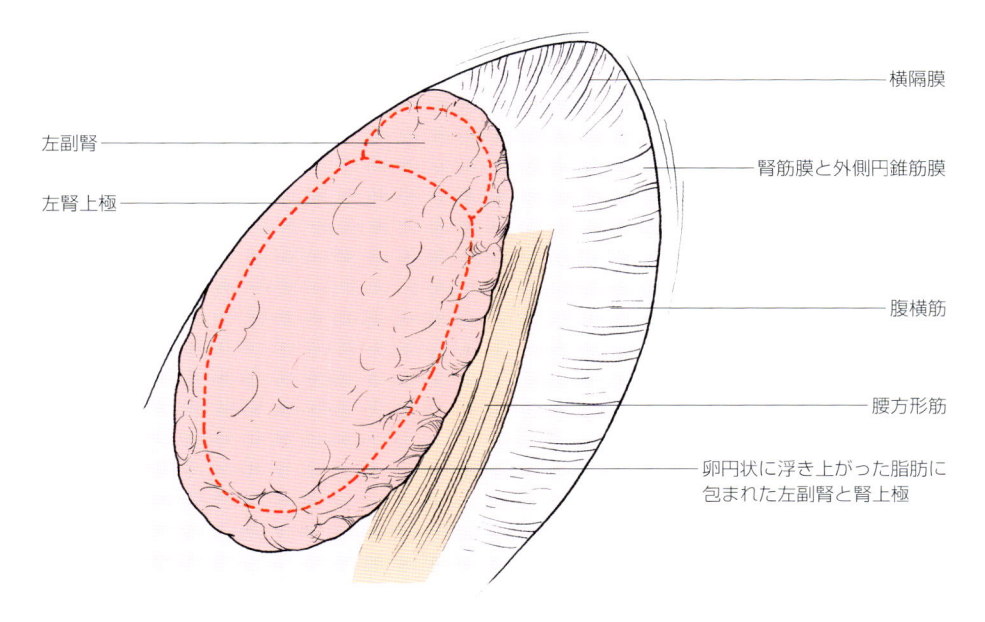

[7-12] 副腎を含む腎周囲脂肪組織の一塊剥離

左副腎
左腎上極
横隔膜
腎筋膜と外側円錐筋膜
腹横筋
腰方形筋
卵円状に浮き上がった脂肪に包まれた左副腎と腎上極

■ 副腎の剥離

Frank padを除去した後，外側円錐筋膜と癒合した腎筋膜を外側寄りで上下に大きく切開し，腎，副腎を覆う腎周囲脂肪織を露出する。副腎を直接剥離せず，副腎，腎上極を覆っている脂肪組織ごと一塊として剥離する。外側は腹横筋，背側は腰方形筋と大腰筋，頭側は横隔膜を指標にする。副腎前面は，腎筋膜の切開線を持ち上げ，腎筋膜と脂肪の間を内側に剥離を進めていく。これらの操作で脂肪に包まれた副腎および腎上極は卵円状に浮き上がってくる。一塊剥離した腎・副腎を脂肪ごと挙上し，その後面を腰方形筋，大腰筋に沿って内側に向かい十分剥離すると，下大静脈（右），大動脈（左）まで到達する。次に，腎上極と副腎の間を切離し，屈曲型リトラクターで腎を尾側に圧排し，下・中（後）副腎動静脈を処理して脂肪に包まれた副腎を周囲から切離していく。右側では下大静脈を慎重に露出し，下大静脈に沿って頭側に剥離を進め，副腎静脈を露出し，クリップをかけて切断する。左側では副腎のほぼ全周を剥離した後，副腎の下極，内側で副腎静脈を露出し，クリップをかけ切断する。副腎上極で上副腎静脈を処理し，内側に向かって剥離を進める。副腎静脈の断端を持ち上げながら残った組織を剥離し，副腎を完全に遊離する[7-12]。

■ 副腎の摘出，閉創

経腹到達法と同様である。ドレンチューブはおかなくてもよい。

（文献はp216を参照）

7 — 泌尿器科手術と解剖

副腎・腎の手術
開放手術：側方・後方からのアプローチ

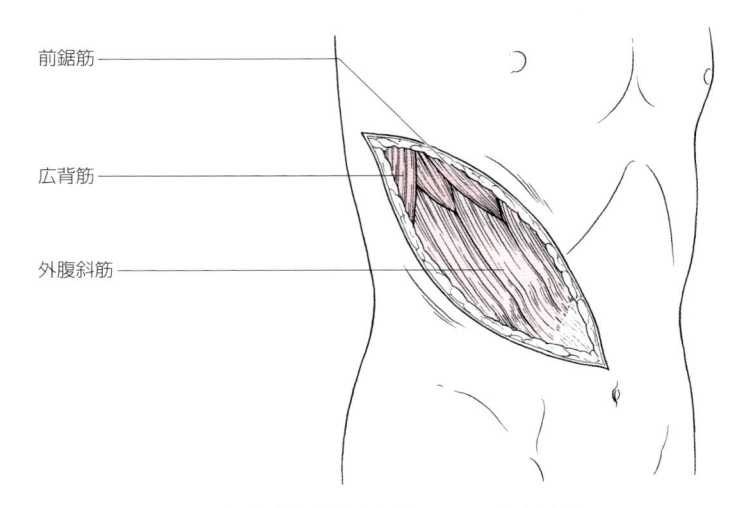

[7-13] 経胸経腹膜到達法における浅部筋層

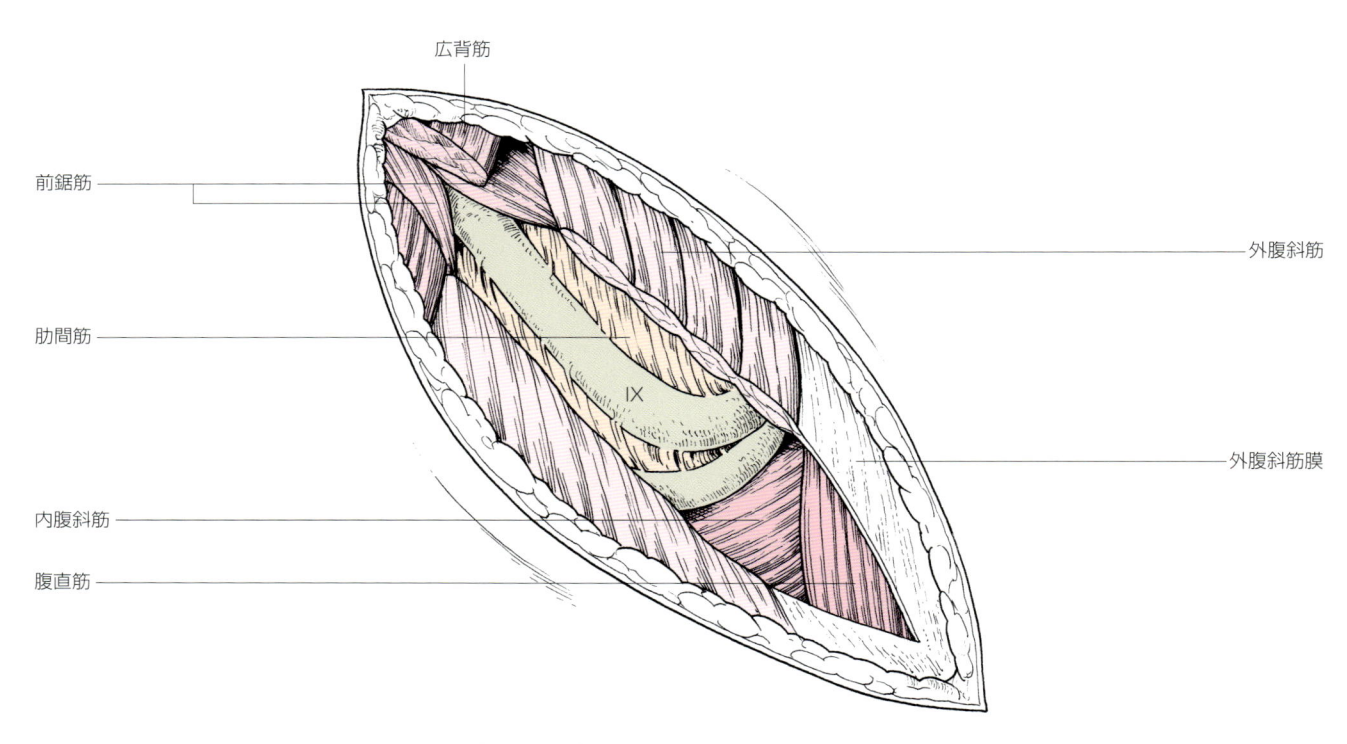

[7-14] 経胸経腹膜到達法における深部筋層

　副腎・腎への到達法には経腹膜的，後腹膜的，経胸経腹膜的，経胸後腹膜的がある．側方・後方からのアプローチは泌尿器科独特のものであり，泌尿器科医はこれに習熟していなければならない．

　後腹膜到達法の利点としては，①腹腔内臓器への障害が少ない，②腹膜内への汚染がない，③腎周囲のドレナージが容易，④腸管の術後合併症が少ない，⑤腎をさほど可動させずに腎実質の処理が腎の前面・後面とも直視下に行える（すなわち腎部分切除が行いやすい）などがある．欠点としては，①腎茎部の展開が前方からの到達ほどよくない，②下大静脈内に腫瘍血栓がある場合には処理が非常に難しい，③側臥位は側湾症や心肺に問題のある症例にはむかない，④リンパ節郭清が十分には行えない，⑤開胸の危険性がある，⑥肋間神経切断により側腹部，下腹部の筋の弛緩・神経障害が起こる，

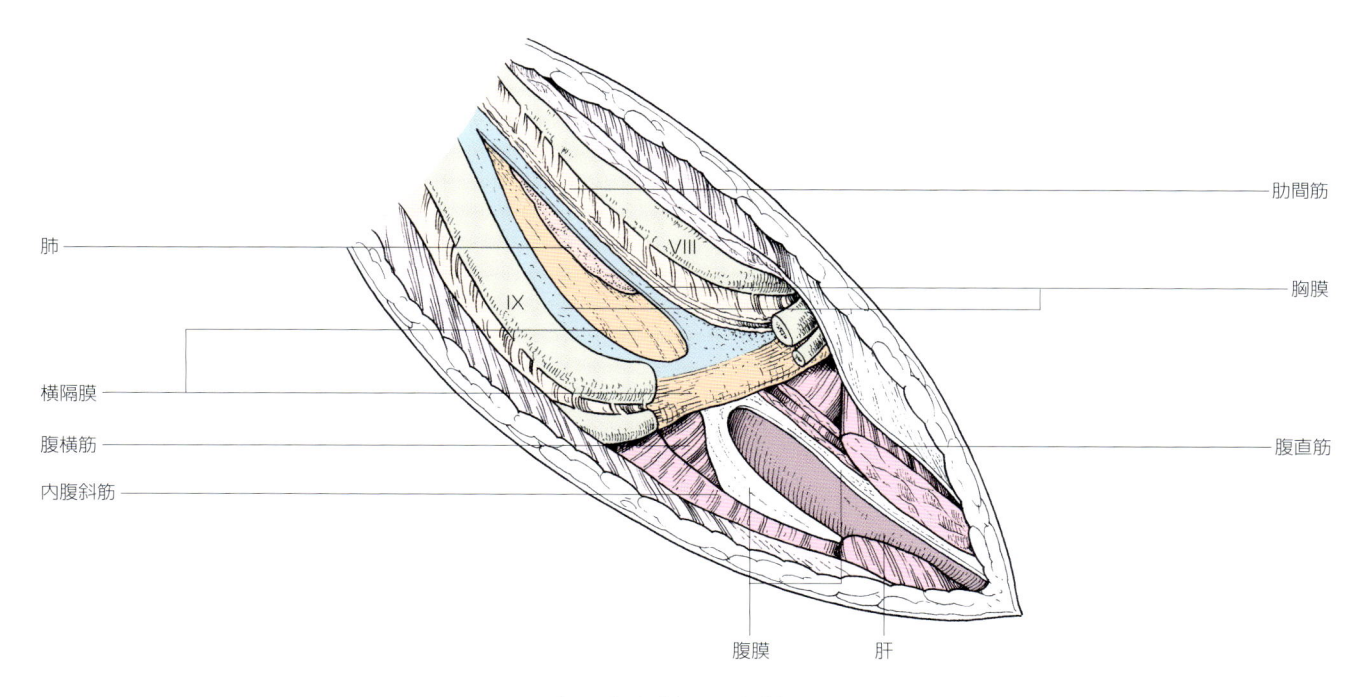

[7-15] 胸膜切開・腹膜切開

などがあげられる。
　経胸到達法は，副腎や腎上極の大きな腫瘍や横隔膜近傍までの下大静脈内腫瘍血栓がある場合に適応される。利点は何といっても副腎が直下に観察できることであり，経腹膜あるいは後腹膜到達法では成しえない視野が得られる。欠点として気胸の遷延，呼吸障害，横隔膜神経障害，肝・脾損傷など胸腹部の合併症があげられるが，術式を習熟すれば術後の患者の回復も開胸しない場合と遜色ない。
　ここでは側方到達法として経胸経腹膜到達法，後方到達法として神経温存経11肋骨胸膜外到達法と腰部縦切開法を示し，胸腹部・腰部の筋層，神経の解剖，肋骨と胸・腹膜の位置関係を解説する。

経胸経腹膜到達法 [7-13〜7-17]

■側胸腹部の筋層 [7-13, 7-14]

　患側を上にした半側臥位とする。第8あるいは9肋間から開胸することが多い。後腋窩線から肋骨に沿って側胸部に皮膚切開をおき上腹部に延長する[7-13]。大きな腎腫瘍の場合には腹部正中に切開を延長する。肋骨直上で広背筋，前鋸筋，外腹斜筋を電気メスで切開すると肋骨が露出される[7-14]。

■開胸・開腹 [7-15]

　肋間神経・血管が肋骨の尾側に接して位置しているので，肋間筋は肋骨頭側に沿って切開する。3層の肋間筋を切開すると直下に胸膜が見えてくる。呼吸によって肺が上下するのが確認できる。胸膜を切開し開胸すると肺は虚脱し横隔膜が

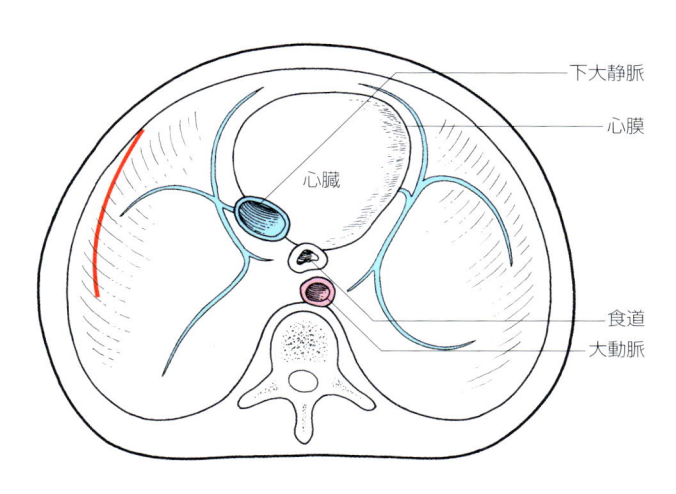

[7-16] 横隔膜と横隔神経（腹腔内より見上げた図）
──は右開胸時の横隔膜切開線

見えてくる[7-15]。
　次に切開線に沿って，外腹斜筋，内腹斜筋，腹直筋，腹横筋を切開し腹膜を開けると直下に肝が露出される。肋軟骨を切断すると胸腹部をつないでいるものは横隔膜のみとなる[7-15]。

■横隔膜切開と肝の脱転 [7-16, 7-17]

　横隔神経は胸膜と心膜の間を下降し，横隔膜頭側面で主として3本に分枝して放射状に胸壁に向かう[7-16]。神経損傷を回避するため横隔膜の切開線は胸壁寄りとする。横隔膜を開けると上腹部腹腔内が直下に開けてくる。右側では肝と横隔膜の付着部である冠状靱帯，三角靱帯を切離し，肝を内側に脱転することにより右副腎・腎へ到達する[7-17]。左側では，脾，膵尾部を脱転することになる。

泌尿器科手術と解剖—119

[7-17] 肝の脱転

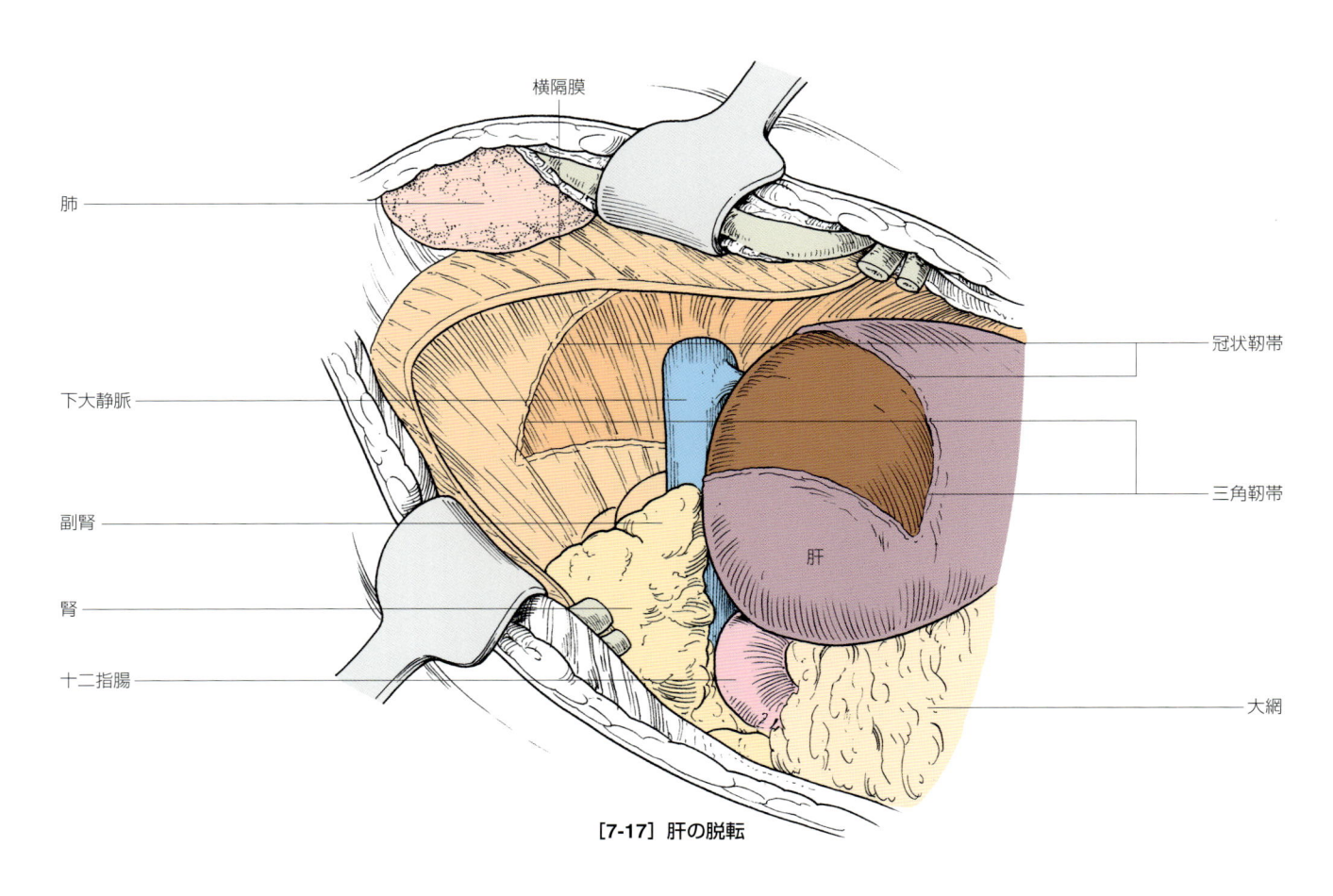

神経温存経11肋骨胸膜外到達法 [7-18～7-25]

■胸膜と肋骨の位置関係 [7-18]

第11肋骨または第12肋骨を切除する場合，どのあたりで胸膜が見えてくるのか知っておかないと不用意に開胸することになる。

■側腹部の筋層と肋骨切除 [7-19, 7-20]

患側を上にした腎体位にする。後腋窩線上から肋骨に沿って臍へ向かう皮膚切開を加える。肋骨を被っている広背筋，下後鋸筋，外腹斜筋を切開すると肋骨が露出される [7-19]。そのまま肋骨の骨膜も肋骨軸に沿って切開を加える。肋骨骨膜を剥離子で肋骨より剥離する [7-20]。この時肋骨床を誤って開けてしまわないよう細心の注意が必要である。第11肋骨の先端より1/3付近の高さに胸膜の折り返しがきている [7-18] ので，ここでの肋骨床の損傷は開胸につながる。ちなみに肋骨床とは肋骨骨膜と内胸筋膜（腹横筋膜の延長）を指す。

■肋間神経血管束 [7-20～7-22]

第11肋骨の延長線上で切開線を内側へ延ばし，外腹斜筋膜，外腹斜筋，内腹斜筋膜，内腹斜筋を切開する [7-21]。肋間神経は内腹斜筋と腹横筋の間を走行しているので注意深く切開

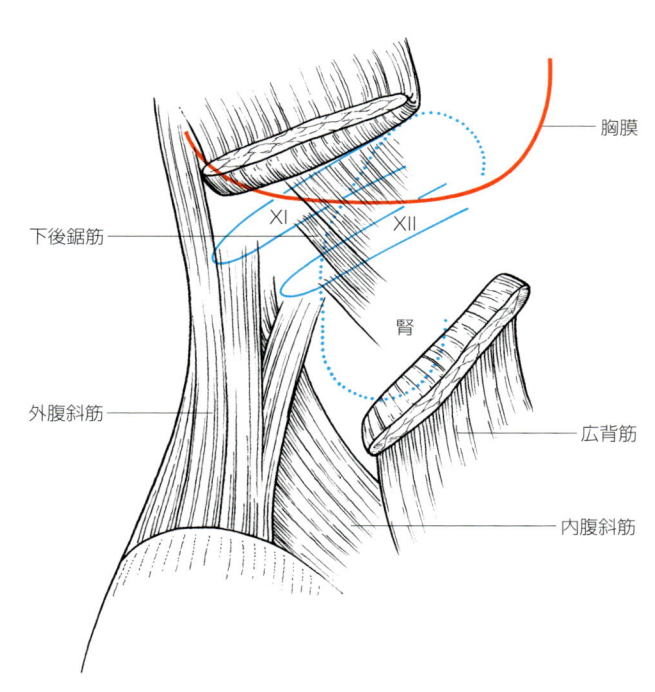

[7-18] 背面から見た胸膜の位置関係

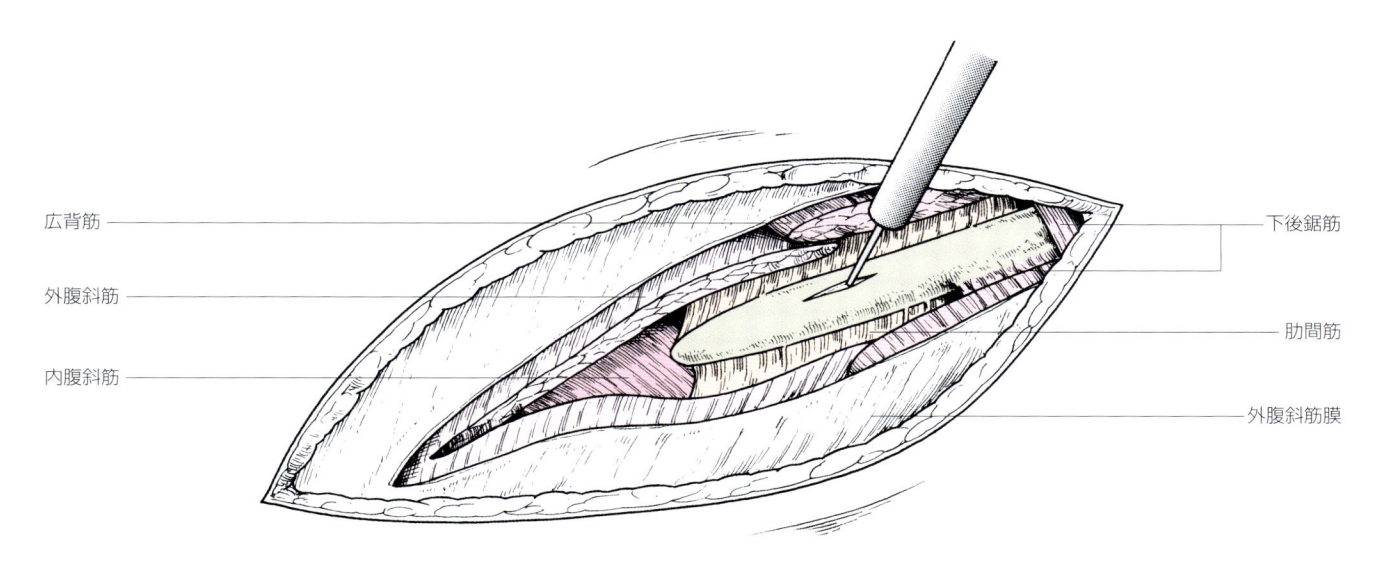

[7-19] 経11肋骨胸膜外到達法における筋層

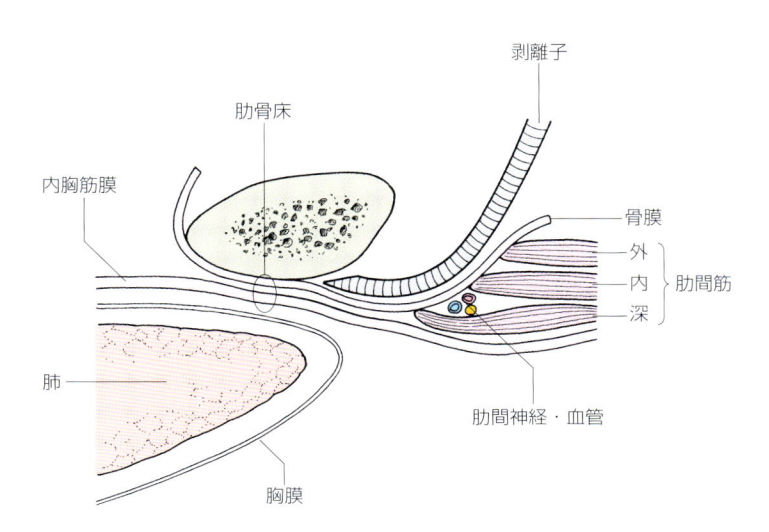

広背筋
外腹斜筋
内腹斜筋
下後鋸筋
肋間筋
外腹斜筋膜

[7-20] 肋骨骨膜の剥離

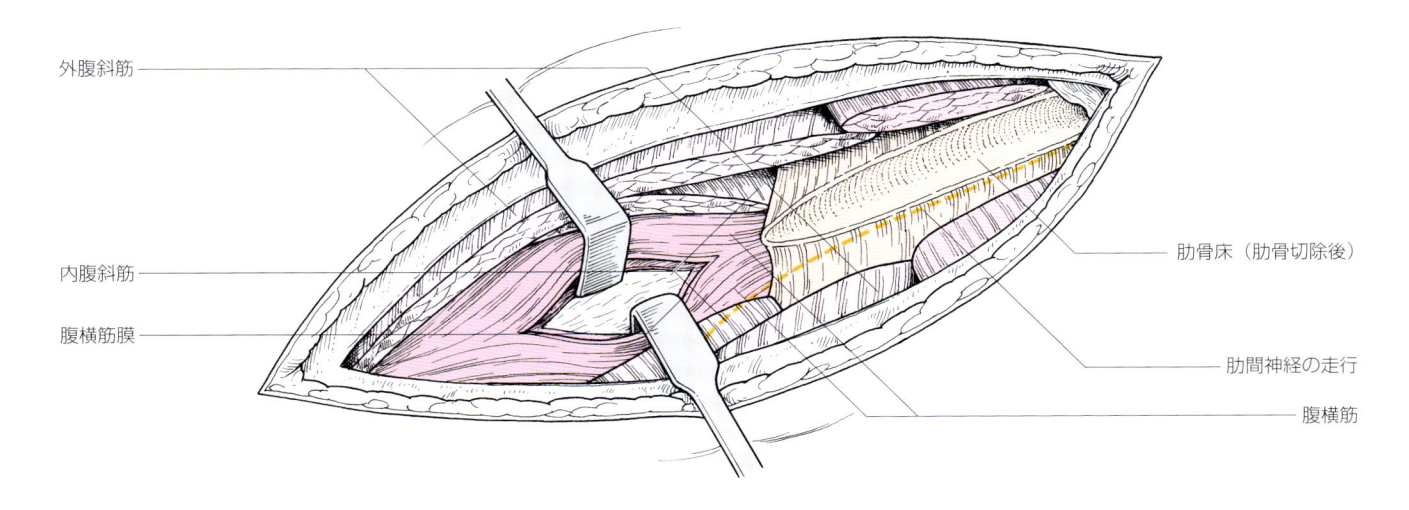

剥離子
肋骨床
内胸筋膜
骨膜
外
内 肋間筋
深
肺
胸膜
肋間神経・血管

[7-21] 肋骨切除後の筋層切開

外腹斜筋
内腹斜筋
腹横筋膜
肋骨床(肋骨切除後)
肋間神経の走行
腹横筋

泌尿器科手術と解剖―121

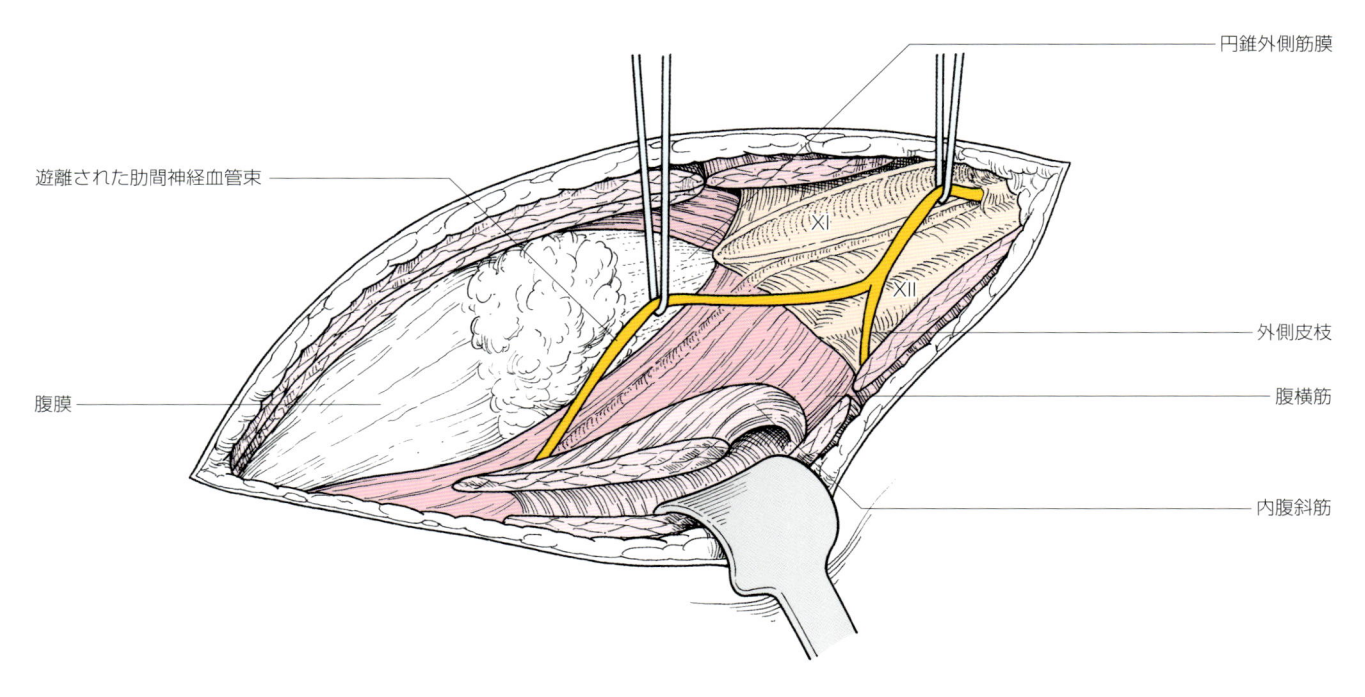

[7-22] 肋間神経の温存

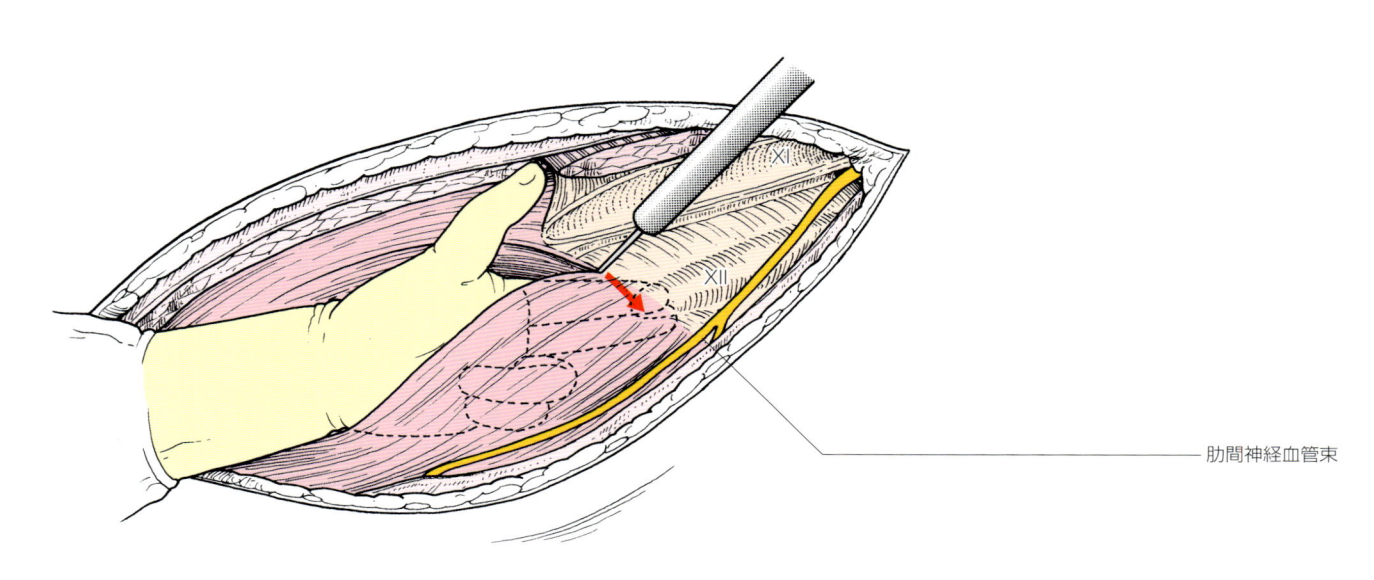

[7-23] 腹横筋の切開

する。腹横筋，腹横筋膜を筋線維の走行に沿って鈍的に開け，直下の腹膜を腹横筋膜より十分に落としておく。

　肋間筋は3層あって，肋間神経は2層目（intercostalis internus）と3層目（intercostalis intimus）の間を走行している[7-20]。第11肋骨の先端があった付近から肋骨床下縁近くの肋間筋を切開し肋間神経を同定，遊離する[7-21]。肋骨の断端まで神経と血管を一緒に剥離するが，開胸しやすいので肋間筋の3層目は決して開けてはいけない。肋間神経の本幹が同定しにくいときには，尾側表層に向かって外側皮枝が延びているの

でこれを中枢側に剥離していくとよい[7-22]。

■横隔膜切開 [7-23～7-25]

　第11肋骨床先端部から第12肋骨先端部に向けて電気メスで切開線を延長する[7-23]。第12肋骨上縁に沿って，ここに付着する横隔膜と肋間筋を切開していく[7-24]。横隔膜と肋間筋の間には胸膜の折り返し部分が位置しているので，胸膜を頭側に押しやりながら腰肋弓（lumbocostal arch：横隔膜が腰方形筋に付着する部分）まで切開する[7-25]。

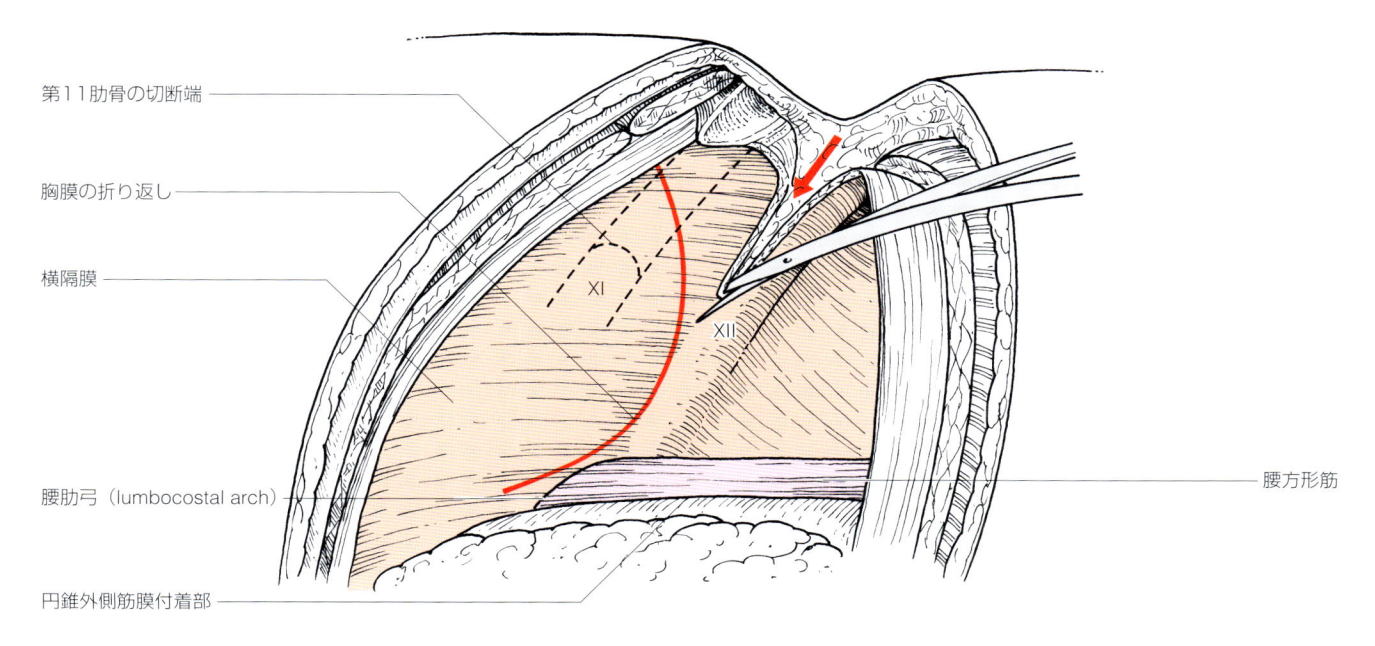

第11肋骨の切断端
胸膜の折り返し
横隔膜

腰肋弓（lumbocostal arch）
円錐外側筋膜付着部

腰方形筋

[7-24] 第12肋骨上縁の切開

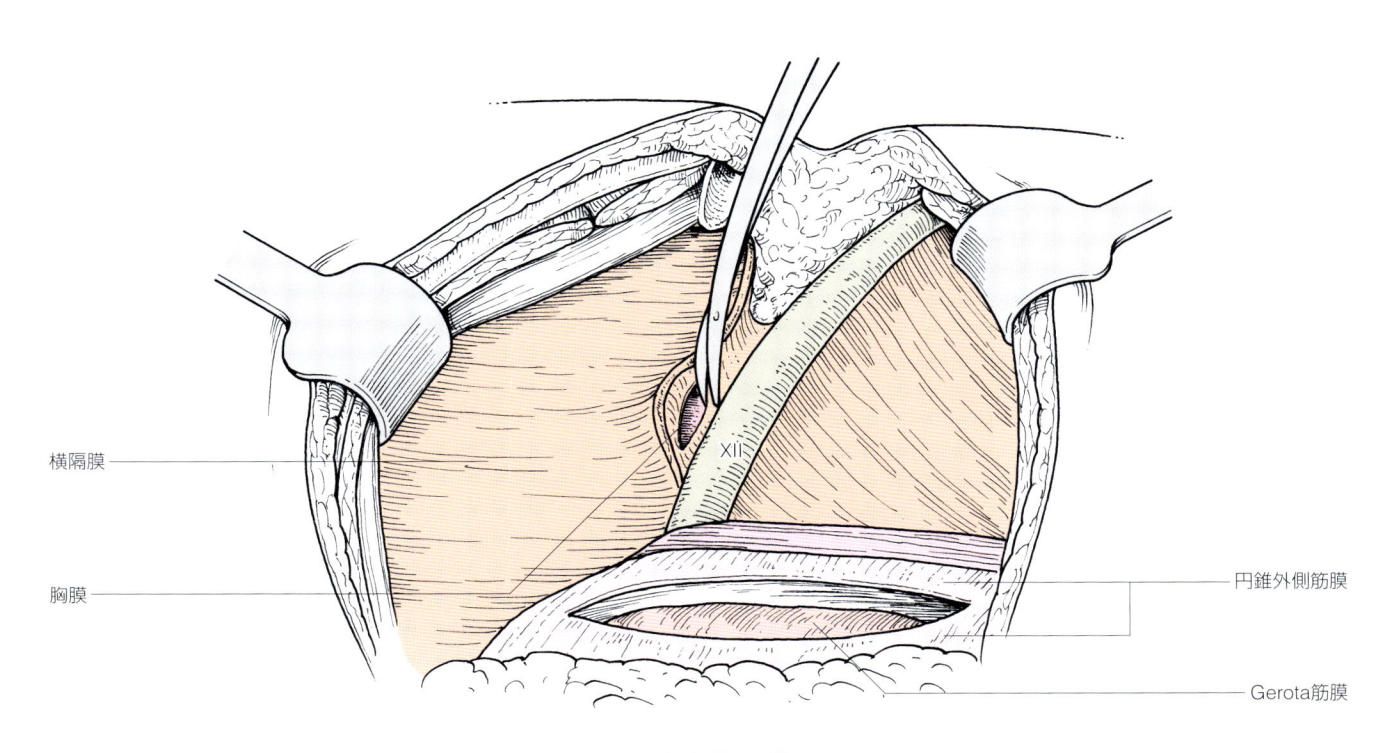

横隔膜
胸膜

円錐外側筋膜
Gerota筋膜

[7-25] 胸膜の剥離

泌尿器科手術と解剖―123

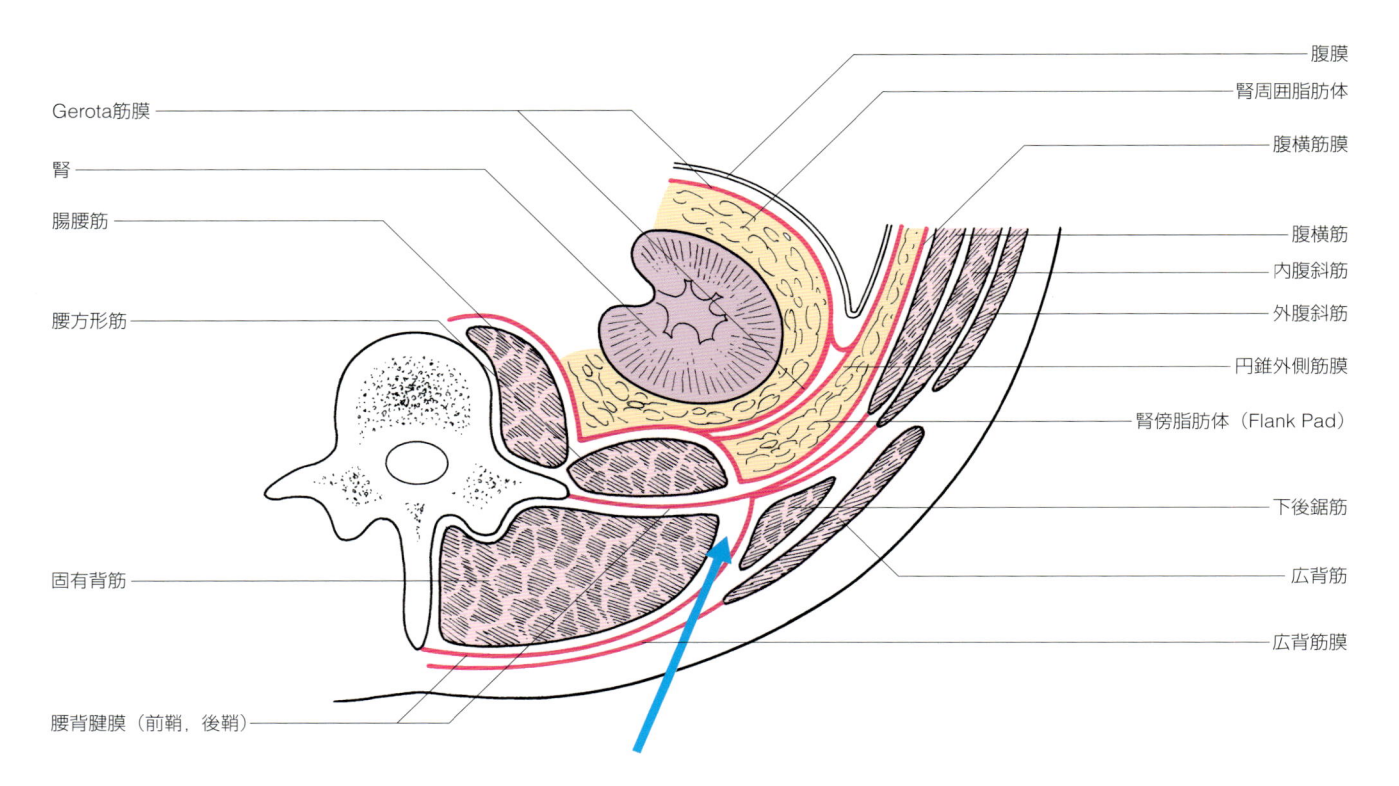

[7-26] 腎背側の筋・筋膜と進入経路（矢印）

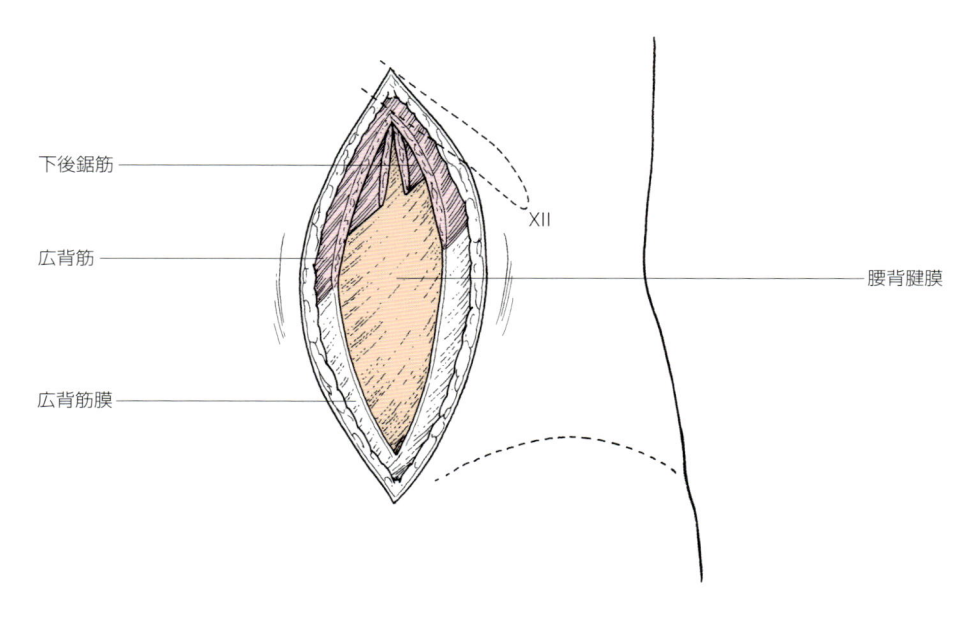

[7-27] 腰部縦切開法における浅部筋層

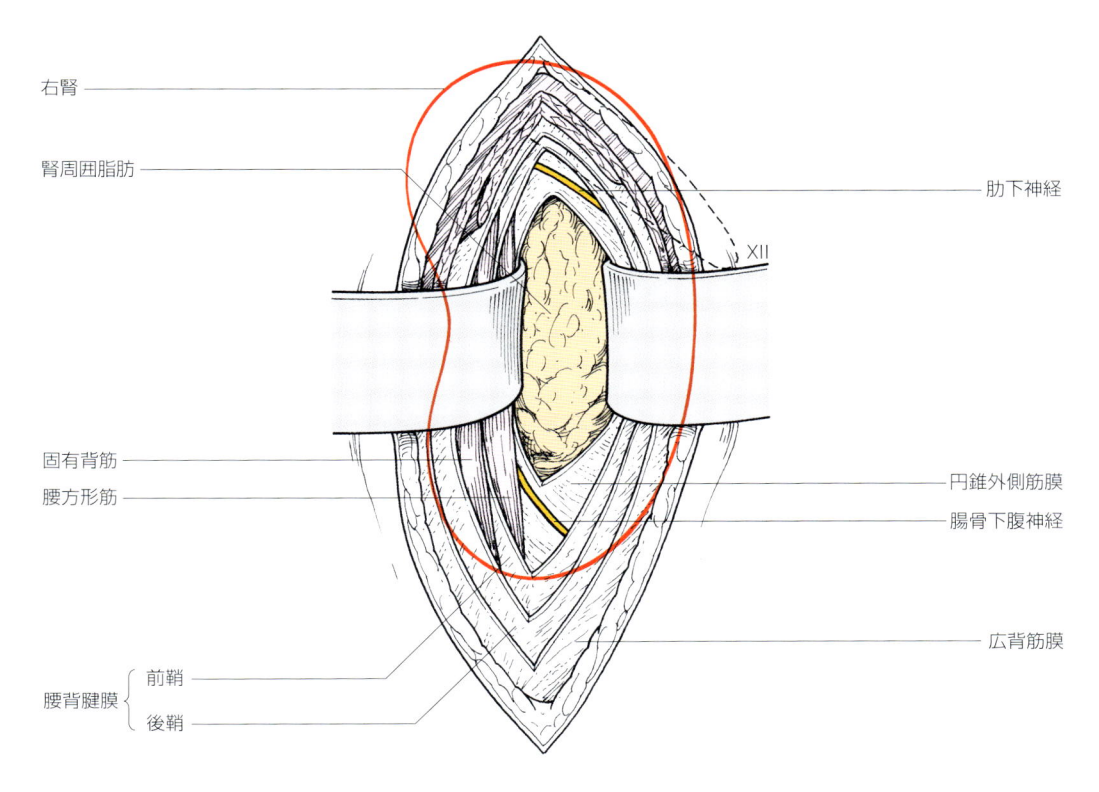

[7-28] 腰部縦切開法における深部筋層

腰部縦切開法 [7-26〜7-28]

■背部縦切開 [7-26, 7-27]

　筋層をほとんど切開せずに最短で副腎・腎に到達できる[7-26]。術野が狭いことが欠点である。腹臥位あるいは患側を上にした側臥位にて固有背筋に沿って第12肋骨から腸骨までの縦切開をおき，広背筋膜，広背筋，下後鋸筋を切開する[7-27]。

■腰背腱膜の切開 [7-28]

　腰背腱膜は外腹斜筋，内腹斜筋，腹横筋の各筋膜が合流し，後方へ延びて固有背筋を前後で包み込んでいる[7-26]。後鞘（浅層）を切開して固有背筋を内側に圧排すると前鞘（深層）が見えてくるのでこれを切開し，腰方形筋膜および円錐外側筋膜を切開すると後腹膜腔に達する[7-28]。術野の頭側に肋下神経が，尾側に腸骨下腹神経が存在するので損傷しないよう注意する。

（文献はp216を参照）

7 — 泌尿器科手術と解剖

腎・尿管の手術
開放手術：経腹膜到達法

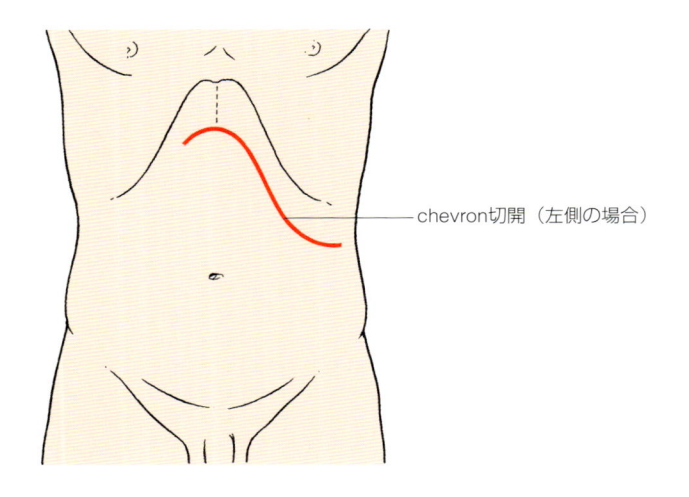

[7-29] 切開線－chevron切開

皮膚切開

　腹腔内に入る方法としては，剣状突起から臍を迂回しての正中切開や患側の12肋骨先端をめざして肋骨弓の2横指くらい下側を肋骨弓に沿って弓状切開する方法（chevron切開）が一般的である[7-29]。

　正中切開の場合は結腸の脱転がやや困難ではあるものの腎動静脈への到達が容易であり，またリンパ節郭清の際にも大血管を頭尾側に十分に露出できる。しかしながら，腎の外側あるいは腎の後面を直視しながら剥離していくことが困難であり，どうしてもブラインド操作となる。したがって，chevron切開の方が腎外側への到達が容易であり推奨される。もし血管の露出が十分でない場合には剣状突起から横切開までの正中切開を追加することもできる。

　正中切開では皮下脂肪を電気メスで切開すると腹直筋鞘前葉が露出するが[7-30]，筋膜の切開は必ず白線で行い筋肉が露出しないように注意する。腹膜前脂肪組織が多いこともあるが，腹膜の切開には有鉤摂子で腹膜を何度か保持し直し，腹膜下の組織を腹膜切開のときに損傷しないように注意する。

　腹腔内に入ると癒着がないかどうかを視認し，筋膜，腹膜の切開を尾側に延長する。通常，肝円索が頭側で右側にあることから臍の左側を迂回することが多い。臍部では白線からはずれ筋肉を露出させるが，介助者が頸腺鉤で筋肉を左側に避け，腹直筋の後葉，腹膜を切開する。

　chevron切開は通常，正中を越えて反対側に2～3cmの切開とする。皮下脂肪を切開していくと，腹直筋鞘前葉と外腹斜筋が現れてくる。患側の腹直筋は完全に離断するが，この時切断される上腹壁動脈は電気凝固では止血困難なこともあり結紮することも多い。

　腹直筋が横断されると腹直筋鞘後葉が現れる[7-30]。ここで外腹斜筋，内腹斜筋を切開すると腹横筋が現れ，腹直筋鞘後葉と同レベルとなる（そもそも腹直筋鞘は，外・内腹斜筋，腹横筋の3層の腱膜と筋膜がのびて腹直筋を包んだものである）。

　腹膜は正中の白線下で切開し，腹腔内に示指，中指を挿入し，指の上で腹直筋後葉，腹膜を切開していく。腹横筋は切開せず筋走行に沿って分けることでも十分である[1]。

後腹膜臓器と腹腔内臓器 [7-31]

　腹腔内臓器の血管とさらに生理的な付着部を確認しておく。正中付近の腹膜の右頭側には肝円索に肝鎌状間膜があり，袋状になっていることが多い。

　まず右側で，肝臓は上方で肝冠状間膜で横隔膜と付着しているが，肝を内側に牽引しながら緊張のかかった腹膜を切開すると容易に脱転される。この部の肝は腹膜に覆われておらずbare areaとよばれる。右腎の上極は右副腎に連なり腹膜に覆われて肝右葉，横隔膜（bare area）になる。内前方には十二指腸下行部，膵頭部の一部と右結腸曲（肝曲）がある。それ以外では腹膜に覆われており，その腹膜は下大静脈の前面から網嚢（Winslow孔）へと続いている。右結腸曲は横隔膜結腸靱帯で肝右葉の外側腹壁に固定されている[7-31A]。

　次に左側であるが，脾臓は外側で左腹壁の腹膜で固定されている。その腹膜の切開を頭側に延長していくと胃の大彎側の腹膜に連なる。左腎内側前面には膵尾部，脾動静脈，左結腸曲があり，そのさらに前面に胃と大網が覆っている。左結腸曲は横隔膜結腸靱帯で脾臓の外側腹壁に固定されている[7-31A]。ときに脾臓との癒着がみられ，不用意に緊張がかかると，脾臓の漿膜が剥がれてコントロールの難しい出血の原因になり注意を要する。左右の結腸外側の腹膜を切開し，横隔膜結腸靱帯を切断することによって，結腸を内側に脱転し後腹膜に到達する。

　結腸を脱転せずに腎動脈に到達する方法としてTreitz靱帯を切開し，大動脈を同定しアプローチする方法[7-31B]もあり，左の腎上極で前方に突出する腫瘍で左の結腸曲の切断が困難な場合には，この方法で左腎動脈を結紮する方法もある。

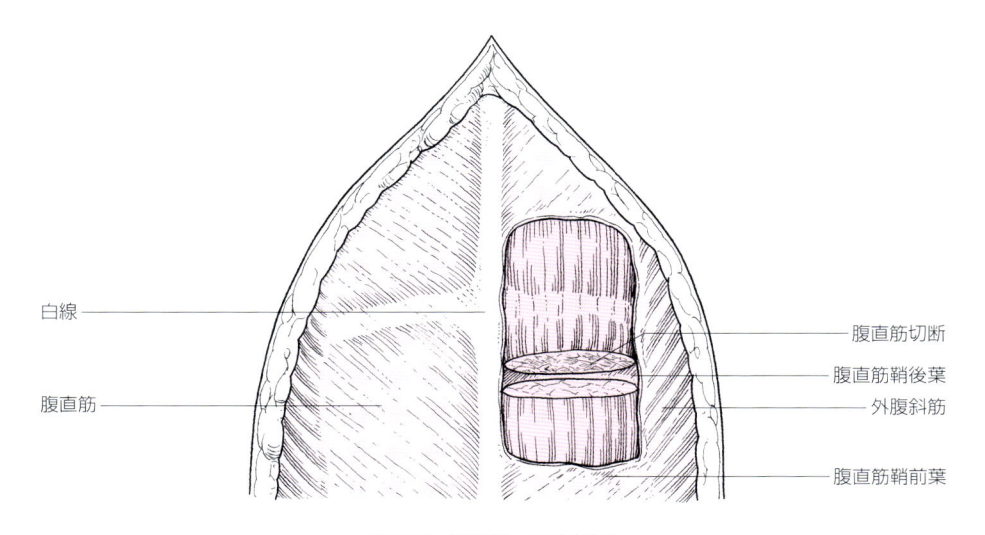

[7-30] 切開線－正中切開

皮下脂肪を電気メスで切開すると腹直筋鞘前葉が露出するが，筋膜の切開は必ず白線で行い，筋肉が露出しないように注意する。

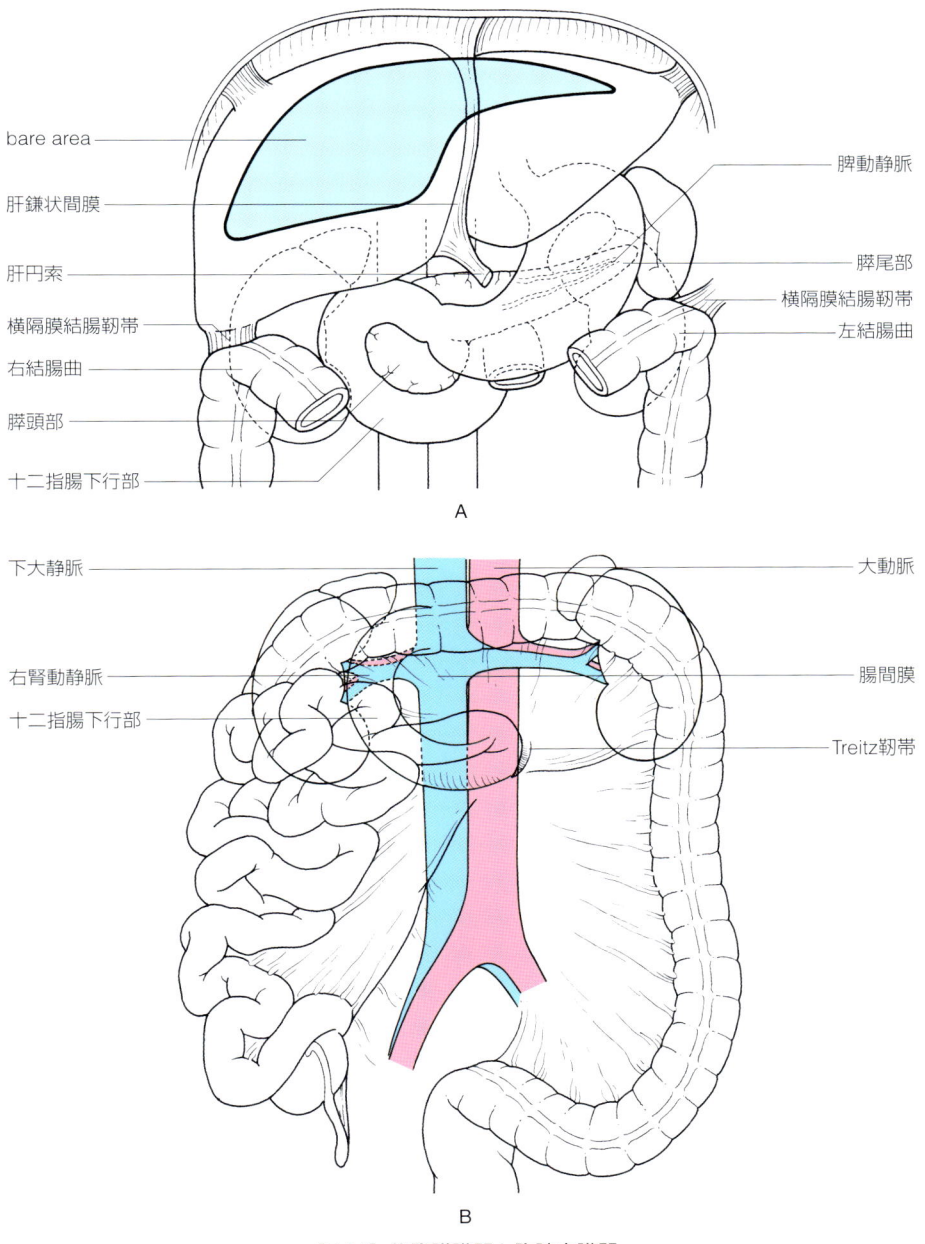

（左側ラベル）白線／腹直筋
（右側ラベル）腹直筋切断／腹直筋鞘後葉／外腹斜筋／腹直筋鞘前葉

A

（左側ラベル）bare area／肝鎌状間膜／肝円索／横隔膜結腸靭帯／右結腸曲／膵頭部／十二指腸下行部
（右側ラベル）脾動静脈／膵尾部／横隔膜結腸靭帯／左結腸曲

B

（左側ラベル）下大静脈／右腎動静脈／十二指腸下行部
（右側ラベル）大動脈／腸間膜／Treitz靭帯

[7-31] 後腹膜臓器と腹腔内臓器

泌尿器科手術と解剖－127

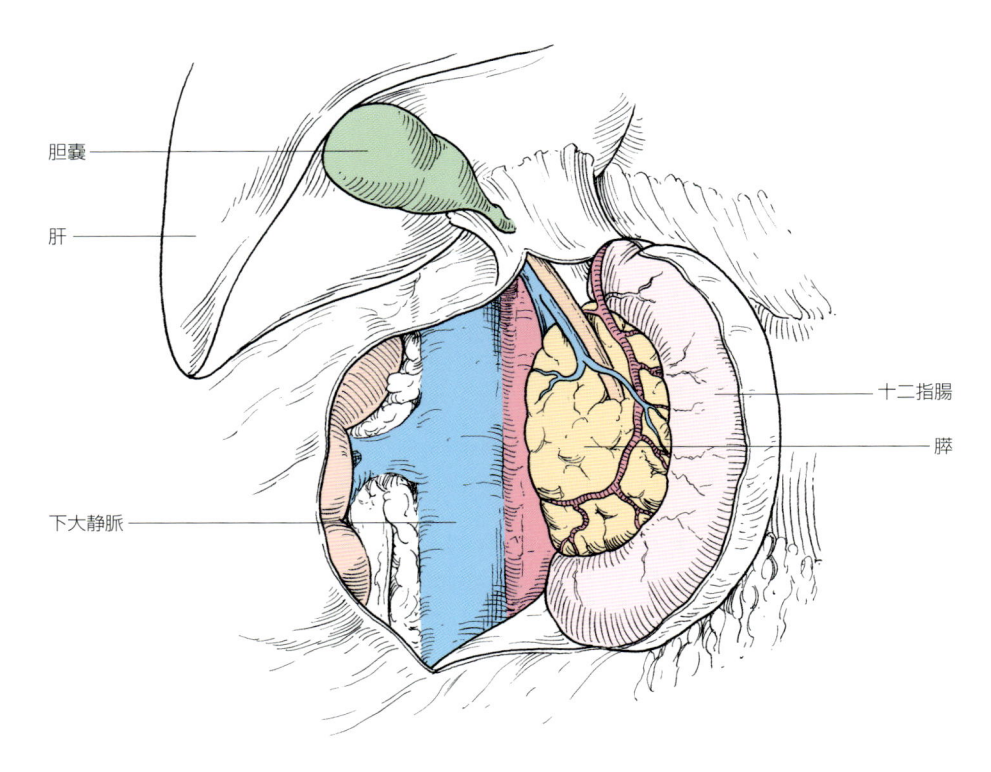

[7-32] 右後腹膜腔への到達法

右側の場合，下大静脈前面の腹膜を切開し十二指腸下行部を内側に牽引しながら授動していくと右腎静脈が現れ，さらに内側で大動脈－下大静脈間を見ることができ，右腎動脈へのアプローチが可能である．この場合，十二指腸の前方を覆う腸間膜の血管を損傷しないように注意する．

右後腹膜腔への到達法

肝右葉を上方に引き下大静脈を同定する．下大静脈前面の腹膜は比較的薄く，下大静脈壁直上の層で十二指腸の授動術を行うことで，十二指腸漿膜の損傷の心配はない[7-32]．下大静脈の前面の切開を尾側に延長することで右腎静脈は容易に同定できる．下大静脈前面の腹膜の切開を右側に延長することで右横隔膜結腸靱帯を切断，そのまま上行結腸外側で壁側腹膜をToldt白線に沿って切開し尾側から回盲部外側まで切開し，上行結腸を完全に脱転することができる[7-33]（「後腹膜リンパ節郭清術」の項参照）．この操作によって，右腎から右尿管，右精系血管を小骨盤付近まで見ることができる．十二指腸の脱転に従って，左腎静脈もあきらかになるが，上方に総胆管や肝への血管を含む肝十二指腸靱帯が続いている．

右腎動静脈の処理方法

右腎静脈を剥離すると，その背側には線維性脂肪組織があり，そのさらに背側に右腎動脈を確認することができる．術前に右腎静脈と動脈の位置関係から，同定しにくい場合や腫瘍が腎門部付近にある場合，あるいは腎静脈内に腫瘍塞栓があり，静脈の剥離が困難な場合には，下大静脈と大動脈間を剥離し，右腎動脈を大動脈近くの起始部で同定し，一重に結紮し血流を遮断することで右腎静脈の可動性も容易になり，再び下大静脈右側での動脈の処理が可能になる[7-34]．

右副腎中心静脈の処理方法

副腎腫瘍の標準術式は腹腔鏡手術であり，開放手術の機会はきわめて少ない．基本的には下大静脈の右側を剥離し，副腎を外側に牽引することでその存在が明らかになる．肝臓が十分に展開できない場合には短肝静脈を結紮切断することで，右副腎静脈の上方の剥離が可能となり，処理しやすくなる[7-35]．

左後腹膜腔への到達方法

左後腹膜腔へ到達する目的は，左副腎摘除や腎摘除，あるいは尿管腫瘍が主なものであるが，経腹膜到達法においては，通常は下行結腸外側から到達する．

Toldt白線に沿って壁側腹膜を切開し，下行結腸の腸間膜を内側に牽引しながら剥離を進める[7-36]．頭側の牽引は脾大網靱帯によって脾臓の漿膜の損傷に注意する．視野が悪く

A：Toldt白線の切開

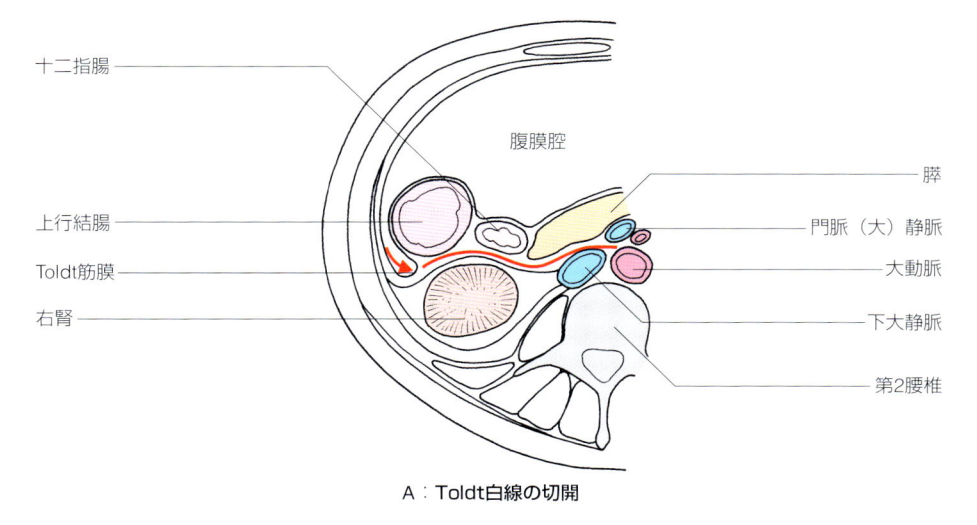

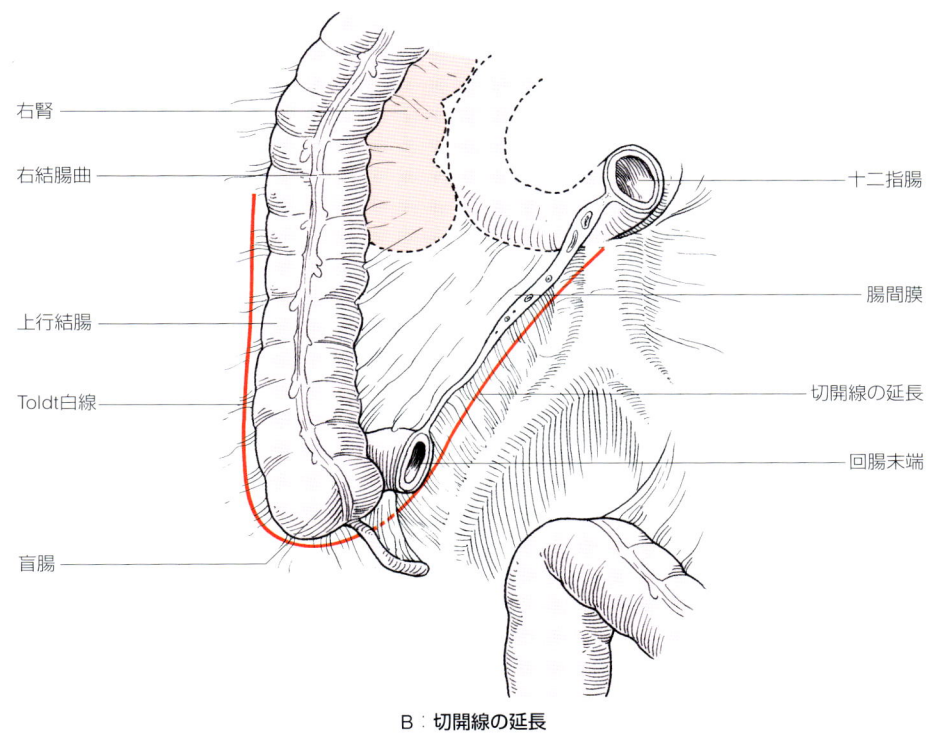

B：切開線の延長

[7-33] 右後腹膜腔への進入経路
部位によっては腸管等との位置関係がずれているので注意する。

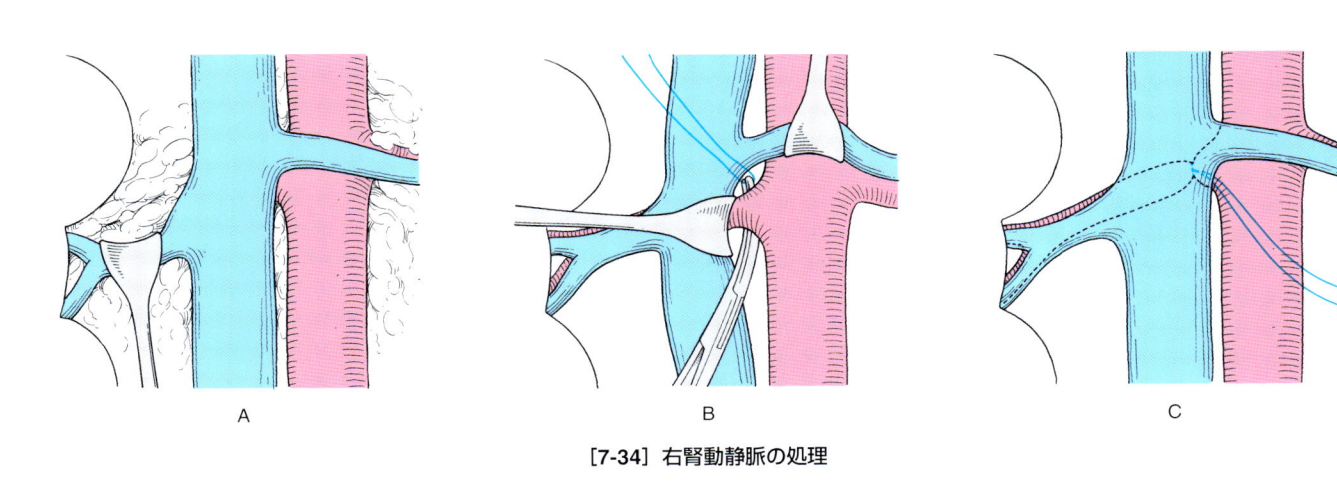

[7-34] 右腎動静脈の処理

泌尿器科手術と解剖—129

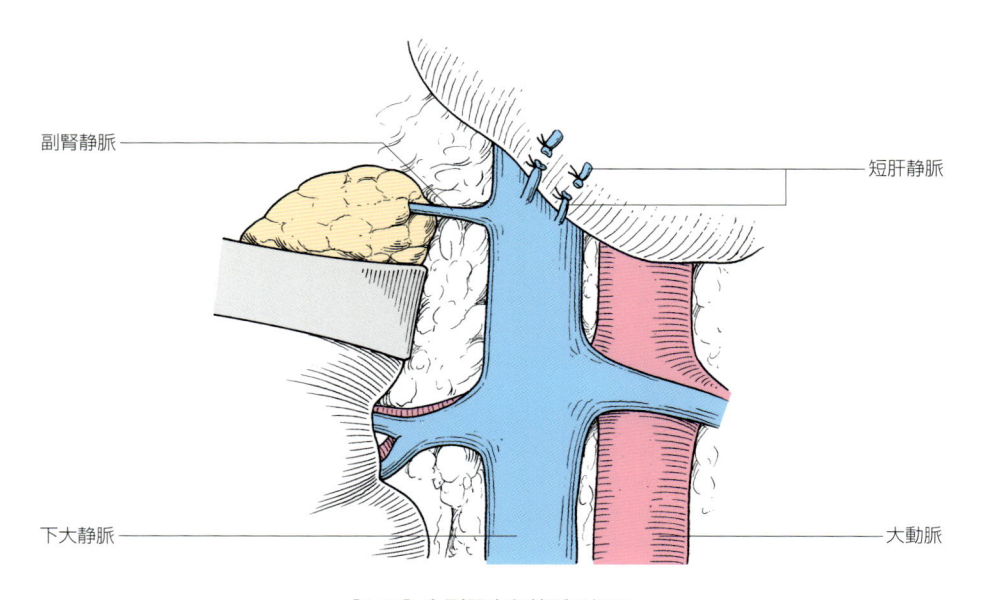

[7-35] 右副腎中心静脈の処理

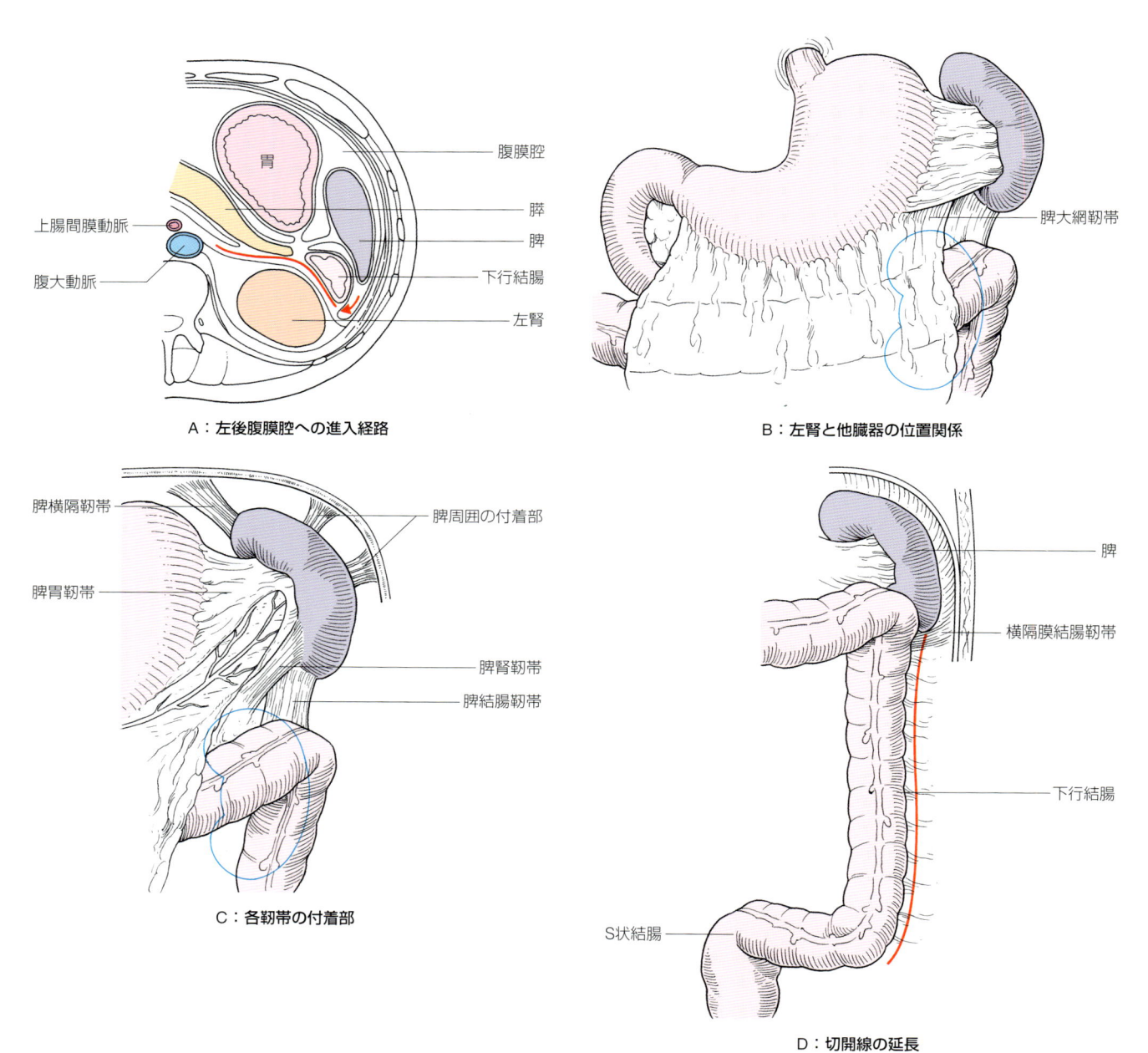

副腎静脈 — 短肝静脈
下大静脈 — 大動脈

A：左後腹膜腔への進入経路
胃／腹膜腔／膵／脾／下行結腸／左腎
上腸間膜動脈／腹大動脈

B：左腎と他臓器の位置関係
脾大網靭帯

C：各靭帯の付着部
脾横隔靭帯／脾胃靭帯／脾周囲の付着部／脾腎靭帯／脾結腸靭帯

D：切開線の延長
脾／横隔膜結腸靭帯／下行結腸／S状結腸

[7-36] 下行結腸外側からの到達法

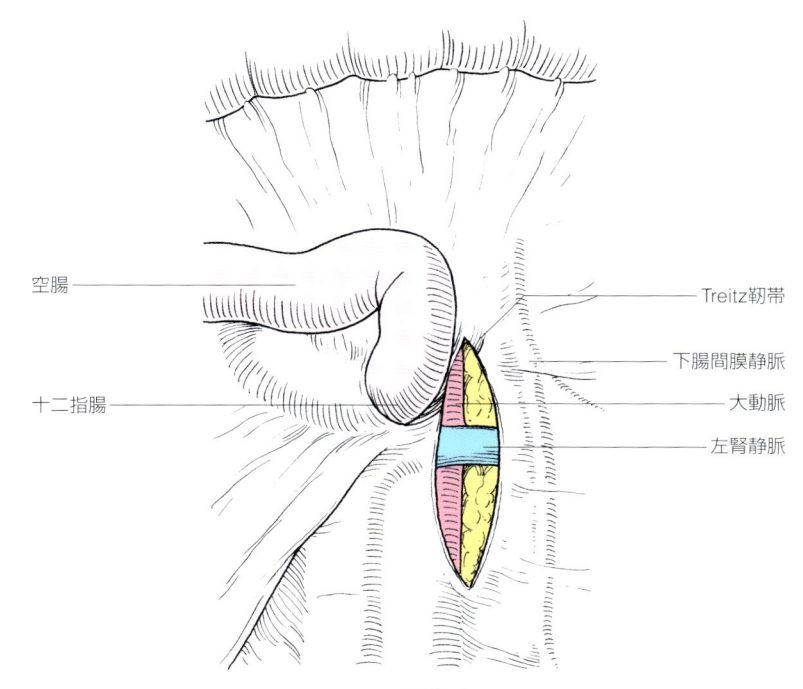

A：Treitz靱帯の切開

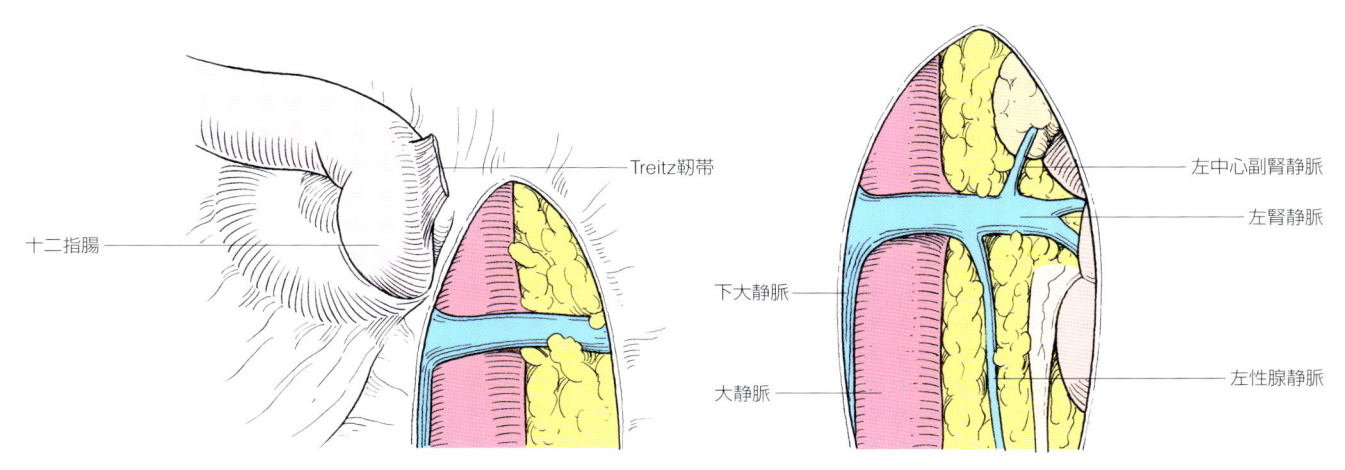

(ラベル：空腸、十二指腸、Treitz靱帯、下腸間膜静脈、大動脈、左腎静脈)

B：Kocher授動術

(ラベル：十二指腸、Treitz靱帯、下大静脈、大静脈、左中心副腎静脈、左腎静脈、左性腺静脈)

[7-37] Treitz靱帯からのアプローチ

てもまず，頭方の脾臓と大網や結腸の付着部を切断しておくことが肝要である。

　大きいあるいは腹側に大きく突出するような腎腫瘍の場合には，左腎動脈へのアプローチの方法として，Treitz靱帯を切開する方法がある[**7-37**]。Treitz靱帯には腹膜の陥凹部（十二指腸窩）がある。その右側には十二指腸後面に続き，上方と外側には下腸間膜静脈がある。Treitz靱帯を縦切開し十二指腸を右側に牽引すると，比較的容易に左腎静脈が同定できる。静脈を露出すると左副腎（中心）静脈や左精系血管を確認することができる。左腎静脈の背側で線維性組織を剥離することで左の腎動脈を同定できる。十分な術野が確保できない場合には下腸間膜静脈は切断してもかまわない。

左腎動静脈の処理 [7-38]

　左腎静脈の個人差は多様である。特に，腰静脈や奇静脈との交通枝などに注意を要し，その解剖学的構造は十分に理解しておく必要がある。

　腎動脈へのアプローチのためには左腎静脈に十分な可動性をもたせることが必要であり，このためには下行結腸を十分に脱転した後，大動脈の外膜を露出する層で頭側に剥離を進めて左腎静脈を確認する方法をとる。また，腎動脈へアプローチするためには，尾側の性腺静脈と左副腎静脈（中心静脈）を処理し，血管テープを用いて，尾側，頭側へと自在に牽引し背側にある腎動脈を同定する。このとき，腎静脈の後方か

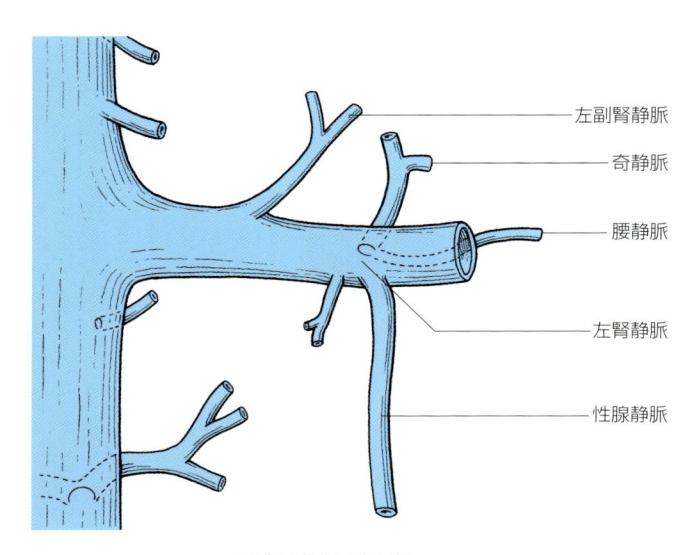

A：左腎静脈の多様性

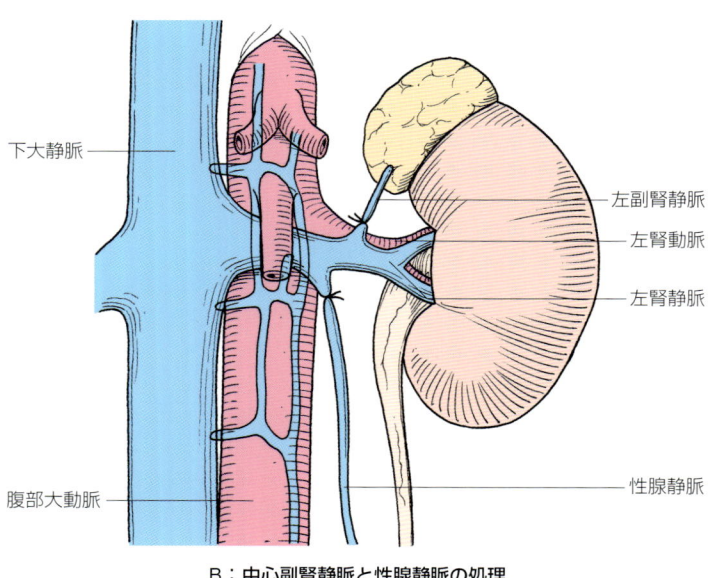

B：中心副腎静脈と性腺静脈の処理

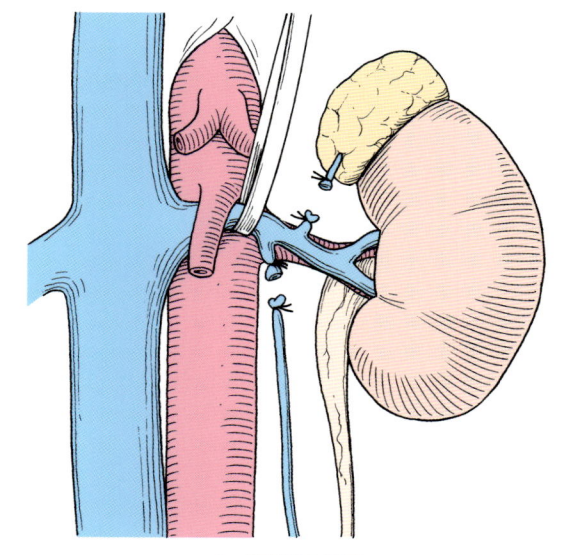

C：腎動脈の処理

[7-38] 左腎動静脈の処理

ら流入してくる腰静脈に注意を要する。腎門部の大きな腫瘍などでは静脈の剥離が困難で，不用意な鉗子操作によって血管を損傷し出血をきたすので注意を要する。個人差が多いものの，左腎静脈の腎近くの後方には腰静脈があるものとして剥離を進めることが肝要である。また，術前に十分に動脈の情報がない場合には，大動脈の前左側を尾側から剥離しながら腎動脈にアプローチすることで，腎動脈が複数ある場合などにも対応できる。ただし，左腎静脈より頭側は交感神経節があり，大動脈壁の露出が難しく，細い動脈などがある場合にはやや同定が難しい。左腎動脈の本幹が露出されたら，一度結紮して血流遮断した後，左腎静脈を軽くクランプし，拡張してこないことを確認してから，まず腎静脈を処理（切断）する。その後で十分に左腎動脈を剥離して中枢側を2重結紮し切断する。

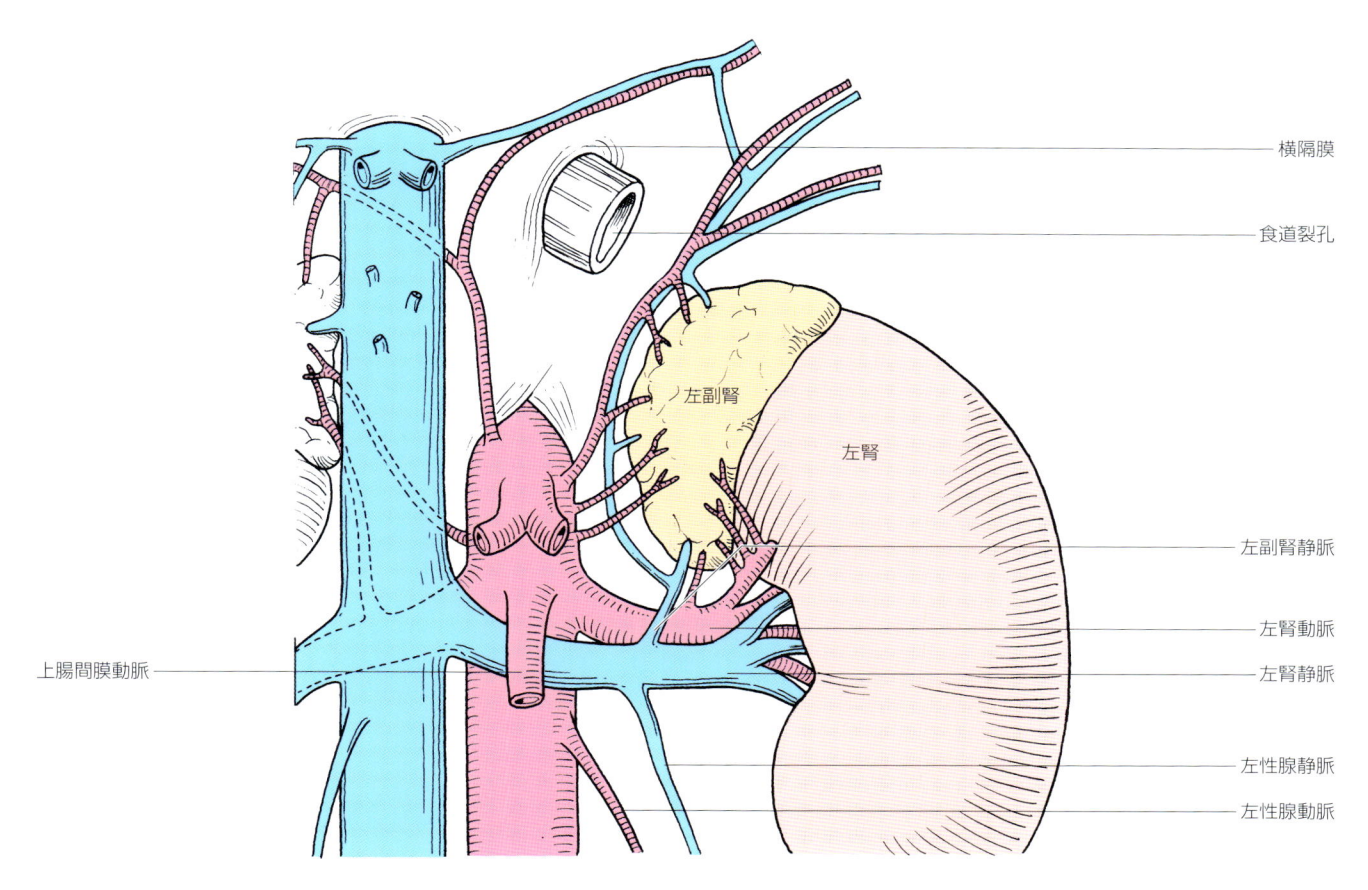

[7-39] 左腎動静脈の処理

(ラベル: 横隔膜, 食道裂孔, 左副腎, 左腎, 左副腎静脈, 左腎動脈, 左腎静脈, 左性腺静脈, 左性腺動脈, 上腸間膜動脈)

左副腎摘除 [7-39]

　左副腎静脈（中心静脈）の同定は容易であり，副腎周囲の剥離に先立ち，結紮切断する。切断した副腎静脈の背側を剥離し，まず筋膜のレベルまで到達する。副腎動脈の同定は難しく，副腎周囲を結紮切離しながら処理していく。副腎上方では下横隔静脈の分枝に注意する。

尿管周囲への到達方法

　尿管周囲の膜構造は旧版[2]に書かれているPaitreの模型の考え方がわかりやすくそのまま踏襲する [7-40]。Paitreの模型の考え方は人体の右側からページをめくるものとして，背骨が背表紙で，右背筋が表表紙，左背筋が裏表紙というイメージである。そうすると，1ページ目は尿管を包む層（Gerota筋膜），2ページ目は性腺動静脈を包む層，3ページ目は壁側腹膜であり，5ページ目の上行結腸の間で内側に位置する十二指腸と膵臓が4ページ目ということになる。上行結腸間膜は十二指腸・膵とToldt筋膜で隔てられその外縁では壁側腹膜と癒合してToldt白線を形成するとされる。5ページと6ページの間は腹腔内ということになり，再び左側で順に膜が形成され，十二指腸のラインが左にはないので6ページから9ページということになる。

　腹腔内から尿管に到達するためには，腎のときと同様に右では上行結腸外側で，左では下行結腸外側で腹横筋膜の前面にある剥離面に入る必要がある。このときに誤って，6ページと7ページの間に入ってしまうと，腸間膜血管の分枝や性腺血管の処理が必要となる。またTreitz靱帯の外側からのアプローチではこれら多くのページを破るかたちになるうえに，露出できる範囲は限られており，通常用いられない。

尿管と周囲臓器の関係 [7-41]

　尿管はGerota筋膜で包まれており，腎をGerota筋膜の外側で剥離した場合には腎下極と同じ膜の中にある。

　尿管と性腺血管とはL_3の高さで交差し，この高さより上側の尿管は腹膜との癒着が少ないのに比べて，ここより低いレベルでは尿管は腹膜後面に比較的しっかりと付着している。したがって，腹膜を内側に翻転して尿管を同定する場合には，性腺血管との交差部より上方では，腸腰筋の前面に比較的容易に同定されるが，下方では尿管が腹膜とともに内側に翻転剥離されてしまうことが多く，腹膜との付着部で同定されることが多い。総腸骨動脈より下方の尿管は，小骨盤腔に入り

泌尿器科手術と解剖－133

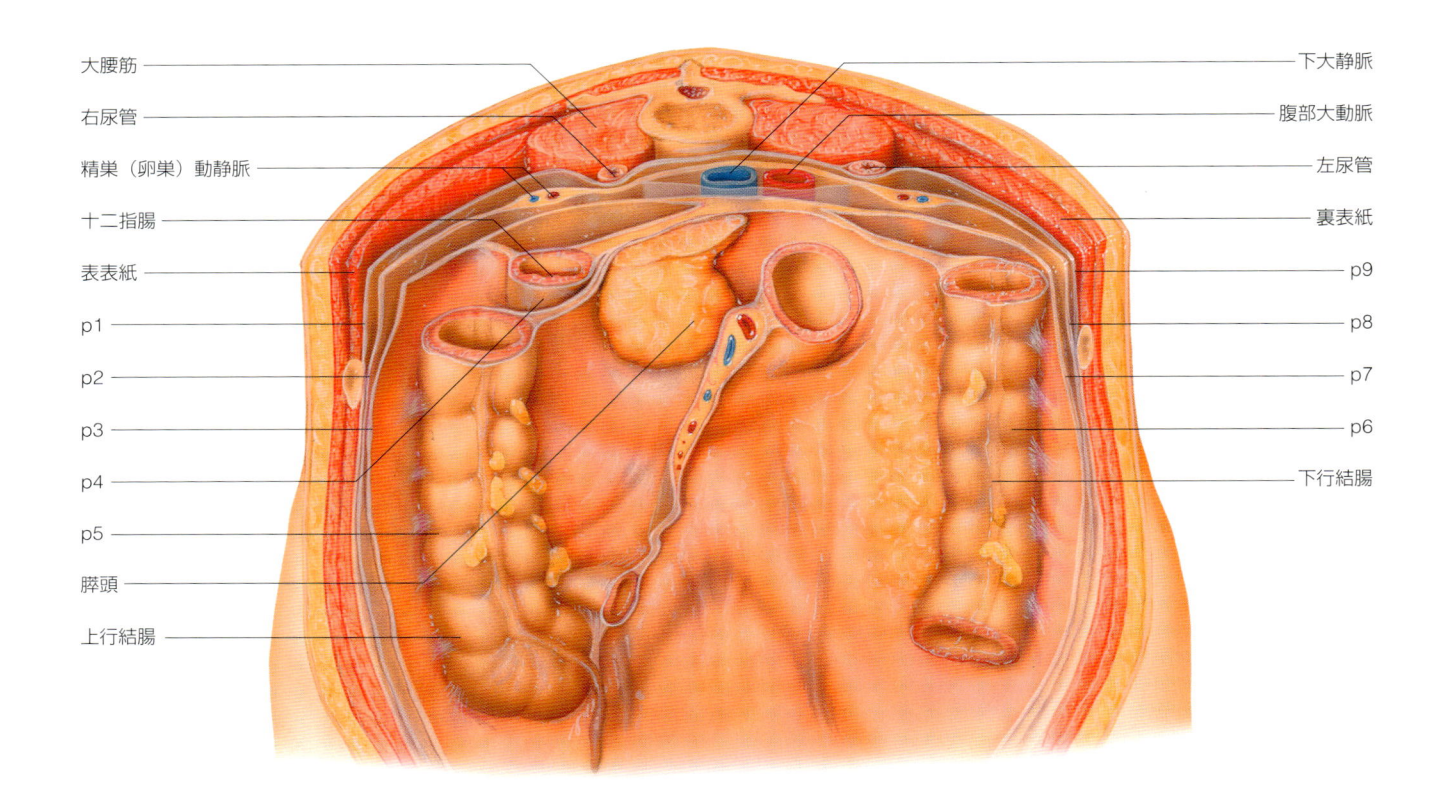

[7-40] 尿管周囲の膜構造

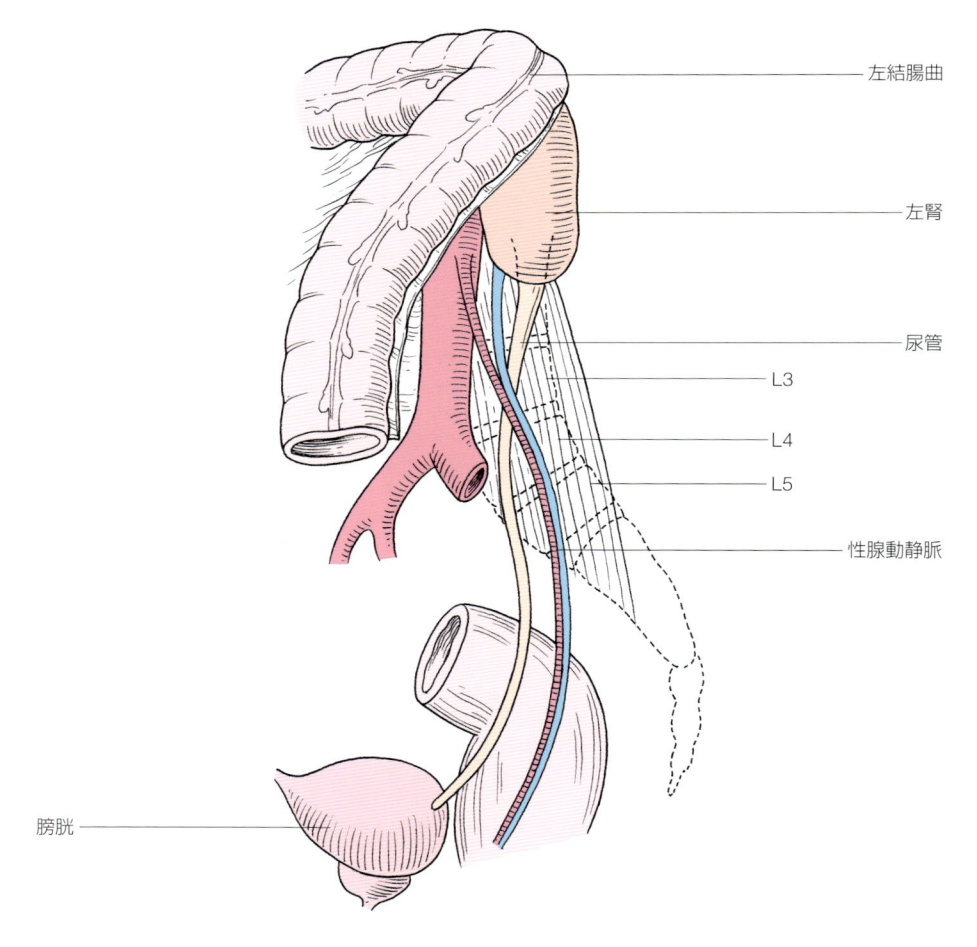

[7-41] 尿管と周囲臓器の関係

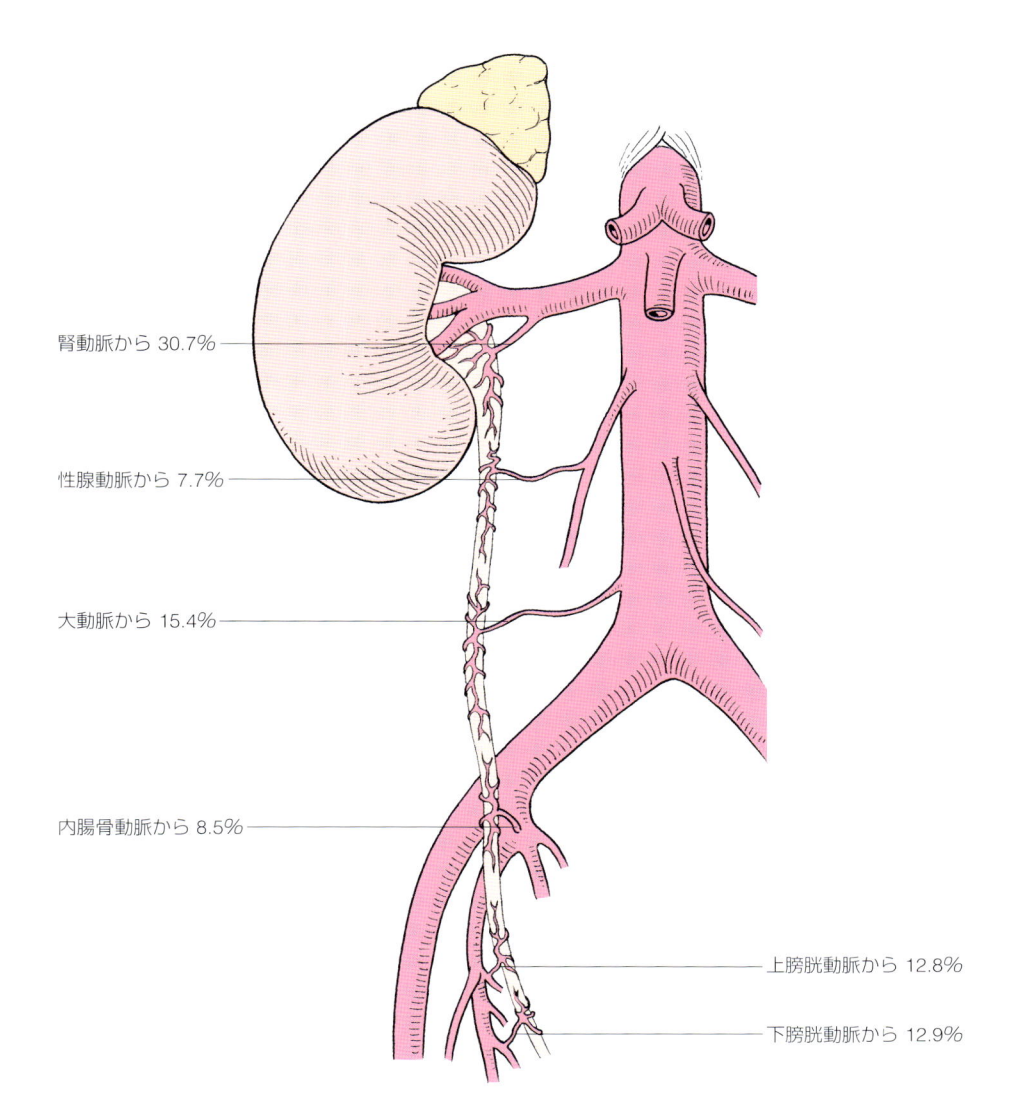

[図 7-42 尿管の血流支配]

腎動脈から 30.7%
性腺動脈から 7.7%
大動脈から 15.4%
内腸骨動脈から 8.5%
上膀胱動脈から 12.8%
下膀胱動脈から 12.9%

[7-42] 尿管の血流支配

背側へ走行するためかなり深くなる。尿管の前方の上膀胱動脈を処理することで膀胱尿管移行部が展開される。

尿管の血流支配 [7-42]

尿路再建術などの際には尿管の血流支配も理解しておく必要がある。尿管の上部から，腎動脈からの分枝によって（30.7%），性腺動脈から（7.7%），大動脈から（15.4%），内腸骨動脈から（8.5%），上膀胱動脈から（12.8%），下膀胱動脈から（12.9%）となる。これらの血管から90%近くが血流支配を受けており，その他は被膜動脈や子宮動脈などからも一部血流がある[3]。

これらの血管は尿管の外膜を貫くと細かく分枝し，外膜の下でネットワークを形成している。昔から尿管を長く剥離する際に性腺動脈ととも移動させることで尿管への血流を保つという方法がとられることもある。

（文献はp216を参照）

7 — 泌尿器科手術と解剖
腎・尿管の手術
腹腔鏡下手術

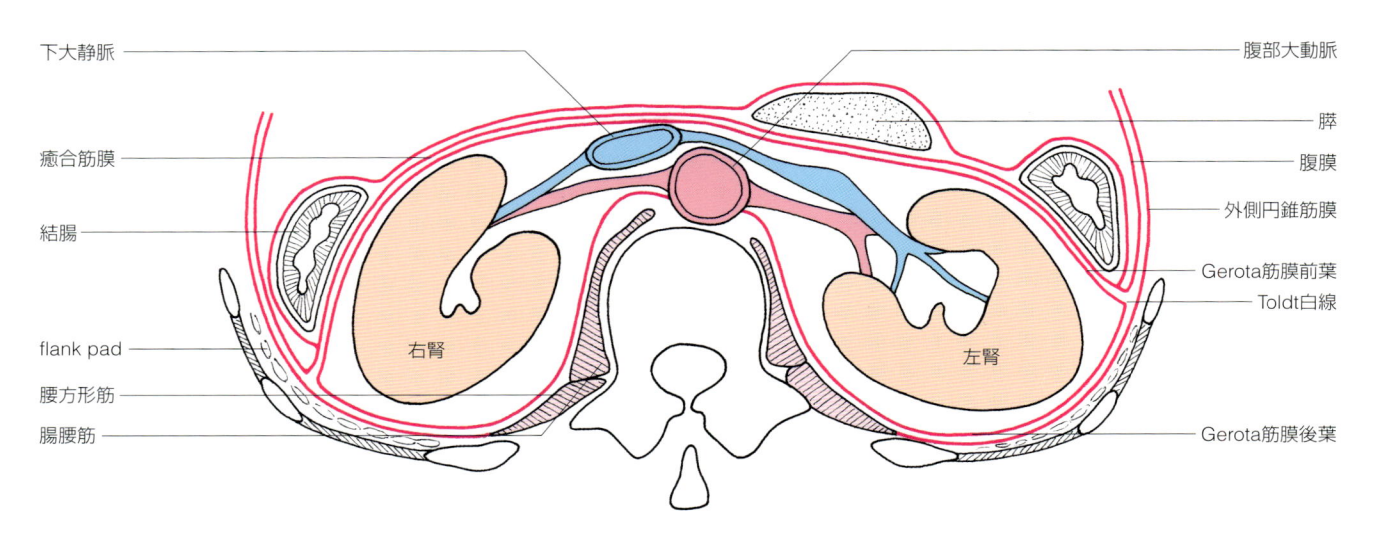

[7-43] 腎周囲の膜構造

(図のラベル：下大静脈、癒合筋膜、結腸、flank pad、腰方形筋、腸腰筋、右腎、腹部大動脈、膵、腹膜、外側円錐筋膜、Gerota筋膜前葉、Toldt白線、左腎、Gerota筋膜後葉)

腎・尿管に対する腹腔鏡下手術

　腹腔鏡による腎・尿管の手術は，腎細胞癌に対する根治的腎摘除術あるいは腎部分切除術，腎盂尿管癌に対する腎尿管全摘除術，生体腎移植時のドナー腎摘出術，腎盂尿管移行部狭窄に対する腎盂形成術などが一般的な手術と思われる。

　到達法でみると，腎盂尿管癌に対する手術は後腹膜到達法で行われるのが一般的と考えるが，その他の手術では経腹膜到達法と後腹膜到達法の両者が行われている。

　剥離層でみると，根治的腎摘除術ではGerota筋膜に包まれたまま腎は剥離される。これに対し腎部分切除術，ドナー腎摘出術，腎盂形成術のいずれの場合もGerota筋膜の中での作業を必要とする。腎盂尿管癌の場合も浸潤性腎盂癌以外では，Gerota筋膜の中に入り腎被膜の層で剥離が行われることも非ではない。しかし，いずれの手術も最初からGerota筋膜を開けて腎周囲脂肪組織を切開し，腎被膜の層を出そうとすると，被膜動静脈や被膜貫通枝からの出血で層がわかりにくくなることが少なくない。また，ドナー腎摘出術においては最初から腎被膜の層で剥離していくと，腎の牽引時に脂肪によるクッションがなく，腎へのダメージが大きくなりうる。以上の理由から，著者らはいずれの手術においてもまずGerota筋膜外で腎の剥離を行い，その後Gerota筋膜内に入るようにしている。したがって，本項では根治的腎摘除術における解剖を基本に解説する。

腎周囲結合組織の膜構造

　腎周囲の膜構造を[7-43]に示す。体腔鏡下腎摘除術には経腹膜到達法と後腹膜到達法がある。

　前者においてはToldt白線とよばれる無血管野である側腹部の腹膜翻転部で腹膜を切開し，Gerota筋膜前葉の前に入る。Gerota筋膜前葉の前には結腸と結腸間膜が存在するが，結腸間膜の脂肪組織は線維状の結合組織で裏打ちされている。これをGerota筋膜前葉から剥がすと，癒合筋膜とよばれる結合組織の模様構造を呈する。この結合組織の模様構造は左側では膵尾部，脾門部を，右側では十二指腸のsecond portionをも覆い，後腹膜臓器との境界を成す。左右の癒合筋膜はGerota筋膜前葉の腹側のまま正中で連続する。

　後者，後腹膜到達法では外側円錐筋膜を切開して，Gerota筋膜後葉と腰方形筋の間に入り，腎茎に向かう。外側円錐筋膜は腹膜の外側で体表を覆う筋層の裏にあり，側方ではGerota筋膜後葉の外側に位置し，腰方形筋膜に合流する。外側円錐筋膜と外腹斜筋膜，内腹斜筋膜，腹横筋膜が合わさったいわゆるlumbodorsal fasciaとの間にはflank padとよばれる脂肪組織が存在し，両者は区別される。従来，Gerota筋膜前葉と後葉が合わさって腹膜の外側へと回り外側円錐筋膜となるとされてきた[1]。しかし，腹腔内からToldt白線で腹膜を

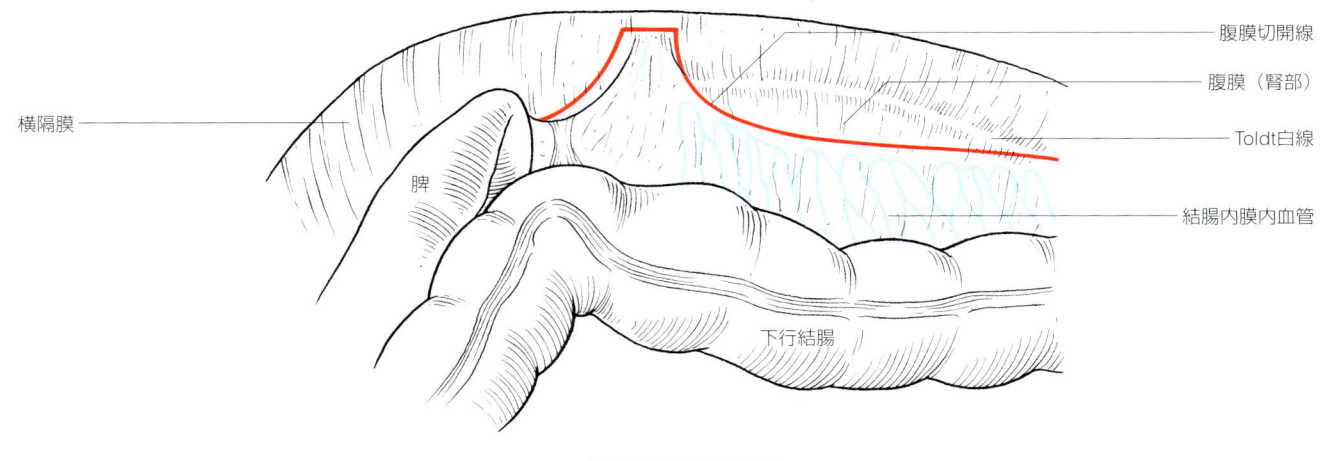

横隔膜
腹膜切開線
腹膜（腎部）
Toldt白線
脾
結腸間膜内血管
下行結腸

A：下行結腸付着部の形態

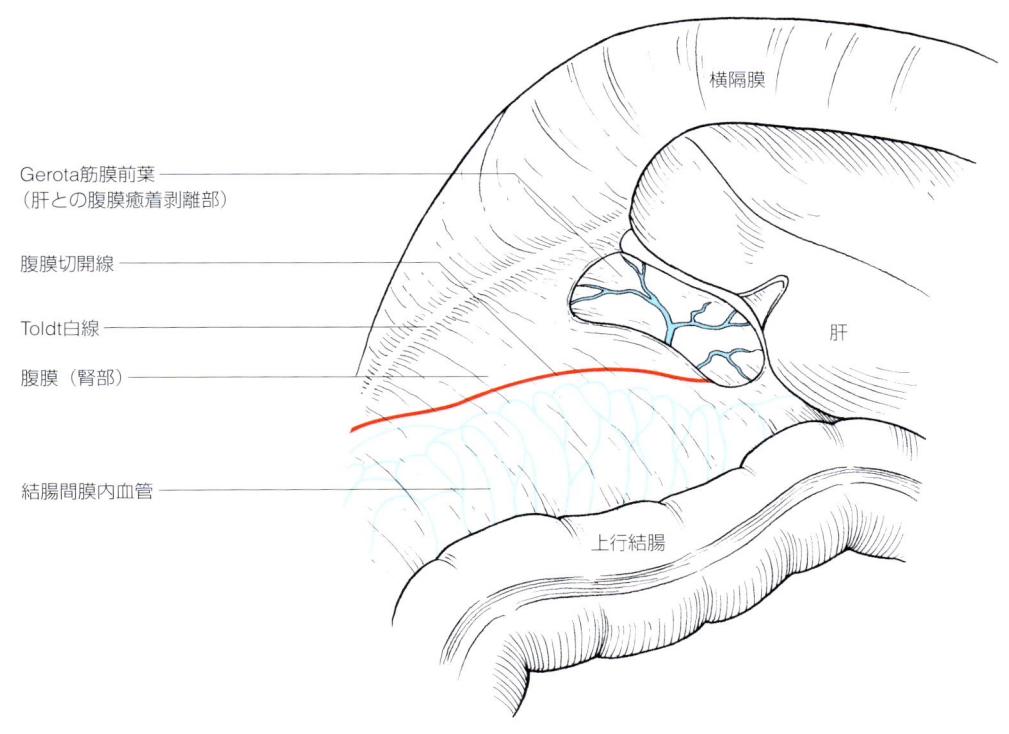

横隔膜
Gerota筋膜前葉
（肝との腹膜癒着剥離部）
腹膜切開線
Toldt白線
腹膜（腎部）
肝
結腸間膜内血管
上行結腸

B：上行結腸付着部の形態

[7-44] 側臥位での結腸付着部の形態

切開してみると，Gerota筋膜前葉の膜構造はそのまま外側円錐筋膜の内側で後葉へと連続する[2]。元来，Gerota筋膜後葉は腰方形筋膜，腸腰筋膜と腎周囲脂肪組織との間にある粗な結合組織であり，腰方形筋膜寄りでその結合組織を切開剥離すると，腎周囲脂肪組織を覆う結合組織の模様構造となる。Gerota筋膜も外側円錐筋膜も膿腎症などの病的状態ではしばしば何層かの膜構造を呈し，外部との遮蔽のための壁となる。左右の外側円錐筋膜は前方では腹壁の裏でそのまま正中で連続する。この膜はまた，骨盤内では膀胱前面，膀胱後面へと分かれて伸びて，精嚢の前後面からDenonvilliers筋膜へと連続すると考えている。

経腹膜到達法の根治的腎摘除術における腎前面の剥離

経腹膜到達法による腎摘除術においては腹膜の切開ラインをどこにおくかにより，その後の展開が異なる。

側臥位をとることにより左右それぞれで下行結腸，上行結腸は正中寄りに垂れ下がる。このため結腸間膜内の血管が腎前面に位置する癒合筋膜付着部で折り返し，すだれのような形態を見せる[7-44]。仰臥位なら腎外側の無血管ラインであるToldt白線が癒合筋膜付着部に重なるが，癒合筋膜付着部

も正中にずれる。したがって，腹膜切開線はそのすだれのような血管群の折り返し点を結んだ線，すなわち癒合筋膜のGerota筋膜への付着部とすれば出血はない。実際にはより正中寄りで腹膜を切開することもあるが，その場合，結腸間膜の脂肪組織に入るわけで，血管群を有する厚みのある脂肪組織を切開しているという認識が必要となる。正しい層で剥離を進めると結腸間膜内の細い血管を含む結合組織が，癒合筋膜としてGerota筋膜前葉から白い結合組織の糸を引きながら剥がれていき，結腸間膜内のぎらぎらした脂肪の表面を見ることはない。2つの膜構造の間には小血管の交通枝が数本ある。

左側では脾臓の横隔膜付着部も切開する必要があるが，できるだけ脾臓寄りで腹膜を切開する。電気凝固が横隔神経枝[7-45A]に近いと，横隔膜反射により容易に気胸をつくる。癒合筋膜を正しく剥離していれば脾門部は保護されている。

どこまで癒合筋膜を剥離するのかという疑問がある。腎側に残ったGerota筋膜前葉が腎前面を過ぎ，腹部大動脈あるいは下大静脈へと向かう部位で，結合組織の粗な部分が存在する。そこに尿管，あるいは性腺静脈といった，それまで剥離してきた結合組織内の血管の走行と直角に交わる解剖学的構造が透けて見える。それを認識できるまで癒合筋膜をGerota筋膜から剥離する。

経腹膜到達法による腎茎周囲の解剖

癒合筋膜の剥離を続けていくと左側では膵尾部が現れてくる[7-45A]。結合組織の膜を介して見ると色調は副腎とよく似ているが，癒合筋膜とGerota筋膜，あるいは脾臓と結腸との位置関係を考えれば，鑑別が困難な症例は多くはない。腎静脈はGerota筋膜の下の大きく羽ばたくように揺れる拍動で認識できる。腎静脈の上を交差するリンパ管を処理し，腎静脈の下縁から腎動脈を探す。腎動脈の基始部の尾側には腎静脈に流入する腰静脈があるが，腎動脈はまた多くのリンパ管に取り巻かれている。腎静脈のさらに末梢側には尾側から性腺静脈が流入する。性腺静脈の側方には尿管があるが，性腺静脈から尿管への交通枝に注意する。腎静脈上縁には副腎中心静脈が流入する。この背側には腹部大動脈があり，中心静脈の裏を非常に細い数本の副腎動脈が走る。中心静脈は副腎の静脈のなかで，唯一副腎の前面にある副腎門から出る静脈で，その他の静脈はすべて副腎の外縁か裏面から出る。中心静脈からは下横隔静脈に向かう上副腎静脈に合流する分枝が大動脈に沿って頭側に走る。腎静脈の中心静脈より末梢側には，上縁に細い後副腎静脈が副腎から流入する。この血管は腎静脈ではなく中心静脈に合流することもある。

右側ではまず癒合筋膜を十分に剥離して，十二指腸を腎，下大静脈から正中側に離す[7-45B]。性腺静脈は左と異なり直接下大静脈に流入するが，腎細胞癌では必ずしも摘出する必要はない。やはり性腺静脈の外側を尿管が走り，数本の交通枝が性腺静脈からつながる。腎静脈前面の脂肪組織の中には，時に大きな分枝が流入しており注意する。腎静脈頭側も後副腎静脈や腎上極へ向かう腎上極動脈があることもまれではなく，副腎を残す場合，腎と副腎との間を外側から剥離したほうが安全なこともある。

後腹膜到達法による根治的腎摘除術における膜解剖

後腹膜到達法による根治的腎摘除術では，後腹膜腔に入りまず目にするものはflank padとよばれる外側円錐筋膜外に存在する脂肪組織である。これを除去した後，結合組織の壁のように見える膜が外側円錐筋膜である。これを腰方形筋に沿って水平に切開すると，腰方形筋膜とそれに付着する腎周囲脂肪組織を覆う結合組織が見える。この結合組織をできるだけ腰方形筋膜寄りで切開すると，腎周囲脂肪組織を覆う結合組織の膜様構造が出現し，これがGerota筋膜後葉である[7-43]。

腰方形筋に沿って剥離を進め大動脈，下大静脈が近づくと，Gerota筋膜に包まれた腎周囲脂肪組織と，傍大動脈，傍下大静脈リンパ節を含む脂肪組織との鑑別が要求される。両者の間には薄いが結合組織が存在し，脂肪塊が分かれる層がある。見極めて腎周囲脂肪組織のみを挙上すると腎動脈の拍動が見える。左では腰静脈の頭側に，右では下大静脈の手前に，たくさんのリンパ管に包まれた腎動脈がある[7-46A，7-47A]。大動脈，下大静脈に対して，駆け上がるように垂直に交わる方向に走るリンパ管は，腎動脈の存在を示すよい指標となる。

後腹膜到達法による腎茎周囲の解剖

左側では通常，腎動脈の尾側に腰静脈が位置し，後腹膜鏡の視野で見ると腎動脈の手前を腰静脈が走る。腎動脈は多くのリンパ管で包まれており，数本は腰静脈にも絡んでいる。それらを切断して剥離を進めると，腎動脈の奥に腎静脈が見え，その末梢尾側には性腺静脈が，頭側には副腎中心静脈，後副腎静脈が流入している。腎動脈をクリッピングの後離断し，静脈群は無理にすくおうとせず，血管の側方から奥に存在する結合組織を十分に剥離し，血管を周囲組織から浮かせる。奥には腹膜だけが見えるが，腹膜の裏には膵臓があることを常に意識しておく[7-46B]。

右側では下大静脈に沿って頭側に向かうと，やはり側方から下大静脈に垂直に交叉するリンパ管に包まれた腎動脈の拍動を認める。腎動脈の裏には腎静脈があると認識し，ていねいに剥離を進める。腎静脈基始部の頭側には後副腎静脈が流入し，これはしばしば腎静脈のそのものに流入する。腎静脈基始部の尾側の下大静脈には性腺静脈が流入する。性腺静脈

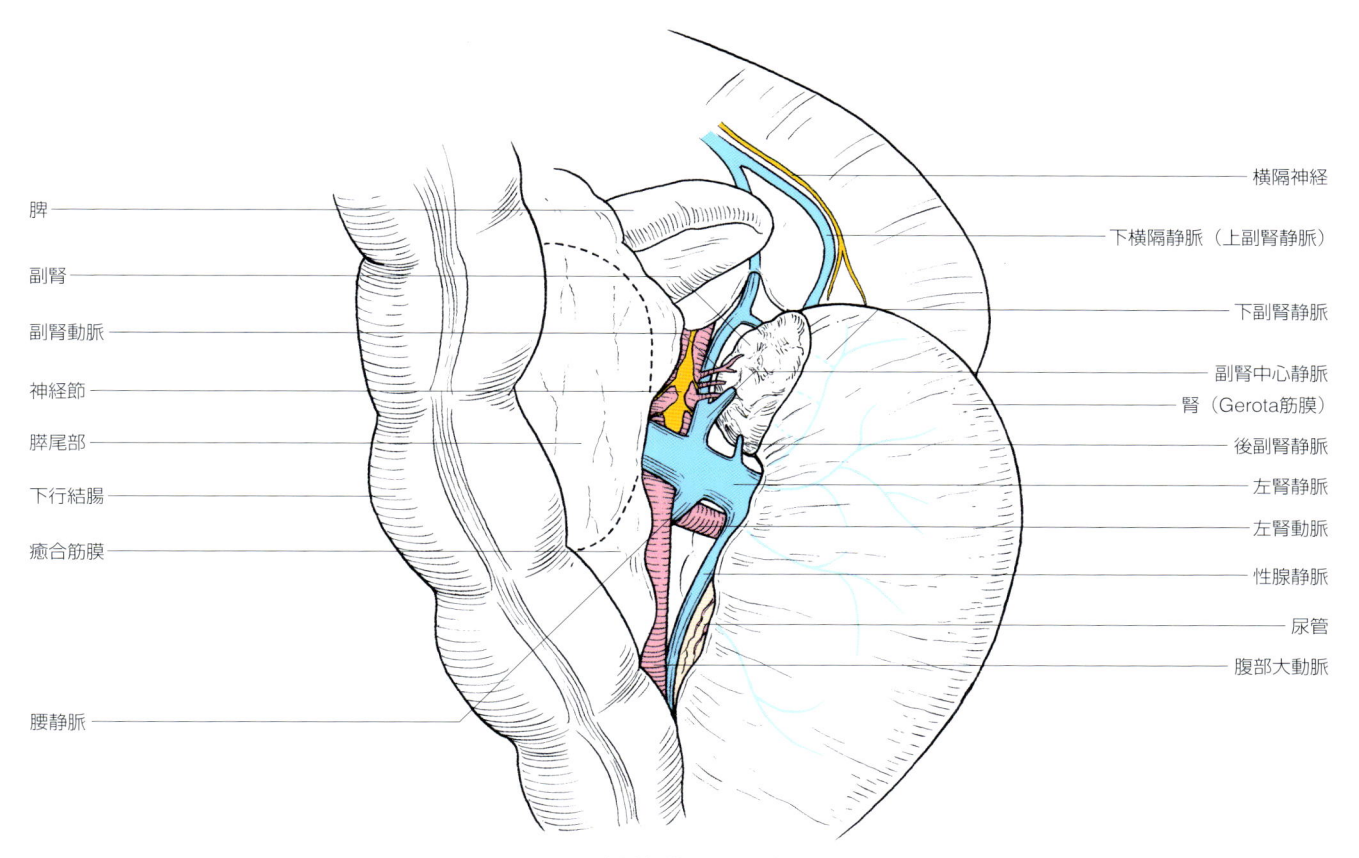

脾 ─
副腎 ─
副腎動脈 ─
神経節 ─
膵尾部 ─
下行結腸 ─
癒合筋膜 ─

腰静脈 ─

─ 横隔神経
─ 下横隔静脈（上副腎静脈）
─ 下副腎静脈
─ 副腎中心静脈
─ 腎（Gerota筋膜）
─ 後副腎静脈
─ 左腎静脈
─ 左腎動脈
─ 性腺静脈
─ 尿管
─ 腹部大動脈

A：左側腹膜切開時の解剖

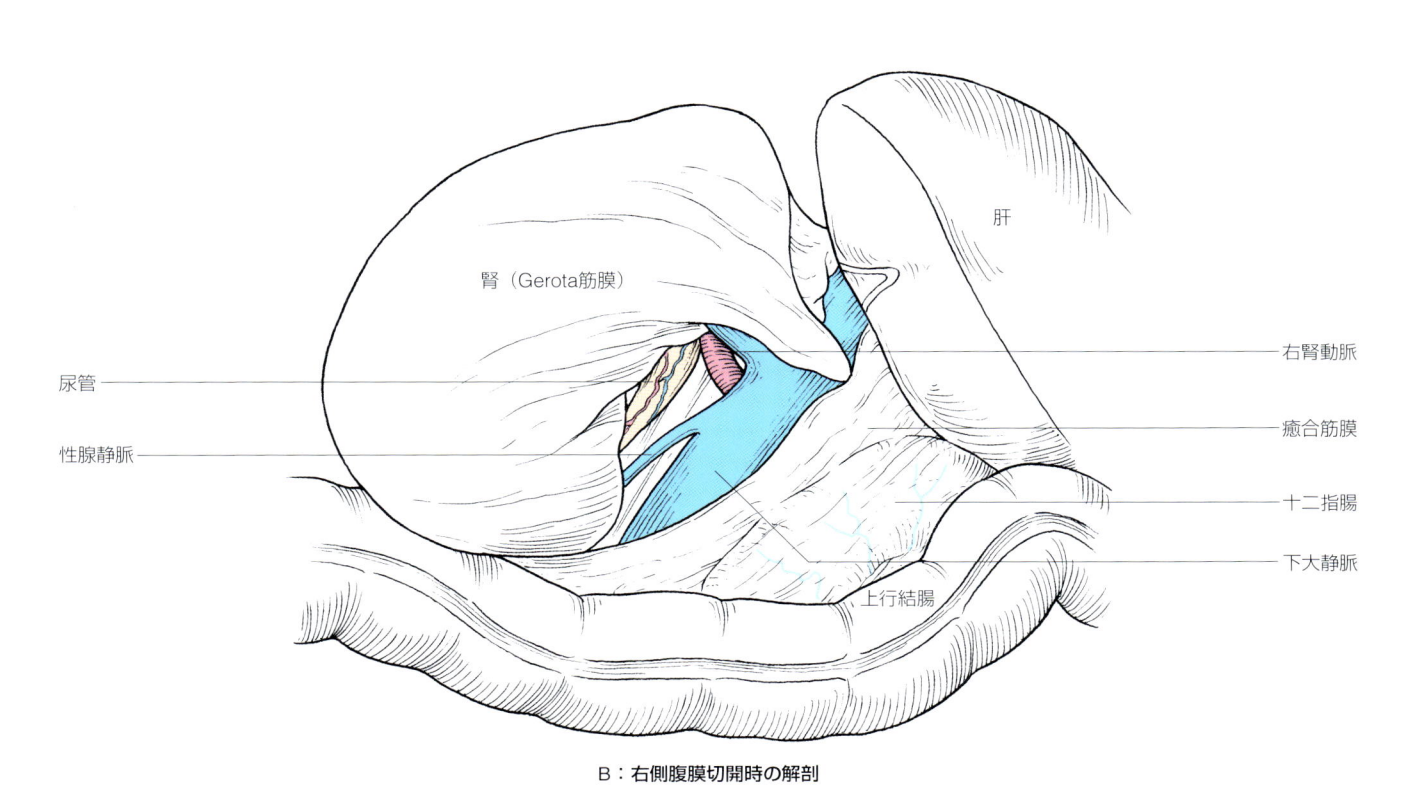

尿管 ─
性腺静脈 ─

─ 右腎動脈
─ 癒合筋膜
─ 十二指腸
─ 下大静脈

B：右側腹膜切開時の解剖

[7-45] 経腹膜到達法による展開

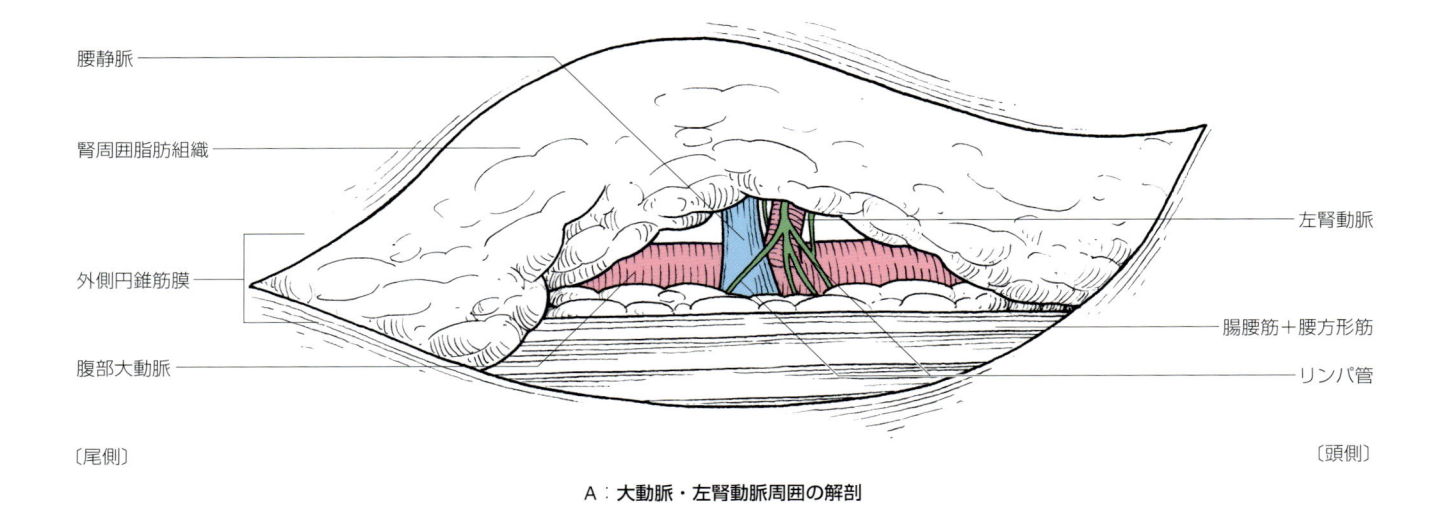

A：大動脈・左腎動脈周囲の解剖

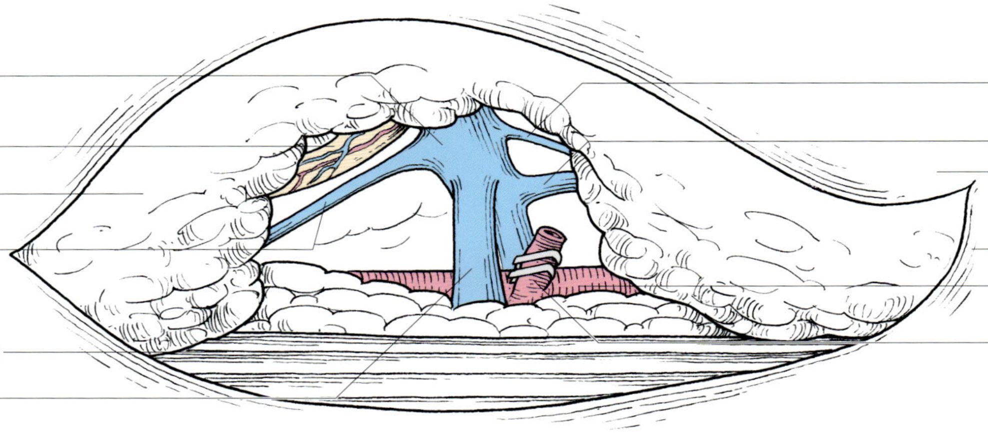

ラベル（左）：腰静脈、腎周囲脂肪組織、外側円錐筋膜、腹部大動脈、〔尾側〕
ラベル（右）：左腎動脈、腸腰筋＋腰方形筋、リンパ管、〔頭側〕

B：左腎静脈周囲の解剖

ラベル（左）：左腎静脈、尿管、腎周囲脂肪組織、性腺静脈、腸腰筋＋腰方形筋、腰静脈、〔尾側〕
ラベル（右）：後副腎静脈、左副腎中心静脈、外側円錐筋膜、腹部大動脈、左腎動脈、〔頭側〕

[7-46] 後腹膜到達法による展開（1）

に平行に走る尿管があり，やはり性腺静脈から交通枝が走る。これらの静脈の剥離も裏からすくうのではなく，奥側の結合組織を剥離して静脈を周囲の組織から浮かせるようにする。腎静脈の後ろの腹膜の裏には十二指腸があることを常に意識しておく［7-47B］。

腎から尿管へ

尿管腫瘍や腎盂形成術ではさらに尿管の剥離を必要とする。尿管の血管へは性腺静脈や総腸骨動静脈から数本の交通枝がある。これらの血管からの出血は，量は少なくとも拡大視野下の手術では意外に手技の妨げになる。注意深い処理をすべきである。

（文献はp216を参照）

A：下大静脈・右腎動脈周囲の解剖

B：左腎静脈周囲の解剖

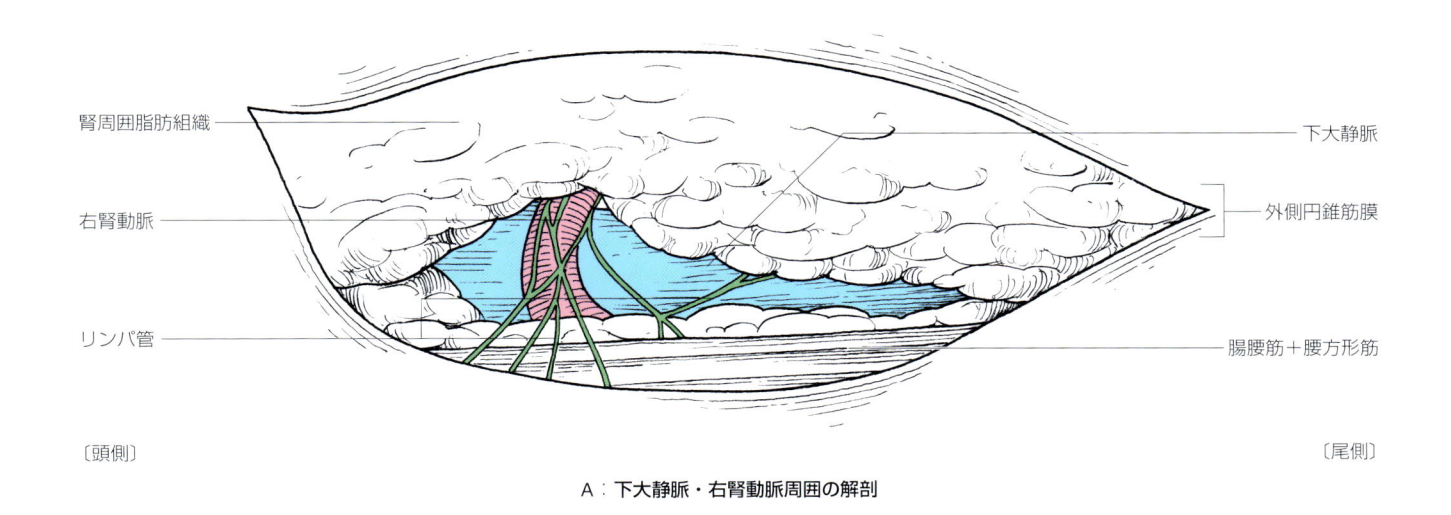

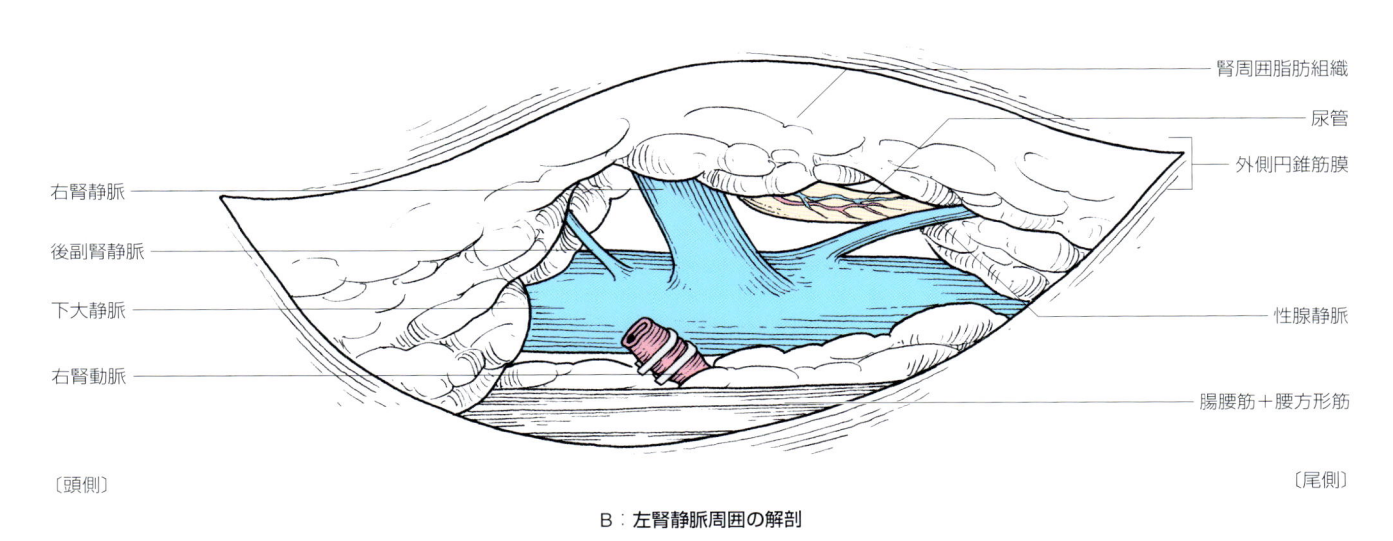

[7-47] 後腹膜到達法による展開（2）

泌尿器科手術と解剖—141

7 — 泌尿器科手術と解剖

骨盤内手術（前立腺全摘除術，膀胱全摘除術）
開放手術〔男性〕

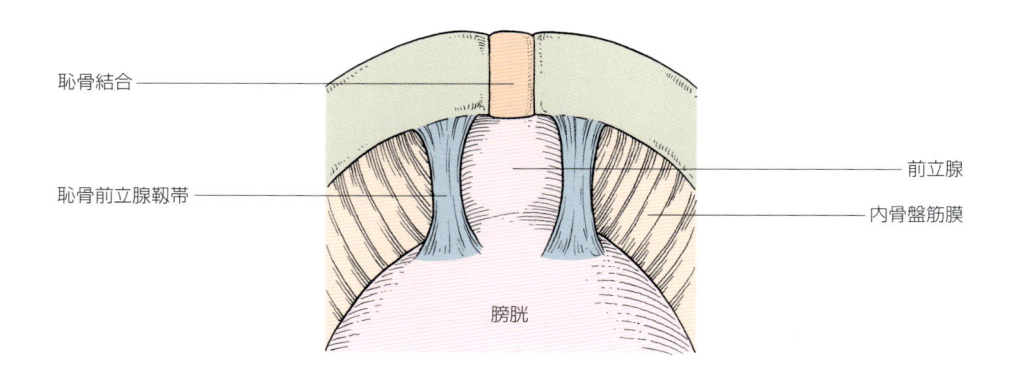

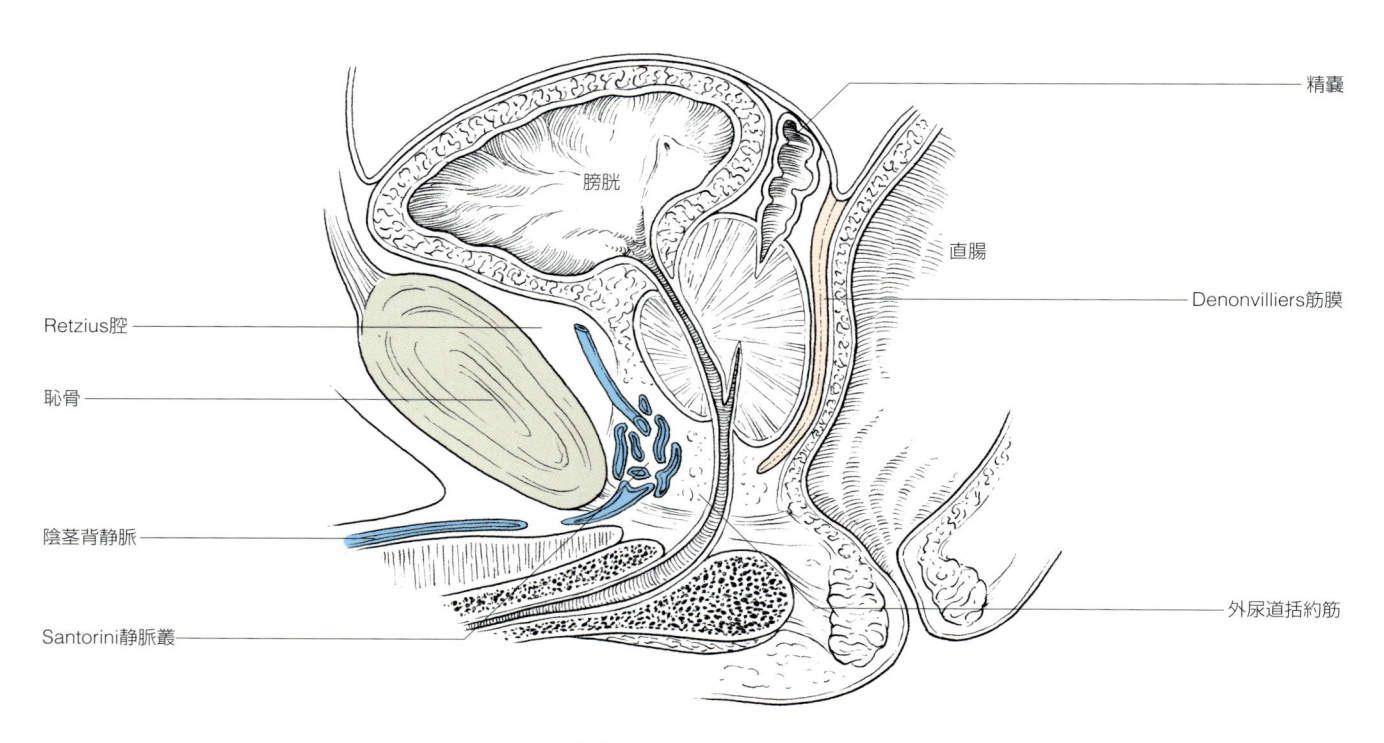

[7-48] 前立腺とその近接臓器の解剖

前立腺全摘除術と解剖

前立腺，外尿道括約筋，Santorini静脈叢，Denonvilliers筋膜の関係

前立腺と恥骨後面との間にはいわゆるRetzius腔が存在する。この腔内にSantorini静脈叢があり，これは深部陰茎背静脈につながっている。恥骨前立腺靱帯は内骨盤筋膜が中央で収束したものであり，解剖学的には前立腺，膀胱に連続的に延びている。またこの靱帯の中に大きな血管の走行はなく，鋭的な切断が可能である。外尿道括約筋の一部は前立腺の前面を覆うように連続している[1,2] [7-48]。前立腺と球部尿道とを隔てるいわゆる「尿生殖隔膜」とよばれるような明らかな隔

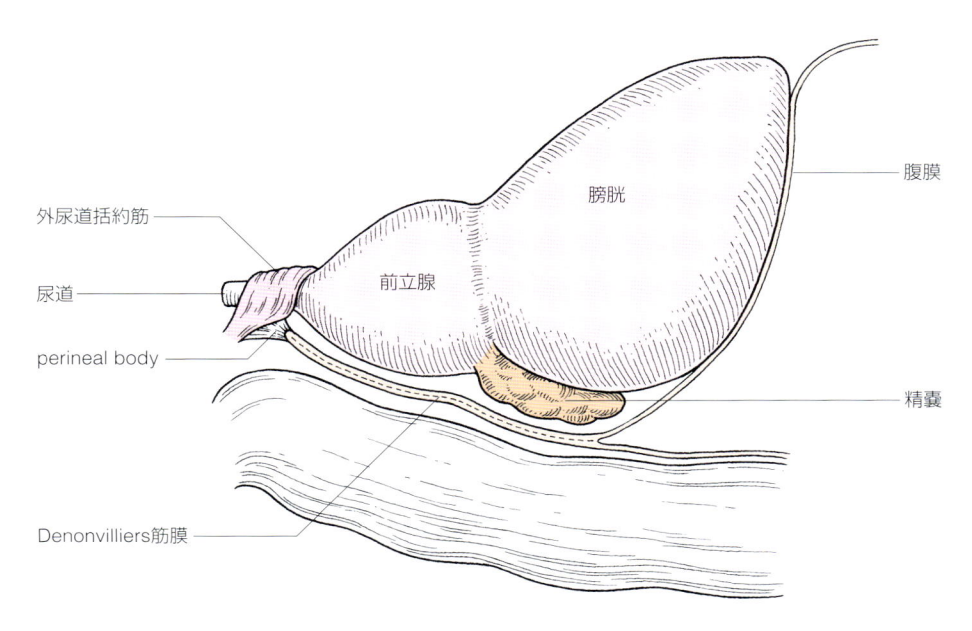

[7-49] Denonvilliers筋膜と前立腺との関係を示す概念図

壁を解剖学的に区別することは困難であり，これはあくまでも概念的なものである[2]。

前立腺の後面は精嚢腺と精管膨大部が存在し，前立腺とともにDenonvilliers筋膜前葉上に位置することになる。Denonvilliers筋膜は発生学的には癒合筋膜と考えられ，その後葉は直腸の前面を覆う筋膜を形成する[1][7-49]。成書によっては前葉と後葉との間に入ってDenonvilliers腔を展開する，という記載が見られることがある。しかし実際の手術でこの2層構造を明確に区別することは困難であり，外科解剖的には1層の膜構造として扱うほうがわかりやすい。

Santorini静脈叢の解剖

深陰茎背静脈はBuck筋膜下で両陰茎海綿体の間を通り，いわゆる尿生殖隔膜を貫いてから3つの分枝に分かれる[3]。すなわち左右の静脈叢とsuperficial branchである。superficial branchは恥骨前立腺靱帯の間を通り，前立腺の前面中央に位置して膀胱や内骨盤筋膜に交通枝を出している[7-50]。この静脈はRetzius腔を展開して前立腺の前面を露出させる際に最初に見えてくるものであり，不用意な操作により相当な出血を見ることがある。通常1本のことが多いが，ときに左右にさらに細かい分枝が出ていることもあるので注意が必要である。superficial branchはlateral pelvic fasciaの外側に位置しているが左右に分かれた静脈叢はこのfasciaの内側を走行する。これらの静脈叢は外側後方に向かって走り，内陰部，閉鎖，および膀胱の各静脈叢と交通し合い，多くは下膀胱静脈から内腸骨静脈へと還流される。ときに静脈叢から内骨盤筋膜の下を通る小さな分枝が存在するので筋膜切開時には注意が必要である。

dorsal vein complex（DVC）へのアプローチ

前立腺全摘除術では，Santorini静脈叢の適切な処理とそれに続く前立腺尖部の展開が最も難しくかつ重要である。すなわち癌の根治性と，機能温存の成否を左右するからである。

Retzius腔の展開時に最初に見える陰茎背静脈のsuperficial branchは確実に処理しておく。内骨盤筋膜は内側でlateral pelvic fasciaと癒合している。この部位よりもやや外側で内骨盤筋膜を切開する。この切開が前立腺に近すぎると静脈叢を損傷する危険がある。

内骨盤筋膜直下には静脈叢から骨盤壁に延びる小さな静脈の枝が数本見られることがあるので注意が必要である。内骨盤筋膜の前方は収束して恥骨前立腺靱帯を形成している。したがって通常この靱帯には重大な出血を生じるような血管はない。恥骨前立腺靱帯の切断時にはその間にあるsuperficial branchの存在を意識しなければならない。

内骨盤筋膜の切開後も前立腺前面には筋膜に覆われた前立腺の静脈叢が扇型に存在し，前立腺尖部の展開を妨げている。静脈叢のbunching（束ねる）処理によって前立腺尖部周囲がよく認識できるようになる[4]。膀胱頸部付近で内骨盤筋膜の切開縁を軽くbunchingした後に前立腺中央および尖部の静脈叢

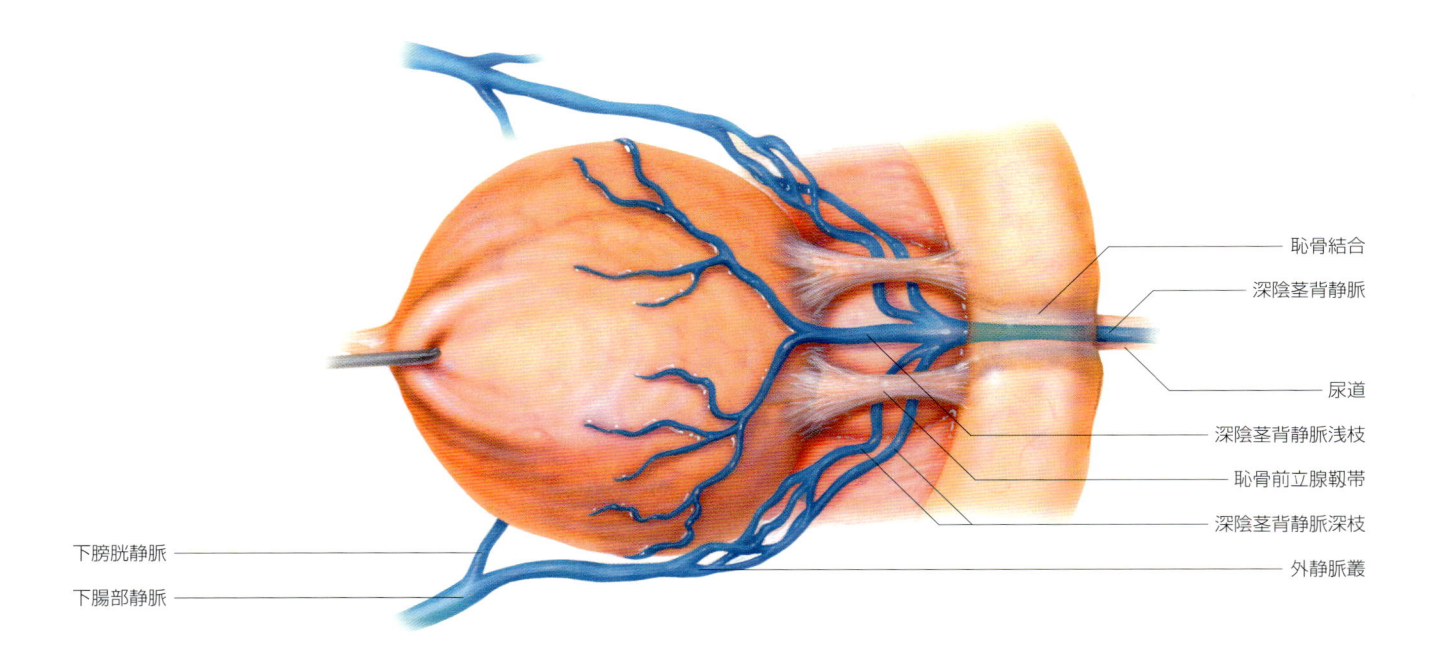

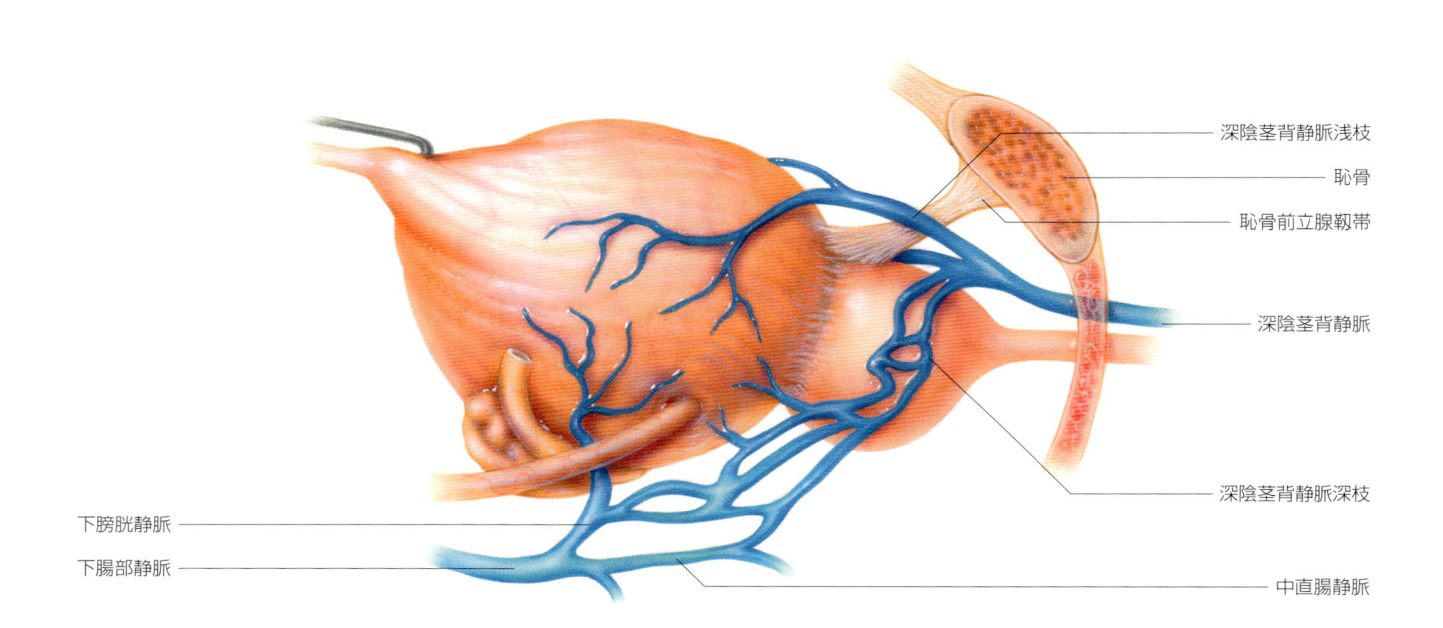

[7-50] Santorini静脈叢の解剖

図中ラベル（上図）: 恥骨結合／深陰茎背静脈／尿道／深陰茎背静脈浅枝／恥骨前立腺靱帯／深陰茎背静脈深枝／外静脈叢／下膀胱静脈／下腸部静脈

図中ラベル（下図）: 深陰茎背静脈浅枝／恥骨／恥骨前立腺靱帯／深陰茎背静脈／深陰茎背静脈深枝／中直腸静脈／下膀胱静脈／下腸部静脈

にbunching処理を行う[**7-51A**]。この操作によってlateral pelvic fascia下にある静脈叢は圧排され，前立腺はやや白く見えるためにその形態が把握しやすくなる[**7-51B**]。

　尿道前面にあるdorsal vein complexは1本の静脈ではなく結合組織を含んだcomplexを形成している[3]。通常でも1cm以上の厚みがあるが，bunching操作後は2cm近い厚みがあるように見えることもある。このcomplexと尿道との間には明らかなavascular planeは確認できない。直角鉗子を用いてこの"plane"を展開した場合は，外尿道括約筋内を鉗子が通っていると解釈すべきである。bunching処理はあくまでもdorsal vein complex処理のための準備段階的な操作である。

前立腺尖部の形態と外尿道括約筋の解剖

　前立腺尖部前面では外尿道括約筋と前立腺との間に明瞭なplaneは認めがたい[**7-52**]。したがって最初から前立腺尖部の形態を意識してぎりぎりのラインでDVCを切断しようとすると誤って尖部そのものに切り込む危険が大きい。そこでDVCの切断は前立腺尖部のやや遠位側で行うようにする。DVCの切断を進めるとDVC本来の抵抗がなくなり，無構造な前立腺尖部と暗赤色で線維性構造をもった外尿道括約筋との境界が確認できる。尿道括約筋は前立腺尖部前面では線維

A

B

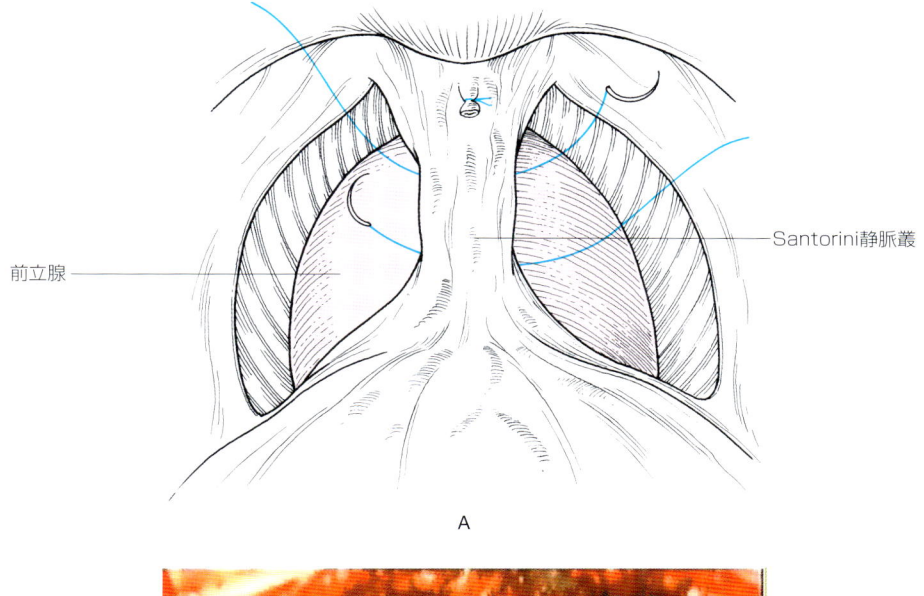

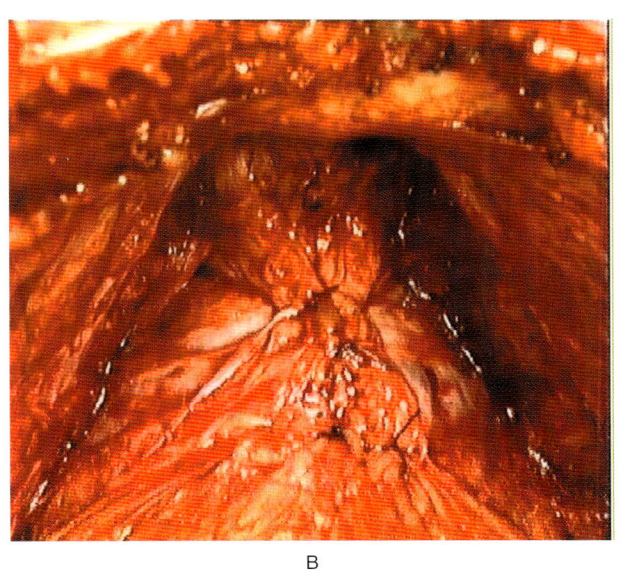

[7-51] Santorini静脈叢の処理
A：Santorini静脈叢のbunching処理。
B：bunchingにより静脈叢は圧排されて前立腺はやや白く見える。前立腺尖部の形態が把握しやすくなる。

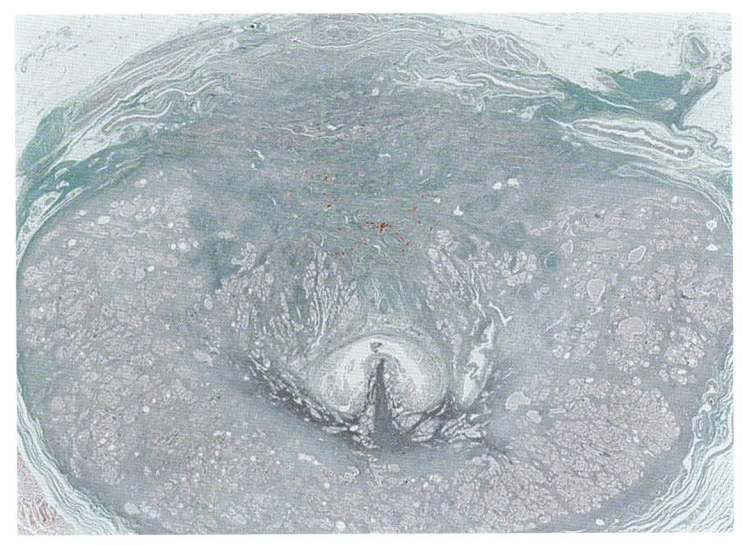

[7-52] 前立腺尖部の横断写真（Masson trichrome染色）
横紋筋に近接して前立腺が認められ，両者に明確な境界は確認できない。
（写真は東北大学病院病理診断部の遠藤希之博士の提供）

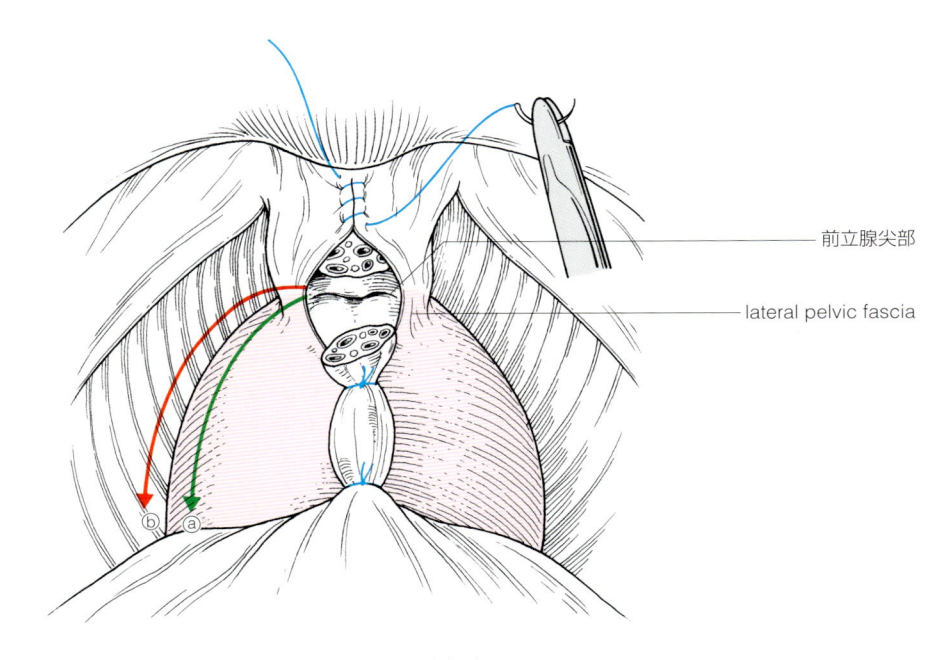

[7-53] DVCの切断と止血操作
尖部と尿道括約筋との境界には軽度のnotchが見られる。矢印はlateral pelvic fasciaの切開ライン（ⓐ：神経温存，ⓑ：神経非温存）。

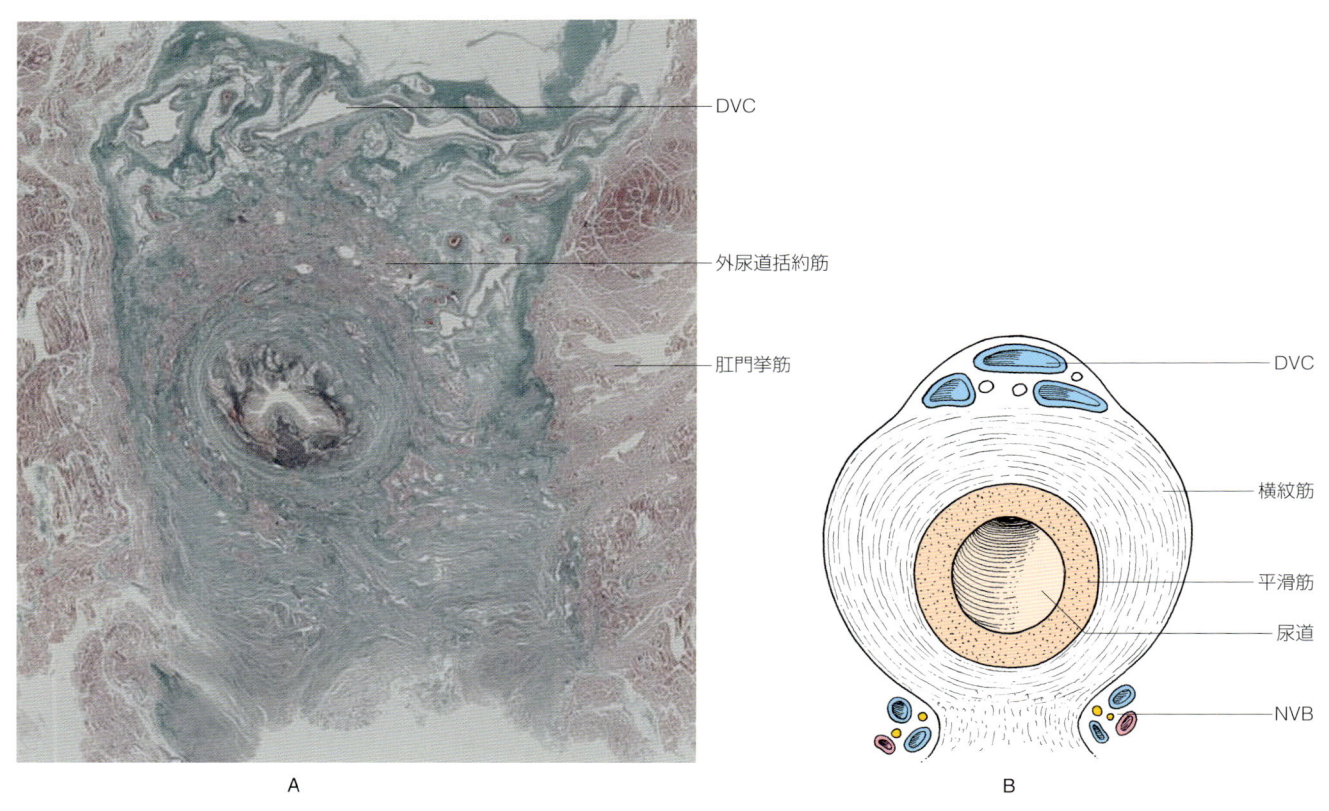

[7-54] 外尿道括約筋の解剖
A：外尿道括約筋の横断面（Masson trichrome染色）。外尿道括約筋はオメガ（Ω）形状を呈しており，6時の位置には筋線維はほとんど認められない。B：外尿道括約筋の概念図。
（写真は東北大学病院病理診断部の遠藤希之博士の提供）

性筋組織へと移行している。そのため正しいラインでDVCを切断して行くと前立腺尖部は種々の程度に馬蹄型を呈していることが確認できる[7-53]。DVCの出血はlateral pelvic fasciaを前後方向に連続縫合することでコントロールする。

外尿道括約筋の横断面ははオメガ（Ω）形状を呈している[5][7-54]。12時の部分が最も厚い。直腸側の6時の部分には筋組織はほとんどなく，線維性組織がDenonvilliers筋膜と合わさっていわゆるperineal bodyを形成する。したがって前立腺尖部前面の展開が括約筋機能温存の鍵になる。前立腺尖部の形態は個人差が大きい。尖部がドーナッツ状になってそのま

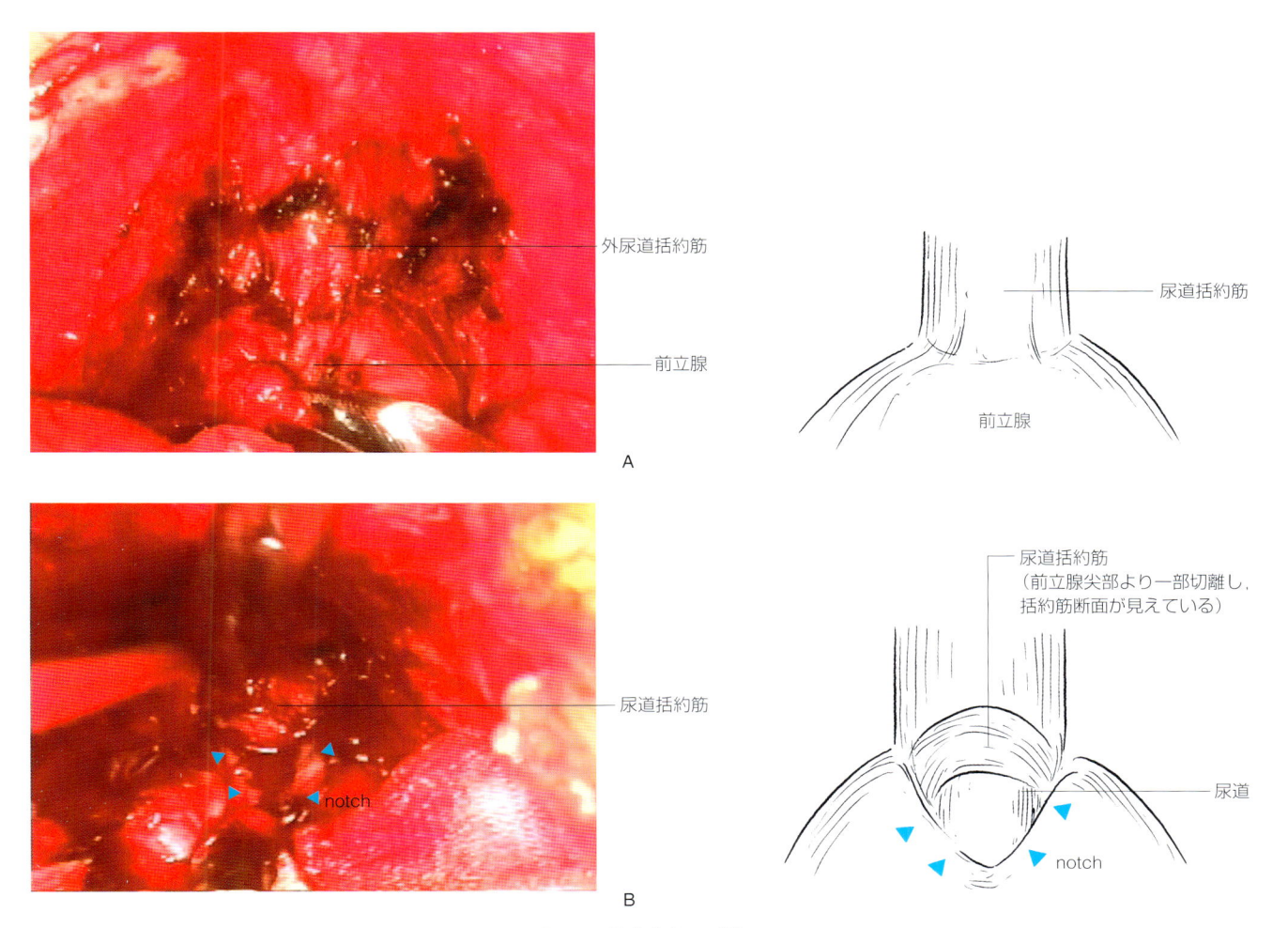

[7-55] 前立尖部の形態
A：apical notchのない，いわゆるドーナッツタイプの前立腺尖部。
B：apical notchのある，いわゆるクロワッサンタイプの前立腺尖部。

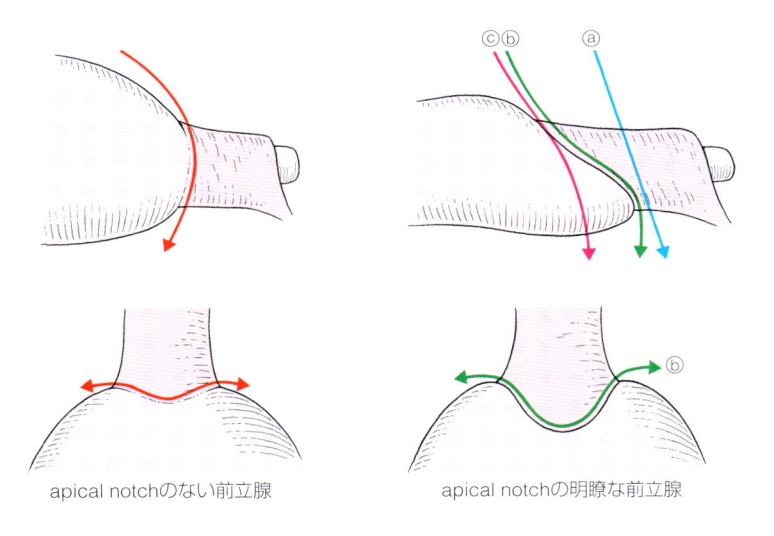

[7-56] 前立腺尖部の形態と尿道の切断ライン

ま尿道へ移行するタイプと，尖部前面が大きく切れ込み(apical notch)のあるクロワッサン状のタイプ，とがある[1][**7-55**]。前者では尖部と尿道との移行部を比較的明瞭に確認できるので尿道の切断も容易である。しかし大きなapical notchがある場合は尖部の形態に沿った尿道の切離が必要となる[**7-56**のⓑライン]。Notchを無視して尖部の最先端で尿道を切断すれば括約筋の相当部分が失われることになる[**7-56**のⓐライン]。逆にnotch部分で尿道を安易に切断しようとすれば前立腺尖部の後面に切り込む危険がある[**7-56**のⓒライン]。

泌尿器科手術と解剖―147

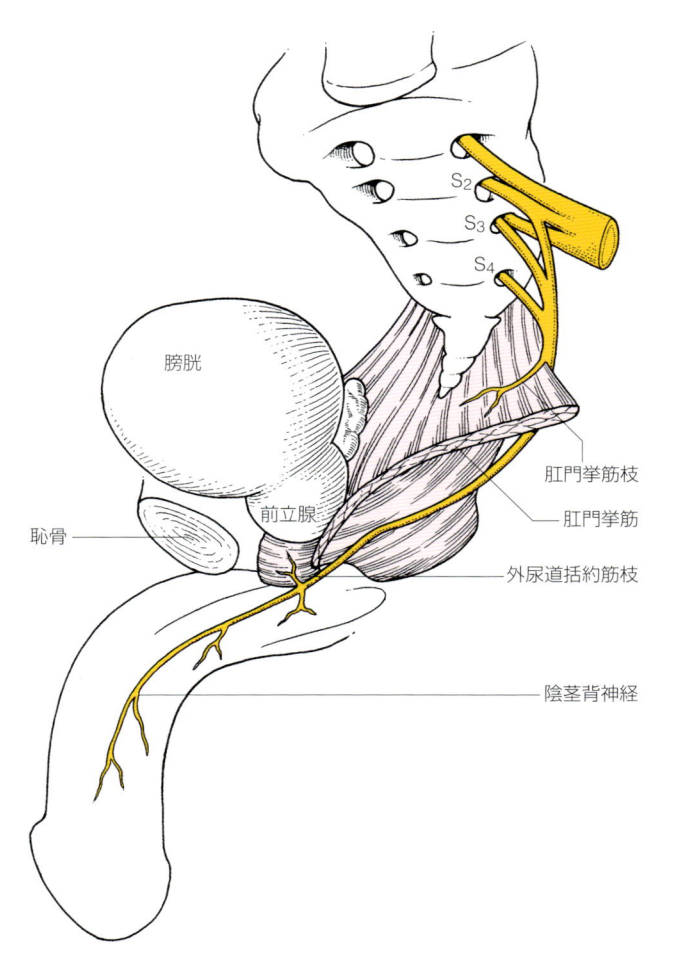

[7-57] 外尿道括約筋の神経支配（1）
陰部神経から外尿道括約筋へ神経枝が出ている。

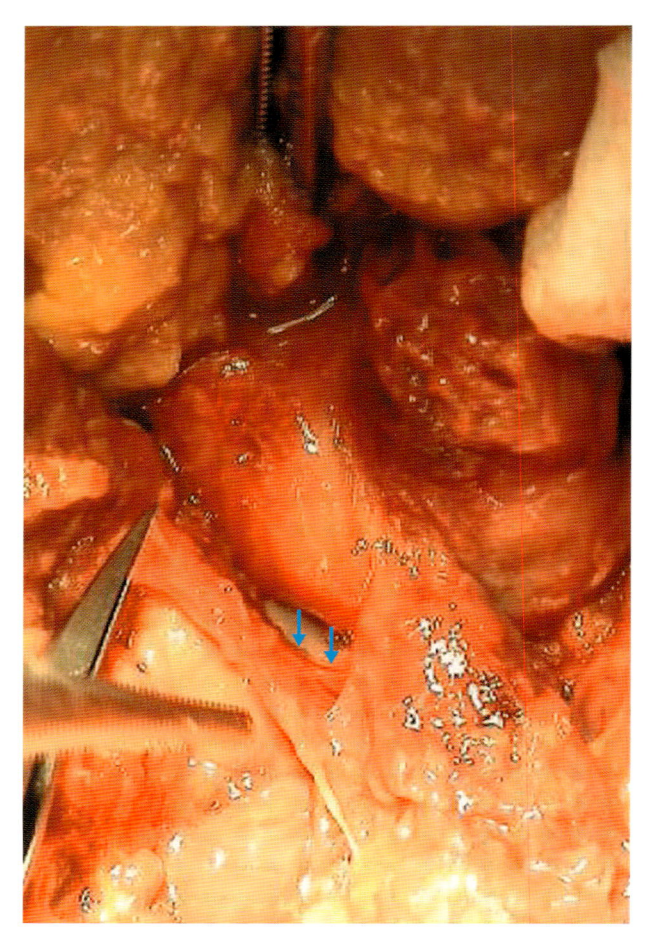

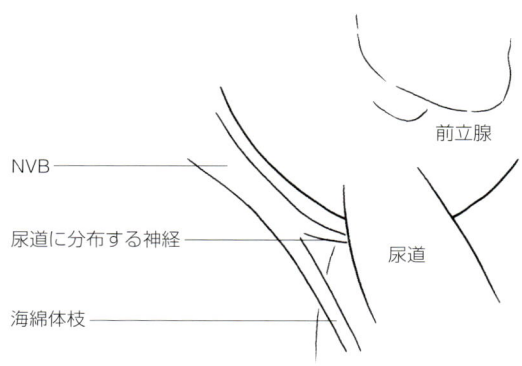

[7-58] 外尿道括約筋の神経支配（2）
NVBより外尿道括約筋へ神経枝（矢印）が出ている（新鮮凍結解剖体）。
（写真は札幌医科大学解剖学・村上　弦教授の厚意による）

外尿道括約筋の神経支配

　外尿道括約筋の神経支配とその機能的役割に関しては依然として不明な点が多い[6,7]。最も大きな神経枝は陰部神経から出る骨盤内神経枝である[7-57]。陰部神経は肛門挙筋の外側後面を走行しており，恥骨後式の手術では視認できない。骨盤内神経枝は外尿道括約筋の5時と7時の位置に入っており，前立腺尖部からは1cm以内の距離にある。もう1つの神経枝は骨盤神経からでる枝である[7-58]。外科解剖的には，神経血管束（neurovascular bundle；NVB）の一部が外尿道括約筋にも神経枝を出していると認識される。両側のNVB温存例や神経再建例で術後尿禁制回復の成績がさらに改善されることが報告されている[8〜10]。特に術後早期の尿禁制回復に影響することが明らかになっている[10]。これら2つは「continence nerves」と称されるが，それぞれの機能分担についての詳細は不明である。前立腺尖部の展開時にcontinence nervesを傷害する可能性は，1）止血のためにDVC側方に過剰な運針や電気凝固操作が及んだとき，2）尿道切断時に尿道と直腸との間で過剰な鉗子操作が及んだとき，などが考えられる。DVC処

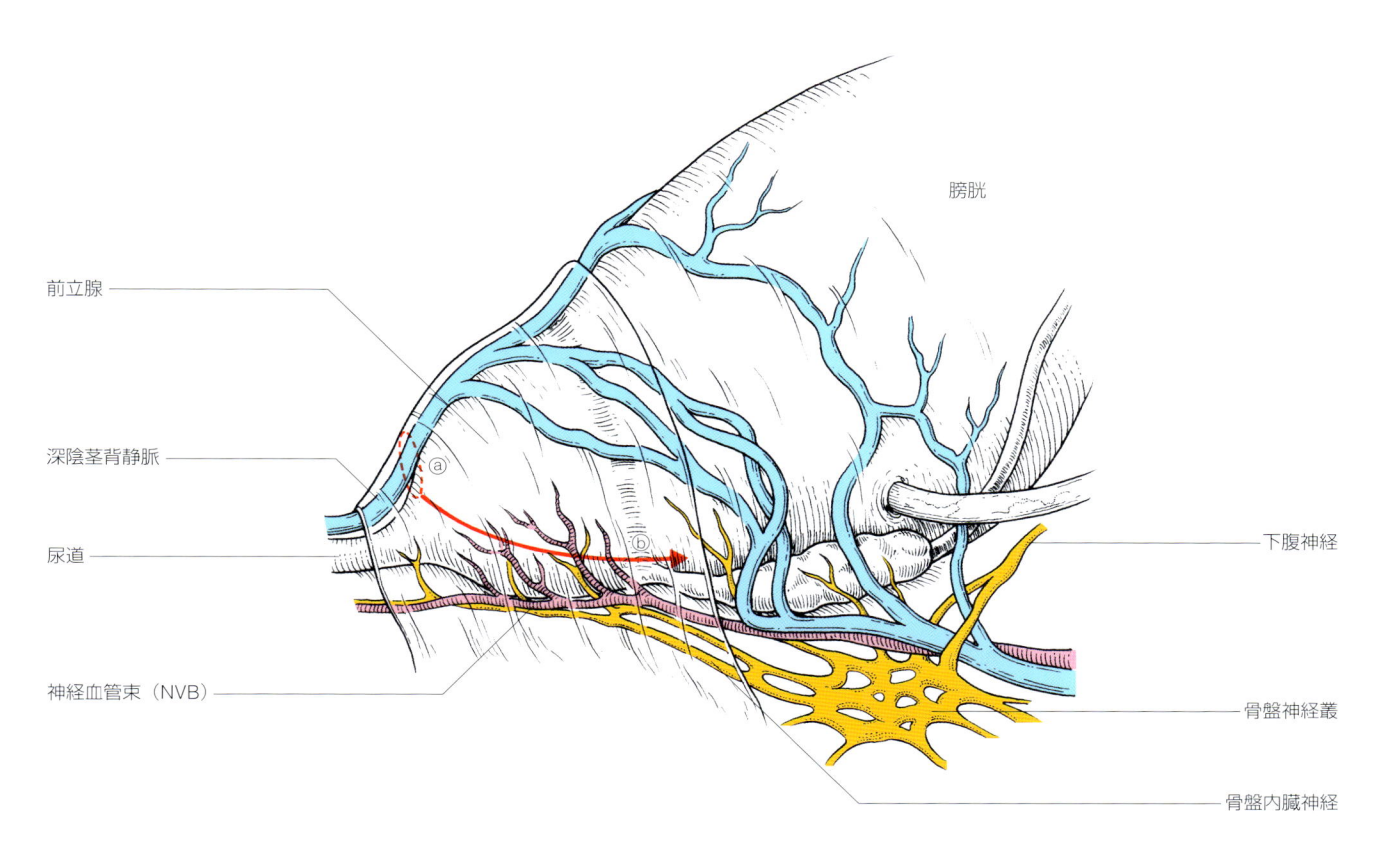

[7-59] 骨盤神経叢とNVBの解剖
ⓐ：DVCの切断，ⓑ：lateral pelvic fasciaの切開

理の最初の段階で出血の少ない視野が確保されることが最も重要であることが理解できる。

勃起神経の解剖と神経温存手術の操作手順

　骨盤内臓器と外陰部の自律神経は骨盤神経叢から神経枝をもらっている。骨盤神経叢は直腸の両側にあり，その中心部はちょうど精嚢の先端部の高さに位置している。勃起神経はこの骨盤内臓神経から直接に出る神経枝と骨盤神経叢からの神経枝とから構成され，膀胱前立腺移行部よりやや遠位でいわゆる"神経血管束"（NVB）を構成する[11][7-59]。NVBは前立腺と直腸との間で前立腺の後外側を走行する。術中にこの勃起神経そのものを肉眼的に確認することは難しいが，併走する動静脈の存在によってその走行が類推されるものである。したがって，神経と血管とをひとつの構造物としてNVBとよばれるゆえんである（勃起神経解剖の詳細は「II－手術に役立つ機能解剖，b.勃起」の項を参照）。

　前立腺周囲には2つの重要な筋膜が存在する。すなわちDenonvilliers筋膜とlateral pelvic fasciaである。神経温存前立腺全摘術ではこれらの筋膜と神経血管束，前立腺，尿道，dorsal vein complexとの関係を把握しておくことが重要である。Denonvilliers筋膜は前立腺後面に位置する筋膜であり，遠位で外尿道括約筋へと移行していく。一方，lateral pelvic fasciaは骨盤筋内側の筋膜をなしている。恥骨後式アプローチでは内骨盤筋膜の切開で肛門挙筋側に入るため，前立腺筋膜として見える形になる。前立腺前面では，lateral pelvic fasciaは前立腺被膜へと移行しており，この筋膜のみを剥離することは困難となる。Santorini静脈叢，尿道，前立腺，神経血管束はすべてlateral pelvic fasciaに覆われた形になっている。ただしSantorini静脈叢のsuperficial branchはこの筋膜を貫いて前立腺前面を走行する。

　神経血管束はこれらlateral pelvic fascia内と前立腺被膜後外側との間を走行している。したがって神経血管束を同定するためにはこのlateral pelvic fasciaの切開がまず必要である。dorsal vein complexが切断されると前立腺尖部にlateral pelvic fasciaの切開縁が形成されることになる[7-53]。この切開縁より，神経血管束のやや前方でlateral pelvic fasciaの切開を近位側に延長すると神経血管束の走行が同定しやすくなる[7-59，7-60]。神経血管束を前立腺被膜より剥離した後もその後方にはDenonvilliers筋膜が存在している。このDenonvilliers筋膜をさらに切開すると直腸前面の脂肪組織を確認することができる[9][7-60，7-61]。

　神経温存を意図しない場合は，神経血管束のさらに後外側でlateral pelvic fasciaを切開していくことになる[7-53のⓑライン，7-60のⓑライン]。このため神経血管束はlateral pelvic fascia，Denonvilliers筋膜に覆われたまま前立腺と一塊

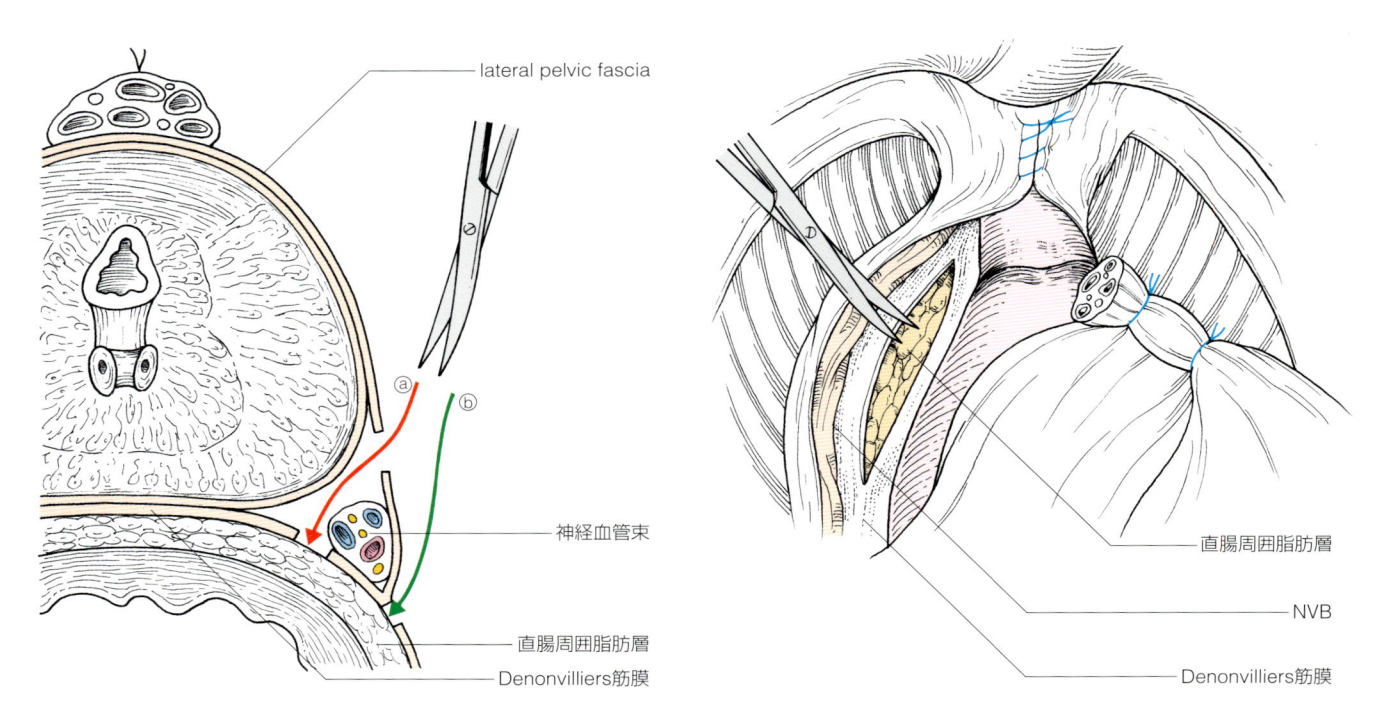

[7-60] 神経温存の操作手順
ⓐ：神経温存の剥離ライン，ⓑ：神経非温存の剥離

[7-61] 神経温存の術野

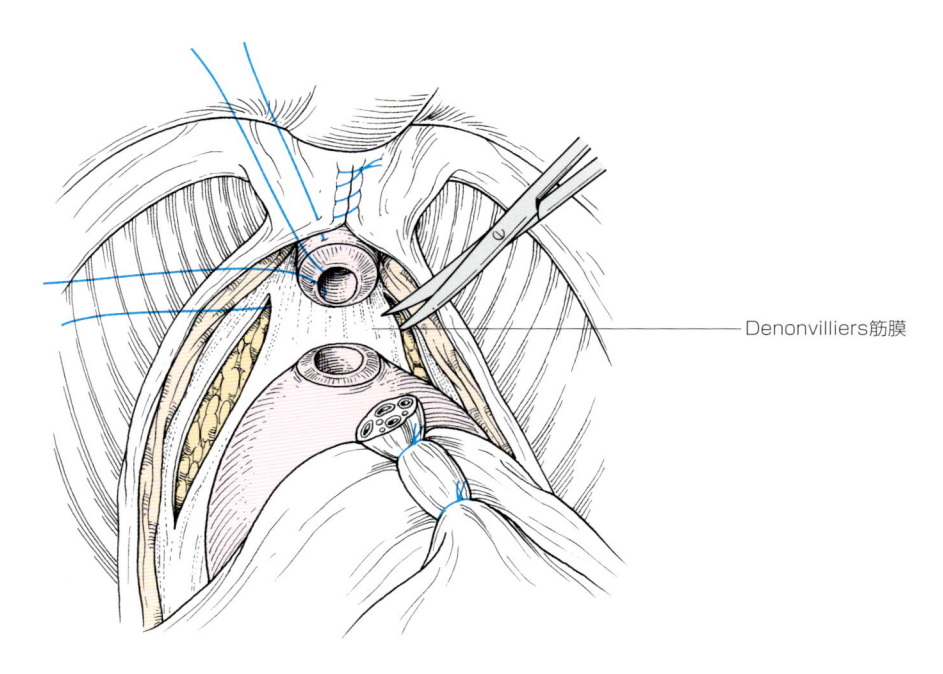

[7-62] 尿道切断とDenonvilliers筋膜の切断

尿道切断とDenonvilliers筋膜の処理

　Denonvilliers筋膜は前立腺後面にあり，遠位側でΩ形状をした外尿道括約筋後面の線維性組織へと移行していく[**7-49, 7-56**]。前立腺尖部で尿道を切断した後はDenonvilliers筋膜を切断して直腸前面の正しい剥離層に入ることが重要である[**7-62**]。NVBが先に剥離されている場合は尿道両側で直腸脂肪層が露出されているので，このDenonvilliers筋膜の処理は比較的容易である。

前立腺後面の剥離とDenonvilliers筋膜

　前立腺全摘における直腸との剥離面は，Denonvilliers筋膜後葉と直腸との間になる。前立腺の後面から後外側面は癌の局所進展の頻度が高い部位とされる。癌の根治性の観点からもDenonvilliers筋膜が完全に付着した状態で前立腺が切除さ

精管膨大部 ——— Denonvilliers筋膜
精嚢 ——— NVB
vascular pedicle ——— Denonvilliers筋膜切開部

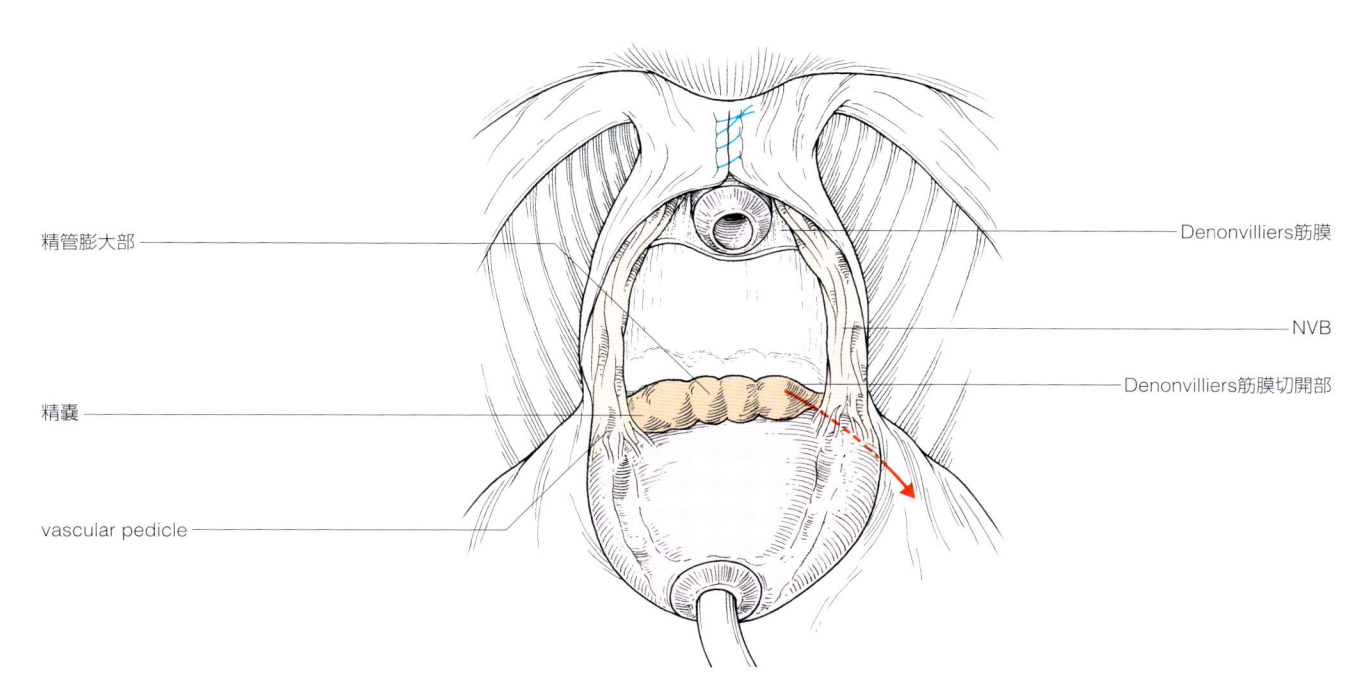

[7-63] Denonvilliers筋膜の切開による精嚢，精管膨大部の展開
矢印はvascular pedicleの処理ラインを示す。

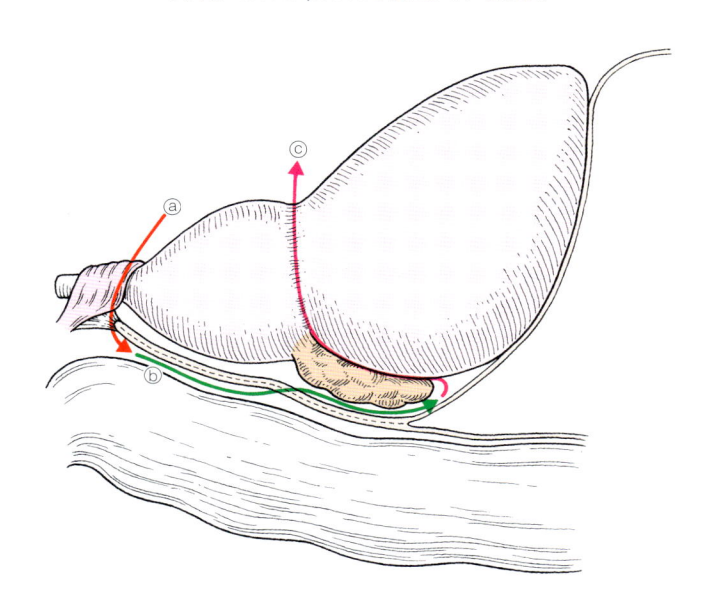

[7-64] 前立腺全摘術の剥離手順の概念図
ⓐ：尿道の切断，ⓑ：前立腺後面の剥離とDenonvilliers筋膜の切開，ⓒ：posterior peel法

れることが望ましい。

Denonvilliers筋膜と直腸との間の剥離を近位側に進めると精嚢の後面が観察されるようになる。精嚢の剥離とlateral pedicleの処理を行うためには，精嚢の高さでDenonvilliers筋膜後葉を切開しこの筋膜の前面に入る必要がある [**7-63，7-64**]。この操作で精嚢，精管膨大部が露出されると，lateral pedicleと精嚢との剥離面は自然と展開される形になる。神経温存を意図している場合は，lateral pedicleの処理は精嚢の基部付近で行わなければならない。前立腺へ入る大きな血管は精嚢の外側を走行している。ここでの止血操作を誤ると，さらに外側での結紮操作が必要となり，結果的に神経血管束の損傷の危険が大きくなる。また精嚢先端には骨盤神経叢が位置しているため，この部位の剥離操作でもていねいな止血操作が必要である。

精嚢，精管膨大部と膀胱後面との間は比較的avascularな層である。両者の間は鈍的に容易に剥離される。この操作を進めると膀胱頸部の輪状筋が見えてくるために，頸部の同定が容易になる（posterior peel法）[**7-64**]。この輪状筋を目安にして膀胱頸部の剥離，切断が行われる。前立腺前面では厚い線維性筋組織が存在するために膀胱頸部の位置を正しく同定することが比較的難しい。

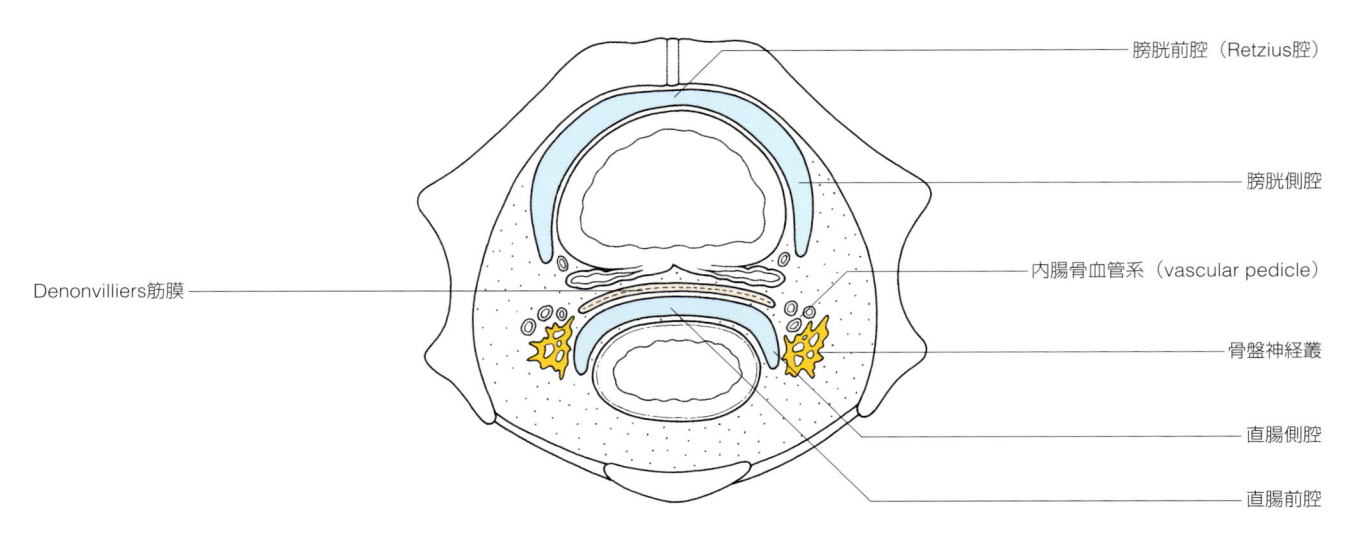

[7-65] 膀胱全摘に必要な解剖腔の概念図

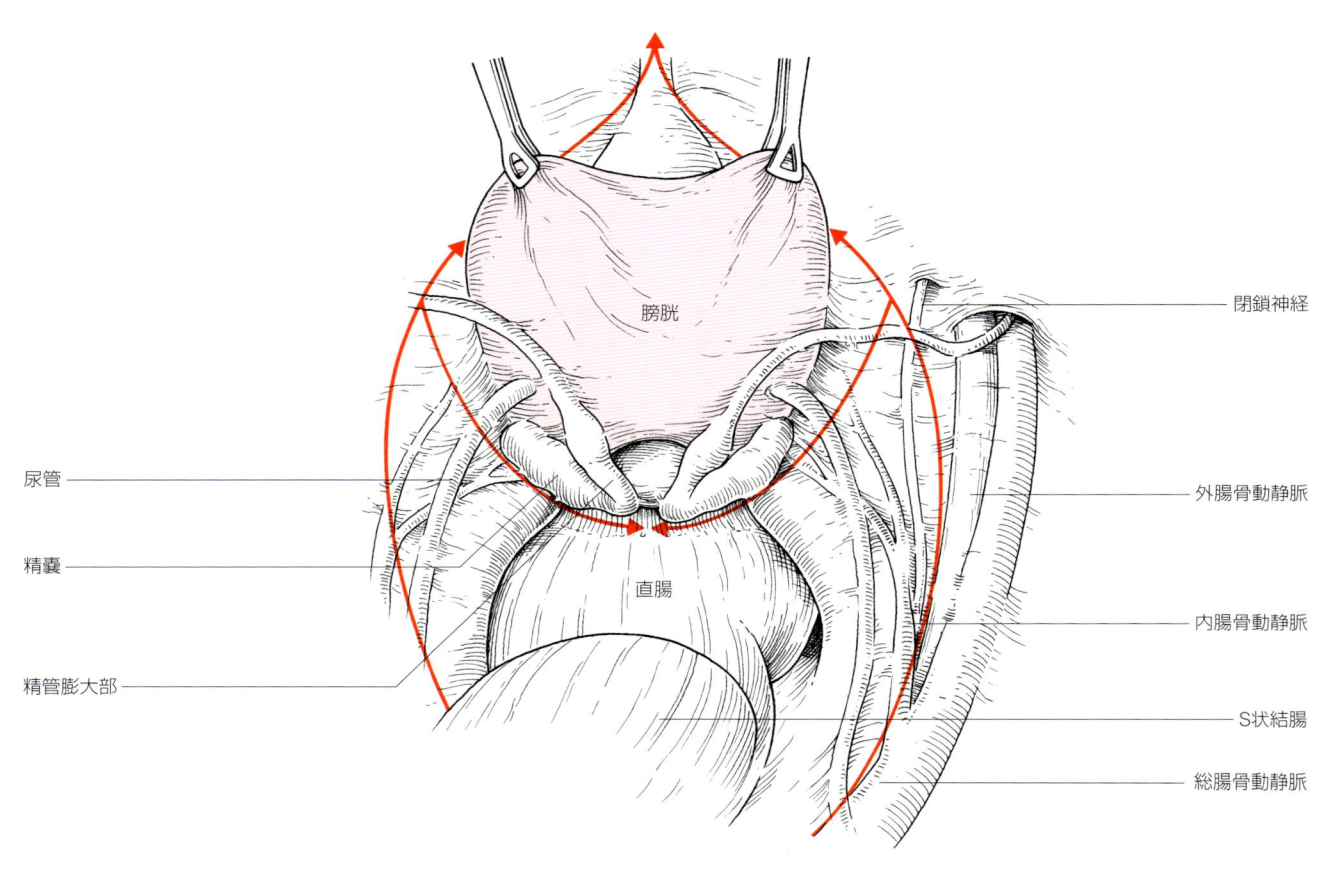

（ラベル：膀胱前腔（Retzius腔）、膀胱側腔、内腸骨血管系（vascular pedicle）、骨盤神経叢、直腸側腔、直腸前腔、Denonvilliers筋膜）

[7-66] 膀胱への進入法
矢印は腹膜の切開ラインを示す。

（ラベル：膀胱、直腸、閉鎖神経、外腸骨動静脈、内腸骨動静脈、S状結腸、総腸骨動静脈、尿管、精嚢、精管膨大部）

膀胱全摘除術と解剖〔男性〕

骨盤内の解剖（男性，膀胱部横断図）

いわゆるRetzius腔は膀胱前面，恥骨後面，前立腺前面，恥骨前立腺靱帯によって作られる腔であり，膀胱高位切開や骨盤内リンパ節郭清術時に展開される腔である。膀胱の両外側には内閉鎖筋膜によって境界されている。この筋膜のすぐ外側に内閉鎖筋があり，後方では肛門挙筋の筋膜を成している。膀胱の後外側には精嚢腺，精管膨大部，尿管が位置し，後方には膀胱直腸窩がある。骨盤神経叢は精嚢腺の高さで直

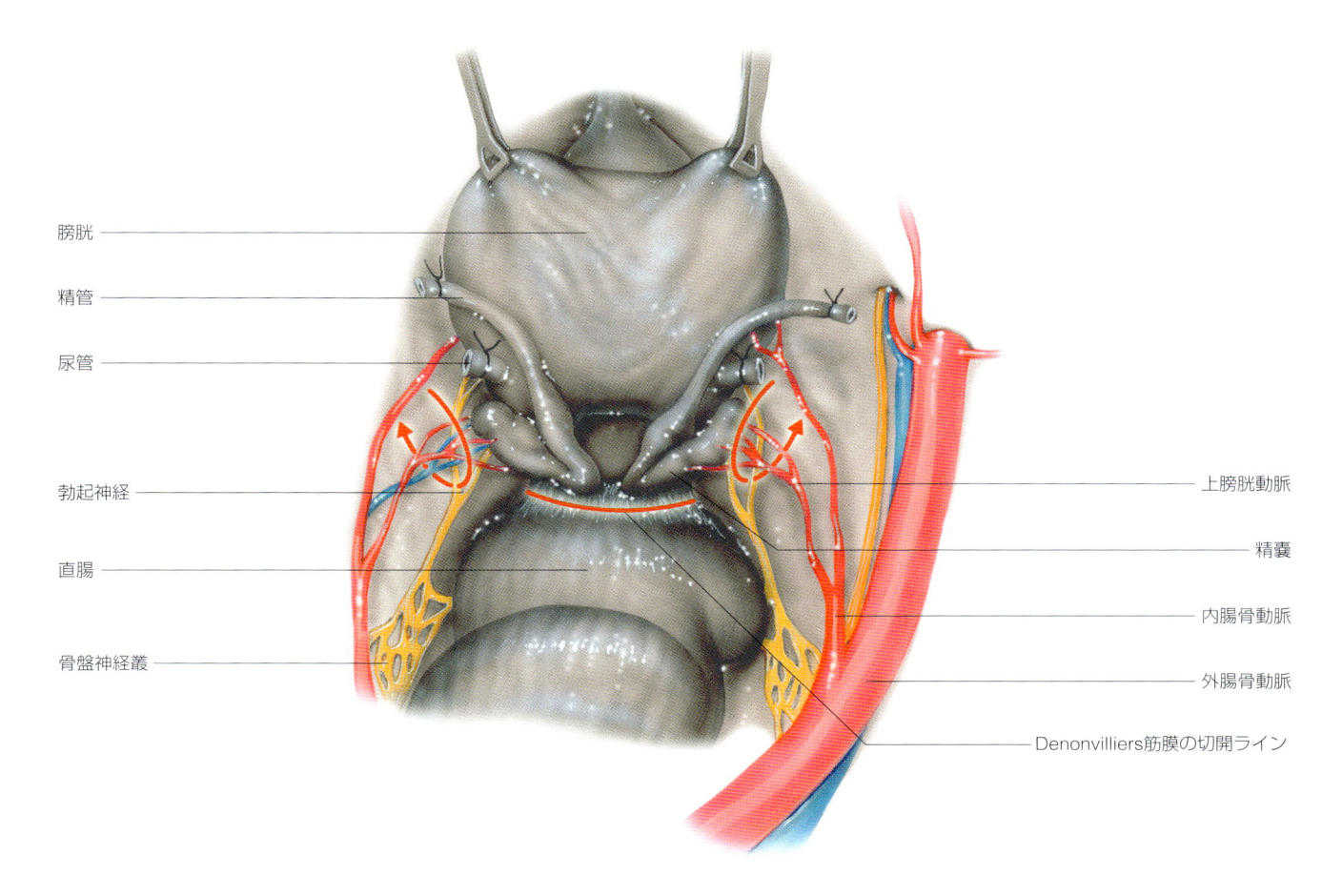

[7-67] Denonvilliers筋膜の切開と神経温存における精嚢周囲の処理

腸壁の外側に位置している。

膀胱全摘術では2つの空間の存在を念頭に置く[7-65]。1つはRetzius腔の両側にある膀胱側腔であり，もう1つは直腸側腔である。これら2つの腔の間にあるのが処理すべきvascular pedicleということになる。これらの腔は通常，鈍的剝離にて展開される。

膀胱への進入法

膀胱全摘術は一般には経腹膜的に行われることが多い。腹膜の切開は前述した2つの腔を展開することを想定して行う。全摘術に通常先行して行われる骨盤内リンパ節郭清術によって，閉鎖臍動脈上膀胱動脈，下膀胱動脈の走行が明らかとなる。この時点で膀胱側腔が十分に展開された形になる。

膀胱後壁から直腸前壁を覆う腹膜に横切開を加える[7-66]。通常この切開はやや膀胱側で行われる。腹膜の切開縁を上方に牽引しつつ精嚢腺と精管膨大部を露出させる。この段階でDenonvilliers筋膜の前面に自然に入ることになる。精管膨大部に至る剝離面が見つかりにくい場合は，まず精管に沿って鈍的に剝離していくと精嚢腺，精管膨大部の後面に達することができる。

この剝離面は通常前立腺後面に達すると展開が難しくなる。これより下方ではDenonvilliers筋膜が前立腺被膜に密に付着しているためである。この段階でDenonvilliers筋膜を切開して直腸周囲脂肪層に入る必要がある[7-67，7-68のⓐライン]。いったんこの正しい層が展開されると，直腸と前立腺との間は用手的に容易に剝離され，前立腺尖部で尿道留置カテーテルを触知できるようになる[7-69]。前立腺尖部まで指が容易に到達できない場合は，Denonvilliers筋膜の切開が不十分なために前立腺との間に無理に入っていることが多い。正しい層に入るためには精嚢腺，精管膨大部の露出と，Denonvilliers筋膜の切開を確実に行う必要がある。また，ときに膀胱直腸窩より直腸寄りで腹膜を切開して先述した剝離層に入る方法も行われる[7-68のⓑライン]。この場合は最初からDenonvilliers筋膜と直腸周囲脂肪層との間に入ることになる。いったんDenonvilliers筋膜と直腸との間が展開されると，膀胱側腔と直腸側腔との間にあるvascular pedicleがよりはっきりする。

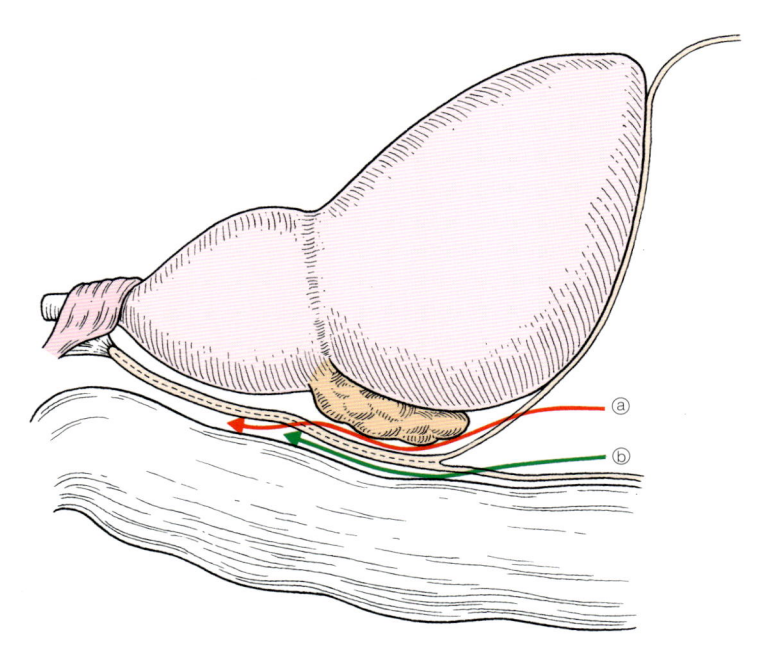

[7-68] 剥離ラインの概念図
ⓐ：精嚢を先に露出してDenonvilliers筋膜を切開する方法
ⓑ：直腸前面よりDenonvilliers筋膜後面に入る方法

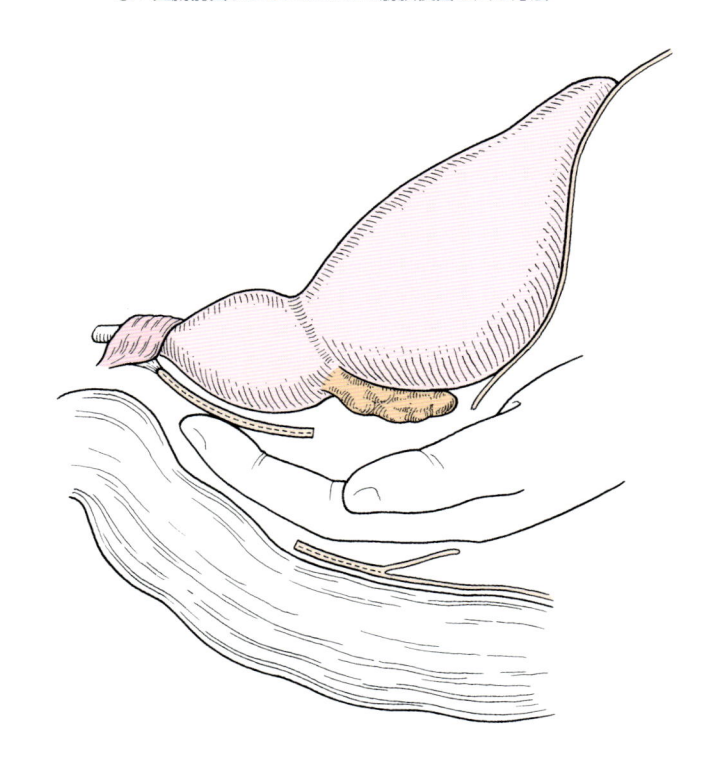

[7-69] Denonvilliers筋膜と直腸前面の剥離

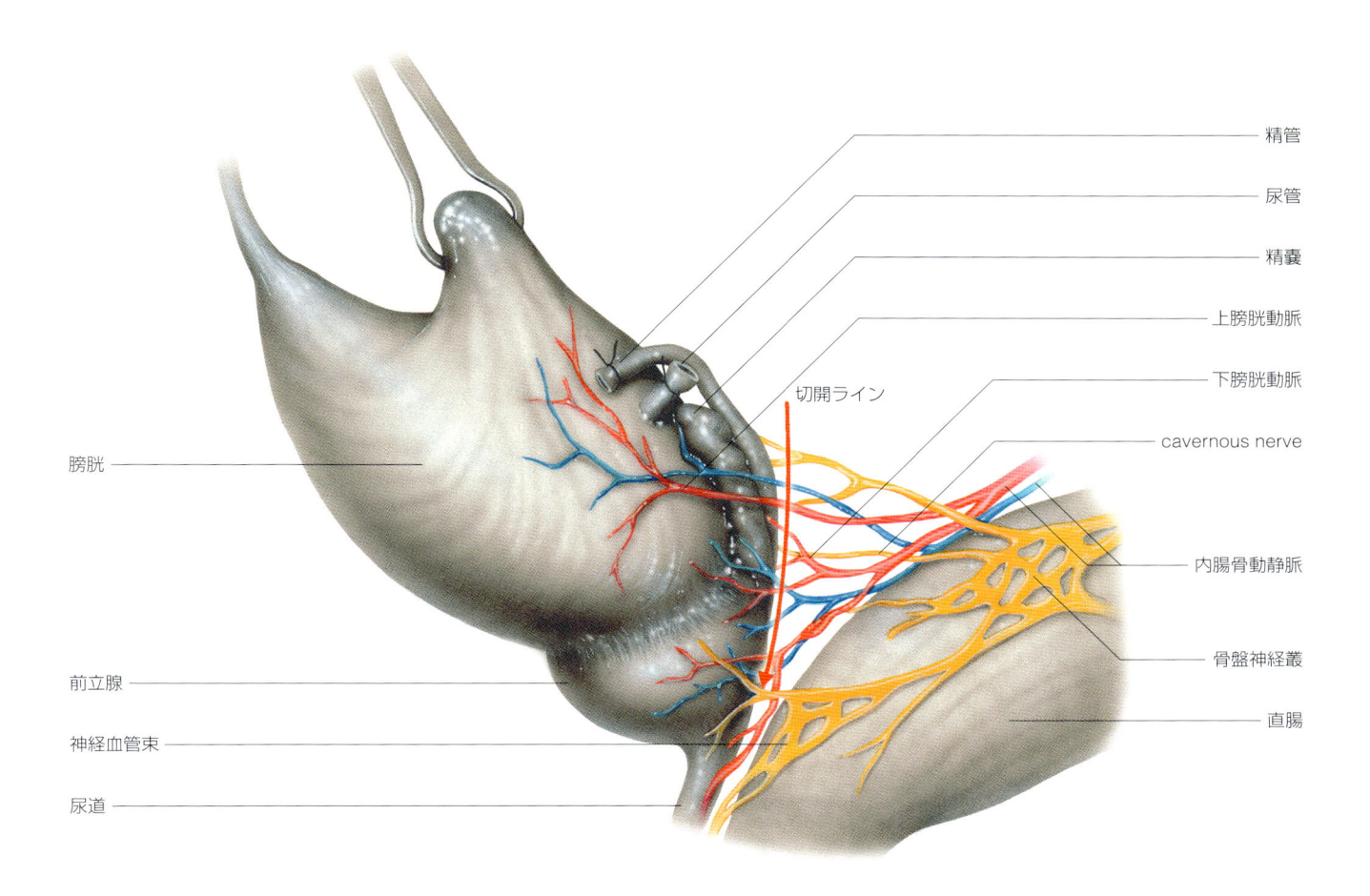

[7-70] 膀胱全摘術における神経温存操作

神経温存術と解剖

　膀胱全摘術で神経温存を行う場合，順行性および逆行性剥離を併用して行われる。

　術中に骨盤神経叢やその枝である勃起神経を同定することはかなり困難である。骨盤神経叢は精囊腺先端付近の高さで直腸外側に位置している。したがって順行性剥離では精囊腺を神経温存のための最も重要な目安とする。前述の剥離操作と同様にしてまず精囊腺を露出させ，前立腺と直腸との間の層を正しく展開する。精囊腺が露出されるとその外側にある血管茎との間が剥離層となる。血管茎の結紮切断をできるだけ精囊腺の基部付近で行うことにより，神経血管束への損傷が避けられる[12][7-70]。この血管茎の処理操作を精囊腺全体が完全に露出されるまで行っておく。

　この後は逆行性の操作が行われる。神経温存の手技は基本的には前立腺全摘時の場合と同じであり，ここでは省略する。

（文献はp216を参照）

7 — 泌尿器科手術と解剖
骨盤内手術（前立腺全摘除術，膀胱全摘除術）
膀胱全摘除術〔女性〕

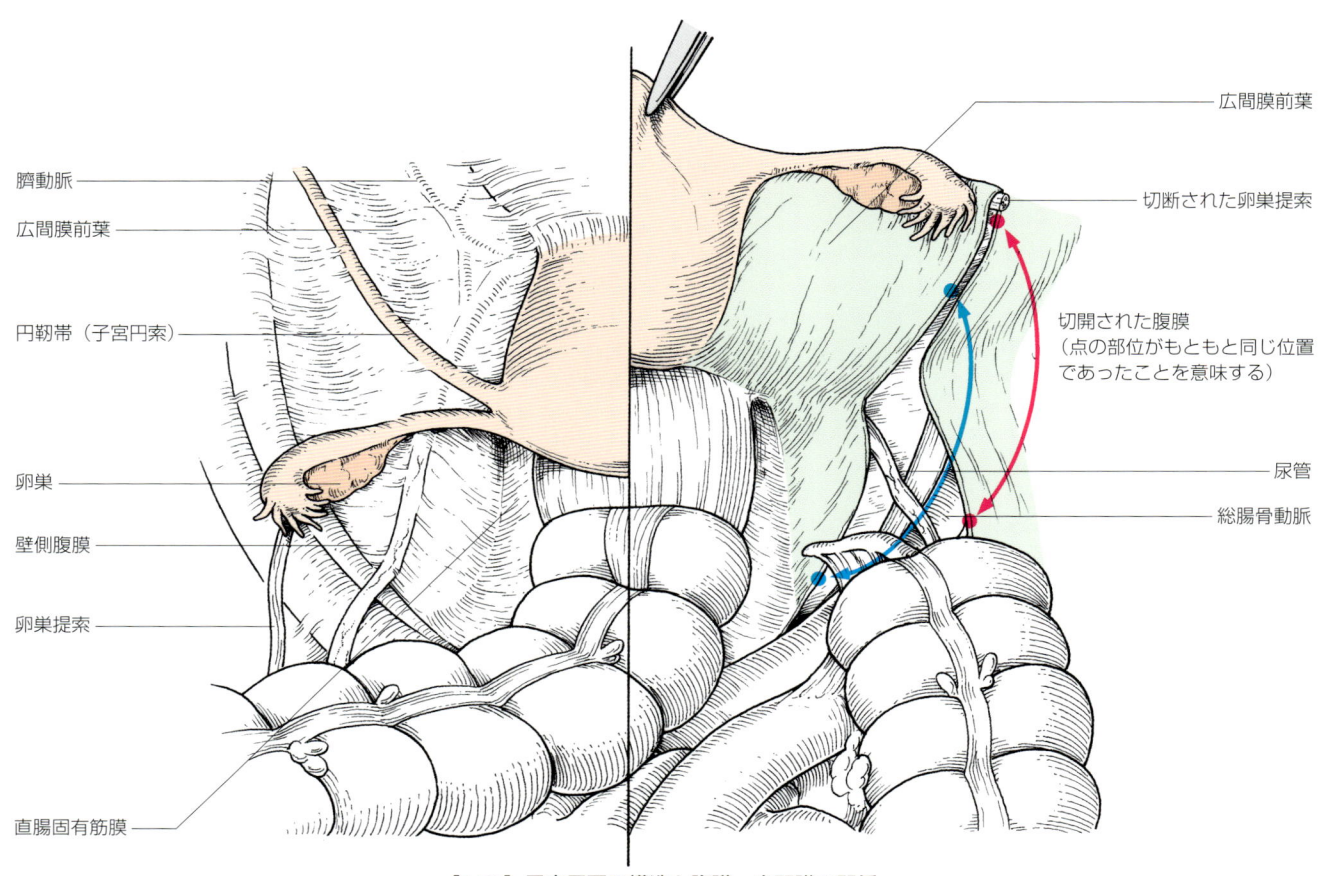

[7-71] 子宮周囲の構造と腹膜，広間膜の関係
右半分は子宮を膀胱側へ持ち上げた状態

　女性の膀胱全摘除術を安全かつ確実に施行するうえで大切な点は子宮，卵巣を取り巻く腹膜とこれを支える索状物の構造とそれを取り巻く血管系の理解，ならびにそれらに対する定型的な処理方法を理解することである。骨盤内臓器の摘出においては静脈叢をいかに処理するかが重要である。前立腺全摘におけるSantorini静脈叢に対するバンチング処理のように，直腸切断術などにおける仙骨静脈叢，広汎子宮全摘における基靱帯を含む傍子宮結合組織などは解剖学的な関係から処理法が決まっており，その方法と考え方を理解する必要がある。

　本項では女性の膀胱全摘除術における手術法の基礎となる解剖といくつかの場面で実際の処理方法について手術手順に沿って解説する。

女性の膀胱全摘除術に必要な解剖の理解

広間膜の理解

　女性の膀胱全摘除術を施行するうえで大切なポイントとして子宮，あるいは卵巣を被覆する腹膜，つまり広間膜とその中を走行する血管，尿管，靱帯を理解することである。子宮は子宮円索（円靱帯），卵巣は卵巣提索（卵巣静脈）により固定されている。広間膜は腹膜が折り返って子宮，卵管をサンドイッチしていると理解することである。腹膜はそのまま前方では膀胱を，後方では直腸，あるいは骨盤壁を被覆している。[7-71]の左半分は腹膜を被った状態，右半分は卵巣提索も切断，広間膜を切開し後腹膜を走行する尿管を露出した状態を

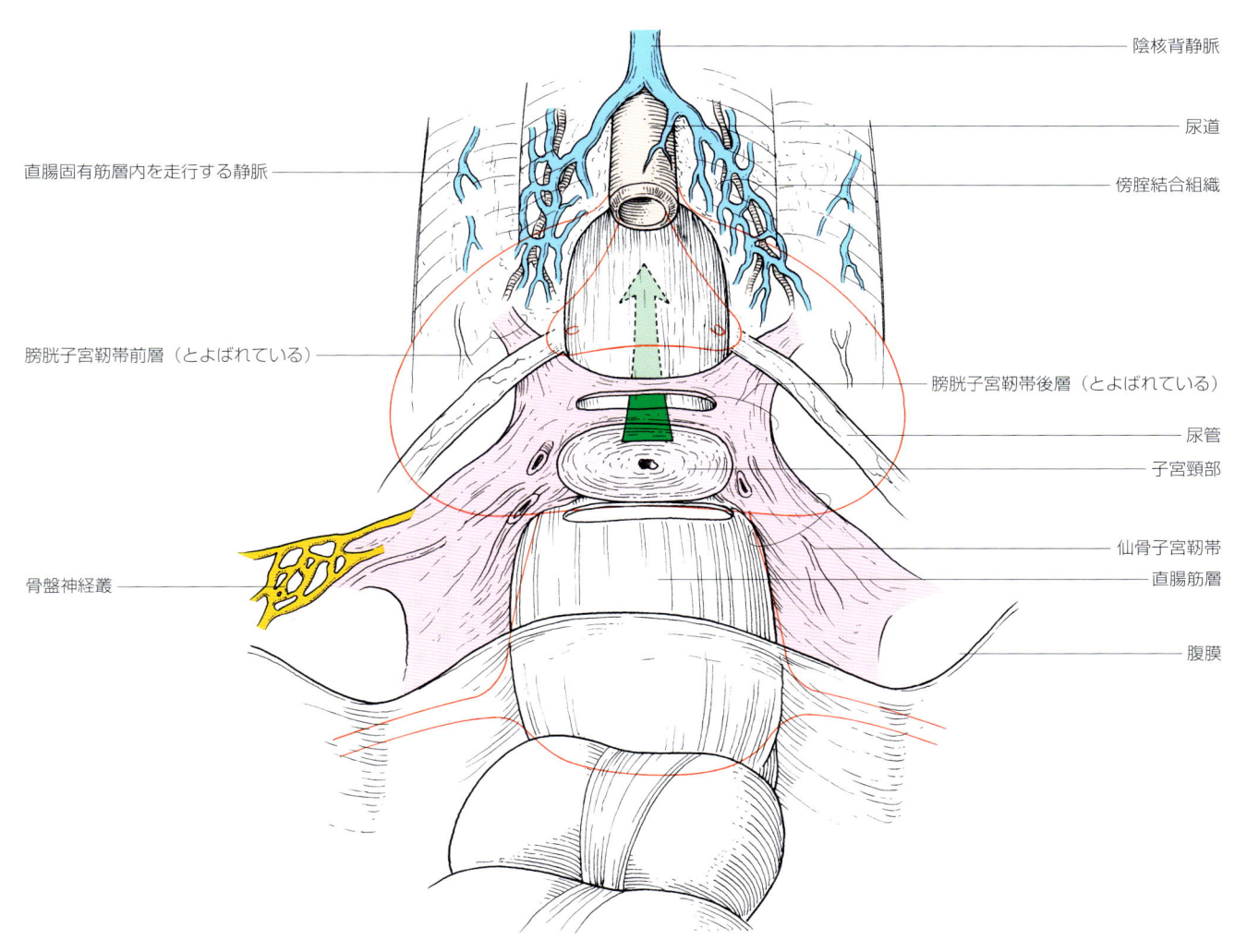

[7-72] 子宮頸部を支える"靱帯"と周囲の構造（基靱帯は除いてある）

示す。特に注意したい点は右半分に記載したように広間膜前葉、後葉のもともとの腹側の付着部位との関係と尿管の走行の関係である。このことを理解していれば、膀胱全摘除術において尿管を処理するための腹膜の切開線は容易に想定できる。

子宮頸部の周囲構造

子宮の支持組織は婦人科的には"靱帯"とよばれている。これは1921年に岡林らにより発表された子宮の結合組織、支持組織が前・中・後の3部からなるという見知に基づいた概念であり、その後も継続されている概念である。泌尿器科医にはあまりなじみのないものかもしれないが、この概念の理解は女性の膀胱全摘除術には必要である。

子宮を前・中・後より支持する靱帯とはそれぞれ膀胱子宮靱帯、基靱帯、仙骨子宮靱帯である。膀胱子宮靱帯は泌尿器科的には神経血管束を含む索状物とよんでいる膀胱外側の血管茎と同様と理解してよいと思われる。この靱帯とはいったいどのような構造物をさしているかということを理解するのが重要である。

膀胱、尿道、腟、直腸、これらの骨盤内臓器の外側はlateral pelvic fasciaともよぶべき構造膜で覆われており、血管系あるいは神経系は内腸骨動静脈あるいは骨盤神経叢から走行して直腸、子宮、腟、膀胱に流出入している。これら神経血管系の間には脂肪織が存在するわけであるが、これもある程度、規則性をもって走行しており、その間は比較的avasculuarな構造となっている。これを隔壁する組織として膀胱の神経血管束＝膀胱子宮靱帯、基靱帯、仙骨子宮靱帯が存在する。○○靱帯とはつまり、血管、神経が各々の臓器に対して分枝を与える、あるいは合流する部位を盲目的に処理すると出血しやすいため靱帯とよんで注意を喚起していると解釈される。[7-72]に子宮頸部を支える靱帯の関係と骨盤神経、傍腟結合組織、尿管、尿道との位置関係を模式的、立体的に図示した。基靱帯は子宮動脈を中心とする子宮と内腸骨動静脈との間の索状物であり次の[7-73]で説明する。図中矢印は膀胱子宮窩の腹膜を切開したことを意味している。

泌尿器科手術と解剖―157

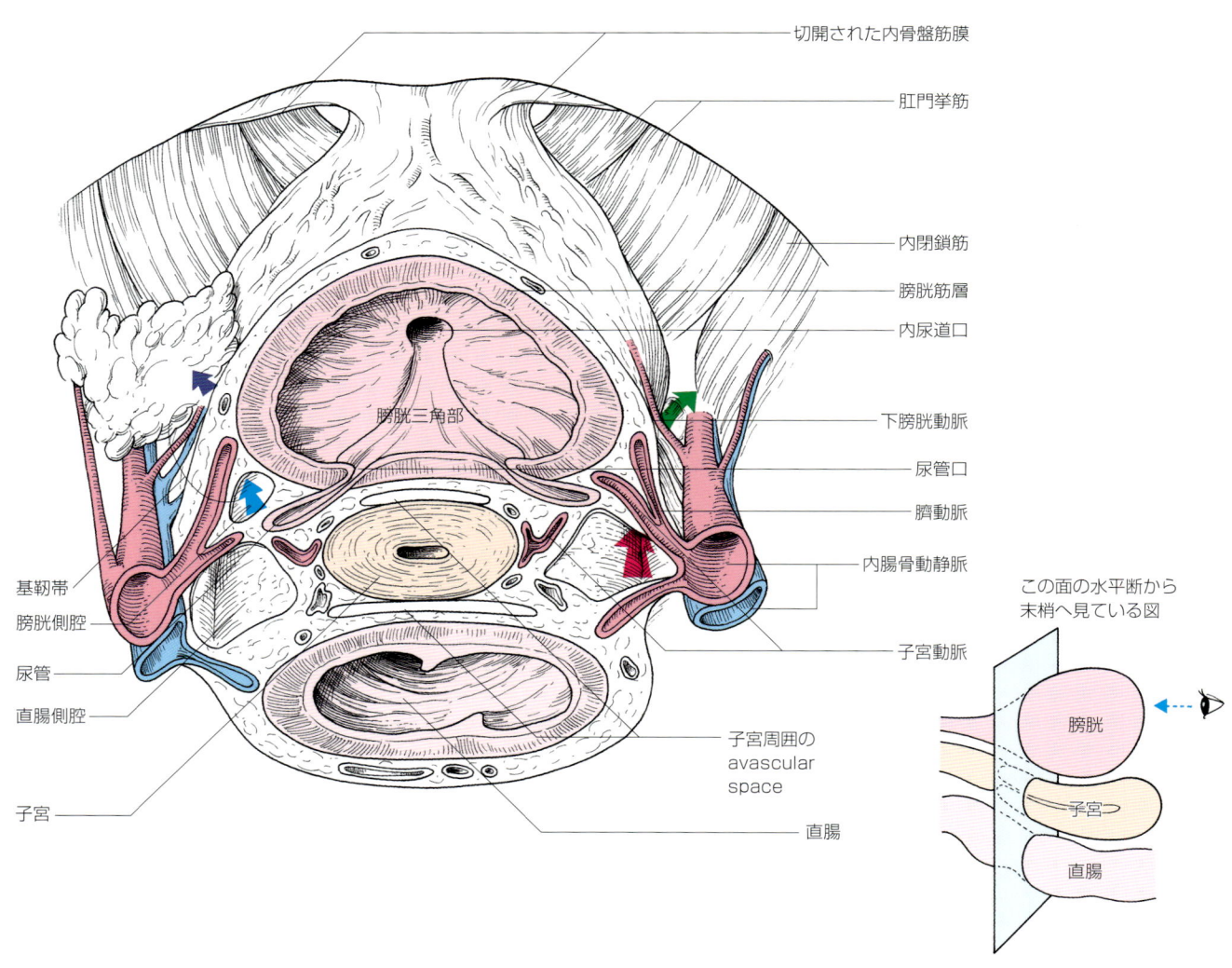

[7-73] 基靭帯

基靭帯と周囲構造

[7-73]に子宮動脈，尿管口が同一横断面で切断されたという仮定で，側腔の構造を模式的かつ立体的に示した。基靭帯は仙骨神経叢から立ち上がってくる神経系と内腸骨動静脈からの子宮への分枝により構成される。子宮動脈と臍動脈との間に構成される空隙を直腸側腔と平行に展開すると膀胱側腔とよばれる腔が形成される（図中の➡と➡のライン）。つまり膀胱側腔を展開してはじめて同定できる索状物が基靭帯とよばれている構造物である。基本的には内腸骨血管，骨盤神経叢から子宮に向かい走行する動静脈，神経が含まれる。膀胱全摘では通常子宮とともに切除されるために実際には基靭帯を単独で認識することはなく，泌尿器科医にとっては側方の血管茎として理解され，これを処理する段階で自動的に切断される。

骨盤内臓器はlateral pelvic fasicaに被覆されており，その間を血管神経系が走行し，その間にはavascularな構造より構成されていることは既に述べた。直腸側腔を理解するためには直腸側腔の"入り口"（図中の➡）とその"出口"ともいうべき肛門挙筋，梨状筋，直腸間膜により構成されるポケット状の陥凹部（図中の➡）の立体関係の理解が重要である。直腸は仙骨に沿って一度背側に向かい，その後，肛門に向かい腹側に走行する。このポケット状の陥凹部は直腸の走行が角度の変わる部位である。このことを理解することは直腸側腔を展開する場合，正しい方向を理解するうえで重要である。

直腸側腔とは要は直腸固有筋膜の上のスペースである。この空間を展開することにより，基本的に膀胱，子宮への血管神経系は腹側に剥離されることになる。膀胱前腔，つまり内骨盤筋膜と膀胱との間で構成されるスペースを中枢に向かいていねいに展開し，内腸骨血管を露出することで，膀胱子宮への血管茎が板状に把持することが可能となる。また女性の膀胱はときに外側で後方に落ち込んでいることがあり，血管茎の切除を盲目的に施行していると膀胱を切り込んでしまう危険を回避するためにも直腸側腔の展開は重要である。

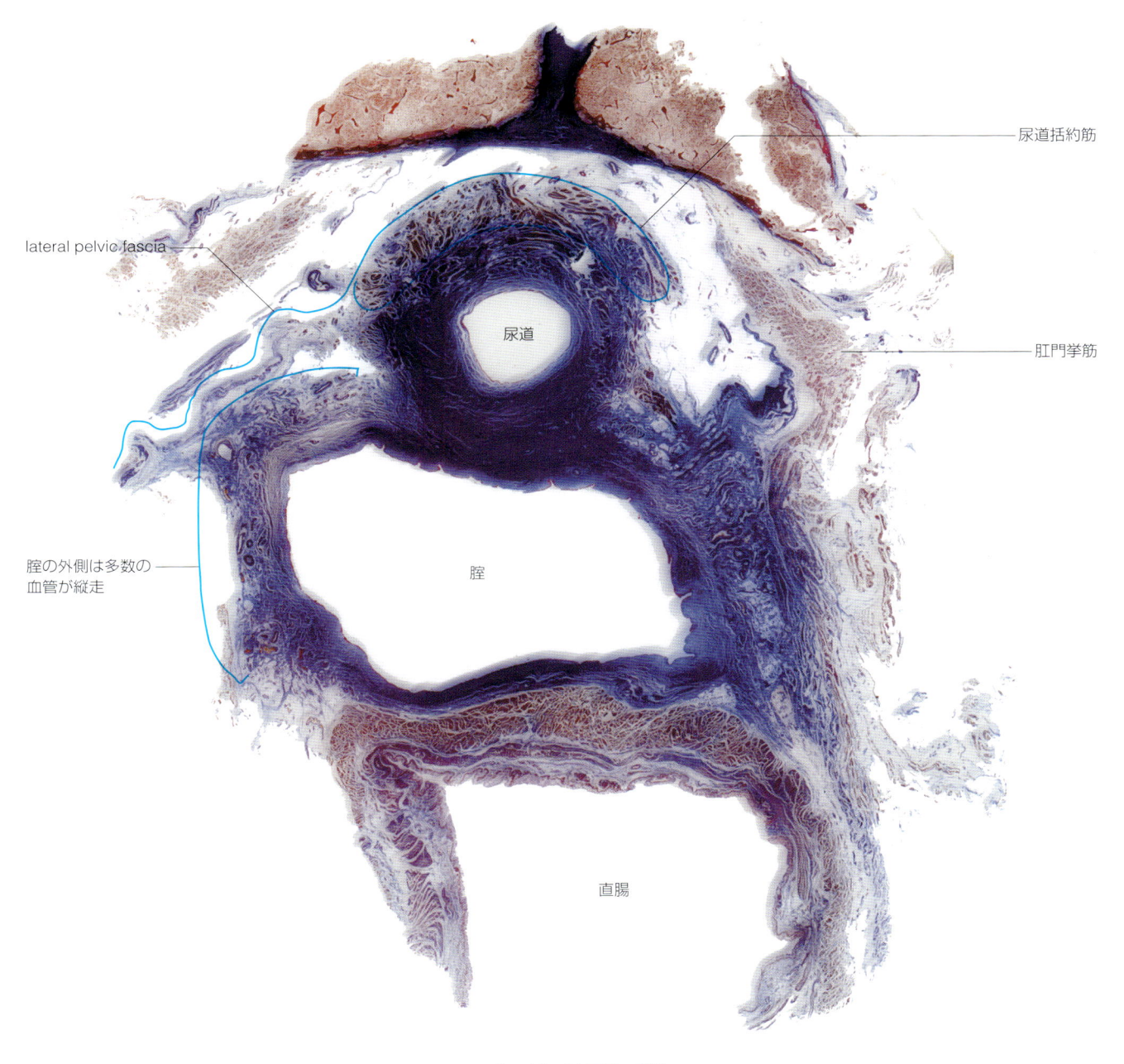

[7-74] 尿道と腟周囲の構造
剖検例における水平断，Azan染色，マクロ像

尿道と腟周囲の構造

[7-74]に尿道周囲における剖検症例の水平断のAzan染色のマクロ像を示す。マクロ像で明らかなように腟壁の外側には多数の血管が縦走し，前方では尿道との境界まで存在している。これらは傍腟結合組織とよばれている。血管系は膜の下に多数存在し，尿道後面外側まで存在していることを意識することが大切である。周囲の構造を模式的かつ立体感をもたして表したのが[7-75]である。浅陰核背静脈はlateral pelvic fasicaの上に存在するが，それ以外は尿道，腟，直腸ともにlateral pelvic fasicaに覆われている。そして尿道と腟の境界部外側には男性の神経血管束と同様に多数の血管，神経が走行し，血管は静脈叢を形成している。[7-75]の左半分はfasciaに覆われた状態，右半分は膜を除き，血管の状態を表したものである。さらに恥骨尿道靱帯の直下では静脈洞のような状況となっており，この部位では運針を行っても止血が困難なことが多く，ときに信じられないくらいの出血をみることがある。処理法については後述する。

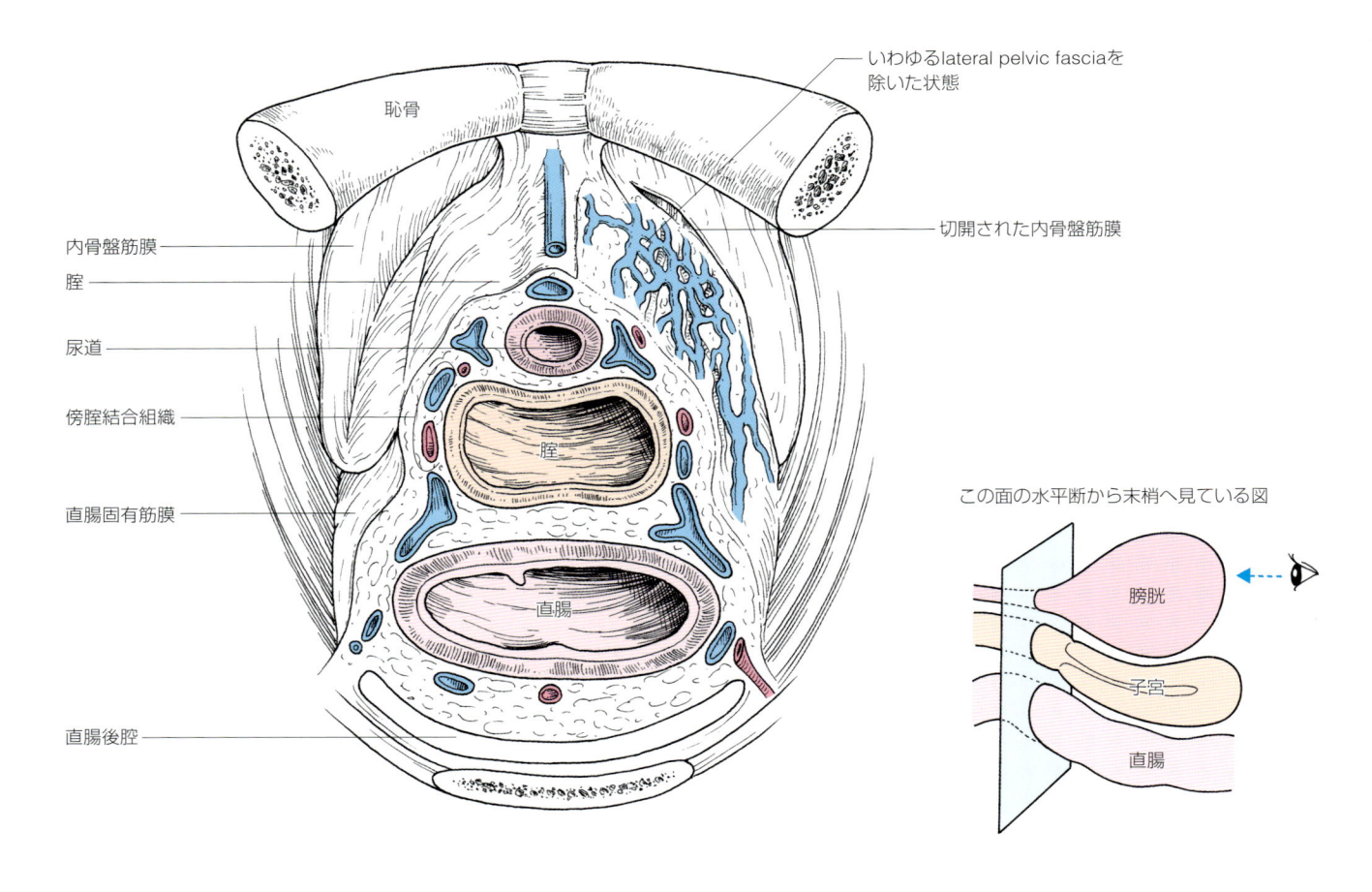

[7-75] 尿道と腟周囲の構造の模式図

実際の手術手技

膀胱前腔の構造と処理方法

膀胱前腔はRetzius space（Retzius腔）とよばれる空間で構成されており，膀胱漿膜ともいうべき膜構造と内骨盤筋膜の間に脂肪織が存在する．これは男性でも同様である．膀胱前腔を開放することは用手的な剝離でも対応可能であるが，本来の剝離層は膀胱の静脈が膜を1枚かぶった状態になる層である．それより深く剝離すると膀胱筋層を露出することになり，静脈から無用な出血をきたすことになる．また逆に剝離層から離れすぎると脂肪織内の血管に遭遇しこれも無用な出血をきたすことになる．

次に大切なメルクマールは臍動脈である．臍動脈は内腸骨動脈から分岐しており動脈外側に沿って剝離を進めると，郭清すべき外側の組織と膀胱の血管茎との間を展開できる．実際には腹膜の裏で臍動脈を同定し，動脈の外側をクーパーなどで鈍的に中枢に向かい剝離を進めると容易に内腸骨動脈本幹に至ることができる．広間膜を処理してリンパ節郭清を行うことで，[7-76]の右の図で示したような状況にする．必要に応じて血管を処理する．

側腔の展開方法

骨盤内リンパ節郭清を施行する際，[7-73]で示したように肛門挙筋，梨状筋，直腸間膜により構成されるポケット状の陥凹部があり，通常この部分には特に血管と交通のない脂肪が貯留しており，その部分の脂肪をクーパーなどで鈍的に摘出することで肛門挙筋，直腸間膜などを確認する．このことにより血管系の処理の終点を確認することが可能である．男性では最終的には内骨盤筋膜を切開するが，女性では必ず切開が必要というわけではない．重要な点は内骨盤血管系あるいは骨盤神経系がこの陥凹部では既に分枝を終了しており，トンネルの出口のような状況になっていることを理解することである．

直腸側腔の展開は直腸に緊張をかけ，臓側腹膜と壁側腹膜との移行部を直腸の走行に沿って切開することにより，可能

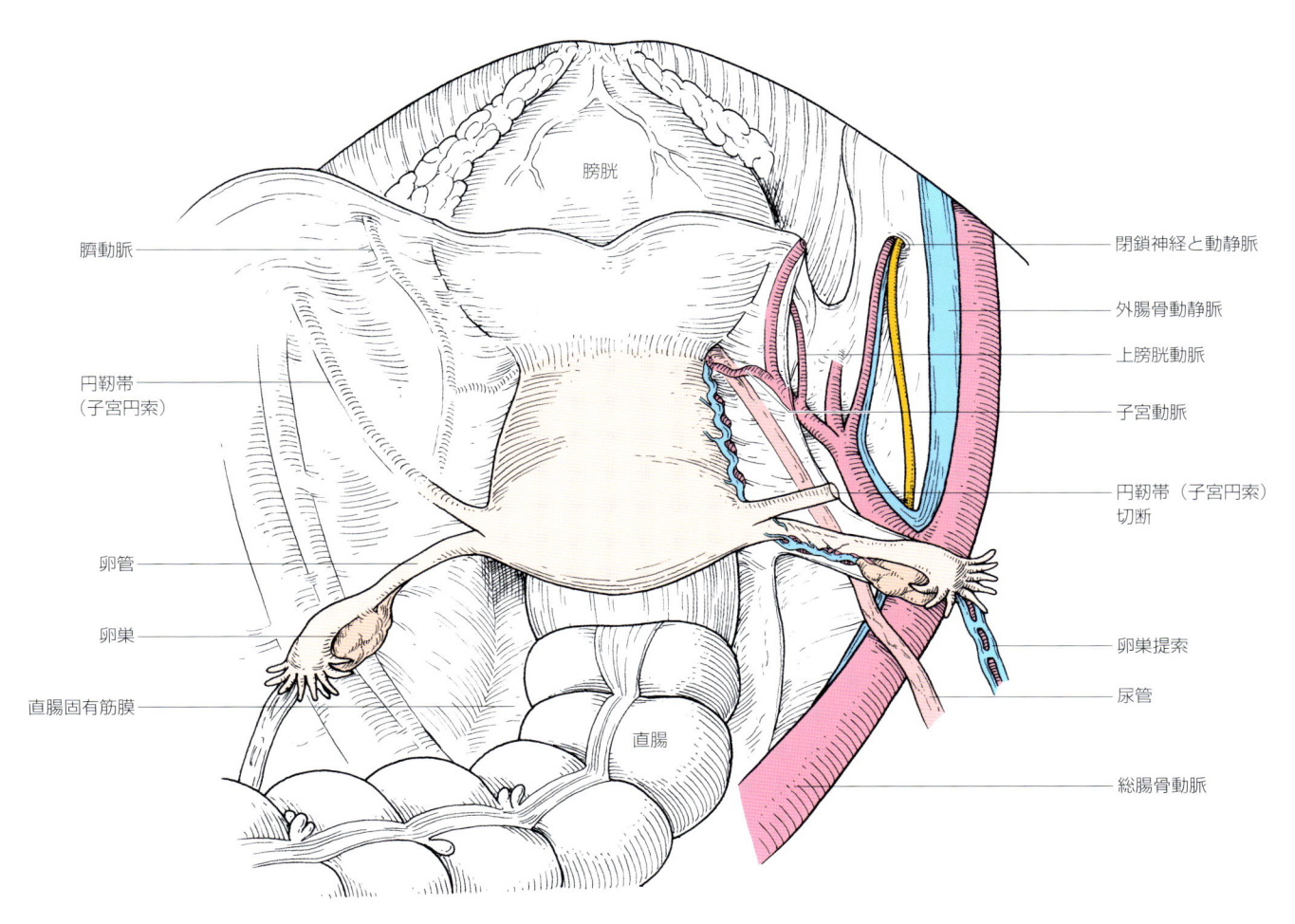

[7-76] 広間膜，腹膜とその裏の構造
左半分は腹膜を被った状態，右半分は処理された状態

となる。まず尿管断端を確認する。その後方，外側を注意する。脂肪に包まれて展開できるスペースがあるようには見えないが，直腸の腹膜剥離ラインを参考に尿管断端の1〜2cm後方で脂肪織にクーパーを鈍的にあてがいながら先ほどの陥凹部に向かい剥離を進めると，剥離層が適切な場合には容易に貫通することができる。[7-77]に方法を模式的に示した。このことにより内腸骨血管系あるいは骨盤神経系をすべて外側に展開できる。既に述べたように直腸側腔の展開は単に血管系の処理を確実にする目的のみならず，膀胱を完全に摘出するためにも重要である。膀胱を完全に摘出するとは当たり前ではと思われるが，女性の膀胱はときに想像以上に直腸側面に落ち込んでいることがある。特に子宮全摘を施行された症例ではまさに尿管合流部を含む膀胱が直腸の外側で後方に偏位していることがある。このような症例では直腸側腔を適切に展開することにより，"膀胱を2度切り""尿管断端の取り残し"などという"情けない"事態を回避することができる。

尿道の処理

子宮動脈を処理し，直腸子宮窩の腹膜を切開し，子宮円蓋を越える。次に仙骨子宮靱帯を切断して子宮頸部をこえ腟に至る（[7-72]参照）。ここまでの処理はそれほど困難なものではない。

女性の膀胱全摘で最も注意を要するのは尿道周囲の処理ではないかと思っている。位置関係の把握は前立腺も無いこと，骨盤も広いことから容易である。尿道前面には通常脂肪織内に陰核背静脈からの静脈が走っており，尿道前面で容易に剥離処理できる（[7-75]参照）。男性と異なり，この処理を行うことで女性の尿道前面はさらに容易に位置関係を把握できる。膀胱頸部の位置を挿入したFoleyカテーテルを動かすなどして位置関係を把握する。腟を被覆する内骨盤筋膜を切開しなくても尿道の処理は可能である。われわれが内骨盤筋膜を切開するのは，これを切開することにより，肛門挙筋を腟壁から剥離し，一気に直腸固有筋膜に到達，さらには直腸固有筋膜を切開して直腸筋層を同定することで腟後面の処理を

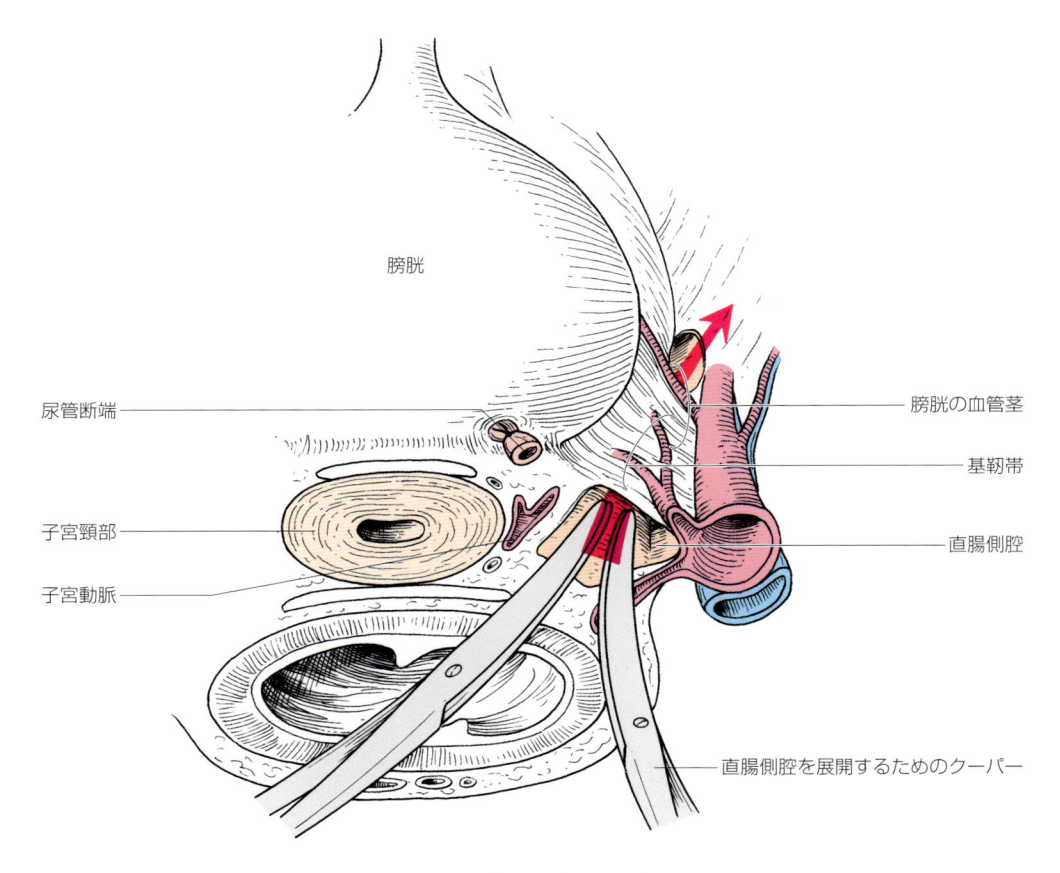

[7-77] 直腸側腔の展開法

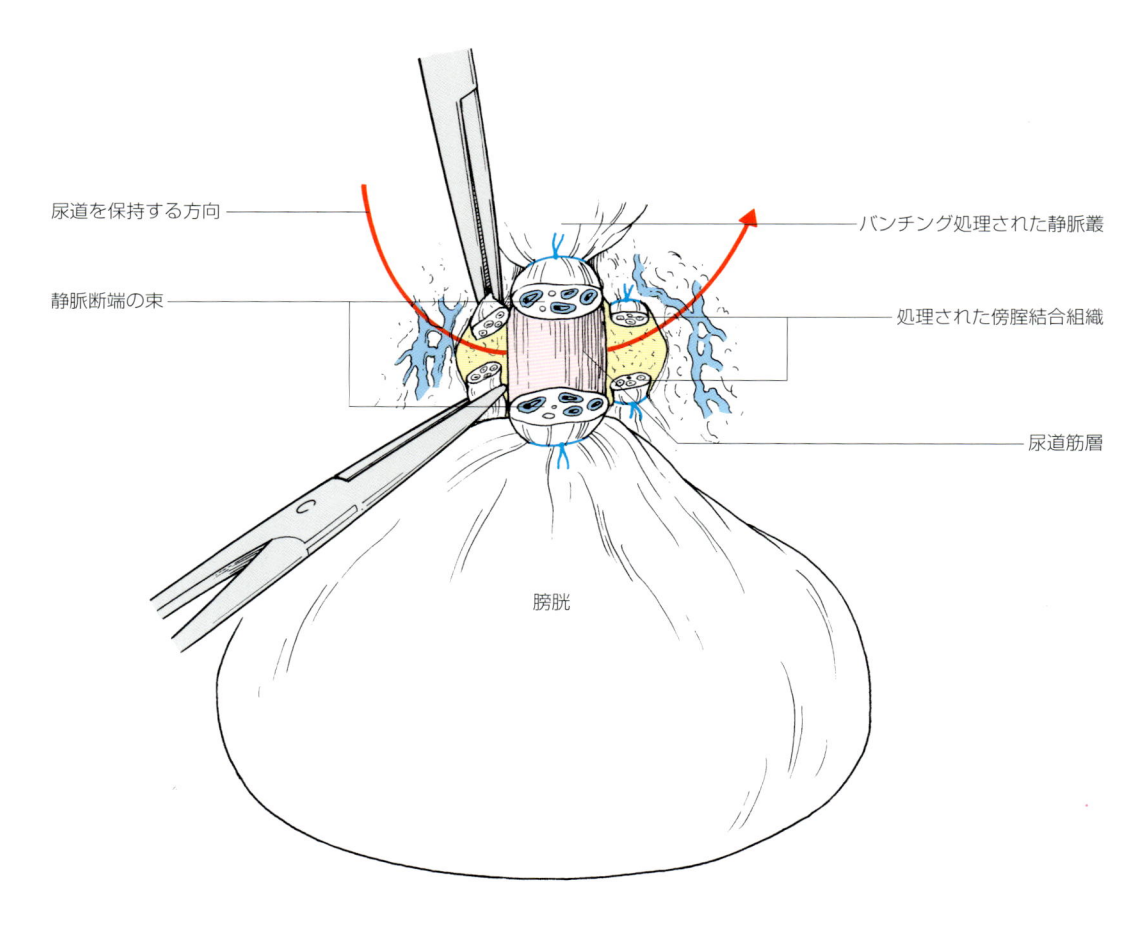

- 膀胱
- 尿管断端
- 子宮頸部
- 子宮動脈
- 膀胱の血管茎
- 基靭帯
- 直腸側腔
- 直腸側腔を展開するためのクーパー

[7-78] 尿道の処理法

- 尿道を保持する方向
- 静脈断端の束
- バンチング処理された静脈叢
- 処理された傍腟結合組織
- 尿道筋層
- 膀胱

より確実にするためである。この操作により傍腟組織の処理を確実に行うことが可能となる。

　尿道周囲にはまさに前立腺の周囲のように静脈叢が取り巻いている。特に男性のSantorini静脈叢のように尿道前面で尿生殖隔膜に近いところでは，静脈は静脈洞になっているのではと思われるくらい，一度出血をきたすと運針では止血がなかなか困難な状況に追い込まれることがある。われわれはこの部位を処理するためには，まず膀胱頸部と尿生殖隔膜との中間あたりで尿道の深さを理解して尿道前面をバンチング鉗子で把持。これを収束結紮させ，前面の組織をまさにSantorini静脈叢を切断するように切開し，尿道筋層を確認。そのまま尿道外側とおぼしきラインを設定し，外側で腟壁に向かいメッツェンバウムなどで尿道外側を剥離，この段階で傍腟組織などから出血があるが，尿道外側の組織を鉗子で把持，これを収束結紮することで尿道のみとし，後の腟壁の切開のゴールとして理解できる状態にしている。[7-78]に概要を示した。

　出血に対する対応として2-0程度の糸で運針してみて，さらに針穴からの止血が不十分の場合は4-0や3-0程度のむしろ細い糸で針穴周囲を運針する。この段階である程度の止血がなされていれば，それ以上止血を追求しないほうがよい。さらに大きく運針して止血を得ようとすると周囲の静脈が裂け，どんどん出血が多くなるという悪循環となる。これがときに起こる大量の出血の原因であると考えている。

（文献はp217を参照）

7 — 泌尿器科手術と解剖
骨盤内手術（前立腺全摘除術，膀胱全摘除術）
腹腔鏡下手術〔男性〕

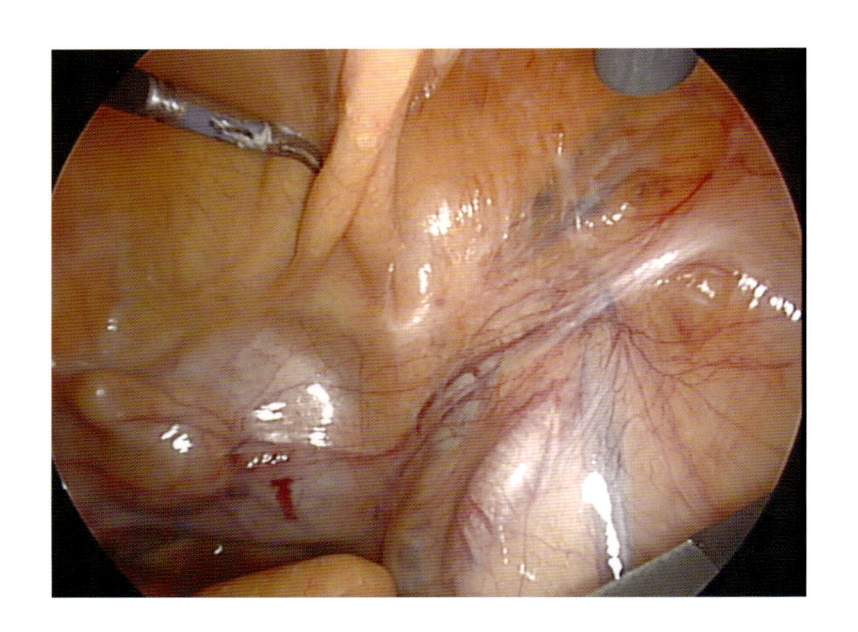

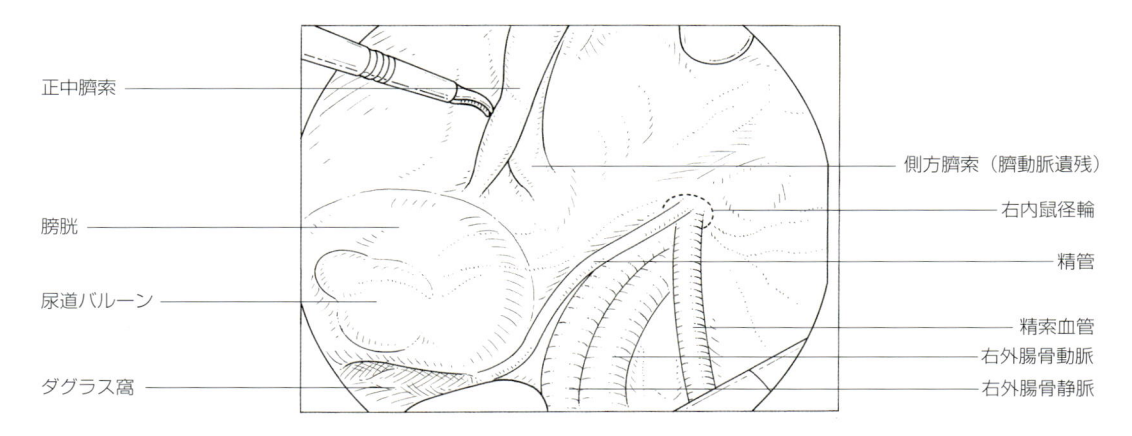

（図中ラベル）
- 正中臍索
- 膀胱
- 尿道バルーン
- ダグラス窩
- 側方臍索（臍動脈遺残）
- 右内鼠径輪
- 精管
- 精索血管
- 右外腸骨動脈
- 右外腸骨静脈

[7-79] 腹腔内アプローチから骨盤底を観察したところ

　泌尿器科の手術のなかで最も解剖学的な知識を要求されるのは前立腺全摘除術と思われる。また前立腺は骨盤の最深部に位置しているため良好な視野を得にくく，かつdorsal vein complex（DVC）など出血をきたしやすい部位が存在するため，直視下で正確な手術を行うには相応の経験とセンスが要求される。

　腹腔鏡下手術における最大の利点は，体内の深い位置にある構造物に対して拡大視野下での良好な視野を保つことができる点である。著者は腹腔鏡下での前立腺全摘除術を行うようになって初めて気付いたことを多々経験した。本稿ではこうした点を中心に，また腹腔鏡下前立腺全摘除術を施行するに当たりポイントとなる画像につき解説していきたい。

腹腔内から骨盤底を観察する

　前立腺全摘除術のアプローチは現在，①腹腔内から精嚢の剥離を行った後レチウス（Retzius）腔を展開する方法，②腹腔内からレチウス腔を展開し膀胱頸部を離断した後精嚢に至る方法，③後腹膜腔のみで全行程を施行する方法の3つに分類される。どのアプローチがよいのかはいまだ議論の分かれるところである。著者らは腹腔内から精嚢の剥離を行った後レチウス腔を展開するGuilloneauらのoriginalの方法[1]を用いているため本法に準じて解説する。

　第1ポートを臍下から腹腔内に挿入し骨盤底を観察する。

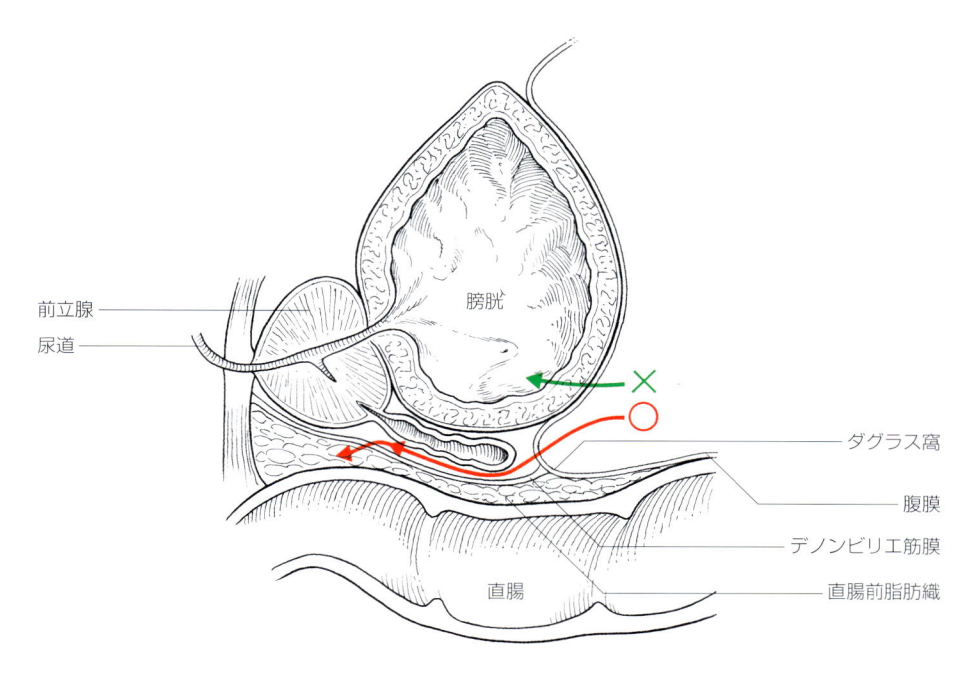

[7-80] 前立腺後面へのアプローチ

正中臍索，側方臍索，膀胱，外腸骨動静脈，精管，精索血管，内鼠径輪が認められる[7-79]。正中臍索および側方臍索の見え方は個人によりかなり差異が認められる。[7-79]では正中臍索は右にやや偏位している。

精嚢の剥離

頭低位にしてS状結腸を頭側に牽引すると直腸前面からダグラス（Douglas）窩が展開される。この牽引はきわめて重要であり，直腸を正しく認識しないと精嚢，精管が見つからないばかりか直腸，尿管，膀胱等他臓器の損傷を引き起こしかねない。

最初のステップとしてはダグラス窩の最深部よりやや膀胱側の腹膜を切開し，精嚢および精管を剥離する。断面図[7-80]で示す通り精嚢は膀胱の下に潜り込むように存在しているため切開線を直腸寄りにもっていく必要がある。慣れないうちは直腸を避けたいと思うばかりに膀胱側で腹膜を切開し精嚢の同定に難渋する傾向がある。また前述したS状結腸の牽引が正しくないと直腸の側壁を剥離することもあり，おかしいと思ったときは直腸より子宮頸管ブジーなどを挿入し直腸との位置関係を把握することが重要である。

デノンビリエ（Denonvilliers）筋膜

精嚢精管の剥離が終了すればこれを恥骨側へ牽引しデノンビリエ筋膜を切開する。[7-80]にアプローチの方向を図示した。デノンビリエ筋膜は前立腺に近づくにつれ前立腺と強固に癒着しているように思われる。したがって，精嚢の剥離を終えた段階でデノンビリエ筋膜を切開して直腸前脂肪織の層に入ることにより前立腺後面の剥離がスムースに行える。これは開腹で逆行性に行う際でも同じことであり，尿道から前立腺を起してくる際には直腸前脂肪織のラインで入りデノンビリエ筋膜を切開することにより精嚢，精管の剥離が可能となる。

デノンビリエ筋膜の切開の際には直腸との位置関係の把握がきわめて重要であり子宮頸管ブジーなどで直腸の輪郭をつかみ，直腸自体を仙骨側へ押し下げることによりデノンビリエ筋膜に緊張がかかりその同定および切開が容易となる[7-81A]。デノンビリエ筋膜の見え方，厚さ，切開後の直腸前脂肪組織と前立腺との剥離のしやすさなどは個人差が認められる[7-81B]。剥離のしやすい場合には可及的に尿道側まで前立腺後面の剥離を行うと後が楽であるが，層が分かりにくいときは無理をせず後で剥離を行うほうがよい。

レチウス（Retzius）腔の展開

膀胱に注水し輪郭を明らかにした後，正中臍索から腹膜を切開しレチウス腔を展開する[7-82]。展開の際には可及的に腹壁側に近いところで剥離を進めるようにする。膀胱損傷のほとんどはこの切開ラインが膀胱寄りになるためである。郭清を施行しないときは側方臍索（臍動脈遺残）を切断する必要はないが，郭清を施行する際は側方臍索（臍動脈遺残）を切断する。

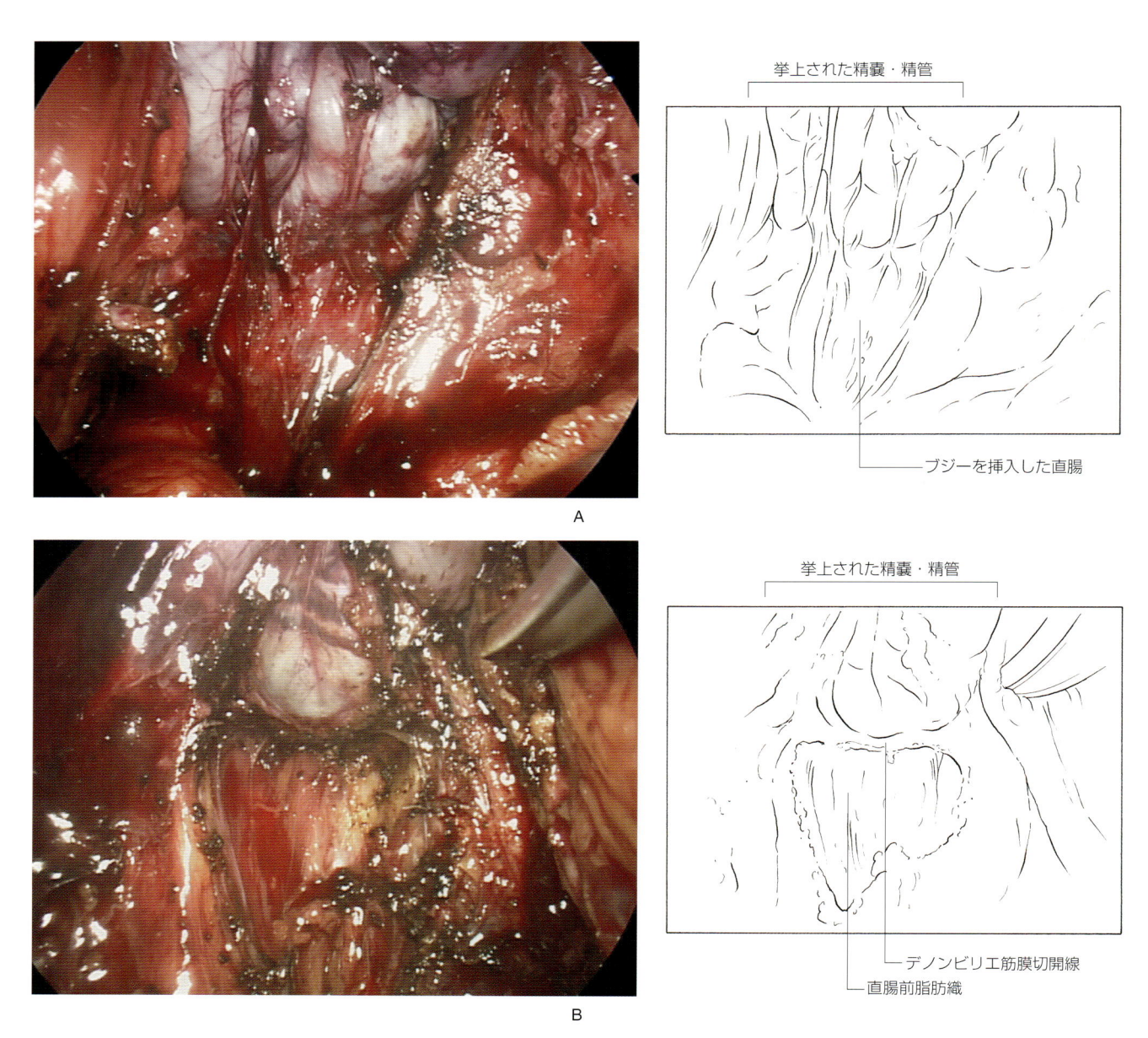

[7-81] デノンビリエ筋膜の切開
A：精嚢・精管を挙上し，直腸を押し下げることによりデノンビリエ筋膜に緊張がかかる。
B：デノンビリエ筋膜切開後，直腸前脂肪織が確認される。

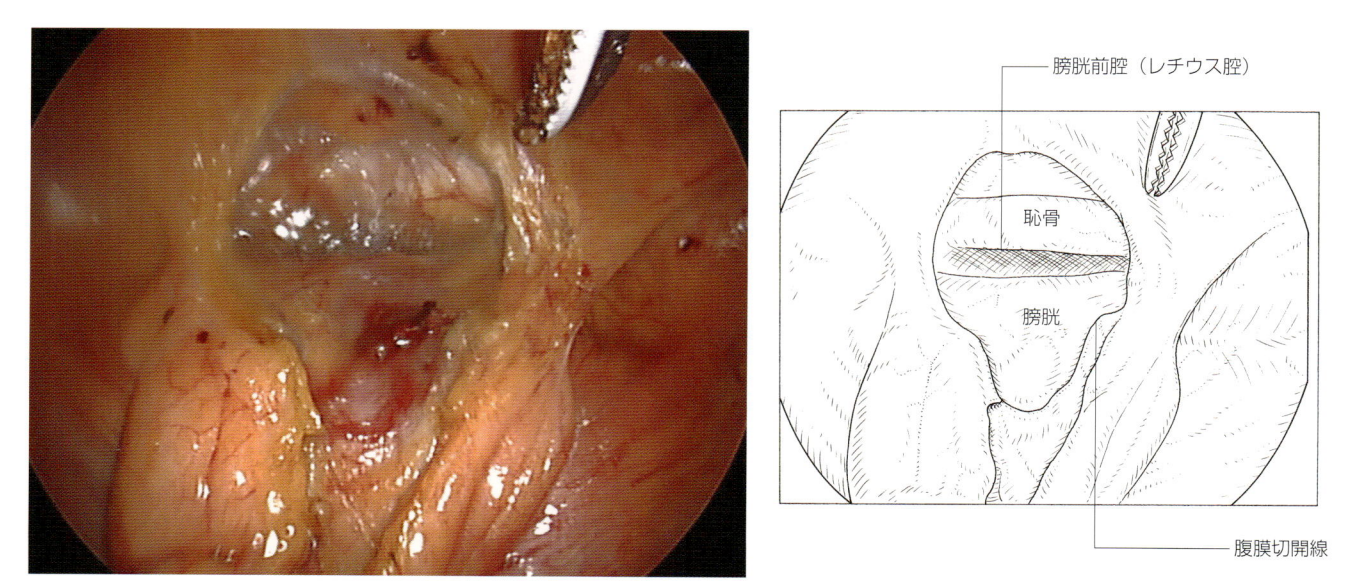

[7-82] レチウス腔の展開

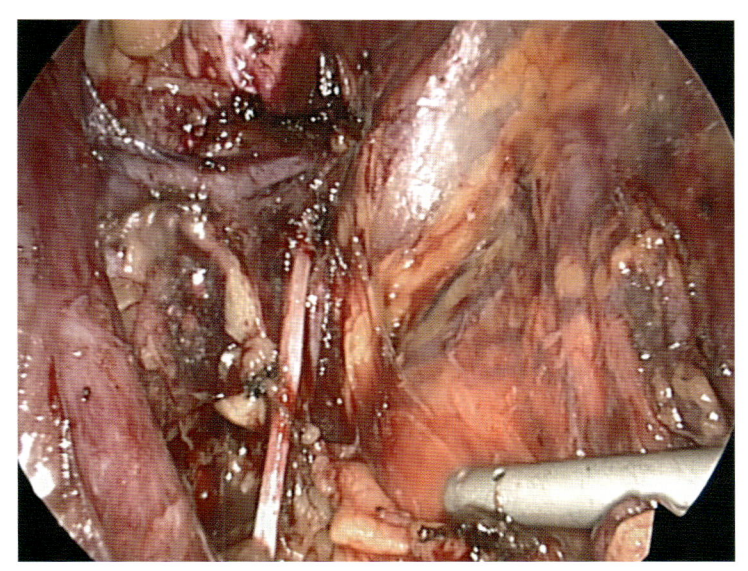

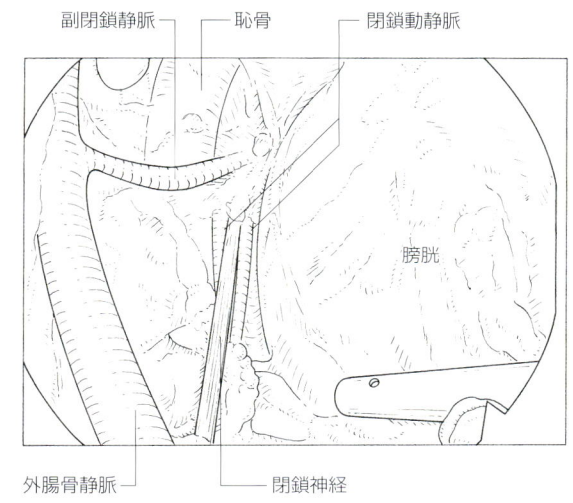

[7-83] 骨盤内リンパ節郭清後（左側）

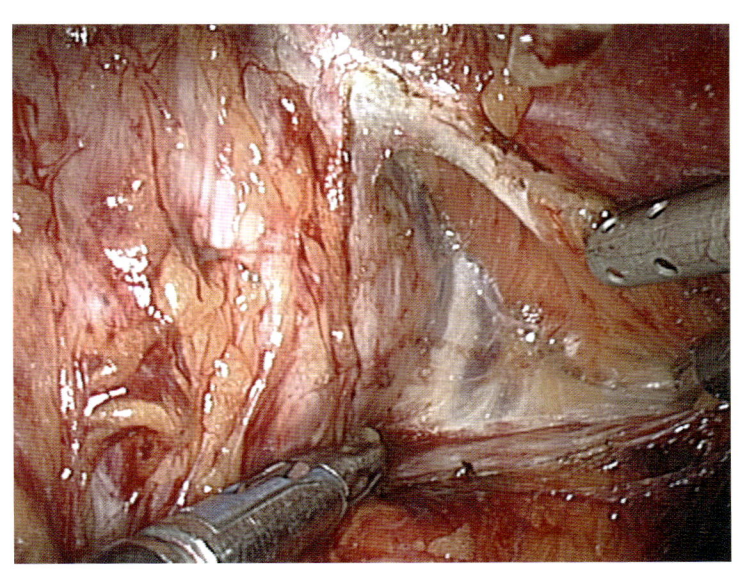

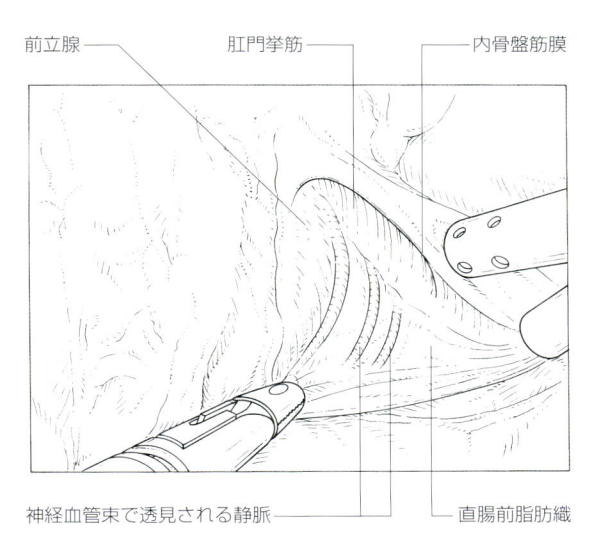

[7-84] 内骨盤筋膜の切開（右側）-1

骨盤内リンパ節郭清

　外腸骨静脈の前面から内側を剥離し末梢へと剥離を進めると恥骨および副閉鎖静脈が同定される。郭清の末梢端はここでよい。さらに内側へ剥離を進めると閉鎖神経が同定される。また近傍には閉鎖動静脈が認められる。閉鎖動静脈は温存しても一緒に切除してもどちらでもよい。リンパ節のチェーンを把持しながら中枢側へと剥離を進め，内外腸骨静脈分岐部にて近位側を切断する[7-83]。

内骨盤筋膜切開からバンチングまで

　前立腺の前面および側方の脂肪を吸引管などを用いてていねいに除去する。恥骨前立腺靱帯および陰茎深背静脈浅枝が確認されるので陰茎深背静脈浅枝はバイポーラーなどで凝固切断する。内骨盤筋膜の切開では膀胱をしっかりと内側に圧排し，筋膜自体に緊張をかけることが重要である。

　肛門挙筋の筋膜を温存するには内骨盤筋膜の切開ラインをできるだけ前立腺寄りにする必要があるが，前立腺に切り込むとdorsal vein complex（DVC）に切り込み出血の原因となる。

　内骨盤筋膜の切開は前立腺の中ほどより開始しまず膀胱側を切開，肛門挙筋と前立腺の間を十分に剥離し直腸前脂肪組織を確認しておくことが大切である[7-84]。その後に尿道側への切開を加える[7-85]。

　前立腺全摘除術において最も避けなければならないのは，尖部へ切り込んでしまい前立腺尖部を残してしまうことであ

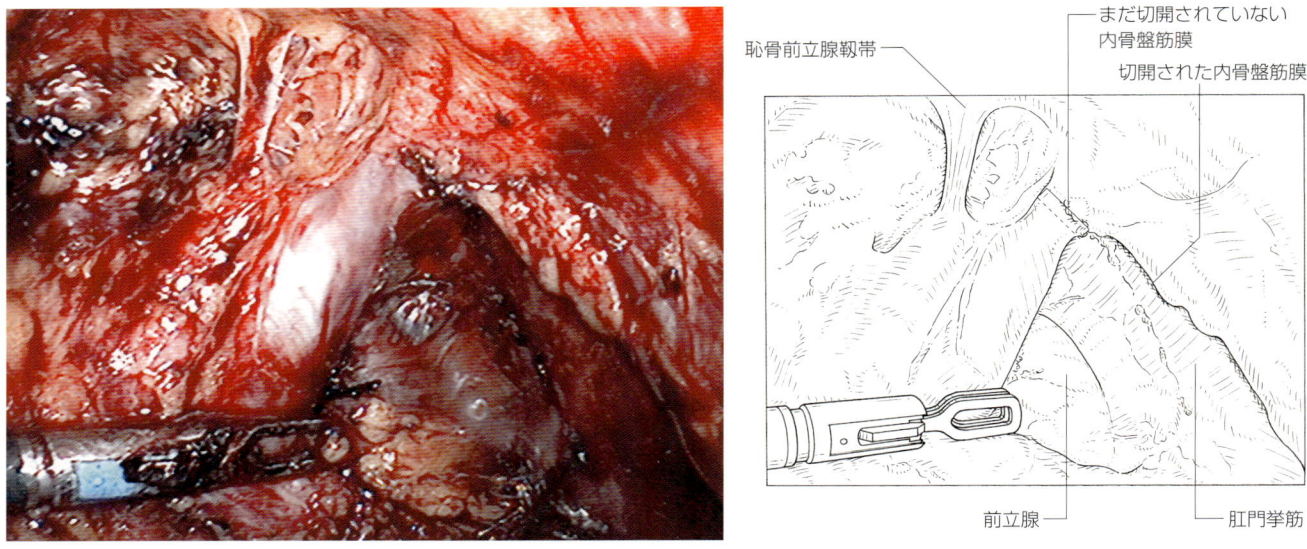

[7-85] 内骨盤筋膜の切開（右側）-2

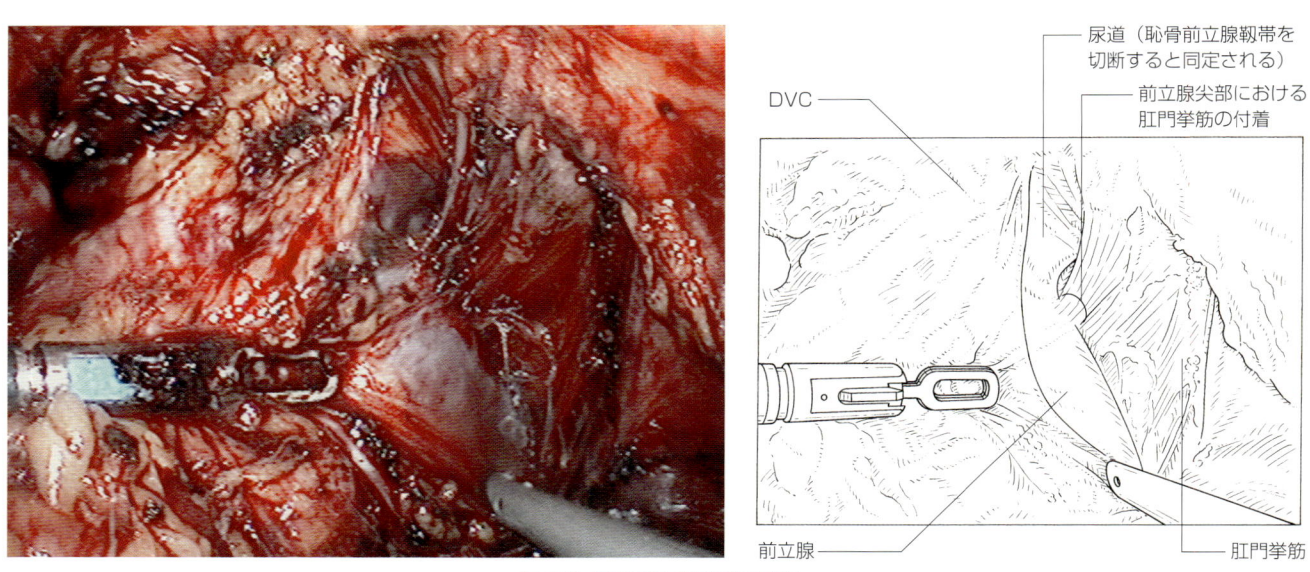

[7-86] 尿道側方の剥離（右側）

る。前立腺尖部においてDVCを確実に止血し尿道を視認しやすくするために，著者らは原則として恥骨前立腺靱帯を切離している。靱帯の切断はDVCの損傷を避けるためできるだけ恥骨側にて行う。恥骨前立腺靱帯を切断すると尿道の側面が容易に確認される[7-86]。

肛門挙筋と尿道との間を腹腔鏡用のツッペルを用いて愛護的に剥離する。肛門挙筋は前立腺の尖部においてneuro-vacular bundle（NVB）に強固に癒着しているため同部を鈍的に剥離することはできない。NVBを温存する際にはこの部位の剥離は行う必要はないが，NVBを合併切除する際にはバイポーラーあるいはLSCを用いて可及的に剥離しておいたほうがよい。この操作が終了すると前立腺尖部から尿道にかけて良好な視野が展開されるためバンチングは容易に施行可能である。

膀胱頸部切開

前立腺と膀胱との境界は明瞭には分かりにくく，側方からのシルエットおよび脂肪の付着の程度（膀胱前面の脂肪は吸引管などにて拭い取ることはできないが，前立腺前面の脂肪は比較的容易に除去可能である）にて判断する。

切開していくと膀胱の筋線維が確認できるので参考にする。膀胱頸部の切開に当たっては一つの方向のみを深く切開していくのではなく，左右均等に広い範囲にわたって切開を進めるほうが前立腺との境界が認識しやすい[7-87]。

切開を進めると尿道が確認されるので尿道前壁を切開，さらに後壁を切開する。左右の剥離を同時に進めていくと膀胱の後壁が認識されるので膀胱後壁を鉗子などで掴んで頭側へ

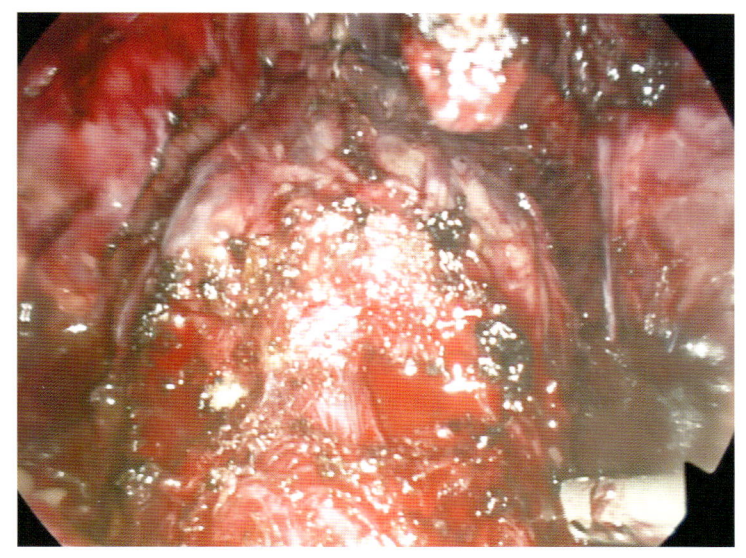

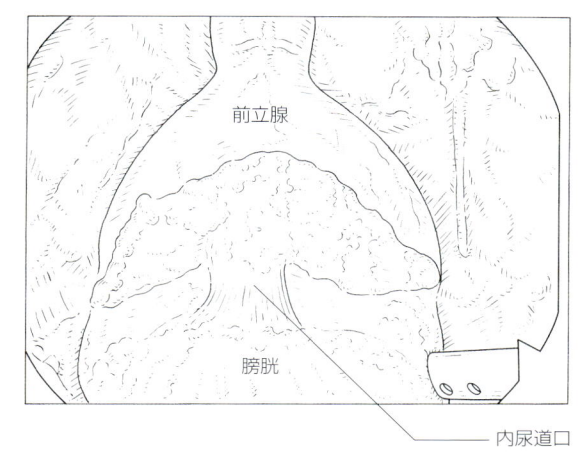

[7-87] 膀胱頸部切開

と牽引し，前立腺自体を尿道ブジーで恥骨側へと持ち上げ気味にすることにより同部に緊張をかけ切開を容易にする。

膀胱後壁の切開を進めていくと先に剥離しておいた精嚢および精管が同定されるのでこれを膀胱頸部切開部から引き出す。

NVB温存と合併切除

膀胱頸部切開部より精嚢精管を引き出し恥骨側へと持ち上げると，前立腺のペディクルが明らかとなる。前立腺ペディクルの処理において最も重要なことはNVBの処理である。NVBはともすれば温存とも合併切除ともつかないラインでNVB自体に切り込みながらペディクルの処理を行うことになるが，温存と合併切除のラインに関してはどちらにするかはっきりと決めてから処理するのが望ましい。そのためには前立腺の前面を覆う前立腺筋膜を，温存の場合にはNVBより内側で，合併切除の際にはNVBより外側（直腸前面）で切離することが重要と考える。この操作を行わないと前立腺が十分に持ち上がらず，結果としてペディクルが太いまま切断を進めることになりラインが非常に取りづらいばかりか直腸損傷の原因ともなりうる。もう一つのポイントは手術のいちばん最初に行った前立腺後面の剥離をこの段階でさらに尿道側へ進めることである。つまりペディクルの内側と外側から剥離を進めることにより，より最適なラインでもってペディクルを処理することが可能となる。

温存の場合にはこれら剥離の途中で前立腺の被膜を一部でよいからきれいに露出させることである。前立腺の被膜が観察されれば後はそのラインに沿って剥離を進めていくと自然とNVBは温存される［7-88A］。合併切除の際には前立腺を十分恥骨側に牽引し直腸前面の脂肪組織のラインを確認しながらバイポーラーあるいはLCSを用いて切断を尿道に向かい順次進めて行く［7-88B］。尿道に向かって可及的に剥離を進めるが，腹腔鏡の特性上尿道に近づけば近づくほど鉗子の先端が直腸側へ向かうので注意が必要である。特にNVBを温存しようとする場合はあまりに末梢に向かい剥離を進めるとNVB自体を切断しやすくなる。

尿道切断

尿道の切断は本術式のハイライトといってもよい。尿道の切断にあたって重要なことは前立腺自体をできるだけ頭側へと牽引することである。これにより切断部に適度な緊張がかかるとともに，前立腺尖部から尿道への輪郭を認識することが可能となる。

DVCを電気メスもしくはコールドナイフにて切断していく。尖部と尿道の輪郭をよく認識しながら切断を進める。尿道をきれいに切るためにはできるだけ尿道側方の結合組織を切離し，尿道だけにした段階で切離するのが望ましい［7-89A］。しかし側方後面において左右のNVBが走行しているため，あまり深くまで側方の組織を切離していくと出血の原因となる。ある程度尿道側壁の結合組織が処理できたら尿道前壁をコールドナイフにて切開する。尿道ブジーにて尿道を確認しつつ側壁および後壁を切開する。NVBを温存する場合には，この段階で順行性に剥離を進めてきたラインを確認し尿道からNVBを外側へ剥離する。NVBが剥離できると尿道後面の尿道直腸筋が確認できるようになるのでこれを切断する。尿道直腸筋が切断できると前立腺と尿道は対側のNVBでのみつながった状態となるため［7-89B］合併切除する場合にはこれをバイポーラーあるいはLCSにて切断する。

両側ともNVBを合併切除するには尿道後面から尿道直腸筋

泌尿器科手術と解剖—169

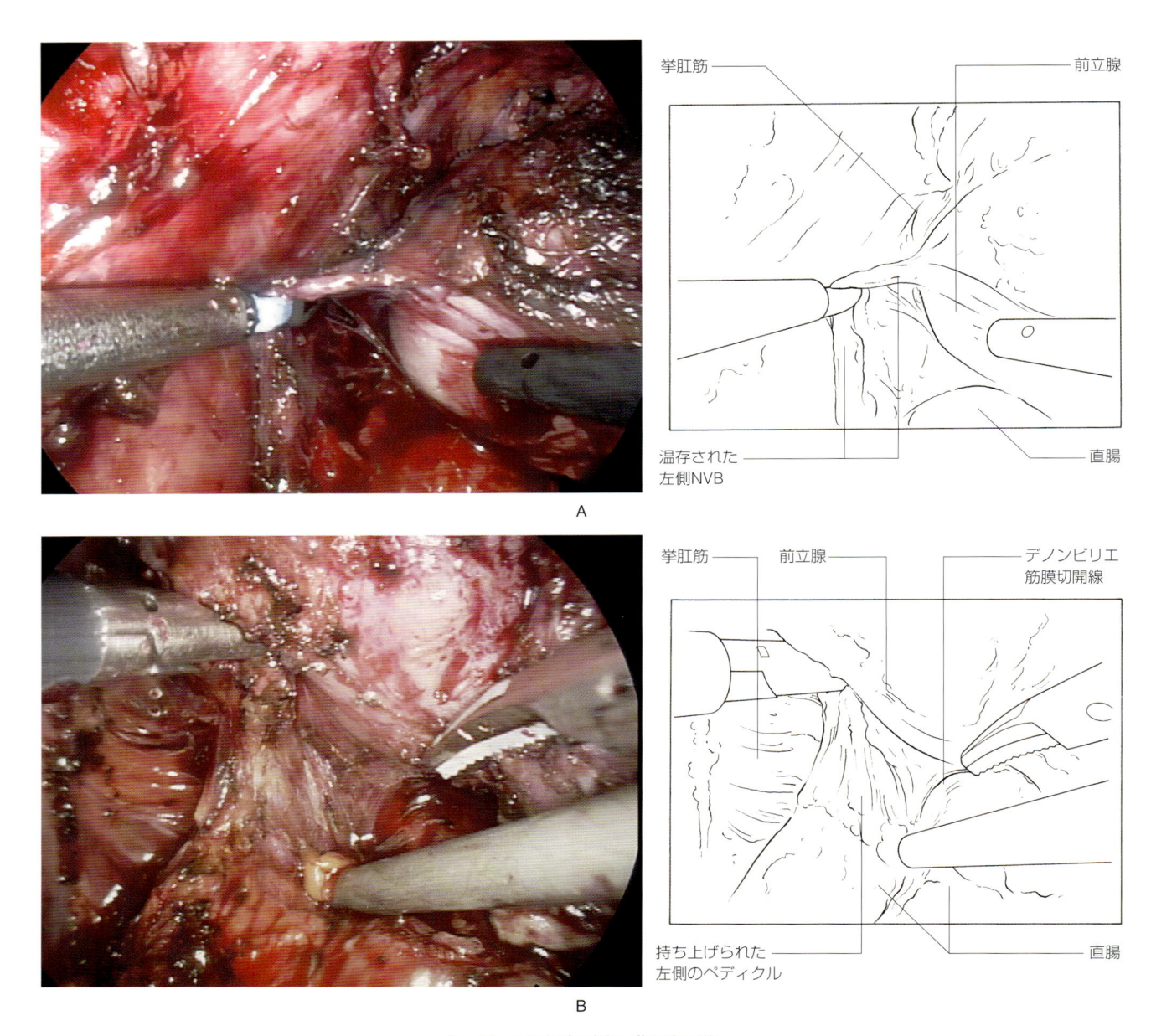

[7-88] NVB温存手術と非温存手術
A：左側NVB温存のライン。前立腺被膜を露出し，それに沿って剥離を進める。バイポーラー鉗子にて把持しているのが，左側のNVB。
B：左側NVB合併切除のライン。前立腺筋膜をNVBの外側で切除後，前立腺の後面からの剥離も進める。前立腺を十分に挙上することにより直腸前面の層が明らかとなる。

の切離をある程度進めておき，順行性のラインと照らし合わせながらNVBをバイポーラーあるいはLCSにて切断する。NVBと直腸との間に距離があればLCSでも問題ないが，わかりにくいときにはLigaSure Atlasなどのバイポーラーのほうが安全である。

膀胱全摘除術

腹腔鏡下膀胱全摘除術は尿路変向の問題もあり本邦で施行されることは未だまれである。膀胱を摘除するだけならば前立腺全摘除術と手技的にはそれほど変わらない。大きく変わる点は尿管の剥離および切断が必要な点と膀胱のペディクルの処理が必要であるという2点である。

尿管は総腸骨動脈を交叉してくるため左側ならS状結腸の外側，右側なら上行結腸の外側にて腹膜を切開し総腸骨動脈を指標に剥離を行えば比較的容易に同定される[7-90]。

膀胱のペディクルの処理は精嚢精管を剥離した後で行う。止血能および直腸保護の面から膀胱のペディクルの処理にはLigaSure Atlasなどのバイポーラーのほうが安全であると思われる。

（文献はp217を参照）

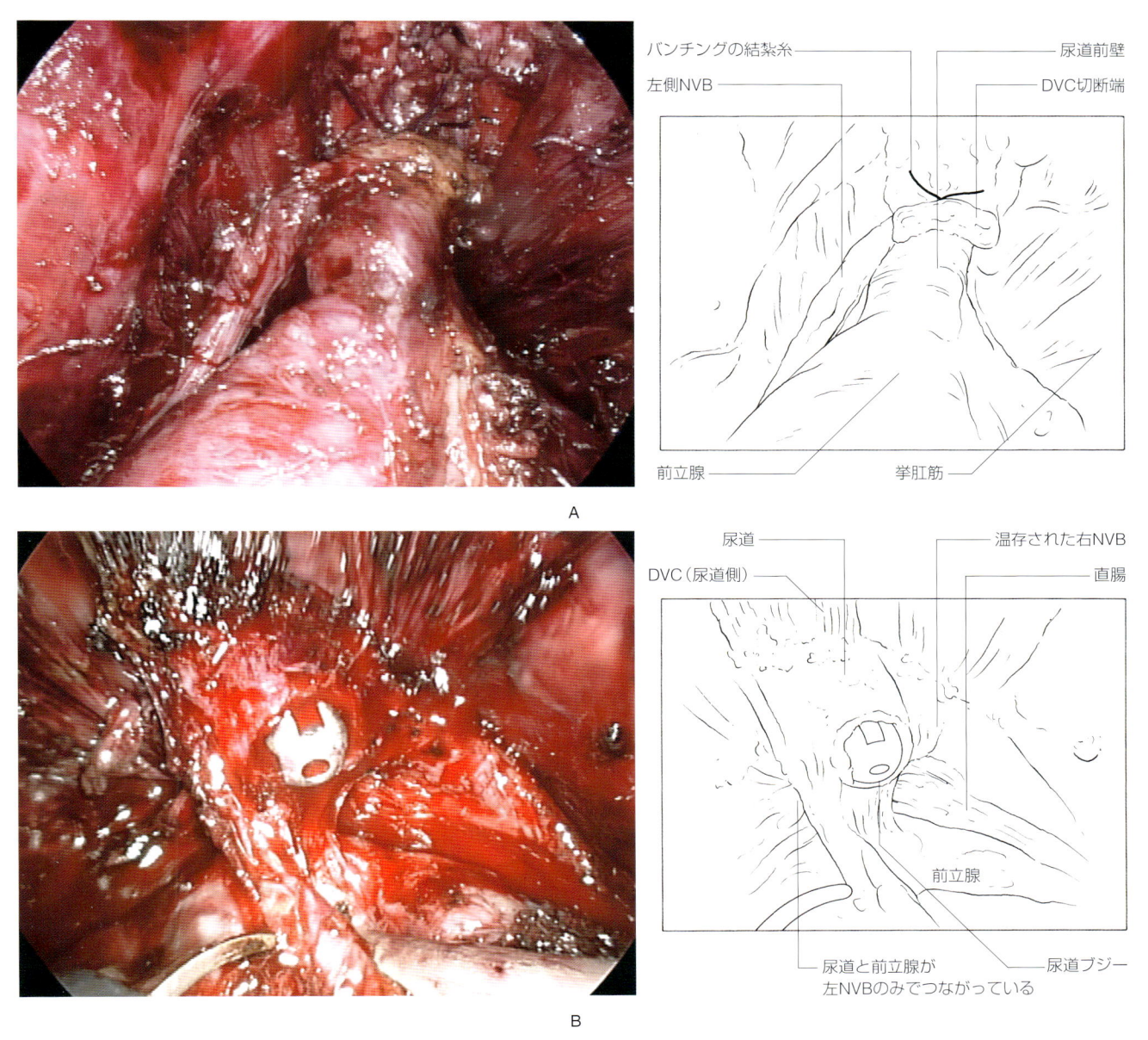

[7-89] 尿道の切断
A：左側NVBを尿道横で剥離したところ。尿道のみとなっているため，前立腺との切除ラインが決定しやすい。
B：右側NVB温存にて尿道から剥離した後，尿道を切開したところ。前立腺と尿道とは左側のNVBのみにてつながっている。

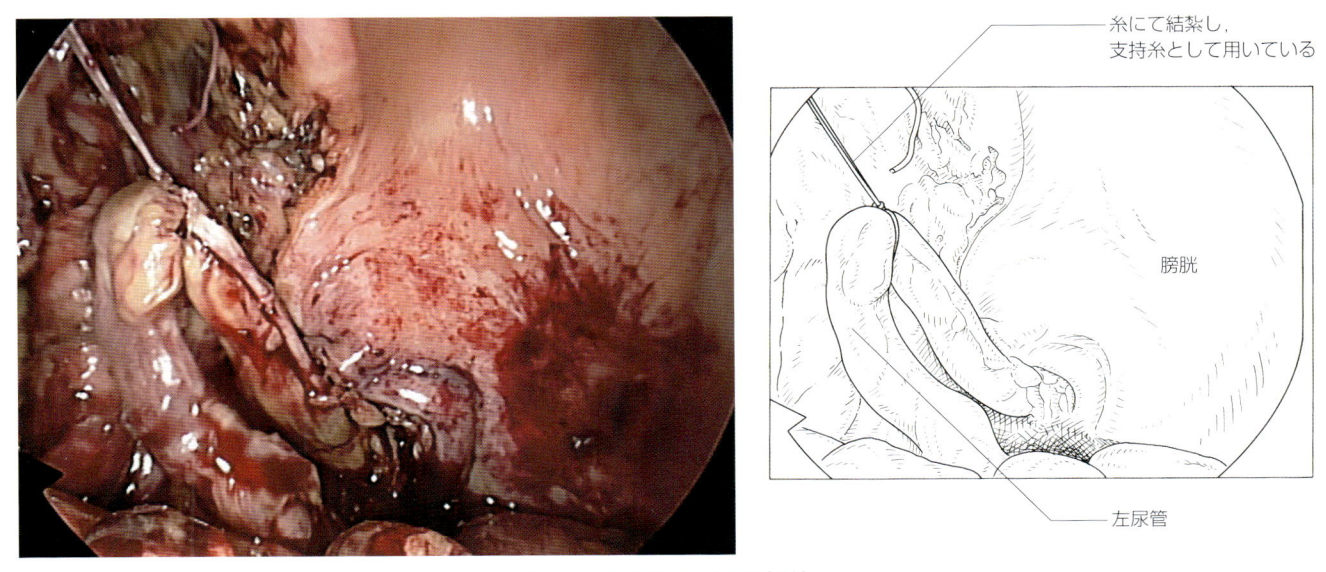

[7-90] 尿管の剥離（膀胱全摘）

泌尿器科手術と解剖－171

7 — 泌尿器科手術と解剖
会陰・尿道の手術

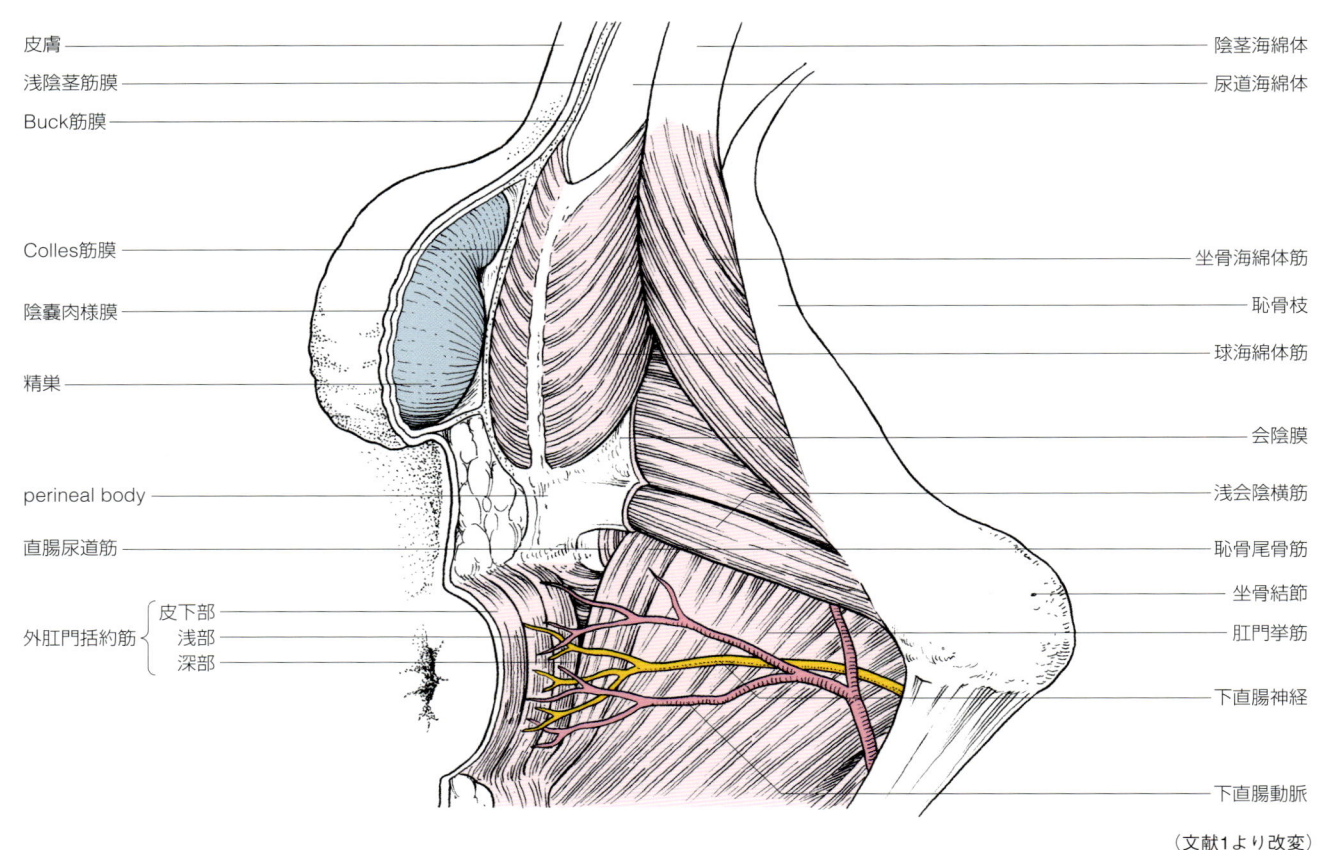

[7-91] 半矢状面からみた会陰部の筋および筋膜
中心腱は切断してある。
（文献1より改変）

会陰および前立腺周囲の解剖

会陰の筋と筋膜

　会陰は解剖学的にsuperficial perineal space（浅会陰隙）とdeep perineal space（深会陰隙）に分けて扱われることが多い。浅会陰隙は球海綿体筋，坐骨海綿体筋，浅会陰横筋を含む表層の区画で，それより深部が深会陰隙である。
　会陰から球・膜様部尿道にアプローチする際，最初に遭遇する，会陰部で最も浅い筋膜がColles筋膜で，会陰膜背側端およびperineal bodyから前方へ延びて球海綿体筋，坐骨海綿体筋，浅会陰横筋を包み，同時に陰嚢との隔壁を形成している[1][7-91]。さらに，Colles筋膜は陰茎に向かうにつれて浅陰茎筋膜に連続し，陰茎海綿体および尿道海綿体を包むBuck筋膜を被覆するとともに[7-91]，下腹部ではScarpa筋膜に接合，外側では恥骨枝および坐骨に付着している。このようなColles筋膜とその周囲との連接は，溢流した尿の広がりを制限している[1]。

肛門括約筋

　肛門括約筋は非横紋筋性内肛門括約筋と横紋筋性外肛門括約筋がある。内肛門括約筋は肛門管の裏地となる厚い輪状平滑筋層で，主に肛門管の上2/3を囲み，不随意筋として排便や便禁制を調節している[7-92B]。
　一方，外肛門括約筋は肛門管の下2/3を囲んで，随意筋として排便や便禁制を調節している[7-92B]。外肛門括約筋は遠位側から順に，皮下部，浅部，深部の3つから構成される[7-91]。ただし，これらは常に明確に区別できるわけではない。皮下部は肛門管と皮膚との接合部で肛門を輪状に囲んでいる。浅部は，その一部が肛門管の左右側方を囲むように前

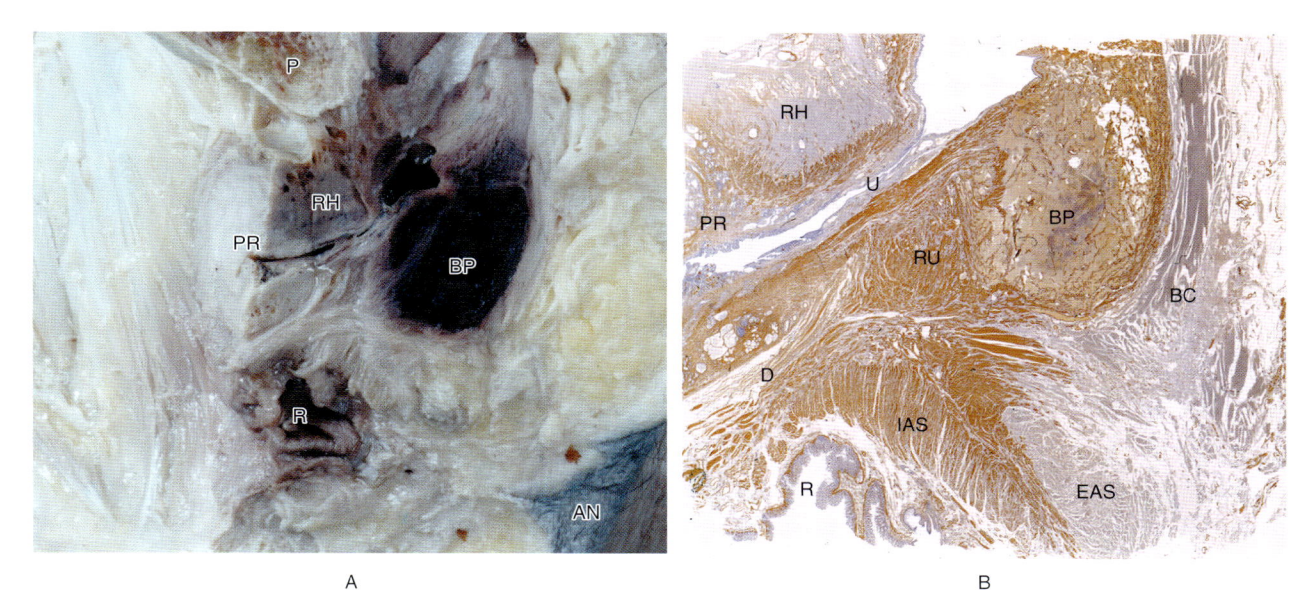

[7-92] 会陰部組織
A：正中矢状面で切断した骨盤標本（背臥位，左側），
B：正中矢状断面の平滑筋アクチン免疫組織染色。膀胱，精嚢，前立腺の一部，直腸は切除してある。
RH：横紋筋性尿道括約筋，RU：直腸尿道筋，IAS：内肛門括約筋，EAS：外肛門括約筋，
D：Denonvilliers' fascia，AN：肛門，BC：球海綿体筋，PR：前立腺，U：尿道，R：直腸，
BP：尿道球，P：恥骨

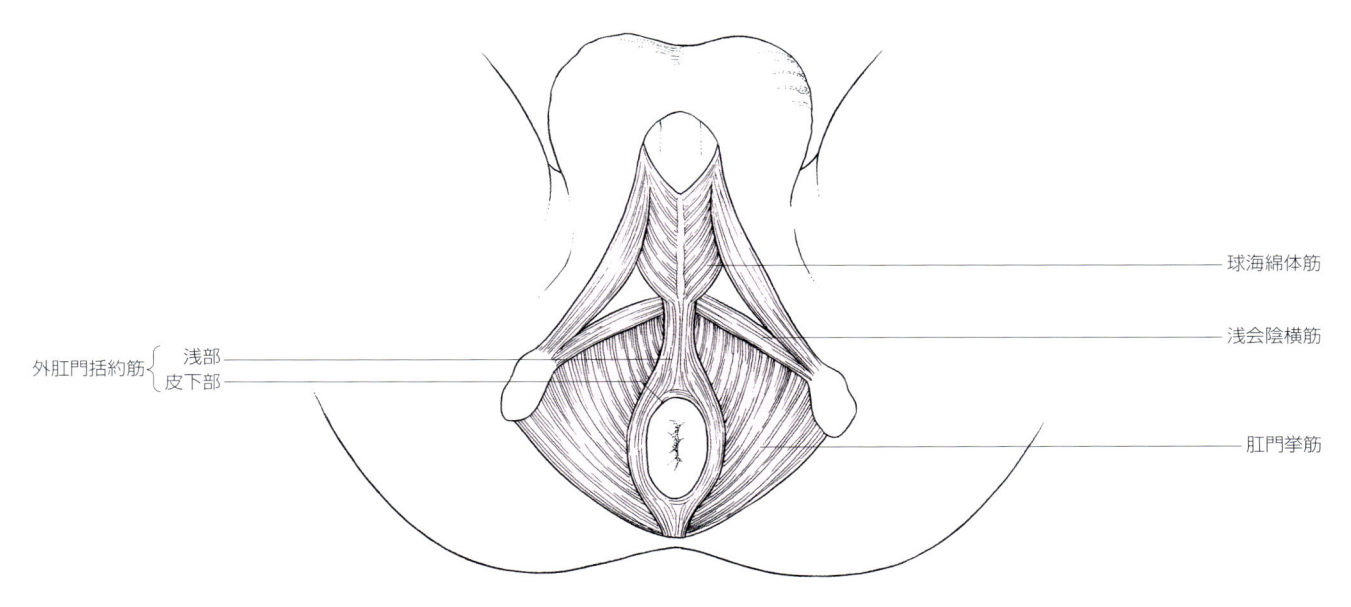

[7-93] 截石位でみた会陰部の筋

後に走行し，球海綿体筋の正中縫線と接合している[7-93]。この前方へ向かう筋線維は，いわゆる中心腱の主要部分である。深部は肛門管を輪状に取り巻き，前方ではperineal body，浅会陰横筋と，後側方では肛門挙筋の最内側部である恥骨直腸筋（恥骨尾骨筋）と接合し，肛門挙筋と協調して排便機能に重要な役割を果たしている[1][7-91]。実際，cadaverを用いて会陰部筋組織を組織学的に観察すると，恥骨直腸筋筋線維の一部は肛門管および外肛門括約筋に入っているのがわかる[7-94]。このことは，肛門挙筋の持続的な側方への過度の牽引は便失禁につながる可能性があることを示しており，注意が必要である。

さらに，外肛門括約筋は陰部神経の枝である下直腸神経の支配を受けている[7-91]。これは，坐骨直腸窩を通り3時と9時で外肛門括約筋に入るので，神経損傷を避けるために皮膚切開は肛門の3時と9時の位置より後方へ切り込まないようにし[2]，坐骨直腸窩から前立腺周囲にスペースを作成する際は乱暴な操作をしない配慮が必要である。

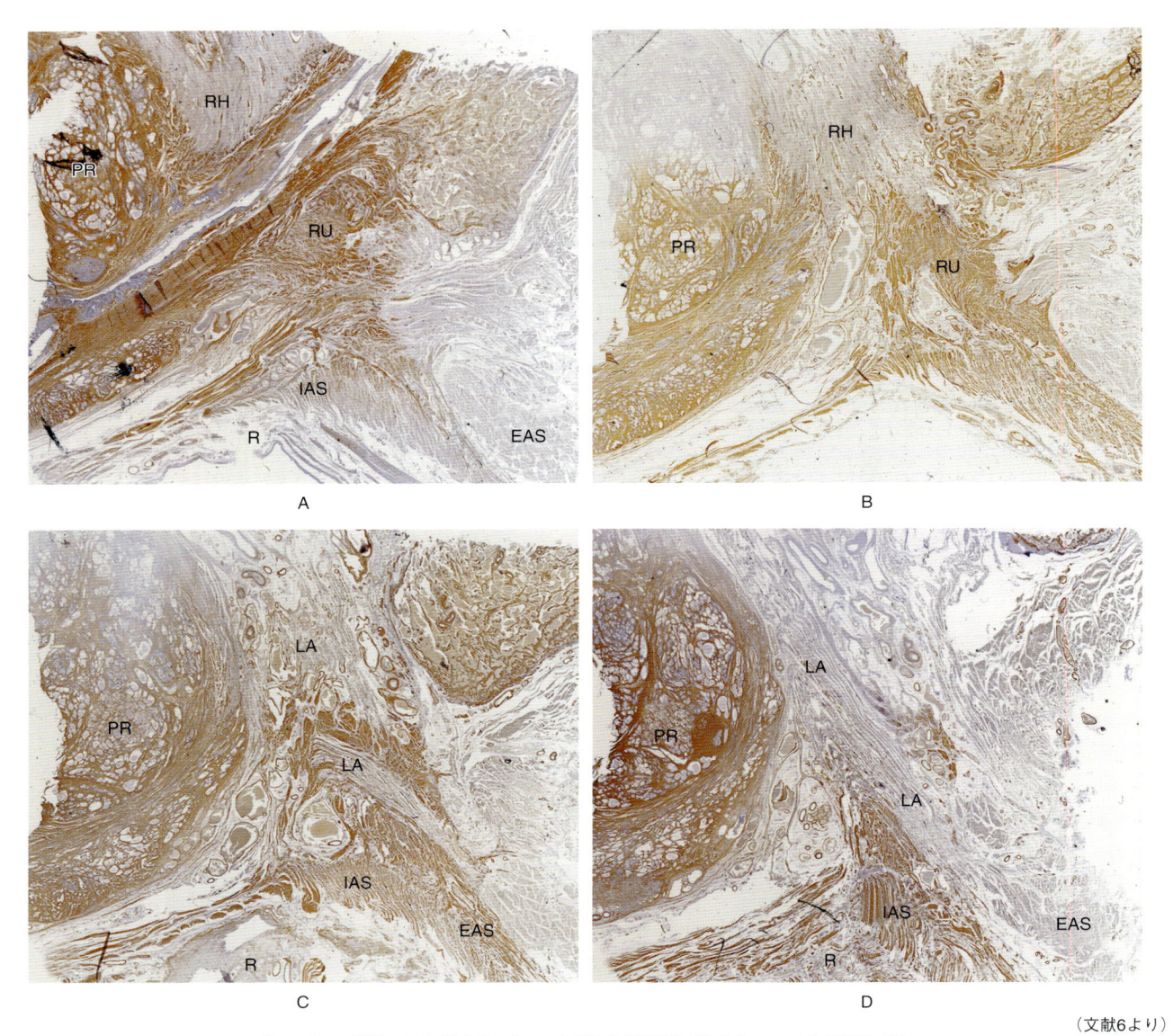

[7-94] 矢状断でみた前立腺下方の会陰部組織（平滑筋アクチン免疫組織染色）
A：正中矢状断面から2mm外側，B：6mm外側，C：9mm外側，D：11mm外測
PR：前立腺，RH：横紋筋性尿道括約筋，RU：直腸尿道筋，IAS：内肛門括約筋，
EAS：外肛門括約筋，R：直腸，LA：恥骨直腸筋

（文献6より）

直腸尿道筋

直腸尿道筋は直腸前縦走平滑筋の筋線維が中央で縮合したもので，肛門直腸移行部と尿道海綿体後面およびperineal bodyをつなぐ平滑筋である[7-91，7-92，7-94]。個体差の大きい組織ではあるが，常に正中に存在し，直腸をテント状につり上げている。会陰式前立腺全摘除術では直腸尿道筋を切断し，直腸を前立腺から剥離することで前立腺に到達するため，この筋の同定が1つの鍵となる。また，直腸損傷を最も起こしやすいのは直腸尿道筋の切断時であり，細心の注意が必要である。なお，[7-92]，[7-94]からわかるように，恥骨後式前立腺全摘除術では直腸尿道筋は尿道切断時にその遠位側にあるため，通常は直腸尿道筋の全容が視野に入ることはない。

横紋筋性尿道括約筋

尿禁制に重要な役割を果たす横紋筋性尿道括約筋は，[7-92]に示すように膜様部尿道（膜様部括約筋）だけでなく前立腺にも存在し（前立腺部括約筋），あわせて前立腺膜様部横紋筋性括約筋とよばれる[1]。前立腺部括約筋の筋線維は前立腺前面において厚く，側方および背側に向かうにつれて薄くなる。

膜様部括約筋は一般に前立腺部よりも環状に尿道を取り囲むが[1]，[7-92B]に示すように尿道後面では欠けているケースもまれではない。これは，会陰式前立腺全摘除術では括約筋線維のない，あるいは少ない後面から尿道や前立腺尖部に

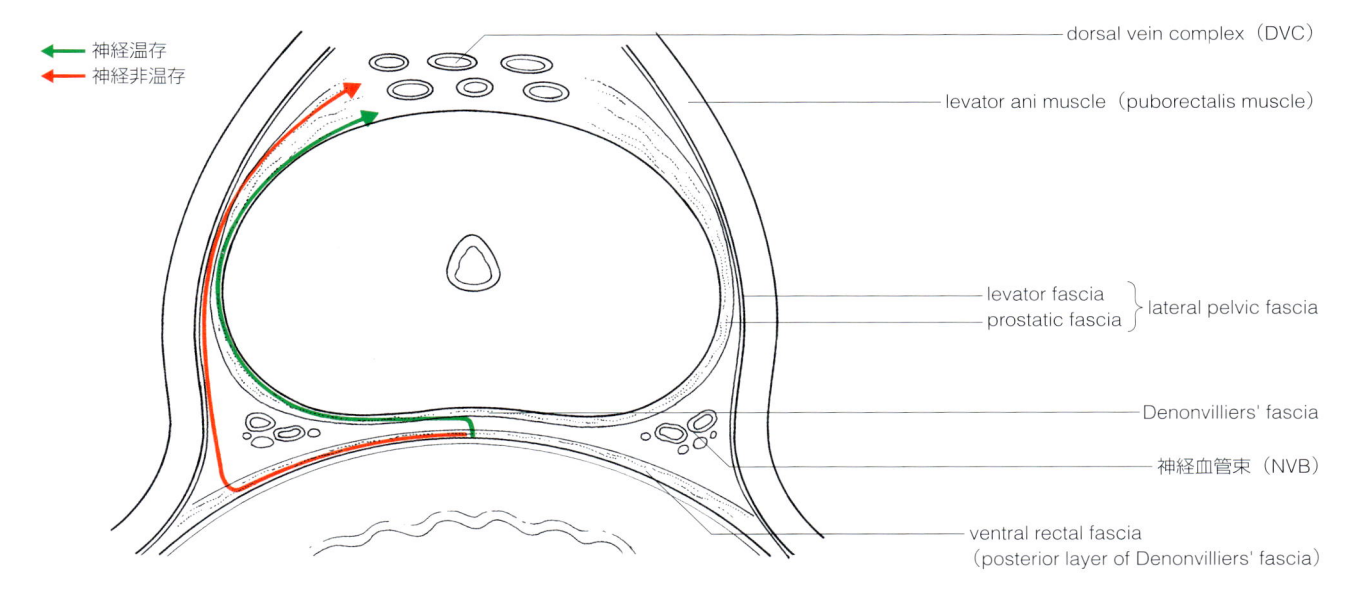

[7-95] 前立腺周囲の筋膜と剥離プレーン

アプローチすることを意味しており，前立腺尖部から尿道に至る過程で目前に現れる括約筋を避けながら操作する恥骨後式前立腺全摘除術とは対照的である。

以上の括約筋の左右両サイドには肛門挙筋の最内側筋線維である恥骨直腸筋（恥骨尾骨筋）が縦走[7-91]，括約筋と連結し（正中矢状面から外側に向かうにつれて膜様部括約筋の筋線維は恥骨直腸筋の筋線維に置き換わるのがわかる[7-94]），前立腺膜様部横紋筋性括約筋の尿禁制作用を補助している[1]。このため恥骨直腸筋は尿道周囲横紋筋性括約筋ともよばれる[1]。このことは，前立腺尖部や尿道において周囲組織（恥骨直腸筋）の過剰な側方剥離は尿失禁につながる可能性を示している。

前立腺周囲の筋膜

前立腺は3つの筋膜層，すなわちprostatic fascia, levator fascia, Denonvilliers' fascia（デノンビリエ筋膜）によって被覆されている[3] [7-95]。prostatic fasciaは前立腺の前面から側方にかけて前立腺を取り囲み，この中を陰茎背静脈の主要な枝が通っている。デノンビリエ筋膜は前立腺後面を被っている。levator fasciaはprostatic fasciaのより表層で前立腺を包み，肛門挙筋（恥骨直腸筋）が後側方に向かうにつれて前立腺から離れ，直腸壁とデノンビリエ筋膜を隔てるventral rectal fascia（posterior layer of Denonvilliers' fasciaとよばれることもある）に接する[2]。前立腺に向かう血管および神経はlevator fasciaとprostatic fasciaの間を走行している。

なお，デノンビリエ筋膜は前葉と後葉からなる2枚の膜で理解されることが多いが，手術中に2層構造がみえることはない。その本体は，[7-92B]に示すように数層の線維疎性組織である。

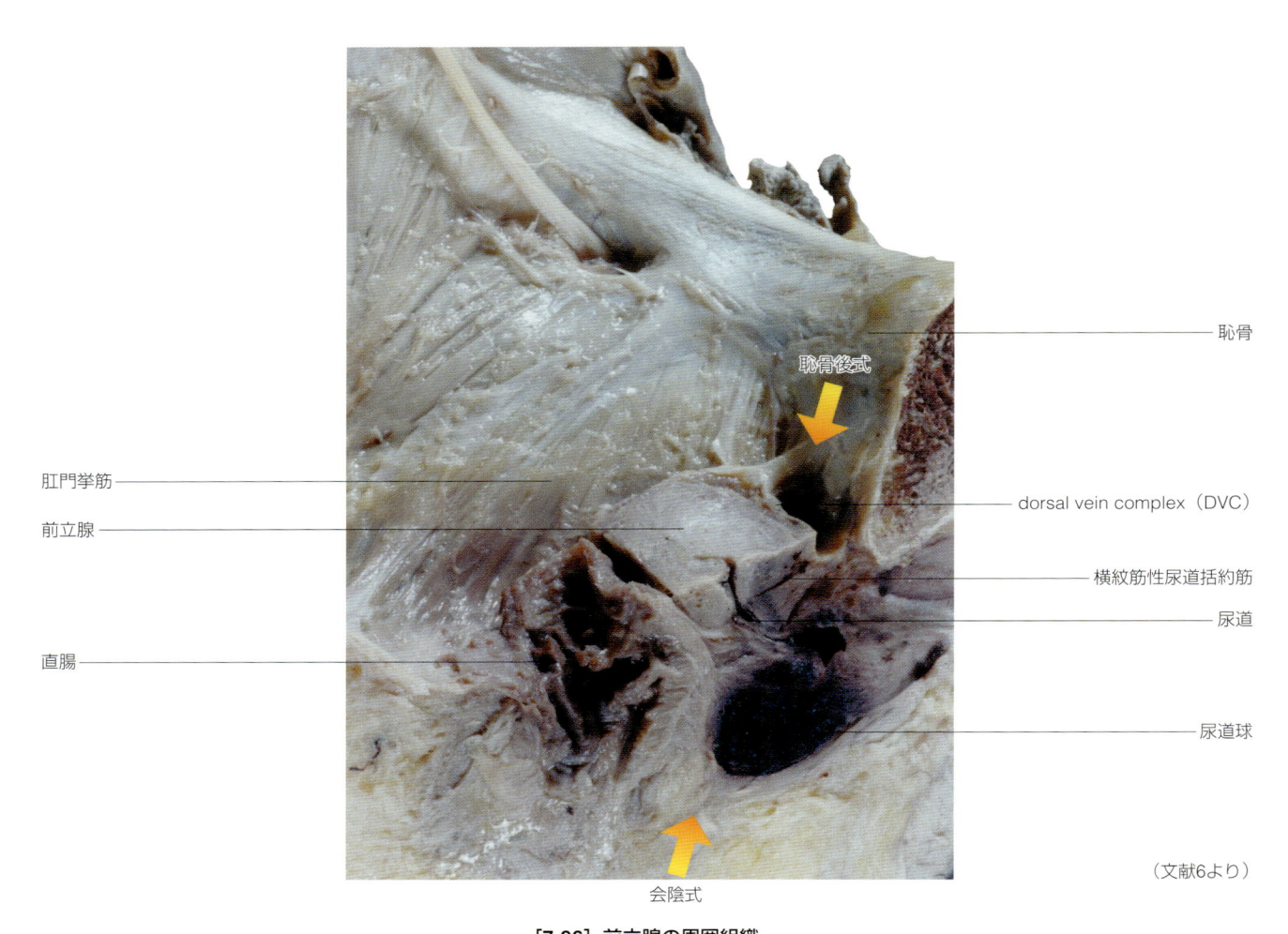

[7-96] 前立腺の周囲組織
正中矢状面で切断したcadaverの骨盤標本（左側）を右後上方から観察。
膀胱，精囊，前立腺の一部，直腸は切除してある。

（文献6より）

会陰式前立腺全摘除術と解剖

会陰式アプローチは，恥骨後式アプローチではまったく目にすることのない会陰部組織を剥離して前立腺に到達する。また，[7-96]に示すように，会陰式と恥骨後式のアプローチの方向はお互いに逆であり，術中に前立腺や精囊を見る角度は大きく異なる。したがって，本術式を安全かつ確実に行うためには会陰式特有の解剖学的理解が必要である。

前立腺へのルート

前立腺に到達するためには直腸尿道筋の同定と切断が必須ポイントになる。そこに至るルートとしては，中心腱の切断後，外肛門括約筋の腹側を進むYoungのsuprasphincteric approachと，外肛門括約筋と直腸壁との間を進むBeltのsubsphincteric approachがある[7-97]。

中心腱は直腸前面から正中前方に向かう扇状の線維筋性組織で，その主体は外肛門括約筋浅部である[4][7-93]。中心腱はperineal bodyとは粗に接しているため，その境界部で深くすくって切断することにより，自然にperineal bodyに到達する。perineal bodyは[7-97]のように浅会陰横筋，球海綿体筋，外肛門括約筋深部，中心腱（[7-97]では切断済み）が正中で合流する線維筋性組織であり，Youngアプローチでは，浅会陰横筋および球海綿体筋の下で，かつ外肛門括約筋深部の上でperineal bodyから奥に剥離を進めると，直腸尿道筋に到達する。ただ，これらの組織の多くは解剖学的バリエーションのために明確に区別できないことがまれではないので方向性を失しやすい。

一方，Beltアプローチでは，中心腱の切断後，外肛門括約筋深部を直腸壁から剥離，腹側に持ち上げて直腸壁に沿って剥離を進める[1][7-98]。このアプローチでは直腸表面の縦走平滑筋をたどることで，周囲組織の解剖学的バリエーションに迷わされることなく確実に直腸尿道筋に到達できる。

いずれのアプローチにおいても，直腸尿道筋は正中に存在し，直腸前壁をテント状に持ち上げる吊革様に見える[7-98]ので，直腸尿道筋の左右側方において前立腺までのsurgical spaceを十分に作成し，緊張をかけながら直腸尿道筋を切断すれば直腸損傷をおそれることなく前立腺に到達する。もし，直腸尿道筋のオリエンテーションがつかないときは，まず正中を前立腺まで貫通させ，そこから残りを広げるとよい[2]。

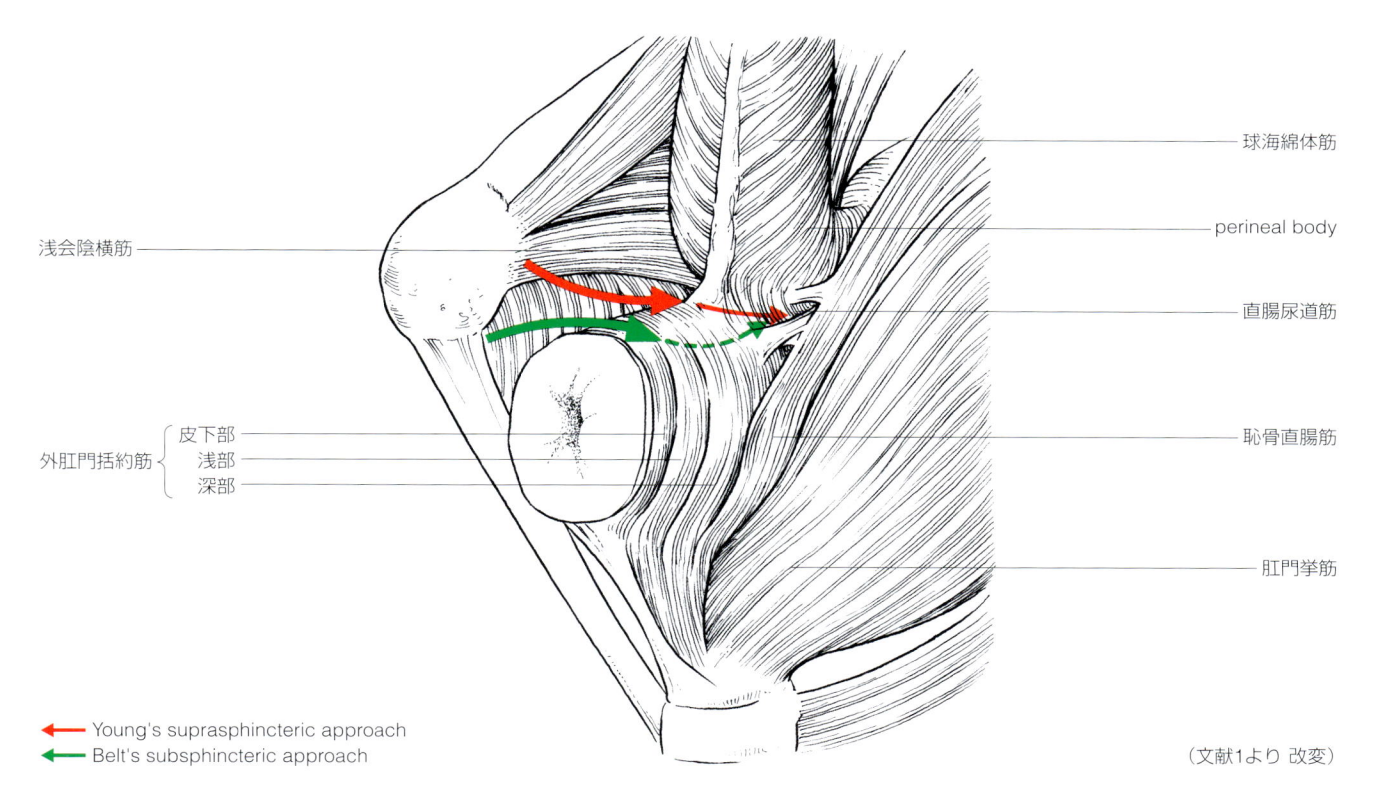

[7-97] 外肛門括約筋と前立腺へのルート
中心腱は切断してある。

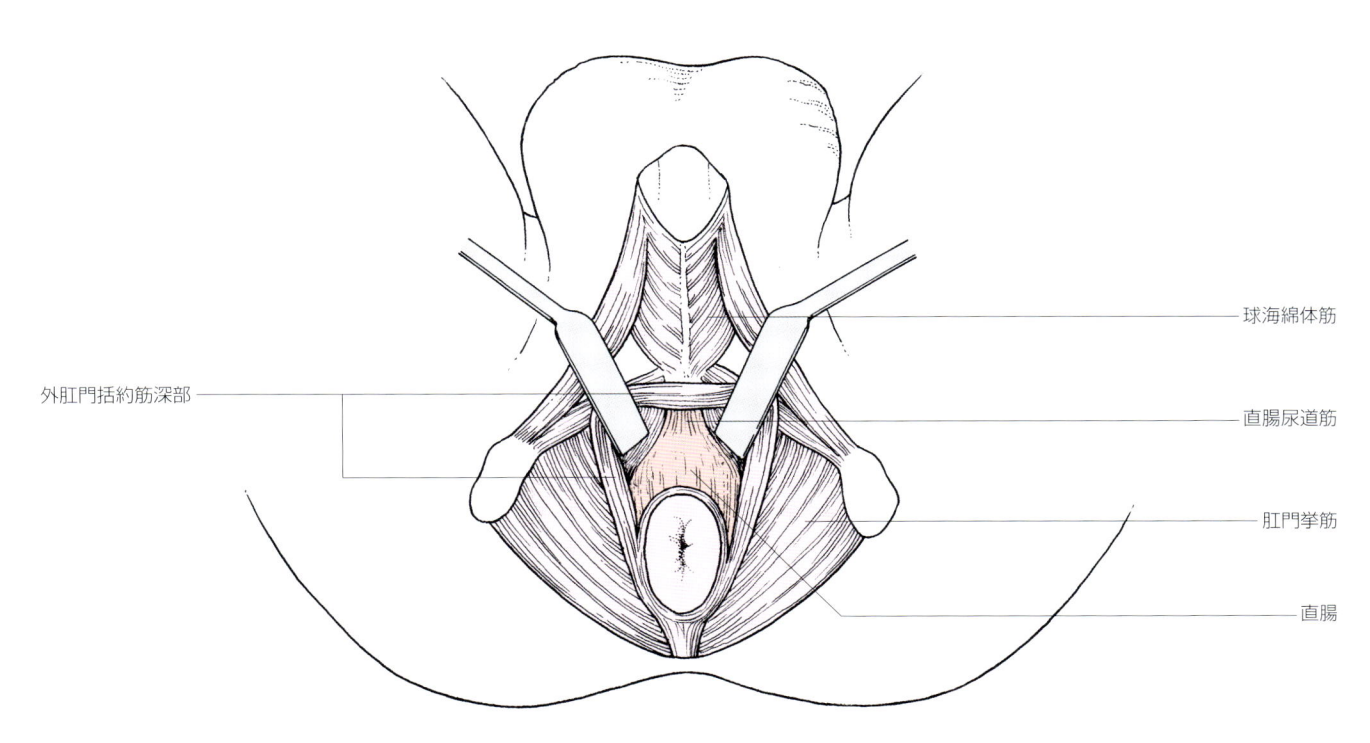

→ Young's suprasphincteric approach
→ Belt's subsphincteric approach

（文献1より 改変）

[7-98] Beltのアプローチ

泌尿器科手術と解剖―177

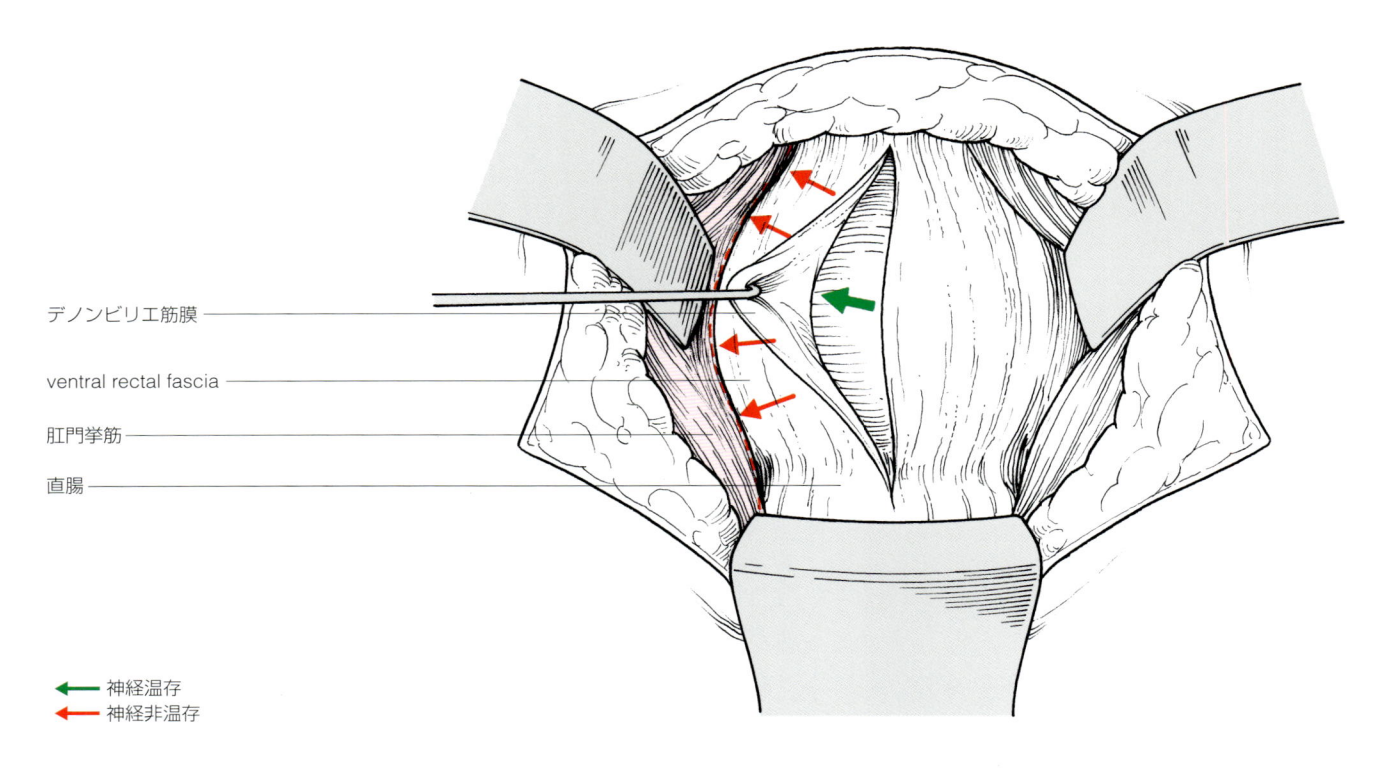

デノンビリエ筋膜
ventral rectal fascia
肛門挙筋
直腸

⬅ 神経温存
⬅ 神経非温存

[7-99] 前立腺背側からみた神経温存と非温存の剥離プレーン

あとは示指の爪を用いて鈍的に前立腺背面から直腸を剥ぐように押し下げるとventral rectal fasciaの縦走線維に被われた前立腺が現れる。

神経温存と神経非温存拡大摘除

神経温存と非温存における筋膜の剥離面を理解することはきわめて大切である。神経を温存しない拡大摘除では，前立腺周囲筋膜および神経血管束を含めて前立腺を摘除するため，ventral rectal fasciaの外側が剥離面となる[7-95]。ventral rectal fasciaと肛門挙筋との境界部で神経血管束を包むようにventral rectal fasciaをオープン，levator fasciaとprostatic fasciaの間を前方に向かい，前立腺前面においてdorsal vein complex（DVC）と前立腺被膜の間に入る。一方，神経温存の剥離面はventral rectal fasciaの内側であり，prostatic fasciaと前立腺被膜の間で側方剥離を進め，同じ剥離面でDVCと前立腺被膜の間に入る[2][7-95]。

このように，ventral rectal fasciaは会陰式アプローチでは神経温存および非温存操作の鍵となる筋膜である[2]。したがって，手術時には直腸を前立腺から剥離，下方に押し下げて前立腺背面に到達する過程において，ventral rectal fasciaを前立腺側に残すようにventral rectal fasciaと直腸壁との間で剥離することが重要なポイントとなる。

[7-99]は，以上の剥離面で前立腺背面を露出させ，ここから見た神経温存と非温存の剥離プレーンを示している。神経温存ではventral rectal fasciaおよびデノビエ筋膜を縦切開，前立腺被膜から剥離し，側方に進める[7-99]。この術野では，神経血管束は付随する脂肪組織のためにventral rectal fasciaの膨らみとして比較的容易に同定可能であるが，神経枝は正中付近に及ぶため，筋膜縦切開は正中におくのがよい。このとき，筋膜は前立腺底部から膜様部尿道まで十分に切開し，筋膜を神経血管束とともに膜様部尿道および前立腺底部から完全に剥離して，その後の操作で神経に緊張がかからないようにすることが大切である。剥離した筋膜は視野の妨げとなるが，リトラクターで牽引せず前立腺をツッペル鉗子で圧排することで視野を確保する。

神経非温存拡大摘除では，ventral rectal fasciaを肛門挙筋との境界部に沿って縦切開し[7-99]，levator fasciaとprostatic fasciaの間に入る。

尿道切断と前立腺前面の展開

前立腺尖部と膜様部尿道との境界部で尿道を切断した後，切断した尿道から前立腺・膀胱内にリトラクターを留置，前立腺を背側に軽く圧排しつつ前立腺前面を尖部から膀胱頸部に向けて展開する[7-100]。このとき，神経温存側では，前立腺部横紋筋性尿道括約筋およびDVCはprostatic fasciaとともに前立腺被膜から鈍的操作によって容易に剥離される[7-95]。一方，神経非温存拡大摘除ではDVCのすぐ外側でprostatic fasciaを切断しながら前立腺部横紋筋性尿道括約筋およ

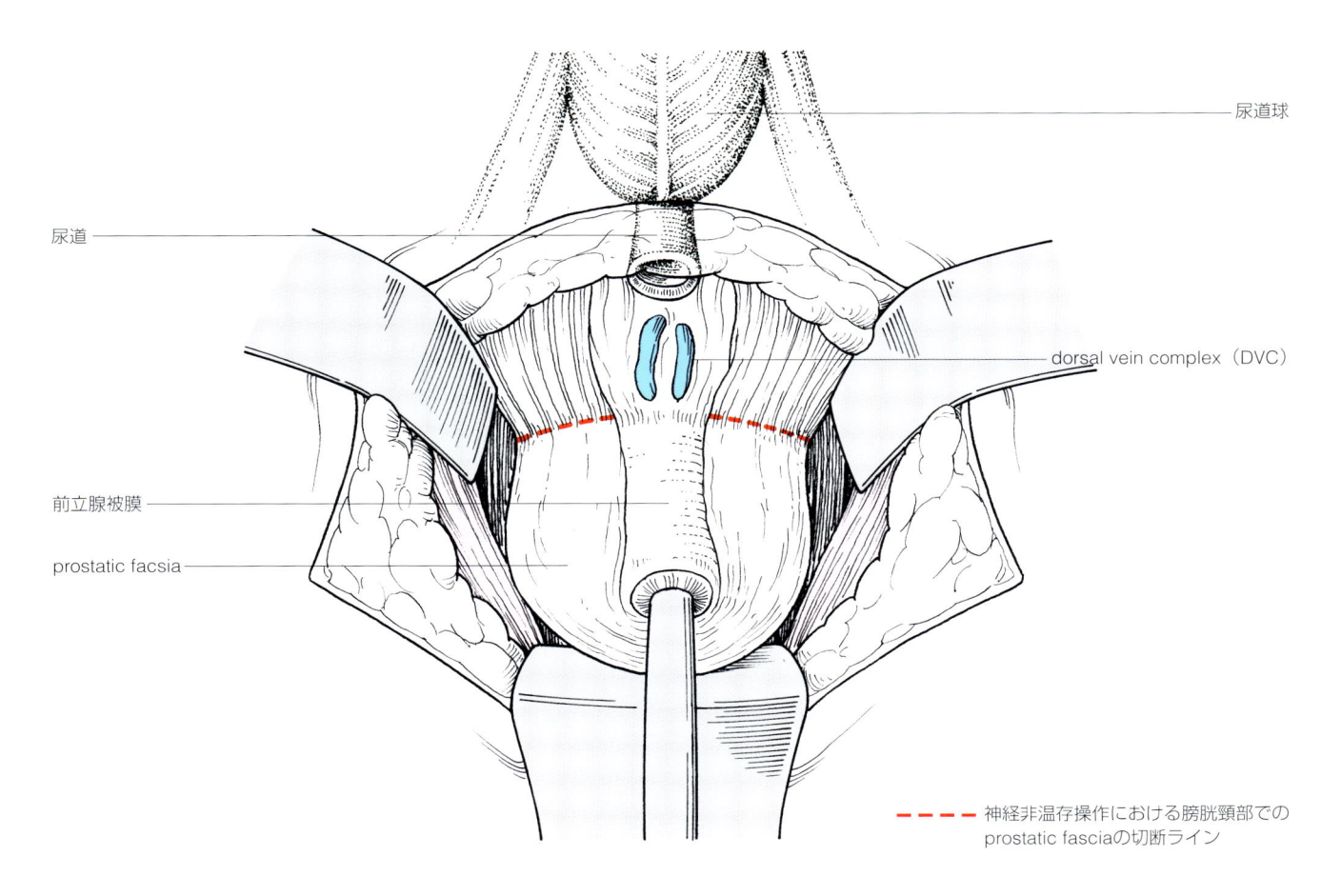

[7-100] 前立腺前面の剥離とDVCおよびPPL（両側神経非温存）

びDVCを前立腺被膜から鈍的に剥離することになる[7-95, 7-100]。途中、恥骨前立腺靱帯（puboprostatic ligament；PPL）に遭遇したときは横紋筋性尿道括約筋の恥骨への前方固定を温存するために、前立腺被膜側で切断する。

膀胱頸部離断と精嚢剥離，側方血管束の処理，膀胱尿道吻合

膀胱頸部離断と精嚢剥離，側方血管束の処理ならびに膀胱尿道吻合に必要な解剖は，恥骨後式と会陰式でかわりはない。ただし，これらの組織を見る角度は恥骨後式と会陰式ではまったく異なることに注意する。例えば，膀胱頸部離断操作では視野角度の問題から刃先の向きが膀胱を向きやすく，膀胱前立腺境界部も分かりにくい。したがって，刃先の向きに注意を払うとともに，リトラクターのウイングをガイドに剥離ラインを決めるなどの工夫が必要である。

尿道の手術と解剖

尿道狭窄修復術，尿道摘除術など会陰からのアプローチで扱う尿道は，通常，膜様部より遠位側の球膜様部尿道および陰茎部尿道で，[7-101]に示すように，会陰膜から陰茎亀頭までの尿道海綿体の部分である。それは尿道海綿体白膜で包まれ，さらにその外をBuck筋膜が覆っている[7-102]。Buck筋膜は陰茎海綿体および尿道海綿体をくるめて被覆しているが，陰茎海綿体と尿道海綿体との間にも存在し（Buck筋膜の海綿体間中隔），両者を分離している[7-101, 7-102]。しかし，陰茎海綿体と尿道海綿体の間には血管の交通枝はほとんど存在せず，尿道海綿体は陰茎海綿体から鋭的に剥離可能である[7-101]。

尿道狭窄修復術や尿道摘除術などでは，いずれも球海綿体筋を正中で左右に分けて尿道海綿体に到達する。このとき，5時と7時の位置から尿道球に入る尿道動脈あるいは尿道球動脈（内陰部動脈の尿道への枝）を処理する必要がある[7-103]。

（文献はp217を参照）

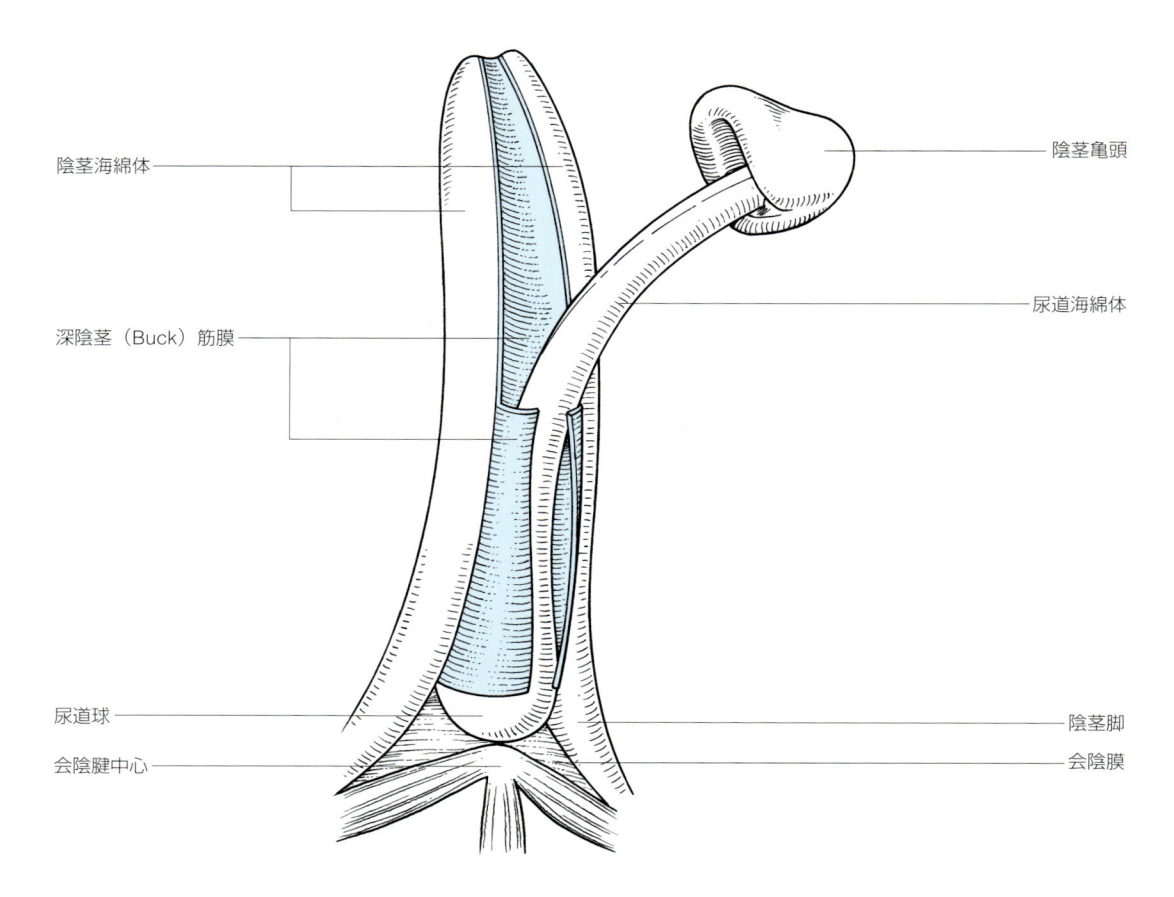

[7-101] 尿道海綿体と陰茎海綿体

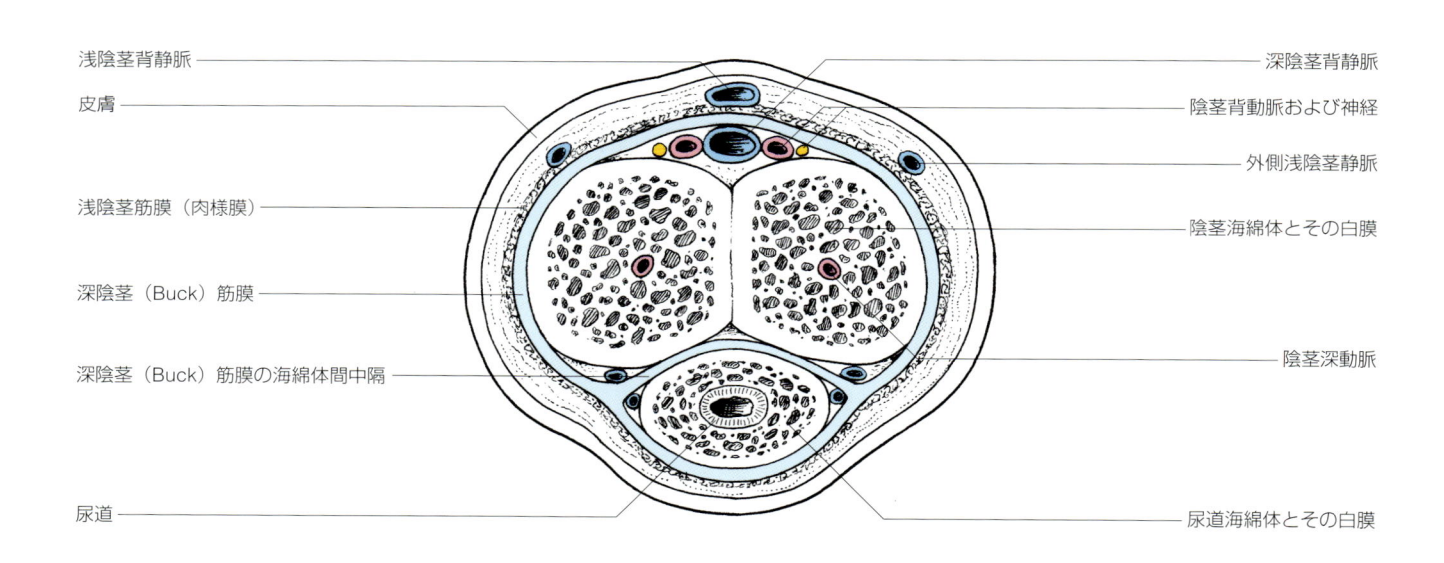

陰茎海綿体
深陰茎（Buck）筋膜
尿道球
会陰腱中心
陰茎亀頭
尿道海綿体
陰茎脚
会陰膜

[7-102] 陰茎体の断面

浅陰茎背静脈
皮膚
浅陰茎筋膜（肉様膜）
深陰茎（Buck）筋膜
深陰茎（Buck）筋膜の海綿体間中隔
尿道
深陰茎背静脈
陰茎背動脈および神経
外側浅陰茎静脈
陰茎海綿体とその白膜
陰茎深動脈
尿道海綿体とその白膜

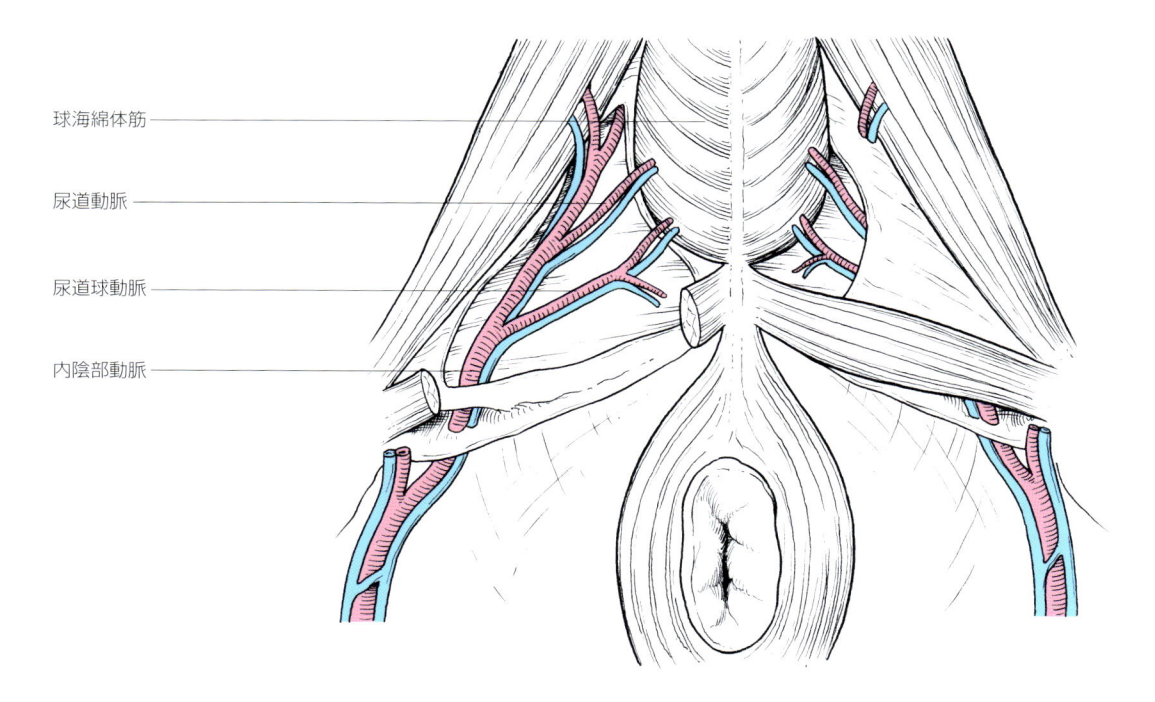

[7-103] 尿道・陰茎への血管（深部系）
Colles筋膜，会陰膜は開放してある。

球海綿体筋
尿道動脈
尿道球動脈
内陰部動脈

7 — 泌尿器科手術と解剖
尿失禁と性器脱の手術

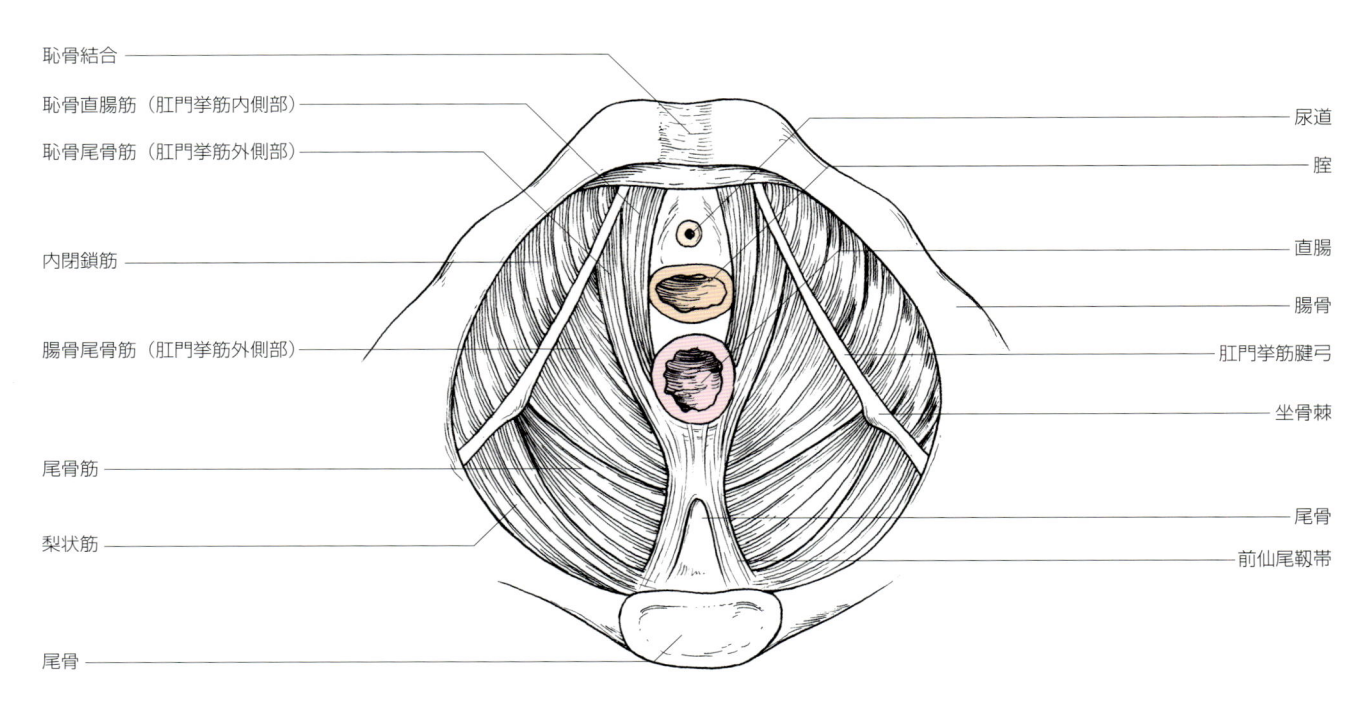

[7-104] 骨盤底の構造：骨盤隔膜（上方より）

女性における腹圧性尿失禁，および性器脱は，婦人泌尿器科学領域における主たる疾患であり，尿道括約筋機能および尿道・膀胱・女性性器の支持機構の障害により引き起こされる。腹圧性尿失禁，性器脱に対する外科的治療法にはきわめて多種多様な術式があるが，いずれも障害された支持機構の修復・補強を行うものであり，これらの支持機構についての解剖的理解が重要となる。本項では，女性における尿失禁手術，性器脱手術に関して理解すべき解剖的事項について述べる。

骨盤底支持

骨盤底には，内骨盤筋膜，骨盤隔膜，会陰膜（尿生殖隔膜）の3層の機能的階層構造がハンモック状に張り，これらが骨盤臓器の主たる支持組織となっているとともに，尿道，腟，直腸といった骨盤底の通過管腔臓器に対してはこれらを開閉する役割も担っている。骨盤底の厚みは，20歳代の日本人女性で5〜9cm程度であるが，加齢に伴って徐々に薄くなり，全体的に下降する。

骨盤隔膜[7-104]は，骨盤底のなかで最も強力な支持構造であり，左右の骨盤壁から起こり，正中で癒合する。骨盤隔膜は肛門挙筋（恥骨尾骨筋，腸骨尾骨筋，恥骨直腸筋），尾骨筋と結合織性成分からなるもので，尾骨筋は尾骨と仙骨の側縁から坐骨棘に向かい，腸骨尾骨筋は側方の恥骨結合から始まり骨盤側壁（内閉鎖筋）の上を走り，側方で肛門挙筋腱弓に結合し，恥骨尾骨筋は尾骨から前方へ走り，前方では恥骨直腸筋とともに左右へ別れて肛門挙筋脚を形成して恥骨に結合する。肛門挙筋脚の間の直腸・腟・尿道が通る間隙を泌尿生殖裂隙という。

骨盤底の筋膜は壁側筋膜と臓側筋膜からなり，壁側筋膜は骨盤の骨格筋を被い，骨盤骨に筋肉を付着させている。臓側筋膜（内骨盤筋膜）は不連続的な結合織からなり，血管・リンパ管・神経がその中を走り，位置によりところどころに線維が発達し，恥骨膀胱靱帯，基靱帯，仙骨子宮靱帯などの靱帯構造が形成される[7-105]。会陰膜は，骨盤底の最も下方で，会陰前方の恥骨下縁に挟まれた三角形の領域にあり，左右の骨盤隔膜の間の泌尿生殖裂隙を埋める膜様構造である。遠位尿道，腟下方はこの会陰膜を貫通し，これにより支持されている[7-106]。

骨盤筋膜腱弓は，膀胱瘤，腹圧性尿失禁の発生に関わり，また手術においても解剖学的指標となる重要な支持組織である。骨盤筋膜腱弓は，恥骨の下方・外側から発し，坐骨棘に付着する線維帯で，後述する恥骨頸部筋膜（膀胱腟中隔）が付着する部であり，腟外側の支持に重要な役割をはたす[7-107]。

A：上方より

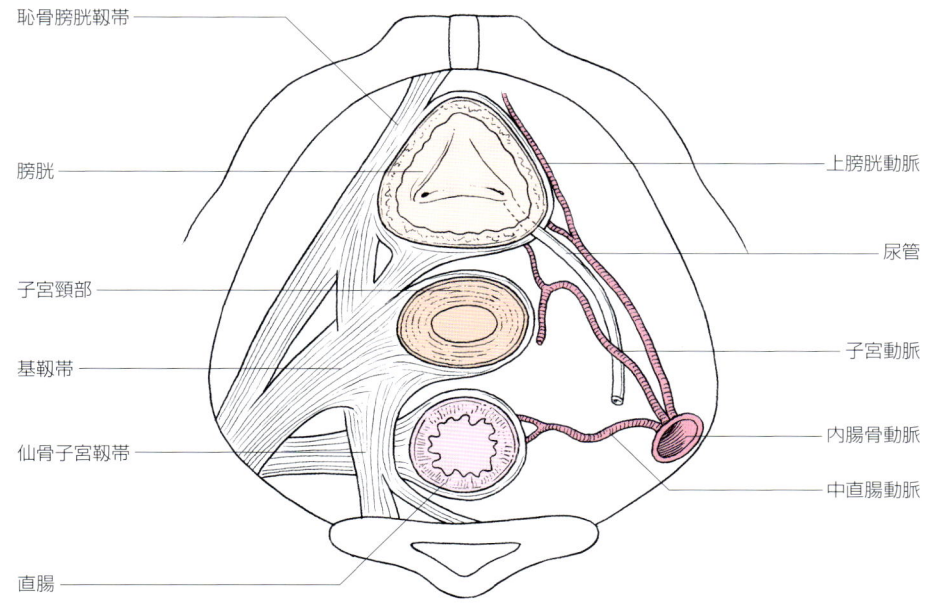

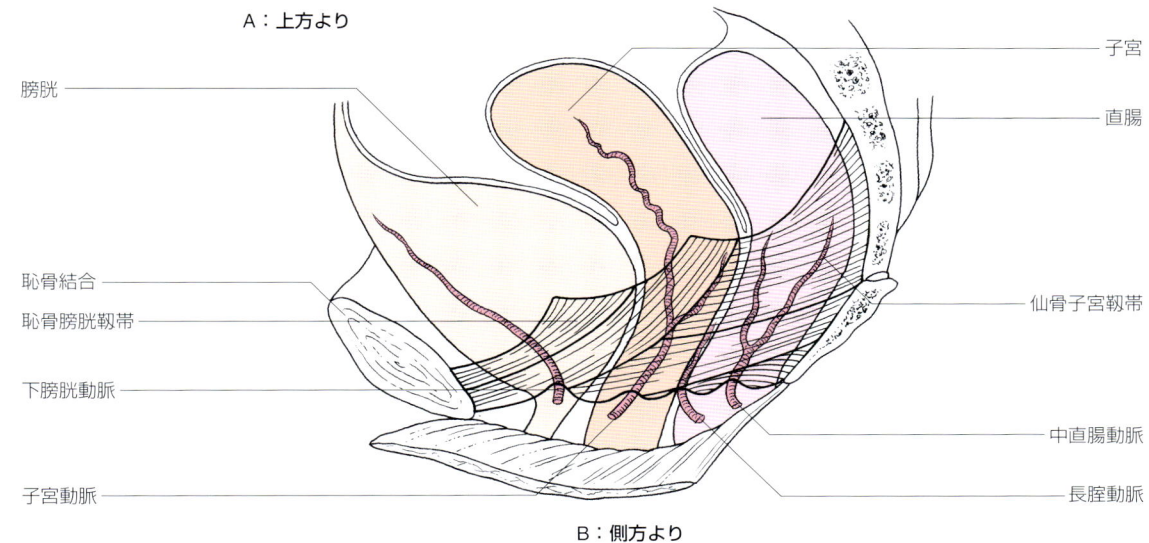

B：側方より

[7-105] 骨盤底の構造：内骨盤筋膜

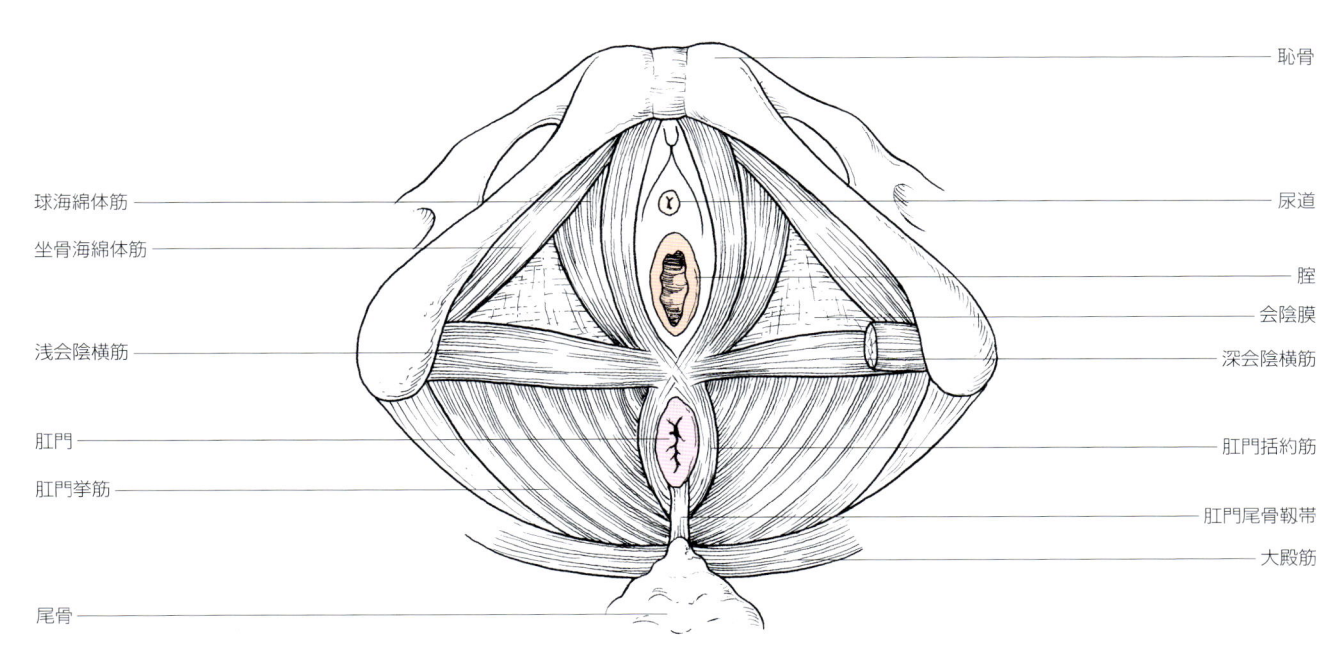

[7-106] 骨盤底の構造：会陰膜（下方より）

泌尿器科手術と解剖—183

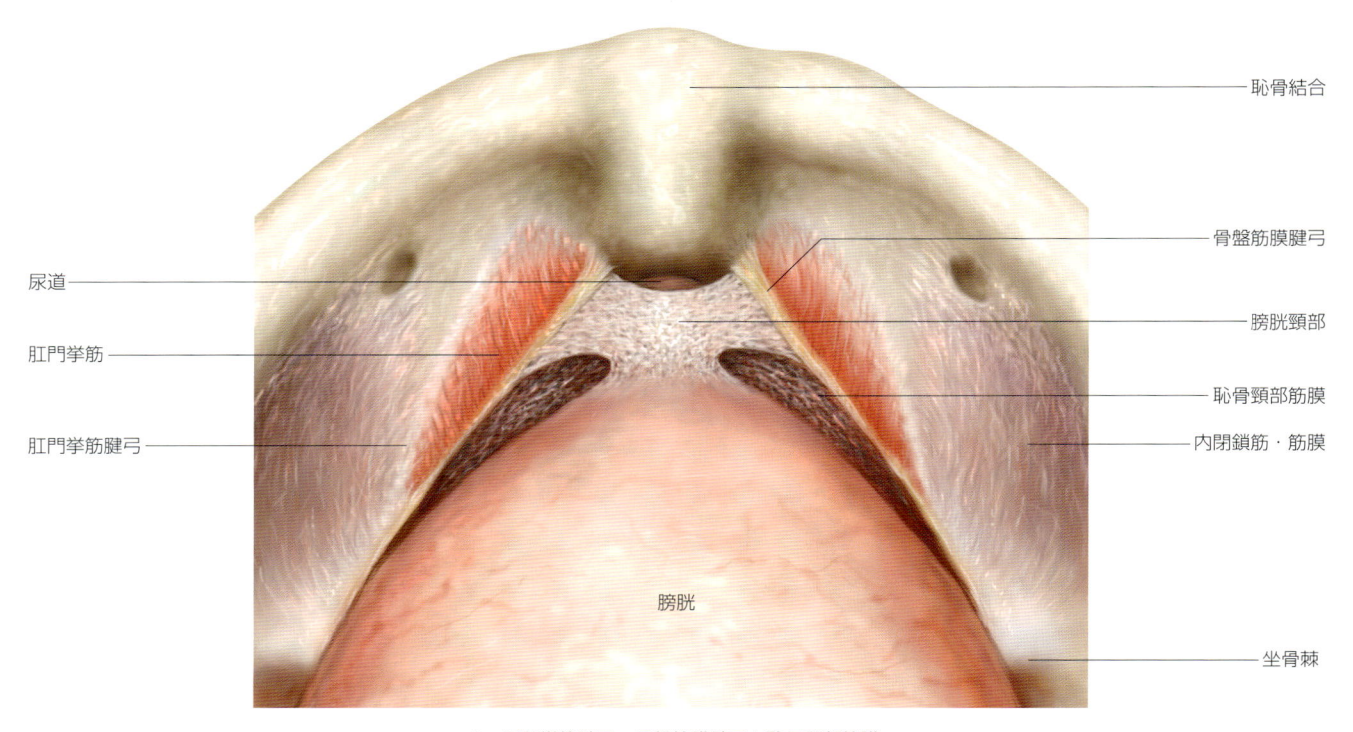

A：肛門挙筋腱弓，骨盤筋膜腱弓と恥骨頸部筋膜

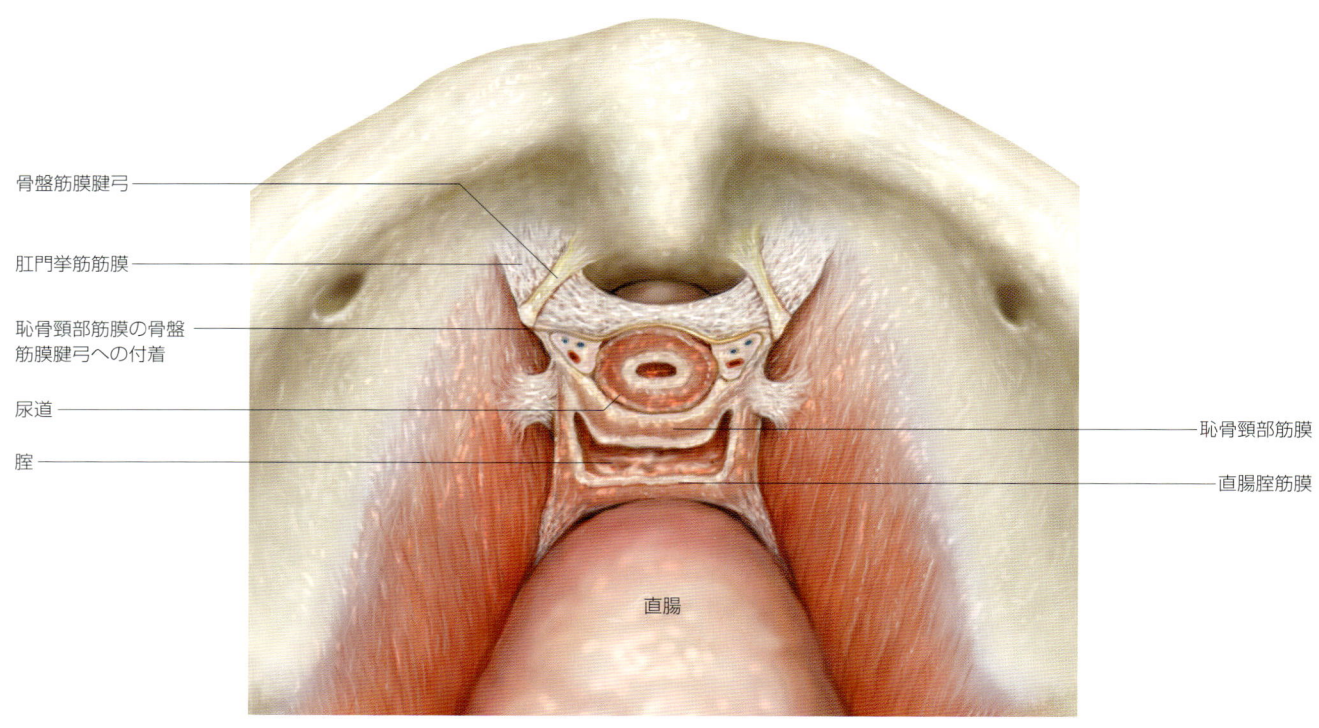

B：恥骨頸部筋膜と直腸腟筋膜

[7-107] 骨盤筋膜腱弓と恥骨頸部筋膜・直腸腟筋膜

膀胱頸部・尿道括約機構 [7-108]

　蓄尿時の尿禁制機構としては，膀胱頸部の内尿道括約筋，尿道の外尿道括約筋が重要である。内尿道括約筋は膀胱平滑筋が膀胱頸部で輪状になり括約機能を示すもので，外尿道括約筋は骨格筋からなり，尿道中部で最も厚く，また尿道背側では最も薄い。さらに遠位の尿道では，会陰膜の直上にあたる部分で尿道括約筋と尿道圧迫筋が存在する。

　これらの括約筋以外に，尿道壁の粘膜，平滑筋，線維成分，および血管成分も尿道抵抗の保持に貢献し，これらの内因性括約機構の障害（内因性括約筋不全，intrinsic sphincter deficiency；ISD）が腹圧性尿失禁の原因となる。

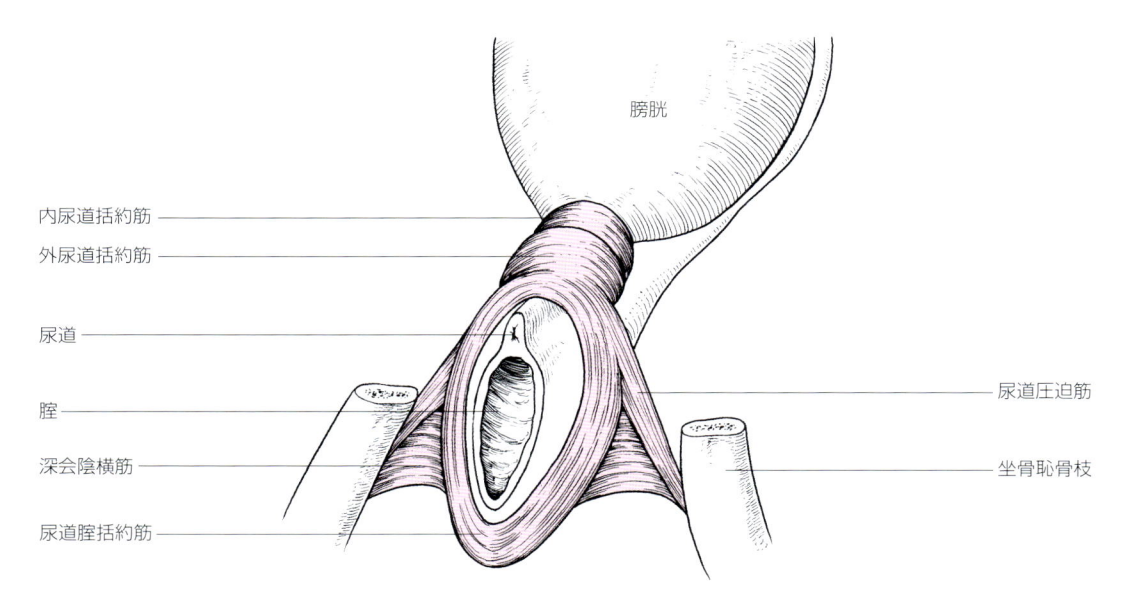

[7-108] 尿道括約筋

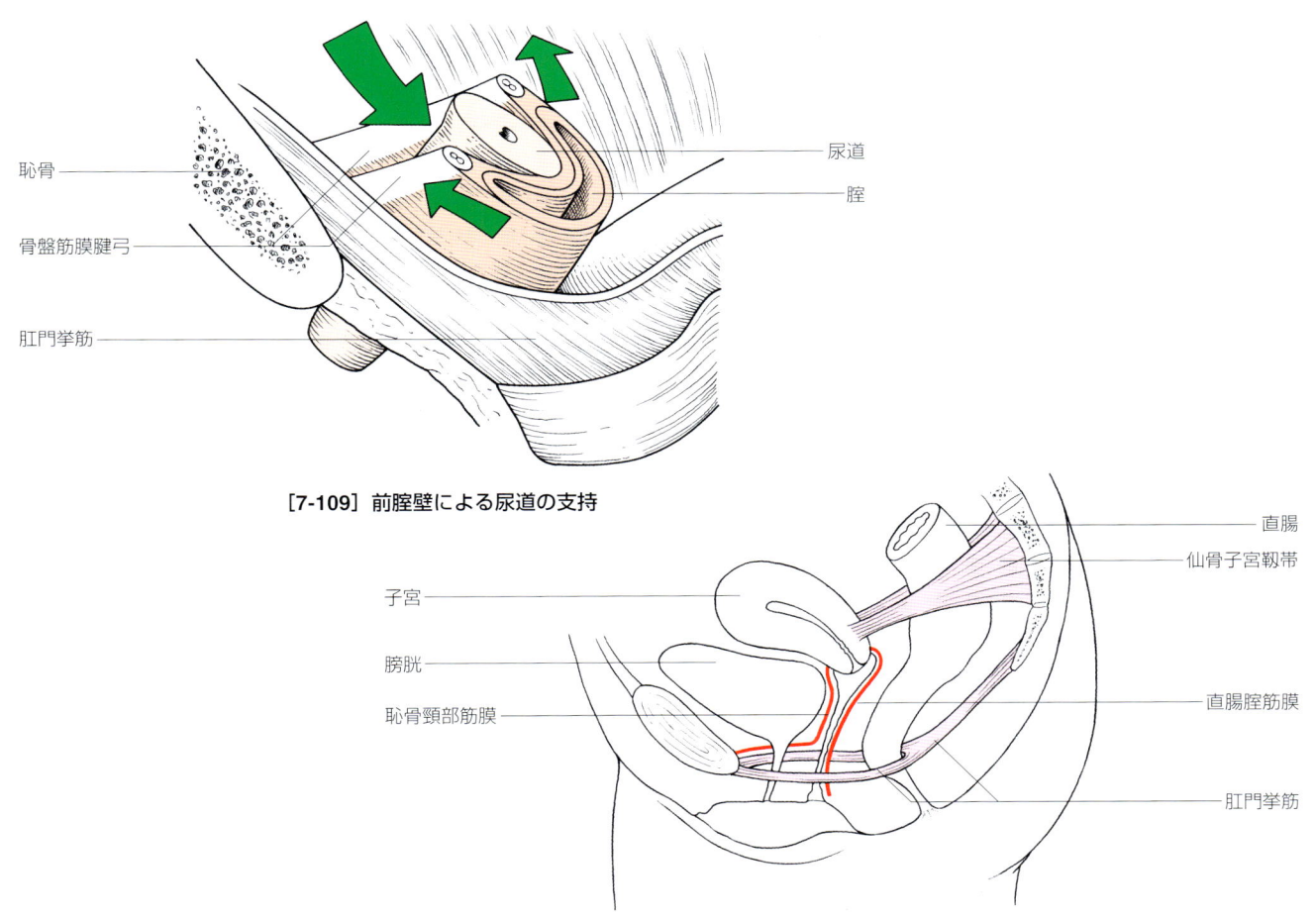

[7-109] 前腟壁による尿道の支持

[7-110] 膀胱頸部・腟の支持（横より）

膀胱頸部・尿道の支持機構

　従来，恥骨尿道靱帯が恥骨下面から尿道に至り，尿道中部を恥骨に支持し，この靱帯の障害が腹圧性尿失禁の発生に関与すると考えられ[1]，TVT（Tension-free Vagial Tape）スリング手術の有効性に関する理論的根拠の一つになっているが，最近の研究により尿道は靱帯構造により前方に固定されていないことが示されている[2-4]。尿道は遠位1/3で会陰膜，尿道腟括約筋，尿道圧迫筋により固定されており，近位尿道・膀胱頸部・膀胱底部は前腟壁により後面からハンモック状に支持されている[5]［7-109，7-110］。前腟壁と近位尿道・膀胱頸

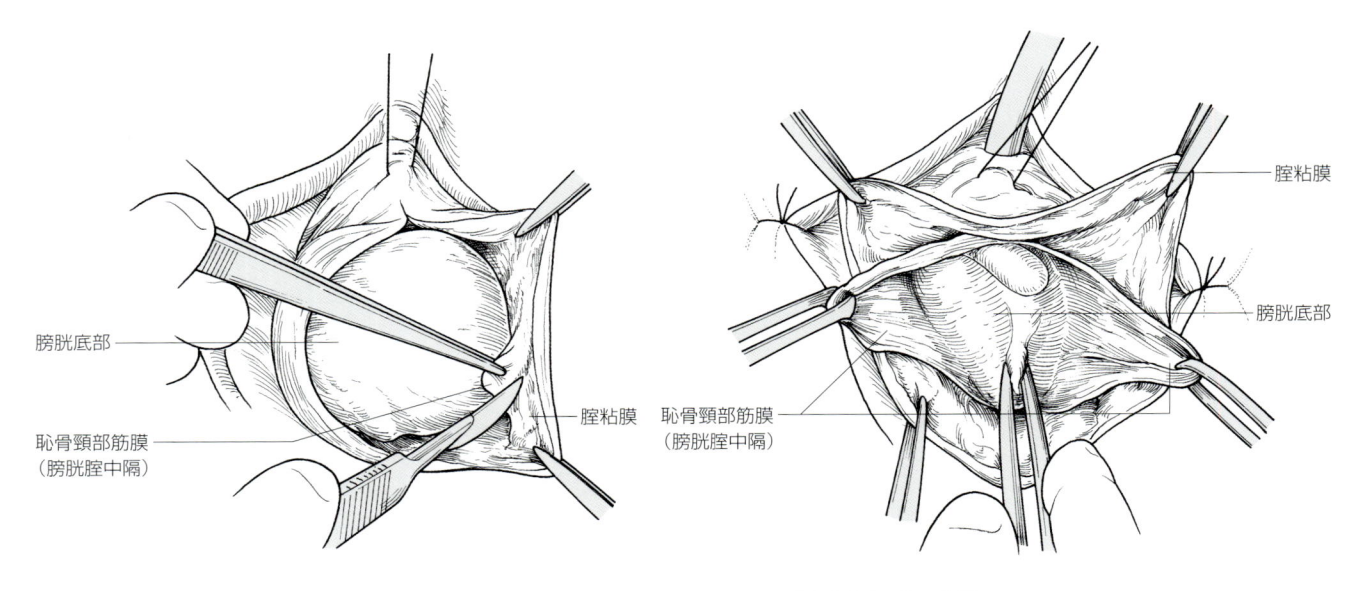

[7-111] 膀胱瘤手術における恥骨頸部筋膜（膀胱腟中隔）の遊離

部・膀胱底部の間には，後述する恥骨頸部筋膜（膀胱腟中隔）が広がり，これが骨盤筋膜腱弓に付着して，腟外側を支持している[**7-107**]。

内尿道括約筋，外尿道括約筋といった内因性括約筋機構以外に，尿道・膀胱頸部の支持機構が尿禁制に重要な役割をはたしている。すなわち，腹圧上昇時には尿道前面に圧が加わり，尿道・膀胱頸部を後方からハンモック状に支えている支持組織に圧迫されて尿道内腔が閉鎖し，尿禁制機能が働く[**7-109**]。さらに骨盤隔膜は，尿道・膀胱頸部支持組織を支えている。これらの支持機構の障害は，膀胱底の下降，また尿道過可動（urethral hypermobility）を引き起こし，膀胱瘤や腹圧性尿失禁の原因となる。

腟・子宮支持機構

前述のごとく，骨盤底の最も上方を覆う内骨盤筋膜は，ところどころで線維性の靱帯構造となり，骨盤内臓器を支持している[**7-105**]。

子宮頸部・腟上部は，基靱帯，仙骨子宮靱帯により後・側方へ支持されており，これらの障害は，子宮脱，腟脱につながる。

腟中間部の前面では粘膜下の結合織は恥骨頸部筋膜（膀胱腟中隔）とよばれ，両側で坐骨棘から恥骨後面に至る骨盤筋膜腱弓に付着し，腟前面で膀胱底部・膀胱頸部・近位尿道を支えるとともに，腟前面外側を吊り上げている（paravaginal support）[**7-107B**，**7-110**]。また，腟後面の粘膜下結合織は直腸腟筋膜（直腸腟中隔）とよばれる[**7-107B**，**7-110**]。恥骨頸部筋膜あるいは直腸腟筋膜は実際の筋膜組織ではなく，外科的用語であり，腟上皮を切離した際に剥離される線維性の

層をさす[**7-111**]。

恥骨頸部筋膜の損傷は膀胱瘤を引き起こし，直腸腟筋膜の損傷は直腸瘤を引き起こす。恥骨頸部筋膜の損傷部位により，膀胱瘤は2種類のタイプに分けられ，手術方法選択に関わることがある。腟前面恥骨頸部筋膜の損傷では中央損傷（central defect）としての膀胱瘤が発生し，恥骨頸部筋膜と骨盤筋膜腱弓との付着に断裂が起こると側方損傷[6]（paravaginal defect）による膀胱瘤が発生する[**7-112**]。腟前壁の両側方は，恥骨頸部筋膜を介して，骨盤筋膜腱弓と付着しているため，腟内腔を観察すると腟前壁両側の側方は縦溝が頭側へ続いている。側方損傷が存在すると，この溝は消失し，腟前壁側方が下降する。他方，中央損傷では，腟前壁側方の縦溝は保たれ，腟前壁の正面が膀胱瘤として下降する。これらの2つのタイプの障害は，単独あるいは合併して起こるが，手術方法の選択において鑑別すべき所見となる。中央損傷による膀胱瘤においては，恥骨頸部筋膜の縫縮・補強が行われるが，側方損傷においては，解離した腟側方と骨盤筋膜腱弓の修復が必要となる。

Retzius窩の針穿刺 [7-113]

尿失禁，膀胱瘤の手術においては，大血管に関わる操作が必要となることはないが，TVTスリング手術や経腟的膀胱頸部スリング手術などでは，恥骨上あるいは腟からRetzius窩を通って，針を盲目的に刺入する手技が含まれ，まれではあるが，血管損傷による出血や血腫を引き起こすことがある。

腟から恥骨上への針刺入においては，抵抗のある恥骨頸部靱帯，会陰膜，内骨盤筋膜を穿刺し，抵抗のない恥骨後面の結合組織間を通過し，再度，抵抗のある腹直筋および筋膜を

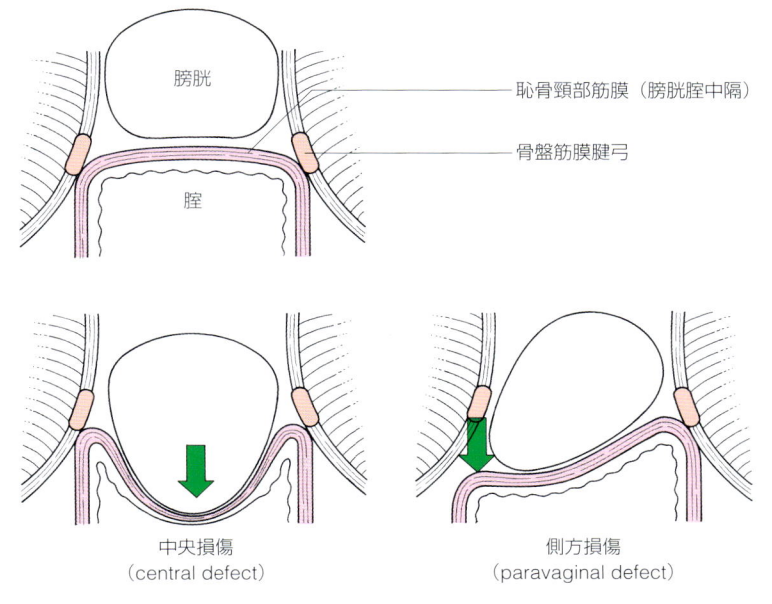

[7-112] 膀胱瘤:中央損傷と側方損傷

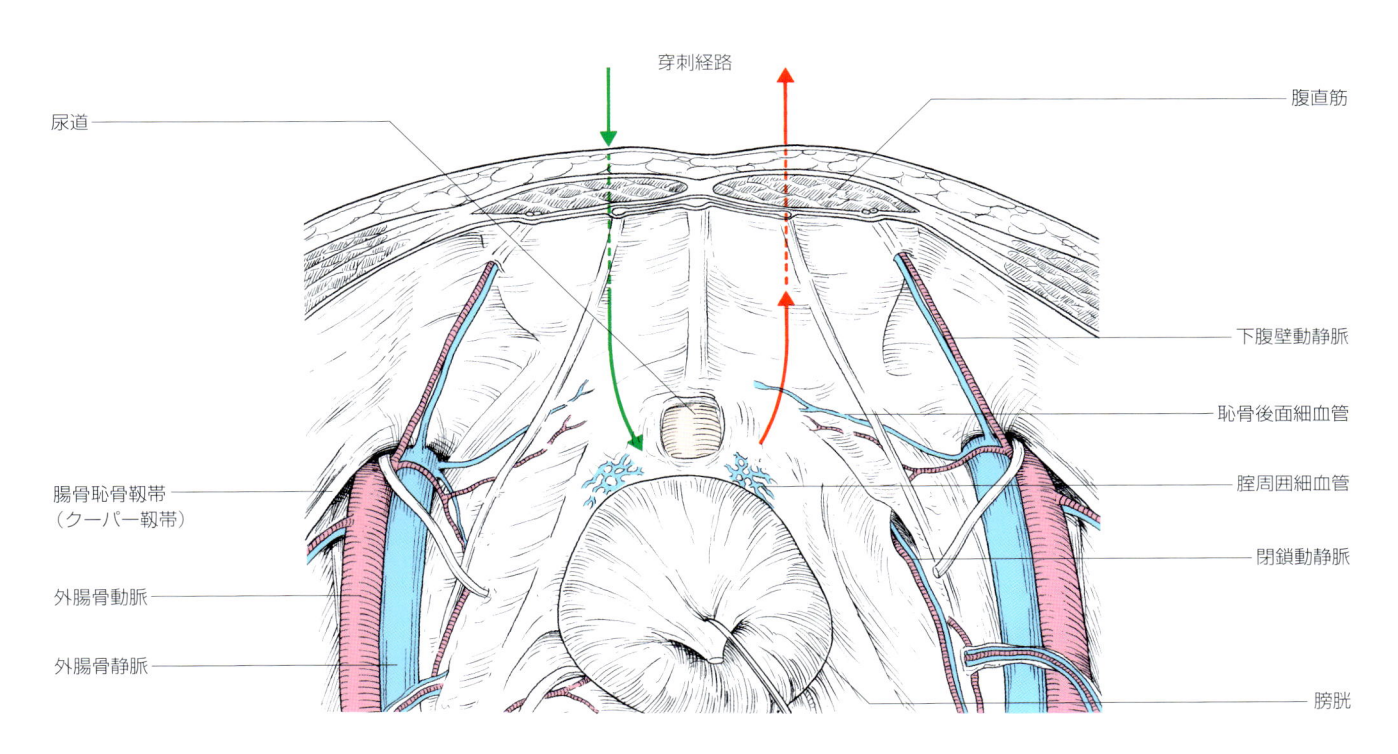

[7-113] 尿失禁手術におけるRetzius窩の穿刺経路

穿破して,恥骨上の皮膚切開創に達する。通過部位が極端に外側になれば,外腸骨静脈や閉鎖動静脈,あるいは前腹壁側での下腹壁血管などの血管損傷が起こりうるが,標準的な術式に従えば,通常は大血管損傷の発生は考えにくい。他方,腟前面には豊富な静脈血管があり,また恥骨後面の血管については,きわめてバリエーションが多い。したがって,針刺入による小動脈あるいは静脈損傷の可能性があり,注意を要する。

Retzius窩の恥骨後面には,通常腸管は存在せず,恥骨後面に沿って針を進めれば腸管損傷は避けられるが,開腹手術の既往のある症例では,腸管が恥骨後面近くに落ち込む例もあり,CTあるいはMRIによる術前の評価が必須である。膀胱穿刺についても,膀胱空虚下で恥骨後面に沿って進めば誤穿刺は避けられるが,Retzius窩手術の既往がある場合には膀胱と恥骨後面の癒着により膀胱誤穿刺が起こりうる。

(文献はp217を参照)

7 — 泌尿器科手術と解剖
陰嚢・鼠径の手術

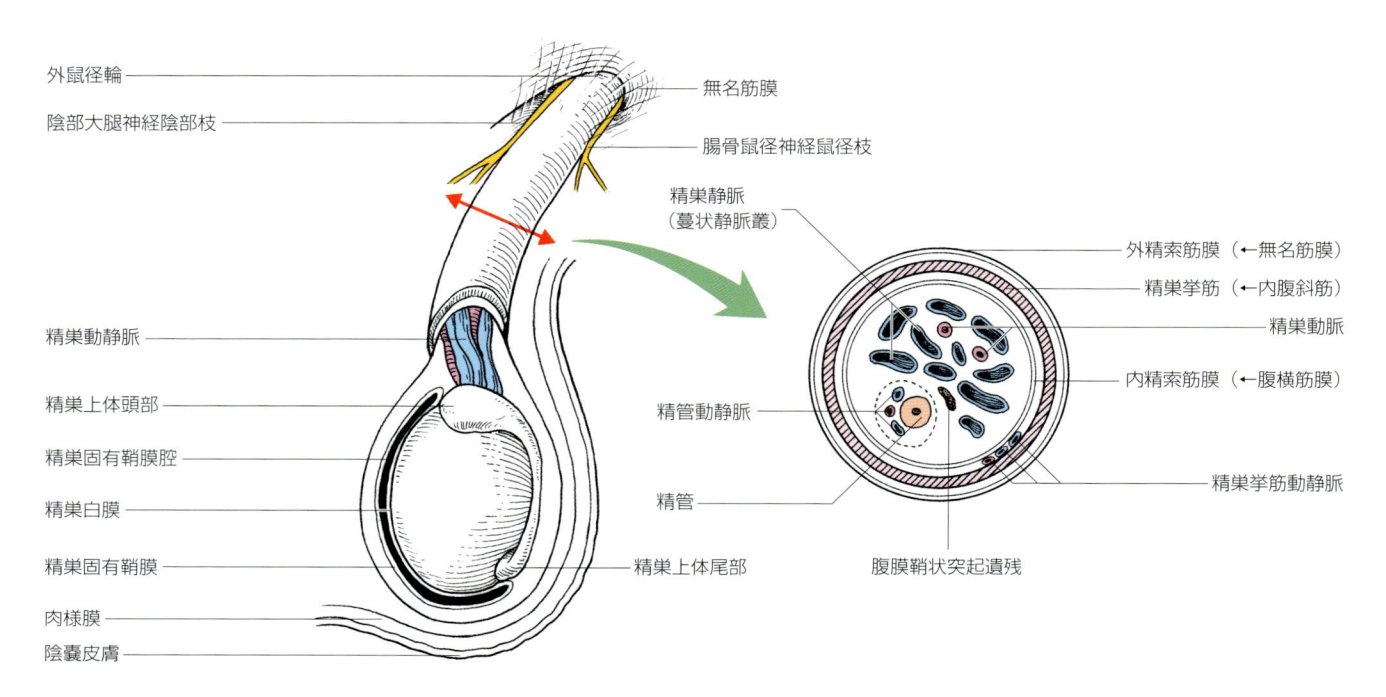

[7-114] 精索，精巣の膜構造
精索を取り囲む膜構造は，腹壁の膜構造から派生している。

膜の解剖

■精索・精巣・陰嚢の膜構造

鼠径部での精索は，外腹斜筋腱膜前面を覆う薄い筋膜（無名筋膜または浅腹筋膜）が連続して精索の最外層である外精索筋膜を構成している。外精索筋膜を開けると，筋膜に包まれた精巣挙筋（内腹斜筋の連続）があり，その内側で腹横筋膜に相当する内精索筋膜が精索を包んでいる。精索の内容は，前方に精巣動静脈が，後方に精管が存在する。腹膜鞘状突起はその中間に位置するとされている。血管系と精管系を隔てる明らかな筋膜は存在しないが，通常は無理なく分離できる［7-114］。

精巣を包む膜構造は，精索を包む膜がそのまま移行している。最内層には腹膜の遺残である精巣固有漿膜があり，固有漿膜腔を形成している。精巣表面は硬い白膜で覆われ，その内側には血管が分布する血管膜が存在する［7-123参照］。

陰嚢は，皮下に弾性線維を交えた平滑筋で構成される肉様膜があり，精巣，精巣上体などの陰嚢内容物を包んでいる。皮膚深層の肉様膜の手前に毛包や血管，汗腺が分布している。したがって，皮膚と肉様膜の間を剥離するとわずかな出血を認める。

■鼠径管と鼠径部の膜構造

鼠径管は腹腔内から体表面に精巣と精索が通過する通路である。その前壁は外腹斜筋腱膜で，下壁は恥骨結節と上前腸骨棘をつなぐ鼠径靱帯および鼠径靱帯から恥骨上縁の恥骨櫛靱帯（Cooper's ligamentum）に伸びる裂孔靱帯で構成される。上壁は鼠径靱帯外側部から斜め内下に走行する内腹斜筋および腹横筋筋束で構成される。後壁は腹横筋膜が構成するが，内鼠径輪部では腹横筋膜は肥厚し（窩間筋膜）その直下を下腹壁動脈が下外側から上内側に斜走している。外鼠径輪部では，鼠径靱帯から出る反転靱帯，内腹斜筋および腹横筋束が筋膜

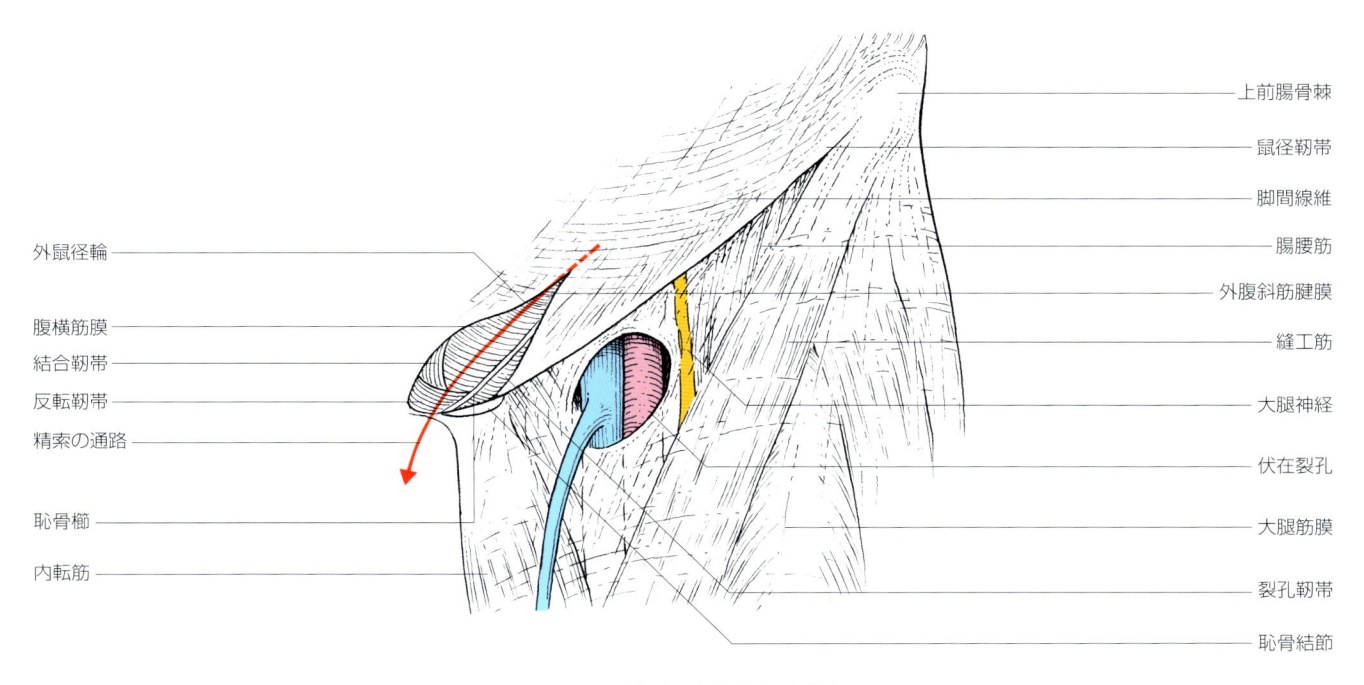

[7-115] 鼠径管と鼠径部の膜構造

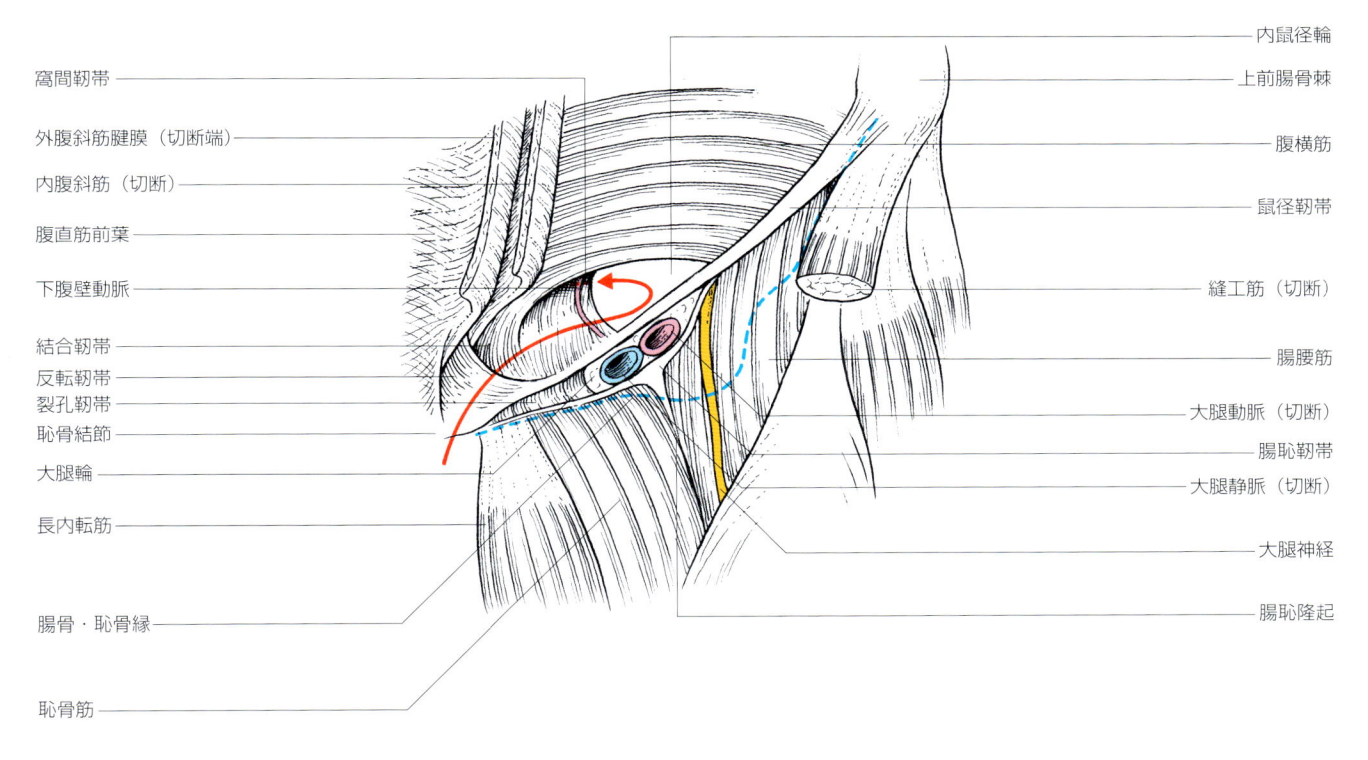

[7-116] 鼠径管後壁と大腿動静脈
鼠径靭帯内側部から恥骨櫛靭帯につながる裂孔靭帯は鼠径管下壁を
構成するとともに，血管裂孔の内側部を一部閉鎖している。

化して恥骨櫛に達する結合筋膜（鼠径鎌ともよばれる）などによって補強されている[7-115，7-116]。

鼠径靭帯より尾側の鼠径部は，無名筋膜につながる大腿筋膜で覆われるが，大伏在静脈が大腿静脈から皮下に出てくる部位には筋膜が欠損しており，伏在裂孔とよばれる[7-115]。鼠径靭帯，縫工筋内側縁，長内転筋外側縁でつくられる逆三角形部に存在する浅鼠径リンパ節には，下肢，陰嚢，陰茎，会陰部からのリンパが集合する。鼠径靭帯と腸骨恥骨上縁でつくられる間隙は，骨盤内と大腿表面とをつなぐ裂孔を形成し，外側の筋裂孔には腸腰筋（腸骨筋，大腰筋）と大腿神経が，内側の血管裂孔には外側から大腿動脈，大腿静脈が貫通する[7-116]。動静脈は，腹横筋膜からつながる大腿血管鞘に包

泌尿器科手術と解剖—189

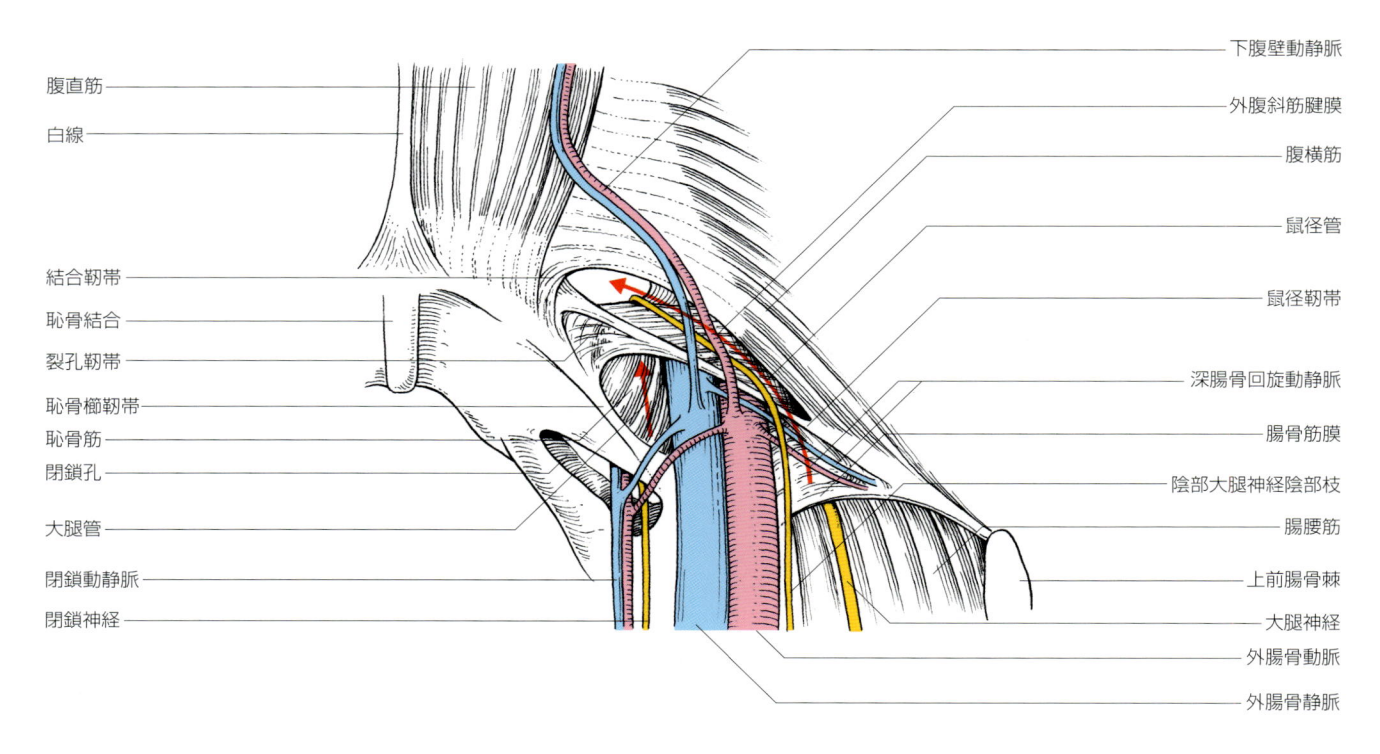

[7-117] 腹腔内から見た鼠径部の膜構造
腹横筋膜を除いた状態。

まれている。筋裂孔と血管裂孔を隔てるのは，腸骨筋膜（または腸恥靱帯）で，内側では腸骨恥骨移行部の腸恥隆起に結合する。血管裂孔の内側は，鼠径靱帯から恥骨櫛靱帯につながる裂孔靱帯で半ば閉じられているが，その外側（動静脈との間）には大腿輪が形成され，Cloquetリンパ節を含むリンパの通路となる。

鼠径部を腹腔内から見ると，鼠径靱帯と腸骨恥骨上縁との間を，外側から腸腰筋，外腸骨動静脈，大腿管が貫通し，鼠径靱帯の上に内鼠径輪が形成される。最も内側の腹横筋膜を除くと，鼠径管後壁が開放される[7-117]。鼠径靱帯の後方の間隙の最も内側は，鼠径靱帯から恥骨櫛靱帯に伸びる裂孔靱帯がカバーしている。

精巣固定術

■鼠径部精巣に対する鼠径切開での精巣固定術

鼠径部皮膚切開を行いScalpa筋膜を開放すると，無名筋膜に覆われた外腹斜筋腱膜が同定できる。外鼠径輪を確認して外腹斜筋腱膜を線維の方向に切開すると鼠径管が開放される。腸骨鼠径神経の鼠径分枝が鼠径管内を走行しているので損傷しないように留意が必要である。鼠径管内に精索を確認したら，陰嚢方向に伸びる精巣導体を確認剥離し，精巣上体または精管がループ状に伸びていないことを確認してから切断する。精巣を挙上しながら内鼠径輪まで精索を剥離する。精巣白膜の上で精巣固有鞘膜を切開し，腹膜鞘状突起の開存の有無を確認する。外精索筋膜，精巣挙筋を開放し，腹膜鞘状突起と精管精索を分離する。内鼠径輪では腹膜鞘状突起は内側腹側に，精索は外側背側に，精管は内側背側に走行する。内鼠径輪の高さでこれらの構造を十分剥離した後に，腹膜鞘状突起を閉鎖する[7-118]。多くの場合は以上の操作で精巣は陰嚢底部まで下降できる。精索，精管の緊張が強い場合は，後腹膜腔，骨盤腔内に精索と精管を剥離し，場合によっては鼠径管後壁を走行する下腹壁血管を切断して精索の距離を伸ばす。

■腹腔内精巣に対する腹腔鏡下精巣固定術

鼠径部に精巣を触知しない場合は，まず腹腔鏡検査を行う[7-119]。精巣無形成では腹腔鏡検査だけで診断できる。精索精管が内鼠径輪の中に入っている場合は，腹腔鏡下に精索を内側から剥離する方法と鼠径切開で精索を確認する方法がある。腹腔内精巣は，精索，精巣，精管を剥離し，精巣導体を切断した後に，内側臍索の内側を通して直接恥骨上から陰嚢部に精巣を誘導して固定する[7-120]。

精索の長さが短く，陰嚢まで誘導できないときは，精巣動静脈を切断し，精管動脈だけで精巣を固定する（Fawlar-Stephen手術）。精巣に分布する動脈は，腹部大動脈からの精巣動脈のほかに，内腸骨動脈からの精管動脈，外腸骨動脈からの精索挙筋動脈の3系統とされている[7-121]。精管動脈と精巣動脈は87％の症例において，精索挙筋動脈と精管動脈は50％の症例において，精索内で交通していると報告されている。また，精巣上体尾部，体部，および精巣網で精巣動脈と精管動脈は交通していることが示されている。

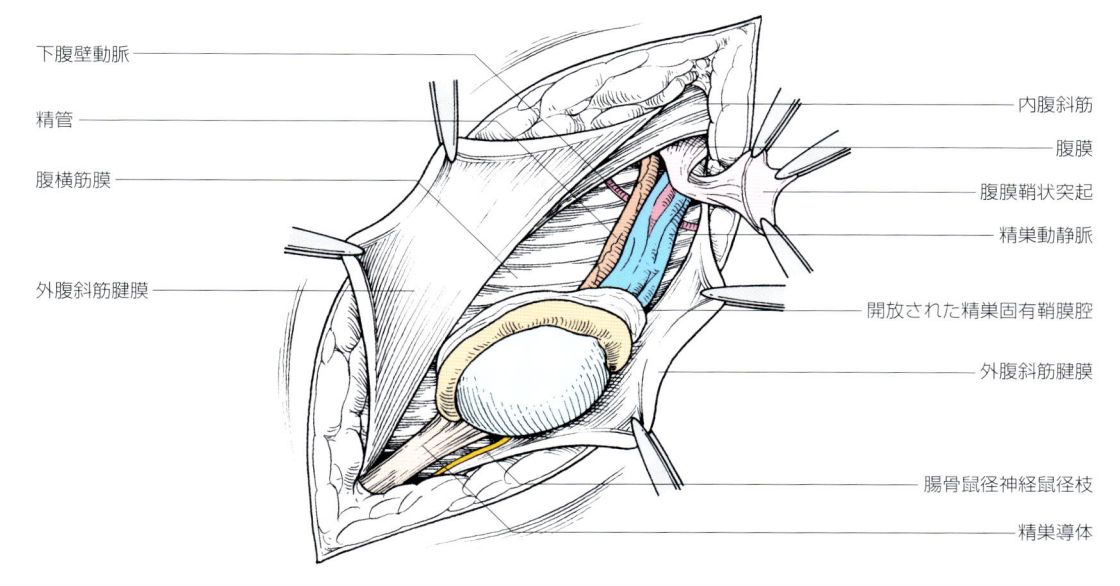

[7-118] 鼠径部精巣固定術
外精索筋膜，精巣挙筋，内精巣筋膜を開放した状態を示す。

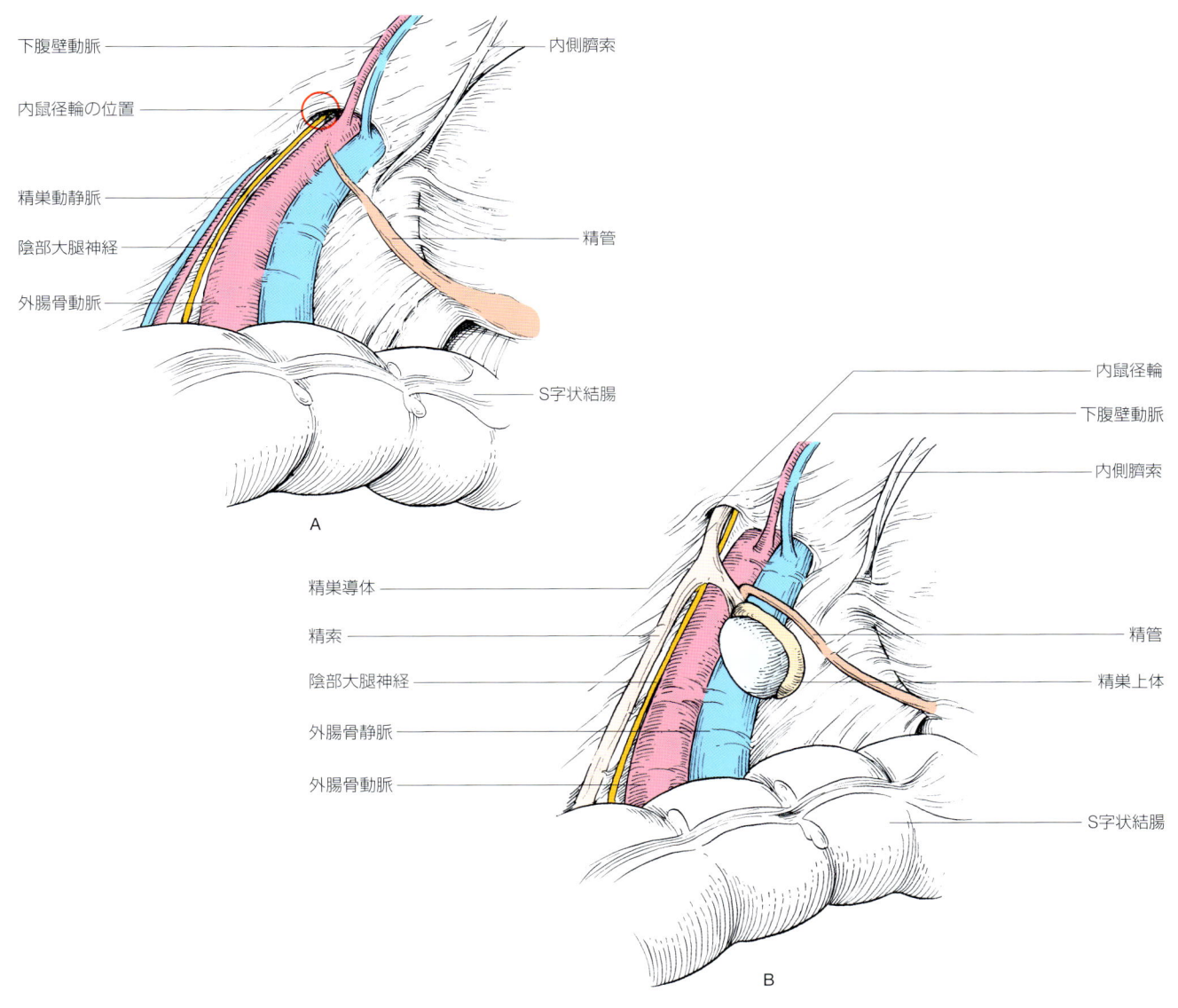

[7-119] 触知不能停留精巣の腹腔鏡所見
A：精巣動脈，精管がともに骨盤内で盲端に終わっている。
B：内鼠径輪部に腹腔内精巣を認める。

泌尿器科手術と解剖―191

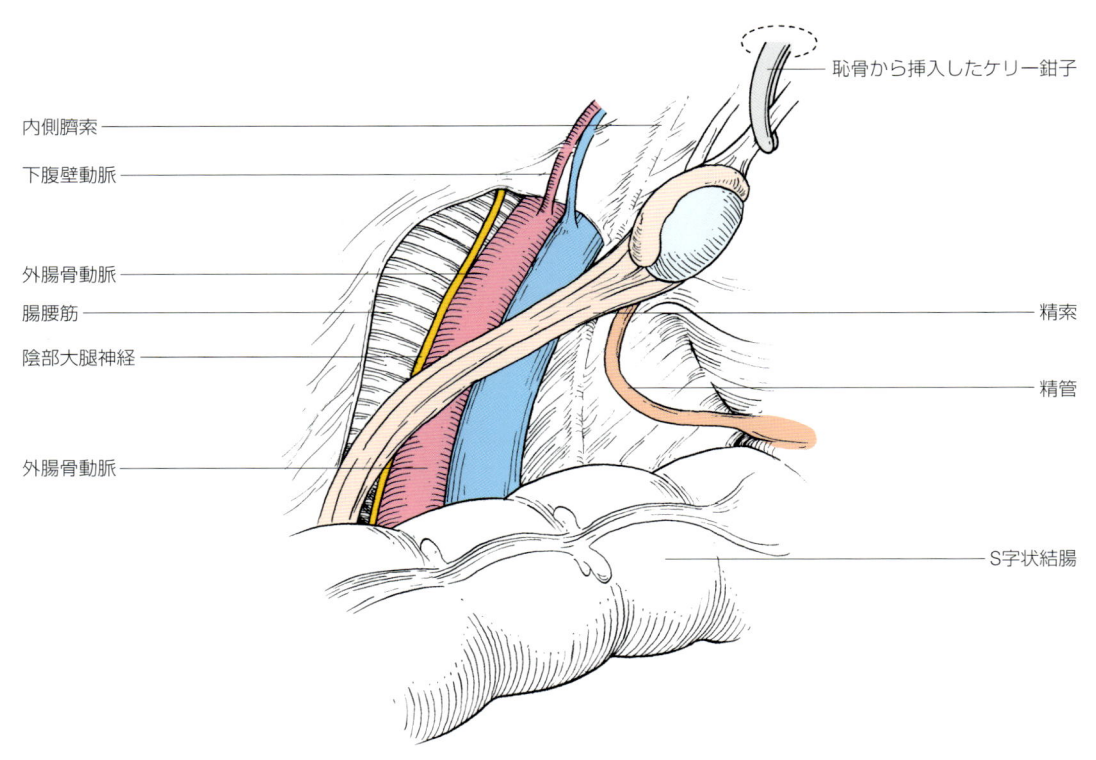

[7-120] 腹腔内精巣に対する腹腔鏡下精巣固定術
精索，精管を剥離し，精巣を内側臍索の内側を通して陰嚢に導く。

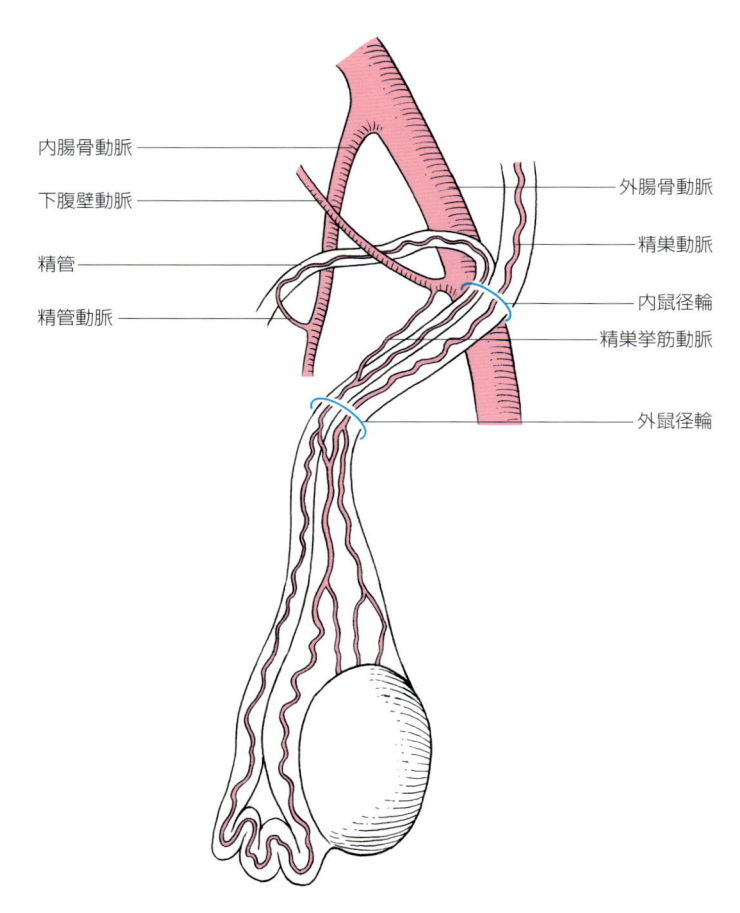

[7-121] 精巣への動脈の分布
図は，左精巣を外転させて精巣上体後内側面が見えるように描いている。腹部大動脈分枝の精巣動脈は精索内で2本以上に分枝することが多く，精巣挙筋動脈や精管動脈と交通する。精管動脈は内腸骨動脈から分枝し，精管に沿って精巣上体に分布するが，精巣上体尾部でも精巣動脈と交通する。精巣挙筋動脈は外腸骨動脈の枝の下腹壁動脈から分枝し，鼠径管内で精索に入って精巣挙筋に分布するとともに精巣動脈と交通する。

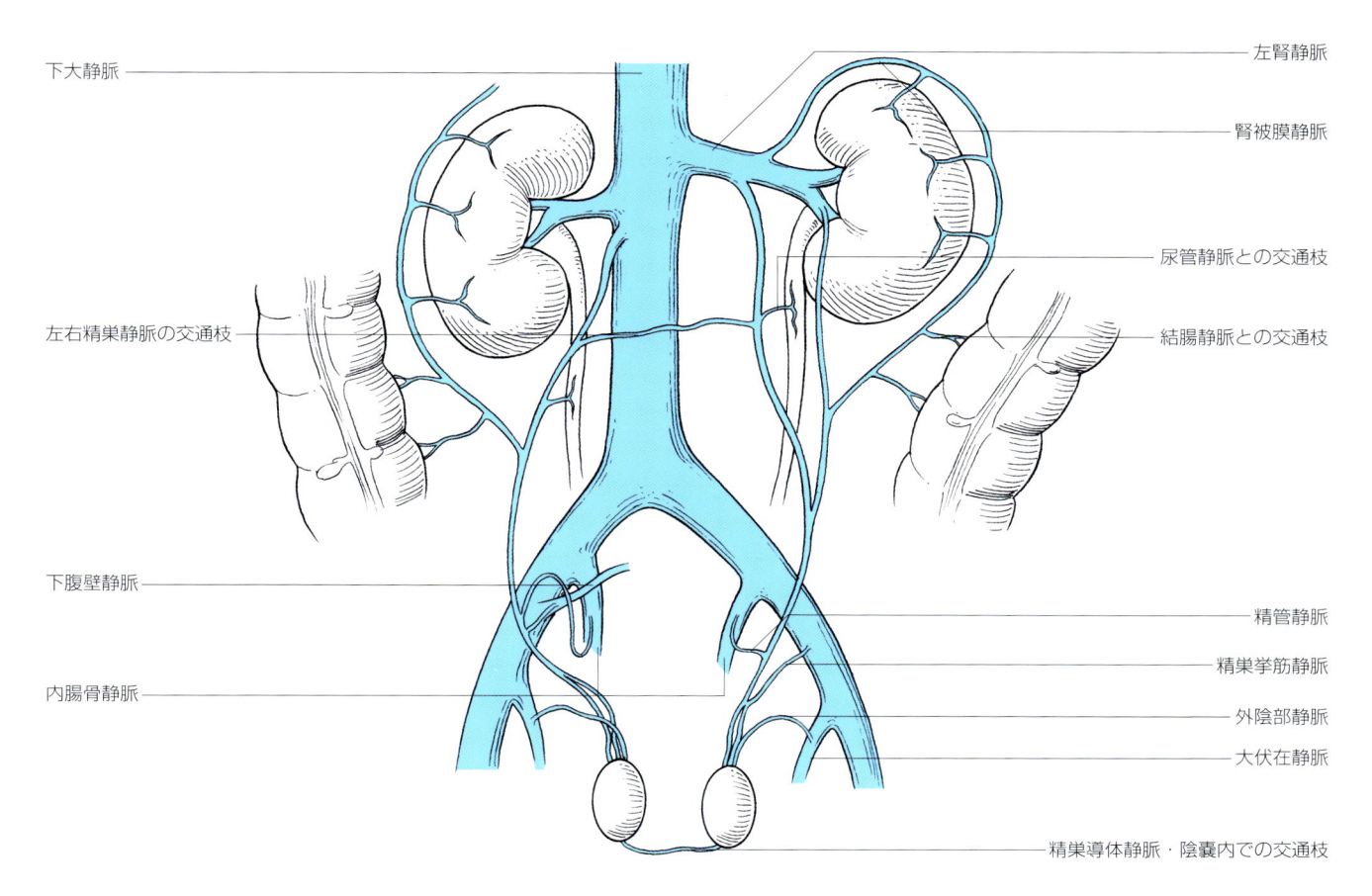

[7-122] 精巣からの静脈還流

精巣静脈は後腹膜で例外なく2本の分枝し，1本は腎被膜静脈に交通する。
精巣静脈は，精管静脈や尿管静脈とも交通する。
鼠径部では，精管静脈，精巣挙筋静脈，外陰部静脈にも還流する。

○ダルトスパウチ法

精巣の固定はダルトスパウチ法で行うが，皮膚直下に剥離を進めて精巣を納める腔を形成する。このとき，正しい層に入っていると皮下の微少血管からわずかな出血を見るのが通常である。

精索静脈瘤低位結紮術

精巣の静脈系は，精巣動脈に伴走して左腎静脈または下大静脈に還流する精巣静脈，精管に伴走して内腸骨静脈に還流する精管静脈，陰嚢から大伏在静脈に還流する外陰部静脈，精巣挙筋動脈に沿って外腸骨静脈に還流する系などがある[7-122]。精索静脈瘤は，一般的には精巣静脈からの逆流によって発症すると考えられている。精巣静脈は，後腹膜腔で2本に分かれ，片側は腎静脈へ，他方は腎被膜静脈と交通する。

外鼠径輪より1横指尾側で2横指の横切開で精索を同定剥離し，ペンローズドレーンで皮膚のレベルまで挙上する。皮膚切開を高めにおいて鼠径管を一部開放する術式もある。外鼠径輪から出てくる腸骨鼠径神経に注意する。

外精索筋膜，精巣挙筋，内精索筋膜を開放し，筋膜の内側に沿って剥離を進める。精索内容の取り残しがないように注意しながらペンローズドレーンを通しなおす。精管を同定し伴走する精管動静脈とともに精索の他の血管群と分け，やはりペンローズドレーンで確保する[7-123]。精巣動静脈の束（精索）を分離確保できたら，顕微鏡視野のもとに精巣動脈を同定し，1cmの長さにわたって周囲組織から遊離する。続いて，残りの組織を切断していくが，動脈は2本存在することが多いのでそのつもりで拍動の有無を確認しながら静脈を結紮切断する。鼠径管内の精索で精巣動脈は81％で2本以上，平均2.4本認められている。この過程でリンパ管を顕微鏡下に同定し，4〜5本温存する。

精管精管吻合術

精管切断術後無精子症に対する精管精管吻合術は，鼠径部の精管切断部上下で精管を剥離切断し，顕微鏡下に再吻合する。精管動脈は精管切断術時に切断されていることが多く，また精子肉芽腫に巻き込まれている場合もある。吻合部精管

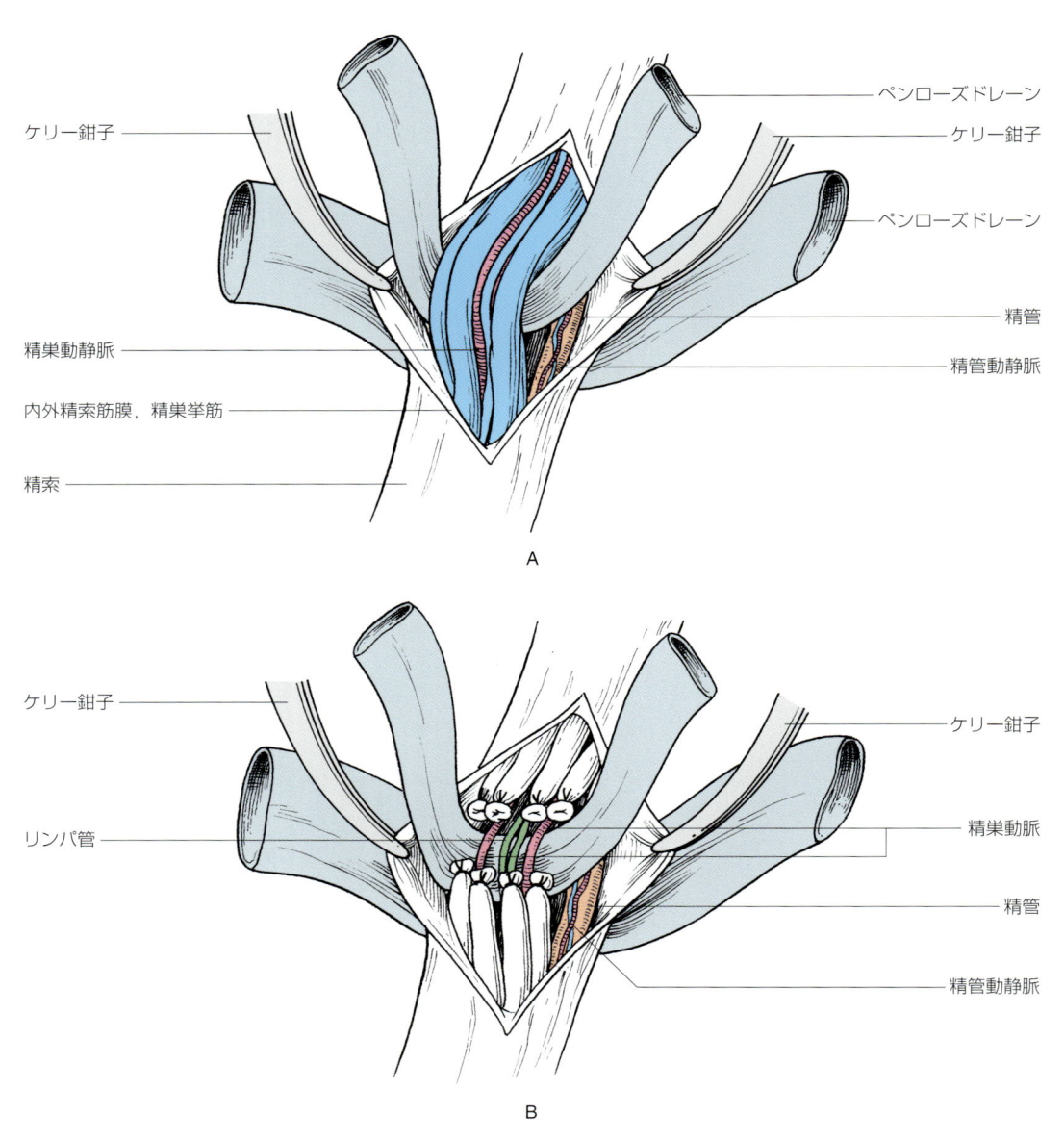

[7-123] 精索静脈瘤に対する精索静脈瘤低位結紮術
A：精巣動静脈（内精索系）だけをペンローズドレーンで把持する。
B：精巣動脈とリンパ管数本だけを残して他は結紮する。

への血流を確保する意味では，精管とともに精管動静脈も切断し，精管をできるだけ裸にしないのがよい[7-124]。精管動脈を切断しても，精巣側精管断端は精巣側から逆流する動脈で栄養されるので問題ない[7-119参照]。吻合は手術用顕微鏡下に，粘膜を10-0ナイロン糸，筋層を9-0ナイロン糸で吻合する。粘膜吻合は，粘膜と精管筋層の最内層の縦走筋を含める程度の薄さで行うのがよい。

精巣生検

精巣生検は，陰嚢皮膚，肉様膜，精巣固有漿膜，精巣白膜を順次切開して精巣組織を摘出する。精巣内での血流は，精巣上体体部の裏側から精巣白膜を貫いた精巣動脈が，精巣白膜直下の血管膜内を精巣前面のフリーボーダーに向かって走行し，最前面（フリーボーダー）で多数の枝に分かれ，精巣小葉間を精巣網に向かって中心に走行する（求心動脈＝centripetal arteries）[7-125]。求心動脈は折り返して精巣白膜に向かう（遠心動脈＝centrifugal arteries）。血管造影の研究では，主要動脈は精巣の尾側白膜下に多いこと，精巣の長軸に直角の方向に走行することが多いことなどが示されている。精巣生検で精巣白膜に小切開を加える際に，主要動脈を損傷しにくい位置として[7-126]のような位置が推奨されているが，白膜は横に切開するのがより安全と思われる。顕微鏡下精巣生検で，精巣白膜を大きく切開する場合には，縦に切開するグループと横に切開するグループがある。精巣内の動脈分布からは両者とも一長一短ある。

[7-124] 精管精管吻合術

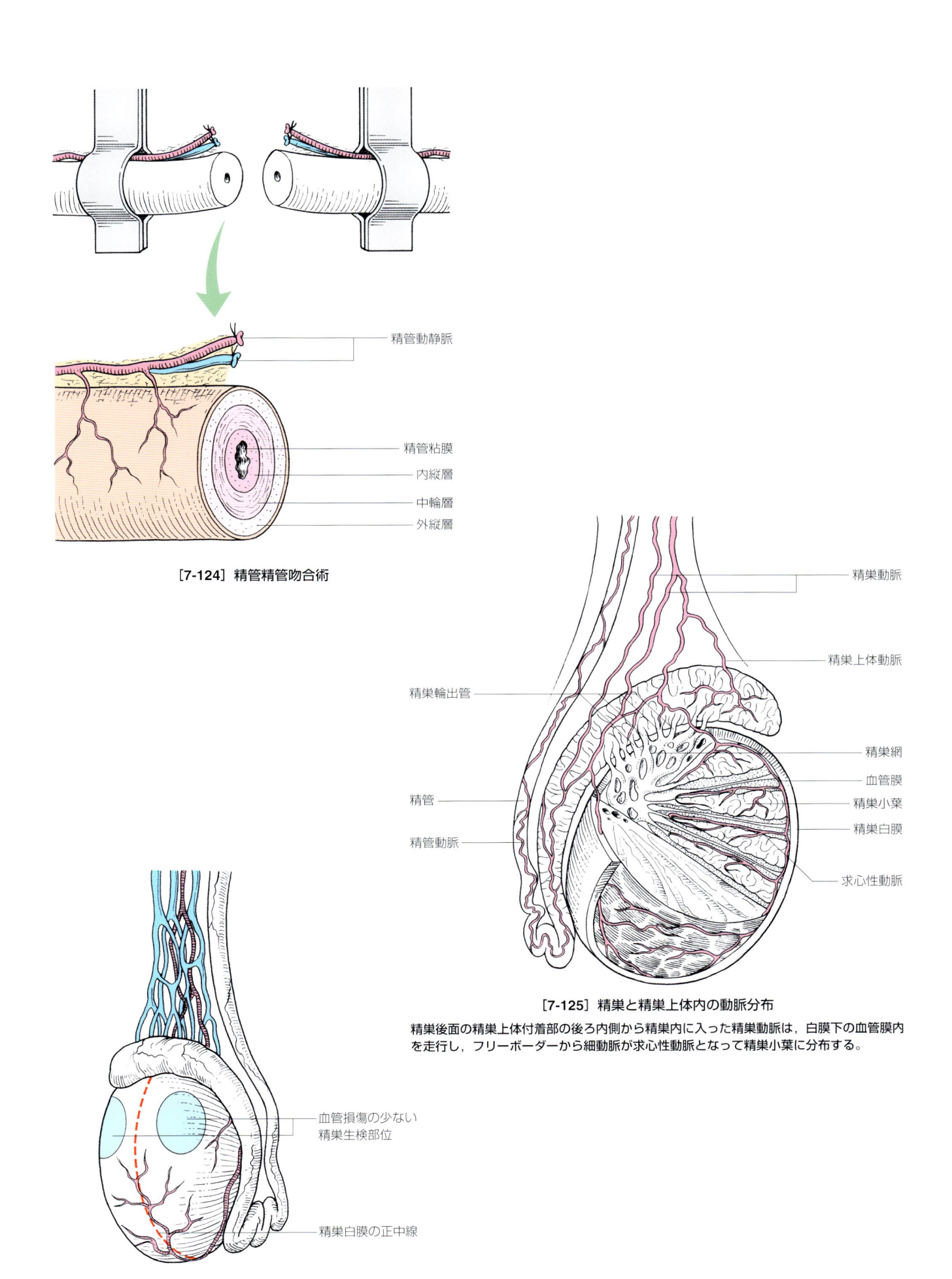

ラベル（上から下）:
- 精管動静脈
- 精管粘膜
- 内縦層
- 中輪層
- 外縦層

[7-125] 精巣と精巣上体内の動脈分布

ラベル:
- 精巣動脈
- 精巣上体動脈
- 精巣輸出管
- 精巣網
- 血管膜
- 精巣小葉
- 精巣白膜
- 精管
- 精管動脈
- 求心性動脈

精巣後面の精巣上体付着部の後ろ内側から精巣内に入った精巣動脈は，白膜下の血管膜内を走行し，フリーボーダーから細動脈が求心性動脈となって精巣小葉に分布する。

[7-126] 主要動脈損傷の危険が少ない精巣生検部位

ラベル:
- 血管損傷の少ない精巣生検部位
- 精巣白膜の正中線

泌尿器科手術と解剖—195

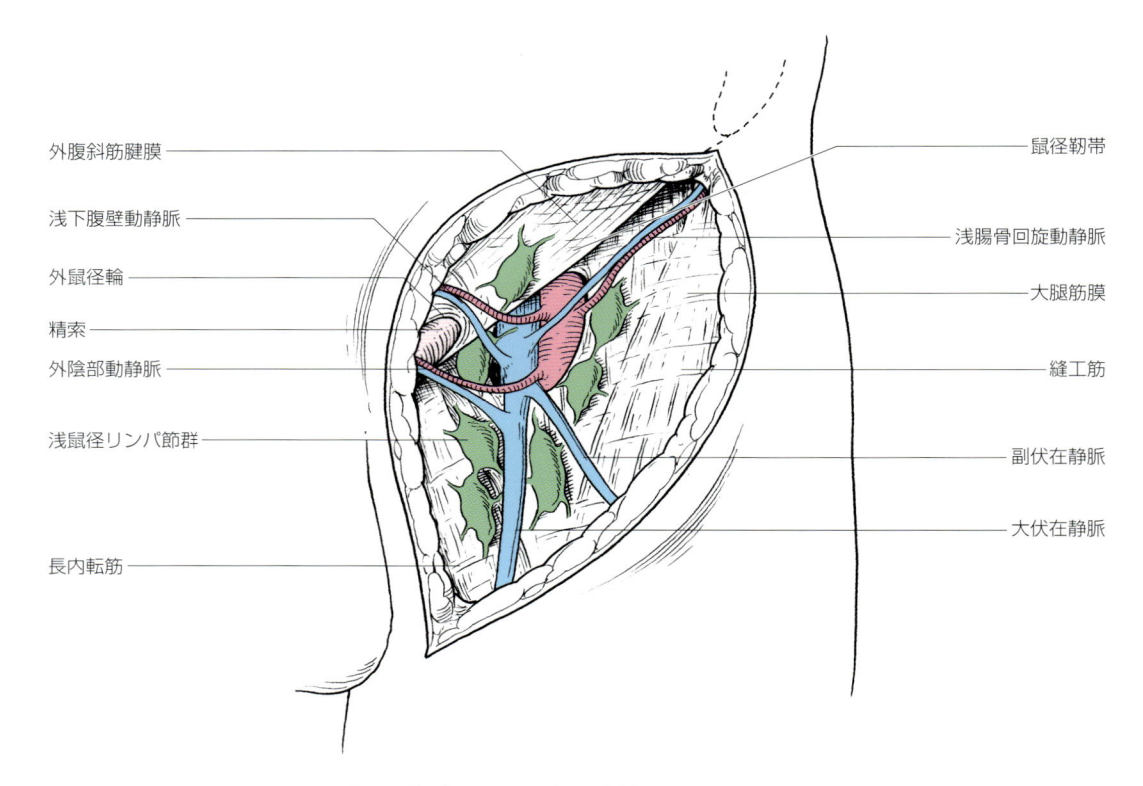

[7-127] 浅鼠径リンパ節と血管，筋との位置関係

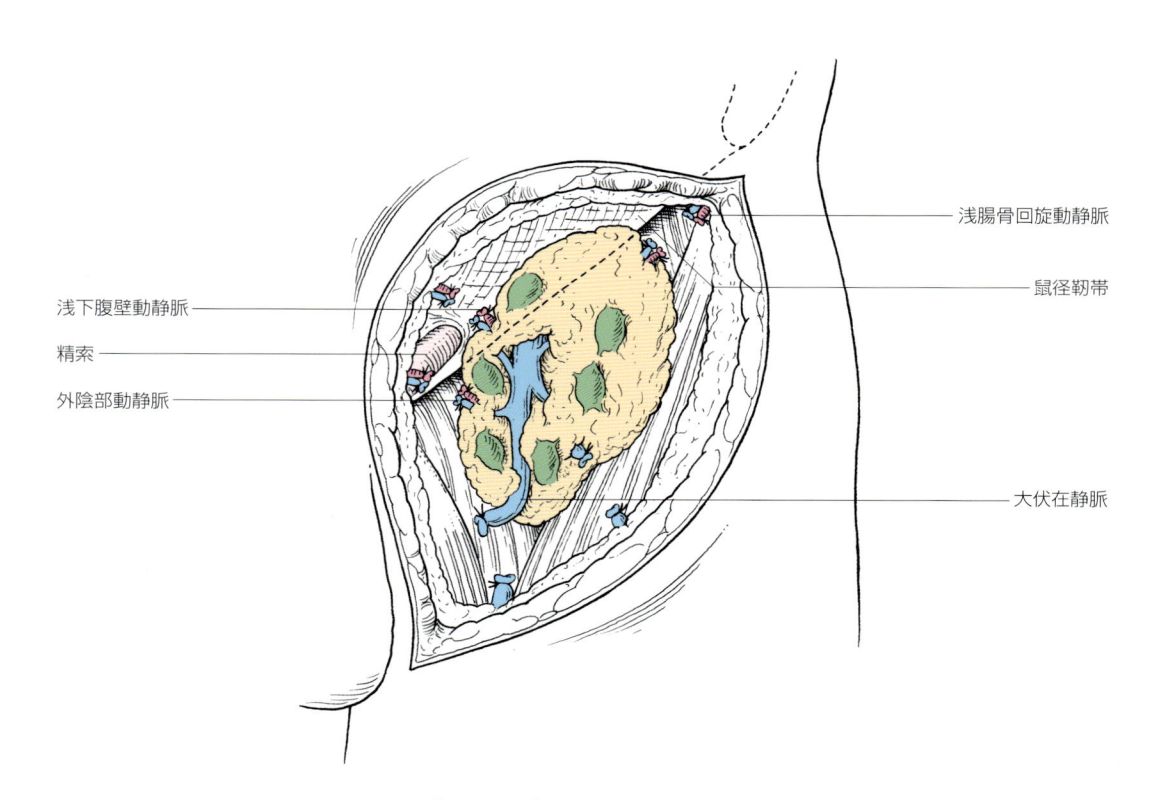

ラベル（左）：外腹斜筋腱膜／浅下腹壁動静脈／外鼠径輪／精索／外陰部動静脈／浅鼠径リンパ節群／長内転筋
ラベル（右）：鼠径靭帯／浅腸骨回旋動静脈／大腿筋膜／縫工筋／副伏在静脈／大伏在静脈

[7-128] 浅鼠径リンパ節郭清術
大伏在静脈をはじめ表層の血管を処理し，大腿筋膜とScarpa筋膜との間の脂肪層を一塊として摘出する。

ラベル（左）：浅下腹壁動静脈／精索／外陰部動静脈
ラベル（右）：浅腸骨回旋動静脈／鼠径靭帯／大伏在静脈

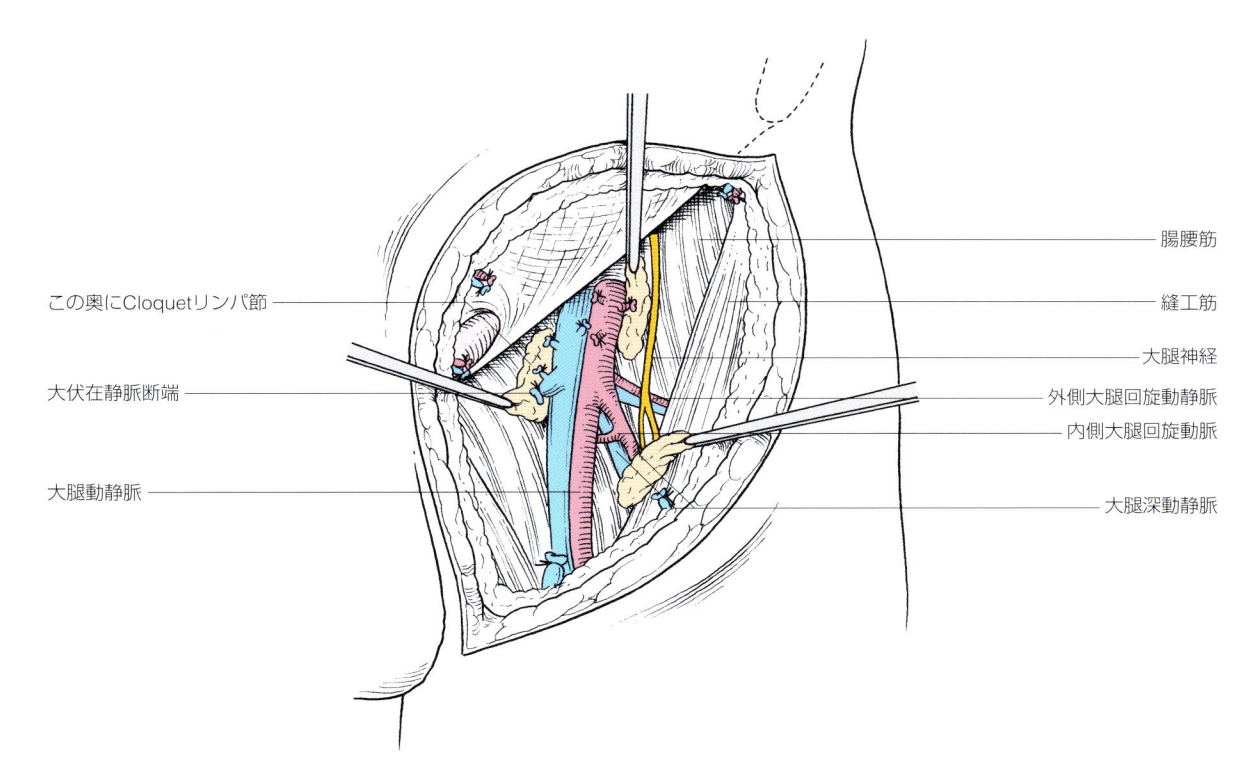

[7-129] 深鼠径リンパ節郭清術
大腿動静脈に沿って，鼠径靱帯後面のリンパ節まで郭清する。

主な指示ラベル：
- この奥にCloquetリンパ節
- 大伏在静脈断端
- 大腿動静脈
- 腸腰筋
- 縫工筋
- 大腿神経
- 外側大腿回旋動静脈
- 内側大腿回旋動脈
- 大腿深動静脈

鼠径リンパ節郭清術

陰嚢，陰茎，尿道，亀頭のリンパは，まず浅鼠径リンパ節に流入する。その分布は，鼠径靱帯，長内転筋外縁，縫工筋内縁で形作られる大腿三角の，表層のScarpa筋膜と大腿筋膜の間に存在する。浅鼠径リンパ節から，大腿動静脈に沿って存在する深鼠径リンパ節へ，さらに大腿管を通って外腸骨リンパ節に還流する[7-127]。

鼠径リンパ節郭清術では，鼠径部皮膚の血流を温存するためにScarpa筋膜より表層の脂肪組織は皮膚につけて剝離する。まず，恥骨結節より15cmほど尾側，長内転筋と縫工筋が交わる付近で大伏在静脈を結紮し，リンパ節を含む周囲組織をつけて，大腿筋膜表面に沿って頭側に剝離を進める。大伏在静脈の大腿静脈分岐まで剝離が進めば，この部位で大伏在静脈を再度結紮切断し，さらに大腿筋膜に沿って，鼠径靱帯のやや頭側まで，脂肪組織を一塊に摘出する[7-128]。通常は，この時点で術中迅速で浅鼠径リンパ節への転移の有無を確認する。深鼠径リンパ節郭清を行う場合は，大腿動脈に沿って大腿筋膜を縦に開放し，動静脈周囲の脂肪組織をリンパ節とともに郭清する。大腿管の最も奥（骨盤側）に存在するのがCloquetリンパ節である[7-129]。

（文献はp217を参照）

7 ― 泌尿器科手術と解剖
後腹膜リンパ節郭清術
開放手術

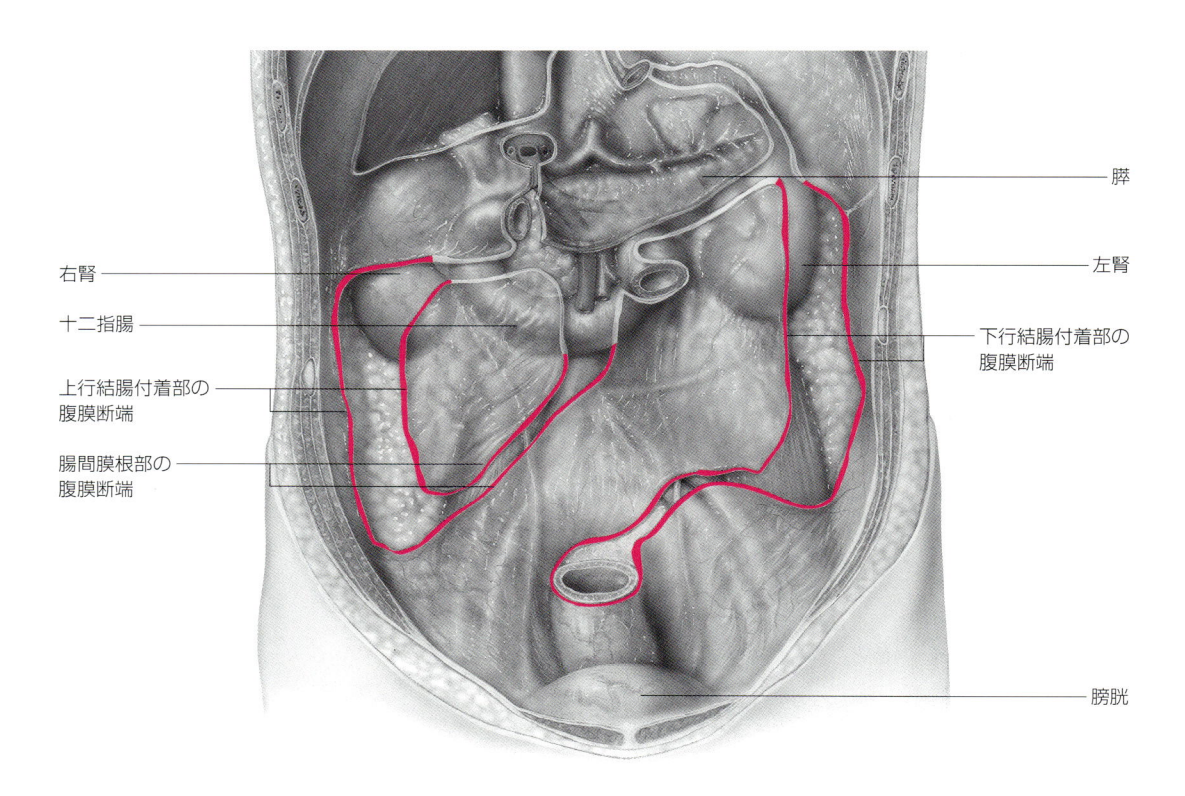

図中ラベル：膵、左腎、下行結腸付着部の腹膜断端、膀胱、右腎、十二指腸、上行結腸付着部の腹膜断端、腸間膜根部の腹膜断端

[7-130] 後腹膜臓器と腹膜付着部

　後腹膜リンパ節郭清術は，精巣腫瘍の集学的治療の一環として重要な位置を占めるものである。本術式は，導入化学療法後の残存病変切除として行われることが多い。この場合周囲組織との癒着が強く，剥離が困難であり，大きな視野の確保と的確な解剖学的理解が要求される。

　一方，病期診断にてStage Ⅰ（画像上，明らかな後腹膜リンパ節転移を認めない）の症例に対し，modified templateを用いた射精神経温存後腹膜リンパ節郭清術が行われる場合は，腹部交感神経の解剖学的理解が重要となる。これらの点を踏まえ，ここでは後腹膜リンパ節郭清術に必要な解剖について詳述する。

後腹膜臓器と腹膜付着部との位置関係 [7-130]

　一般に後腹膜リンパ節郭清術を行う場合，経腹的に行われる。腹部正中切開で腹腔内に入り最初に目に入るのは，大網・腸管・肝臓・脾臓などの臓器である。これらの後方に後腹膜臓器として，下大静脈・大動脈・腎臓・膵臓・十二指腸・尿管などがひかえているわけである。これらをうまく展開するためには，まず最初に腹腔内臓器をうまく展開し，後腹膜腔に入るべく壁側腹膜を切開する必要がある。その際，やみくもに切開するわけでなく入るべき適切な部位が存在する。そのため，ここでは後腹膜臓器と腹膜付着部との位置関係を示す。このなかで重要なものは，図中で赤線で示した腸間膜根部の腹膜断端・上行結腸付着部の腹膜断端・下行結腸付着部の腹膜断端である。

　まず腸間膜根部の腹膜断端の下方を切開するとその下には腸骨血管，尿管，右精巣静脈，下大静脈が存在し，さらにそれを上方にたどり左方に進むと，その下には大動脈，上方には膵臓が存在する。一方，上行結腸付着部の腹膜断端外側の切開は，われわれが経腹的右腎摘除術を行う場合最もポピュラーな切開線であるが，この腹膜断端の上方には右腎が存在し，さらにその内側には十二指腸下行部が存在している。これをさらに起こすと，下大静脈・右腎静脈が存在している。下行結腸付着部の腹膜断端の外側の切開も経腹的左腎摘除術を行う際に重要な切開線であり，これを上方にたどると左腎

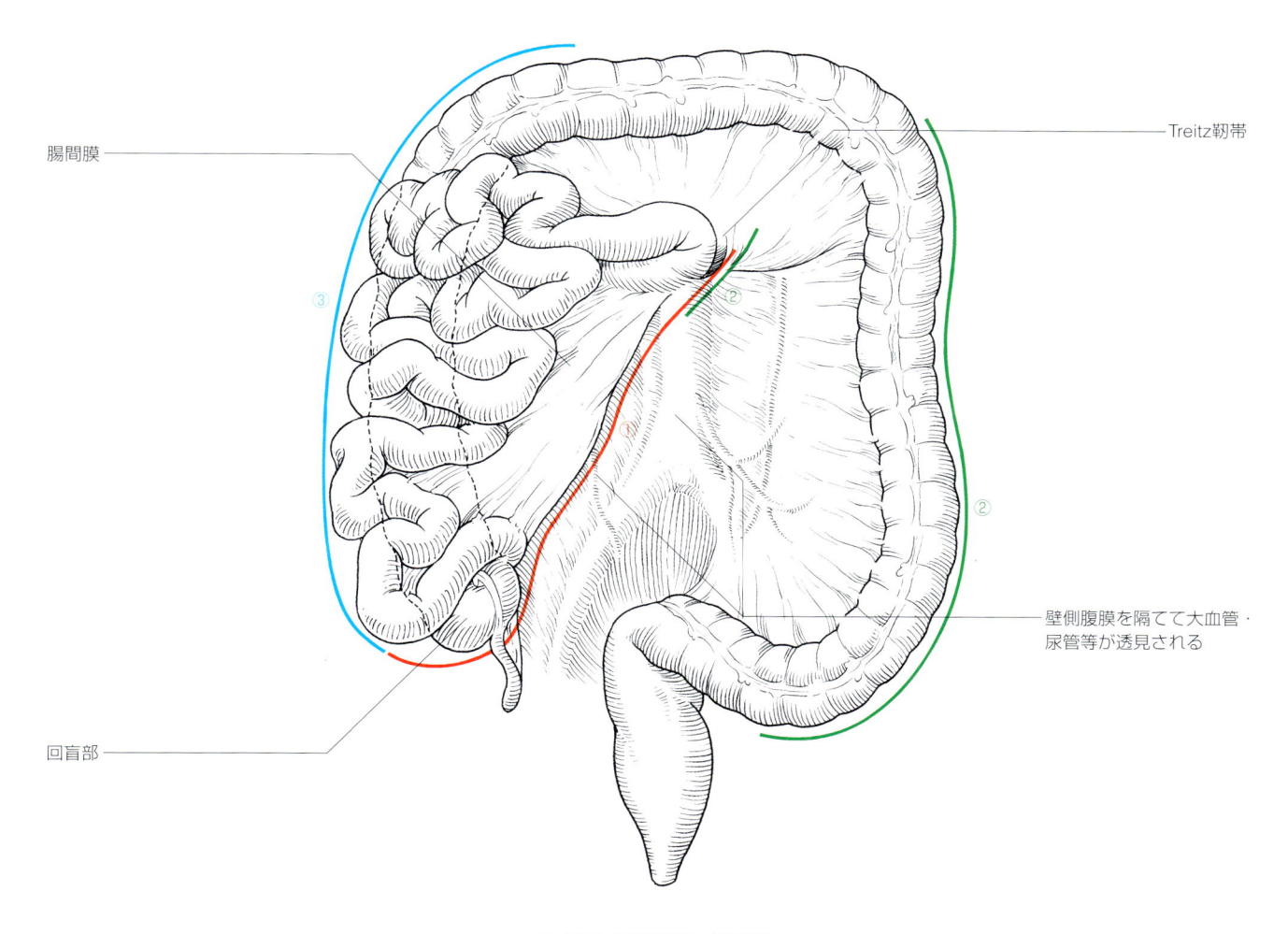

[7-131] 壁側腹膜の切開線
①右側templeteの際の切開線，②左側templeteの際の切開線，③拡大郭清時の切開線

が存在，さらに腹腔内臓器として脾臓が目に入ってくる。このような位置関係を十分理解すると，以下に示す壁側腹膜の切開の意味が理解される。

壁側腹膜の切開線

壁側腹膜の切開線[7-131]は，郭清の目的によって異なってくる。まず，右側腫瘍に対する神経温存後腹膜リンパ節郭清術を行う場合は，そのtemplate[7-132]に従い，切開線①を選択する。この場合，壁側腹膜の切開はTreitz靱帯の高さから腸間膜付着部に沿い，回盲部まで切開することになる。これを拡大し，わかりやすく示したのが[7-133]である。このように切開すると，視野の中に，後腹膜の脂肪組織に包まれた大血管（下大静脈・大動脈）が露出される。さらに右側templeteで重要な解剖学的指標である右腎静脈・右尿管・右腸骨血管が明確になる。

一方，左側腫瘍に対する神経温存後腹膜リンパ節郭清術を行う場合は，そのtemplate[7-132]に従い，切開線②を選択

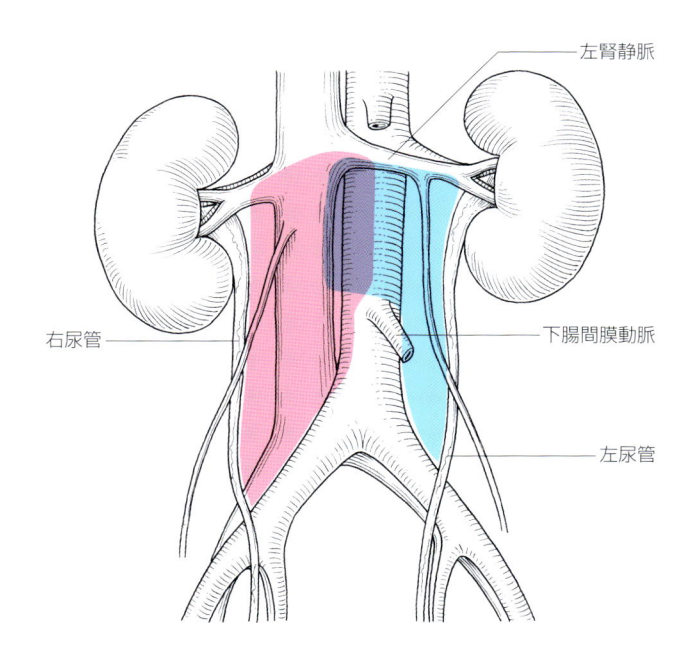

[7-132] 神経温存後腹膜リンパ節郭清術のtemplete
■は右側templete，■は左側templete。

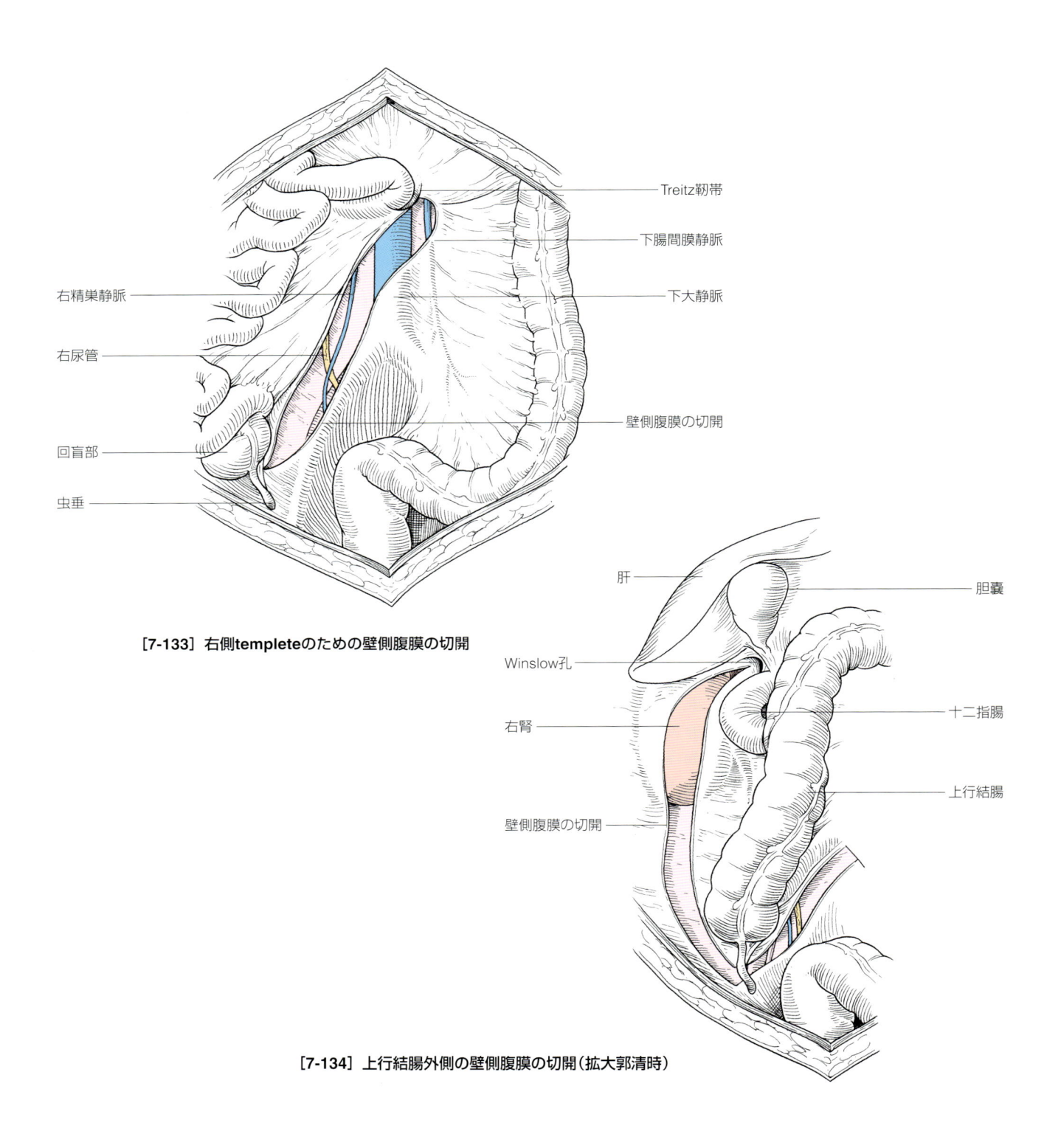

[7-133] 右側templeteのための壁側腹膜の切開

[7-134] 上行結腸外側の壁側腹膜の切開（拡大郭清時）

する。この場合，壁側腹膜をS状結腸・下行結腸外側で切開し，経腹的左腎摘除術に準じ腸管を内側によせるような形で剥離を進め，大動脈まで露出する。さらに大動脈下大静脈間のスペースを展開するために，右側templetaのための壁側腹膜切開線の一部が重複するが，Treitz靱帯の高さから十二指腸陥凹までの壁側腹膜も切開することになる。

最後に化学療法後の残存病変（特にBulky tumor）を含めた根治的後腹膜リンパ節郭清術を行う場合の展開を示す。壁側腹膜の切開線は，[7-132]の①と③を連続する形になる。すなわち，切開線①の最尾側である回盲部を回り込み，上行結腸の外側に沿い，上方に切開を進める。[7-134]にその詳細を示す。上方にたどると，Gerota筋膜に包まれた右腎が視野に入る。さらに十二指腸の存在に十分に注意しつつ，切開線をWinslow孔方向に延ばす。その後回盲部を上方に引き上げるようにしつつ，内側は腸間膜根部の付着部の剥離面を剥離し，さらに上行結腸を内側に剥離し十二指腸も内側に剥離すると[7-135]のような視野が得られる。ここで腸管を腸バックに入れて創外に出すと，大血管周囲の郭清には最も良好な視野になる。ここで重要なことは，腸管がねじれて血行障害を起こす可能性があることを十分意識することである。さら

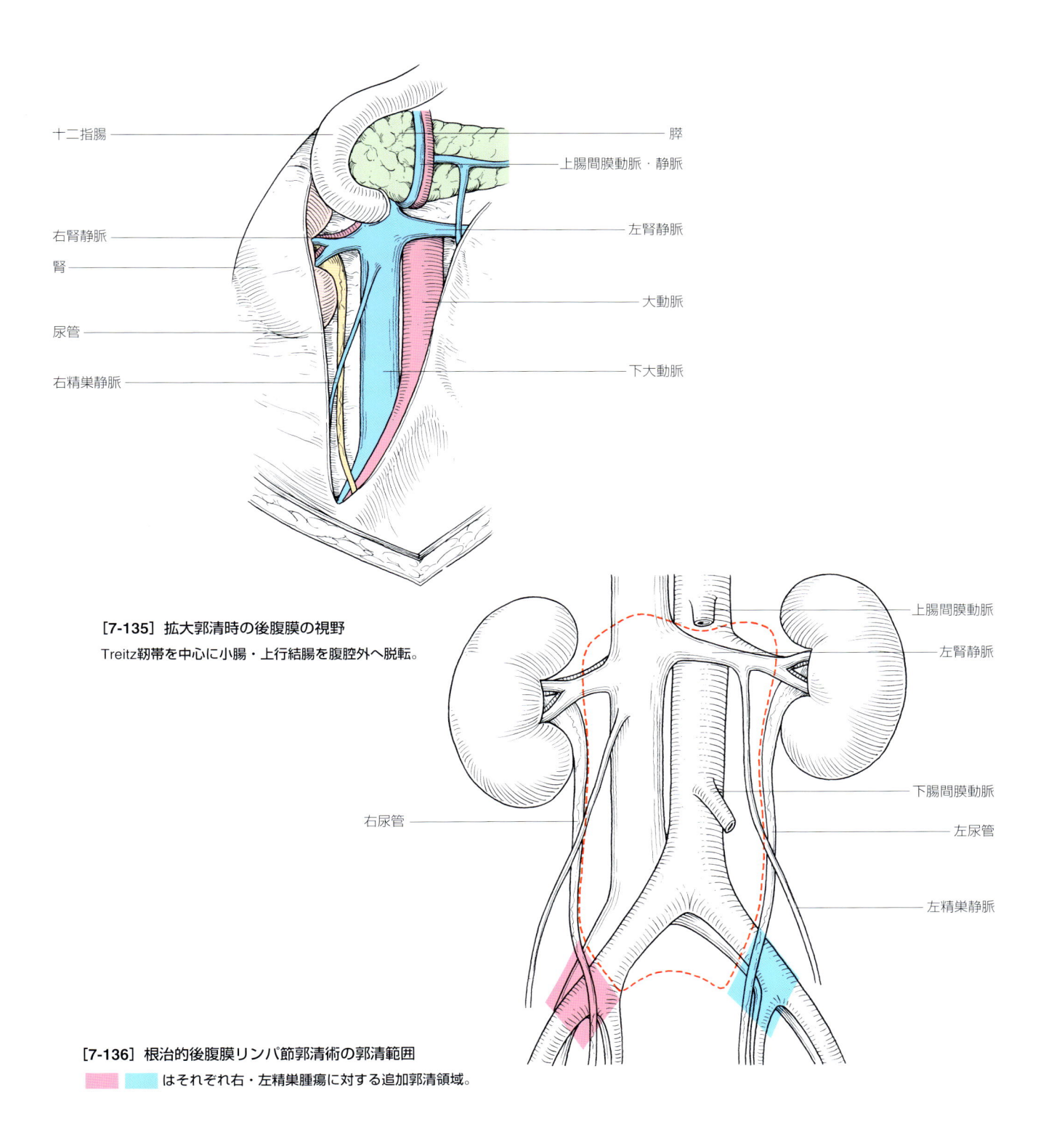

[7-135] 拡大郭清時の後腹膜の視野
Treitz靱帯を中心に小腸・上行結腸を腹腔外へ脱転。

[7-136] 根治的後腹膜リンパ節郭清術の郭清範囲
■ ■ はそれぞれ右・左精巣腫瘍に対する追加郭清領域。

に腸管の付着部に存在する膵臓の存在に十分注意を払う必要がある。しばしば術野の展開のために，付着部を圧迫することがあり，術後膵炎の原因となるからである。[7-135]のように展開し，壁側腹膜の開放部から後腹膜を見ると，脂肪組織(場合によっては，化学療法後の瘢痕組織)に覆われた下大静脈・右腎静脈が見られるばかりでなく，大動脈下大静脈間の郭清において最も重要な指標になる左腎静脈も十分視野の中に入ってくる。拡大郭清に際し，左尿管および左精巣静脈を下方に展開するために切開線②を追加することでほぼすべての病変に対応できるようになる。

[7-136]に根治的後腹膜リンパ節郭清術の郭清範囲を示す。解剖学的には頭側は上腸間膜動脈起始部より，尾側は内外腸骨動脈分岐部までであり，外側は両側尿管までの範囲である。

泌尿器科手術と解剖—201

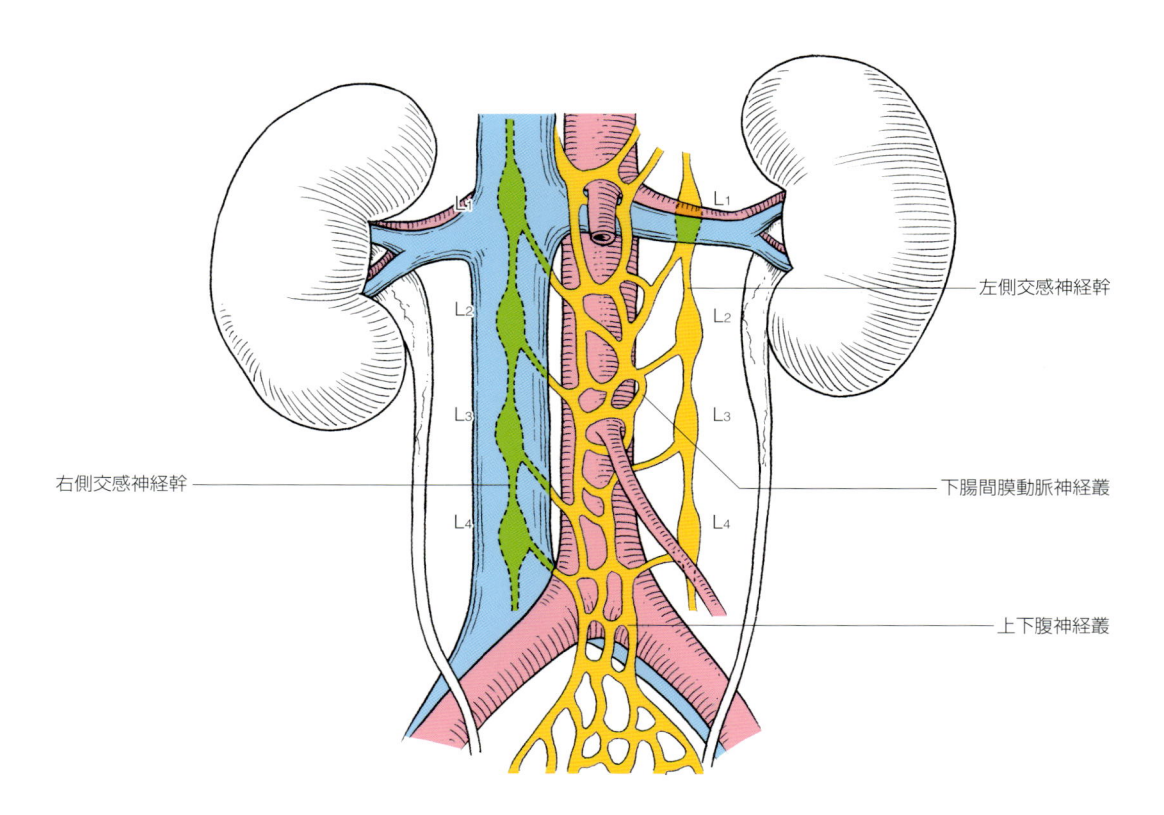

[7-137] 交感神経幹・腰部交感神経枝と下腹神経叢

交感神経幹・腰部交感神経枝と下腹神経叢 [7-137]

交感神経幹は椎体の両側を走行している。右側の交感神経幹は下大静脈の真後ろを走行しているが，左側では大動脈の後外側に位置している。左右の交感神経幹に存在する腰部交感神経節からそれぞれに対応した腰部内臓神経（L_1, L_2, L_3, L_4）が出て，これらは大動脈前面でネットワークをつくり，下腸間膜動脈起始部周囲で密な神経叢が形成される。この神経叢はその下方に存在する上下腹神経叢（大動脈分岐部前面に存在）につながっている。さらに神経叢はここより約4cm下方（総腸骨静脈の高さ）で左右の下腹神経に分かれ，直腸両側で下下腹神経叢を形成する。射精機能を温存する場合には，特に下腸間膜動脈起始部の神経叢とその下方に存在する上下腹神経叢を温存することが必要であり，さらに腰部交感神経節から斜走し，下腸間膜動脈神経叢に入る腰部内臓神経（特にL_2, L_3, L_4）の片側を残す必要がある。

次いで神経温存を図る場合に問題になるのは，大血管と交感神経枝・リンパ節の位置関係（特に深さ）の理解である。交感神経枝の走行は，表面的には数々の成書をみればある程度理解されるが，実際神経温存後腹膜リンパ節郭清術を施行してみると，交感神経枝が存在している深さがなかなか理解しにくい。解剖学的には[7-138]のような断面像になっているが，どのようにアプローチすべきかは明確になっているとはいいがたい。わかりやすくいえば，下大静脈はその前面には交感神経枝は走行せず，神経叢もないため，右側郭清ではまず下大静脈の直上で，血管表面まで入り下大静脈周囲の組織を左右に"Split and Roll Technique"で剥がす。そして大動脈側（つまり左方）の脂肪組織の中で交感神経枝をさがし，確保すればよいわけで，丹念に剥離すると，この交感神経枝（L_2, L_3, L_4）が下腸間膜動脈神経叢までわれわれを誘導してくれる。一方，左側郭清を行う場合，大動脈直上からアプローチしてしまうと交感神経のネットワークのなかに入ってしまい，交感神経枝の走行がわからなくなってしまうおそれがある。したがって左側を行う場合は，尿管と大動脈の間で左の交感神経幹を同定し，ここから大動脈方向に斜走する交感神経枝を確保，末梢側に剥離するほうが確実である。このような神経解剖を正確に理解し，さらに神経線維を愛護的に操作することができて初めて術後の射精障害の発生は防がれる。

（文献はp217を参照）

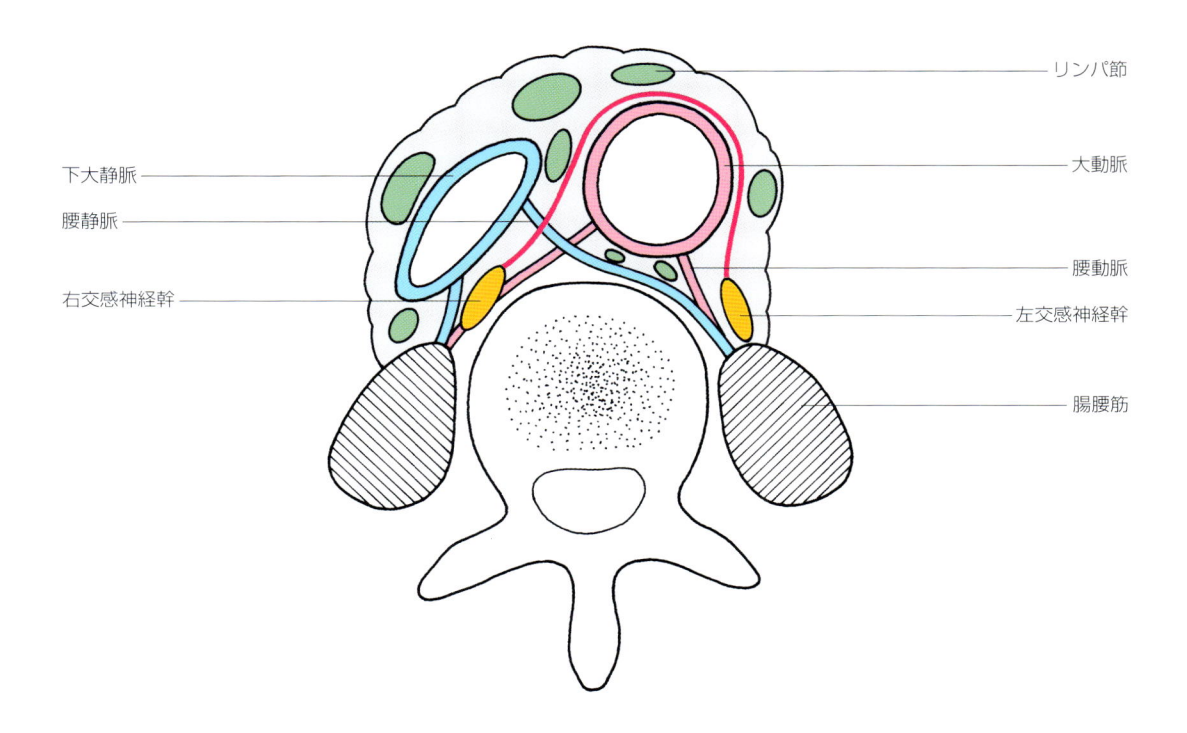

[7-138] 大動脈・下大静脈・リンパ節・交感神経幹の位置関係
―― は交感神経枝の走行を示す。

7 ─ 泌尿器科手術と解剖
後腹膜リンパ節郭清術
腹腔鏡下手術

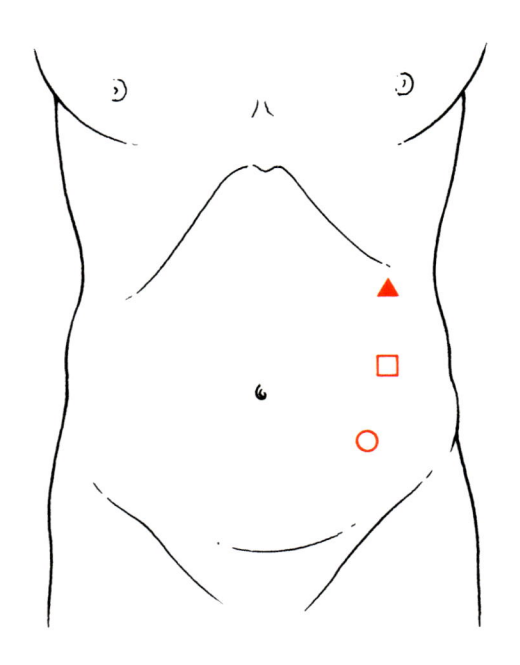

[7-139] ポートの設置位置
仰臥位として，3本のポートを設置。
○：McBurney's point，12mmカメラポート，□：12mm操作鉗子用，▲：5mm操作鉗子用

　後腹膜リンパ節郭清術（RPLND）は，通常，開放性手術で経腹腔式に行われているが，腹腔鏡下RPLNDでは，経腹膜到達法と後腹膜到達法で行われている[1〜3]。経腹膜到達法で大血管周囲へ到達するのは腎摘と同様のアプローチであるので，ここでは後腹膜到達法でのRPLND時に大血管周囲へ到達するために必要な解剖を中心に述べる。

皮膚切開から後腹膜腔への到達

　患者は仰臥位とし，McBurney's point（上前腸骨棘と臍を結ぶ線上の外側3分の1の点）に小皮切を置き，ここから腹膜外スペースに達する。腹壁から腹膜を鈍的に剥離しつつ腸腰筋まで示指を到達させる。このスペースをバルーンダイセクターで拡張させて，後腹膜腔での操作腔を確保する。内視鏡は，McBurney's pointに挿入し，ここから郭清範囲を観察することになる[7-139]。

　郭清に先だって，[7-140]に示すごとくmodified unilateral templateの範囲で大血管周囲脂肪組織を明らかとするように腹膜を前方に挙上するが[4]，この時，腹膜を損傷しないよう大血管周囲脂肪組織と腹膜との間の適切なスペースを大きく展開するのがポイントである。すなわち，左側では，左総腸骨動脈，下腸間膜動脈（inferior mesenteric artery；IMA）分岐部以下の大動脈左面，IMA分岐部から左腎静脈までの大動脈と下大静脈の前面であり，右側では，右総腸骨動脈，IMA分岐部以下の大動脈右面，IMA分岐部から左腎静脈までの大動脈前面，右総腸骨静脈から腎静脈までの下大静脈前面と右面を郭清に先だってあらかじめ十分に展開しておく。このスペースは本来，粗な結合組織しかないので，腫瘍や炎症による癒着がなければ，鈍的な剥離操作と気腹のみで後腹膜スペースがドーム状に展開される。

外側円錐筋膜および腎筋膜後葉の切開

　総腸骨動脈よりやや頭側の高さで腹膜および外側円錐筋膜を前方へ持ち上げるように張力をかけると，腸腰筋あるいは腰方形筋に付着する外側円錐筋膜が認められる。この膜を頭尾方向に切開すると，もう1枚の膜構造が認められる。これは腎筋膜後葉の尿管周囲に存在する部分である。これを腸腰筋に平行に切開すると尿管周囲組織あるいは尿管が同定される。

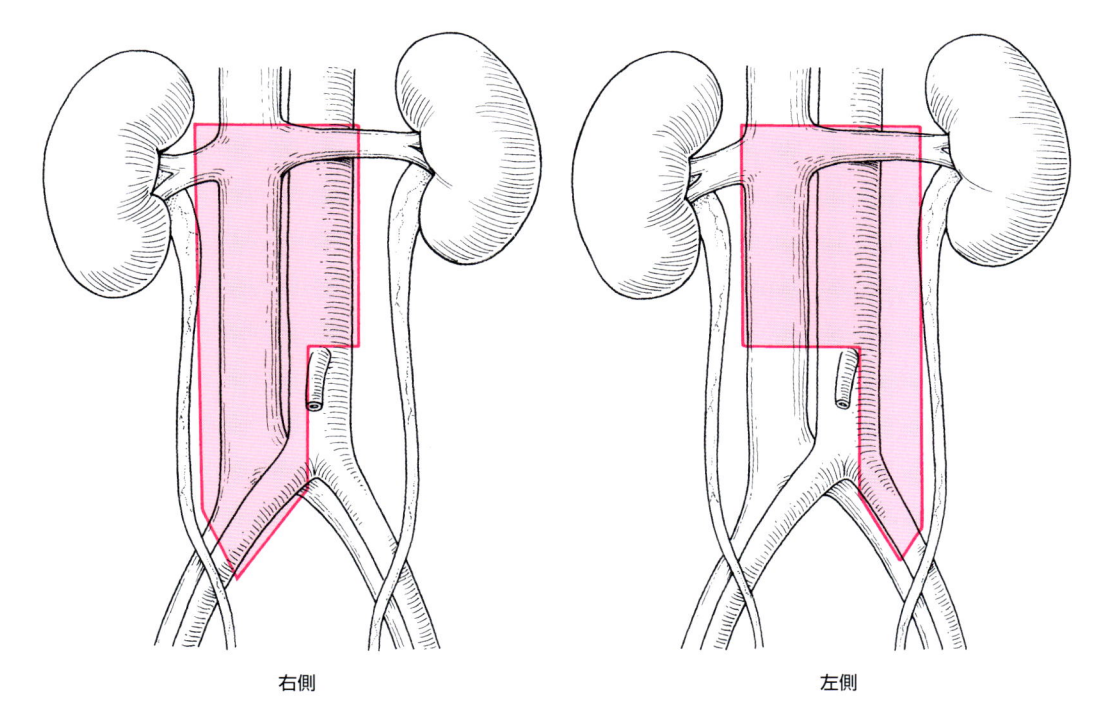

[7-140] modified unilateral templateでの後腹膜リンパ節郭清範囲

右側　　　　　　　　　　　左側

　尿管を前方に持ち上げつつ腸腰筋の固有の筋膜を筋層に残すように外側円錐筋膜と腎筋膜後葉を切開しながら尾側に向かい，尿管が総腸骨動脈を越え骨盤内に達するところまで追い求める。尿管をできるだけ尾側に追っておくと，あとの後腹膜腔の展開が容易になる。頭側では，外側円錐筋膜と腎筋膜後葉の切開を腎の中程のレベルまで行っておく。

腹膜の挙上と大動脈左面の後腹膜腔の展開

　総腸骨動脈周囲組織および腸腰筋前面と尿管周囲組織との間のスペースの展開を正中側に向かって進めていくと，大動脈分岐部および大動脈左面周囲の脂肪組織に到達できる。この層の展開は後腹膜到達法での腎摘の際に，外側円錐筋膜と腎筋膜後葉を切開して腎周囲脂肪組織と大動脈周囲脂肪組織との間のスペースを展開して腎門部に到達するのと同じ層の展開を，腎の下方のレベルで行っていることに他ならない[5]。大動脈左面の脂肪層と腎周囲脂肪層との間の剥離は腎動静脈のレベルまで容易に操作可能であるが，気腹による操作腔を確保するために，腎後面での腎周囲脂肪層と腸腰筋との間の剥離を十分に施行しておく。

大動脈前面から下大静脈前面までの後腹膜腔の展開

　modified unilateral templateでの郭清を行うために，下腸管膜動脈より頭側の大動脈前面と下大静脈前面のスペースを腎静脈前面まで十分に展開しておく必要がある。この層の解剖に関して，解剖体の腎周囲脂肪層に造影剤を注入した後にCTを撮影するという検討が行われており，腎周囲脂肪層（あるいは尿管周囲脂肪層）は，大動脈および下大静脈の前面を通って，対側の腎周囲脂肪層に連続していることが示されている[6),7)]。

　[7-141]にその模式図を示す。この左右の腎周囲脂肪層の連続は，腎門部以下骨盤内まで同様となっており，通常の臨床においては，出血や炎症の波及等の液体の貯留時のCTでしばしば観察されることがあるが，この後腹膜到達法でのRPLNDにおいては，気腹と鈍的な剥離操作のみで，この対側に続くスペースを展開・拡張することが可能である。すなわち，摘出するリンパ組織は大血管周囲の脂肪層に含まれており，腹膜と一緒に挙上するのは，腎周囲脂肪層（あるいは尿管周囲脂肪層）に連続する層ということになる。実際には，大動脈や下大静脈の前面では，腹膜の後面に脂肪層があるというよりは粗な結合組織の層があるのみのことが多い。この層の剥離を腹膜に寄りすぎると腹膜を損傷してしまい，後腹

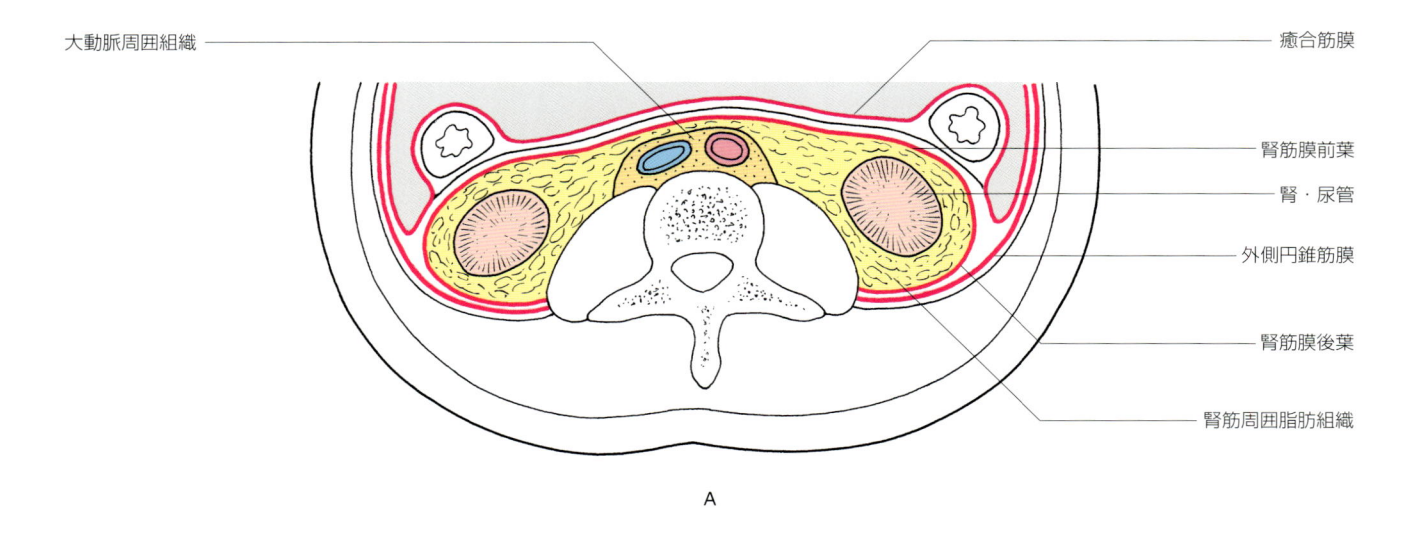

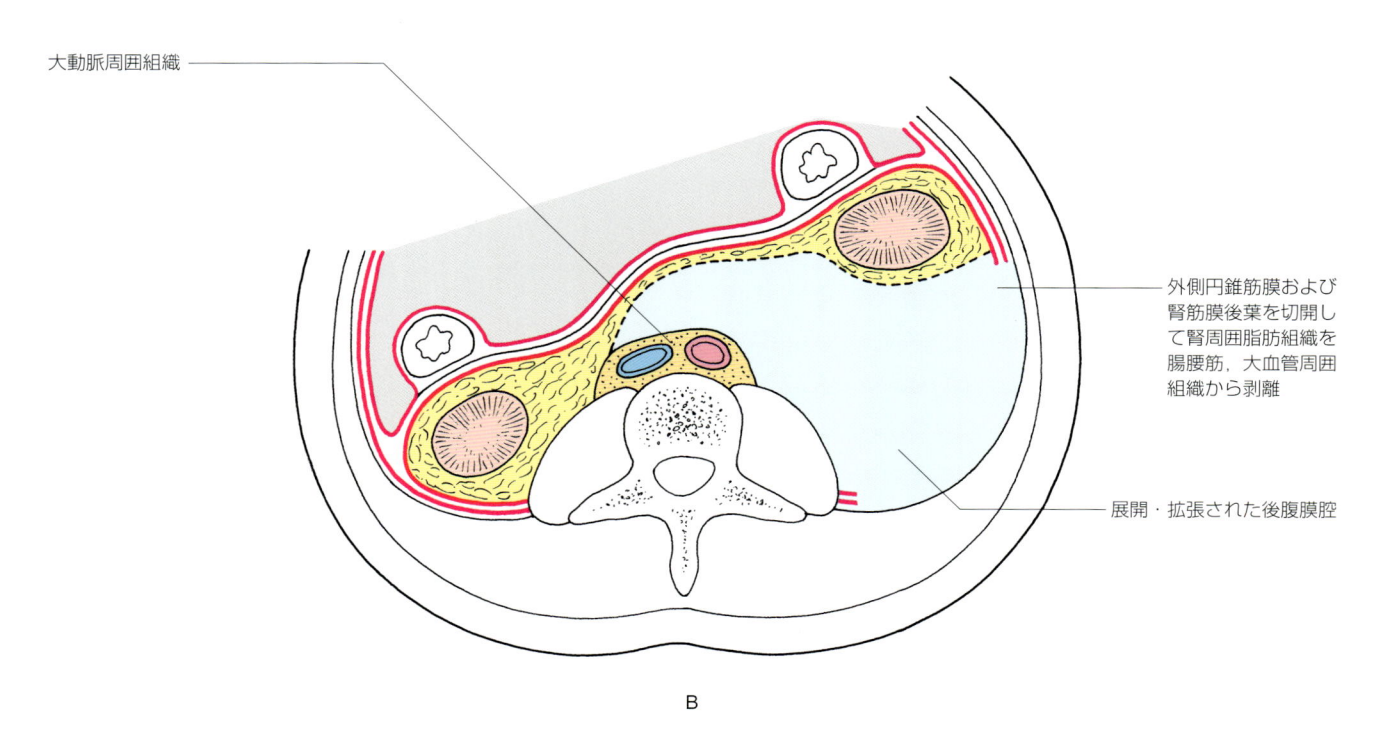

[7-141] 腎周囲および大動脈周囲の膜構造
A：腎周囲脂肪組織は大動脈・下大静脈前面を通って対側まで連続している。
B：腎周囲脂肪組織と大動脈周囲組織の間のスペースを展開。

図A ラベル（上から）：大動脈周囲組織、癒合筋膜、腎筋膜前葉、腎・尿管、外側円錐筋膜、腎筋膜後葉、腎周囲脂肪組織

図B ラベル：大動脈周囲組織、外側円錐筋膜および腎筋膜後葉を切開して腎周囲脂肪組織を腸腰筋、大血管周囲組織から剥離、展開・拡張された後腹膜腔

膜腔の展開が困難となる。大血管周囲の脂肪層に入り込まずに，この脂肪層がきれいに残るようなプレーンで剥離操作を進めるのがポイントである。この剥離操作を慎重に正中側に進めていけば，大動脈前面さらには下大静脈前面まで到達することができる。左側では，下大静脈前面のスペースの展開を左腎静脈起始部まで十分に行うと，後腹膜腔はドーム状に広がっており，眼前には腎静脈以下のリンパ節を含む大血管周囲脂肪層が十分に観察可能となる。

［7-142］に展開が終了した時点の後腹膜鏡写真を示す。左右ともに，大血管周囲脂肪層があたかも薄い膜を被っているかのように観察される。このように後腹膜腔が十分に展開され，大血管周囲脂肪組織が直に観察可能な状態となれば，以

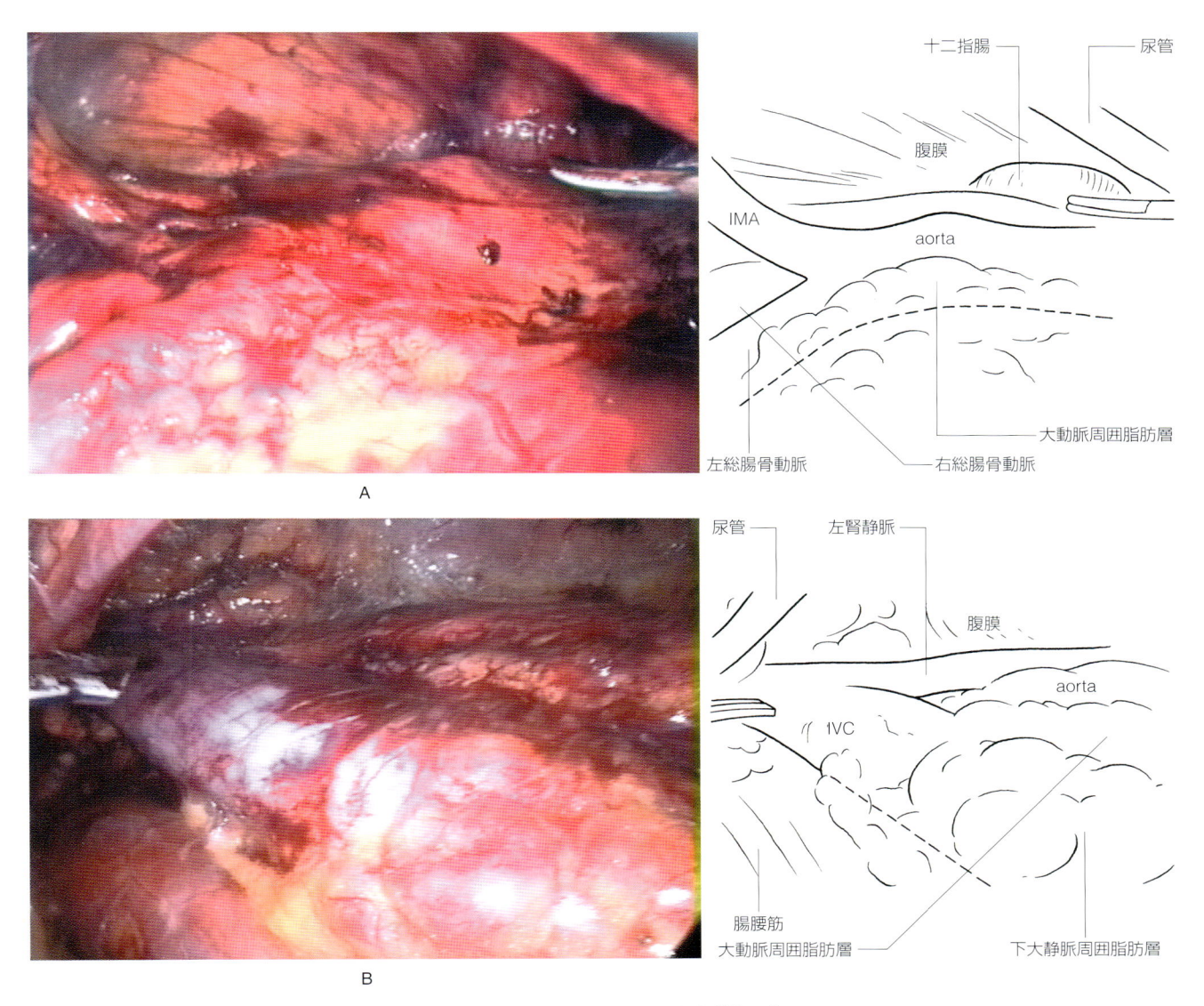

[7-142] 後腹膜腔の展開後の後腹膜鏡写真
A：左側，B：右側。どちらも，大血管周囲脂肪層を残して，腹膜が前方へ展開されている。

後は通常のRPLNDと同じ操作を腹腔鏡下に行うだけである。

modified unilateral templateでの後腹膜リンパ節郭清

［7-140］のtemplateで，総腸骨動脈リンパ節から郭清を開始し，断端はクリッピング処理を行いリンパ液の漏出を防止する。特に腎静脈前面には，比較的太いリンパ管が見られ，ここからのリンパ液の漏出は乳糜リンパ液となることが多い

ので，確実にクリッピング処理をしておく。途中，上下腹神経叢を同定して温存し［7-143］，同側の腰部交感神経は原則として切除するが，対側の腰部交感神経は温存する。明かな転移を認めない症例，特に，Stage I 症例でのRPLNDにおいては，同側のL$_3$，L$_4$の腰部交感神経の温存も可能である。［7-144］に左右それぞれ同側の腰部交感神経を温存した写真を示す。著者らは温存した交感神経を電気的に刺激して射精機能が保たれていることを確認している[8),9)]。

（文献はp218を参照）

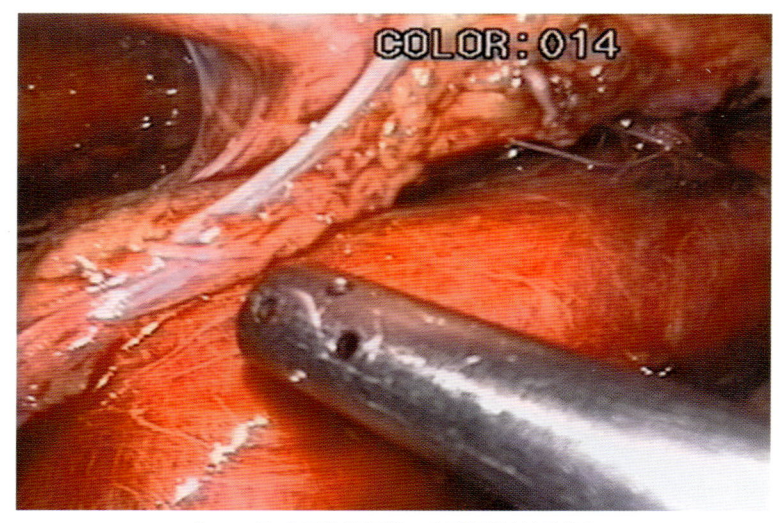

［7-143］上下腹神経叢の大動脈分岐部付近

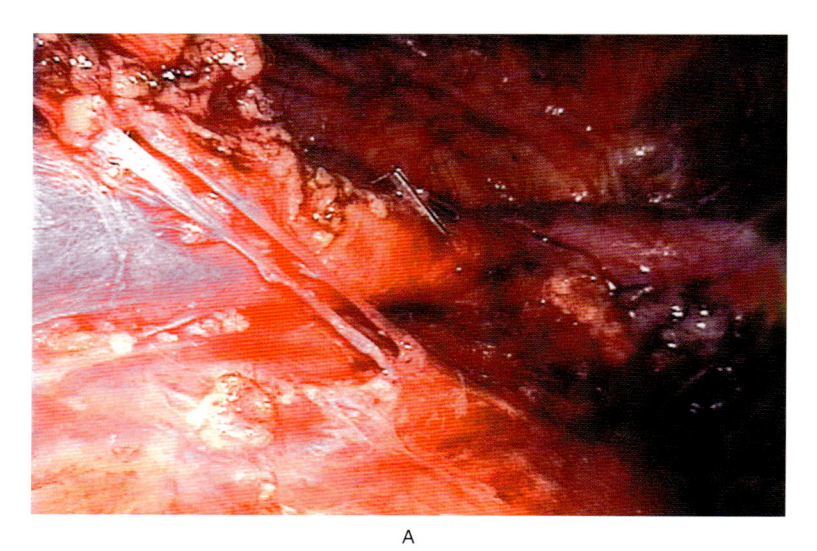

A

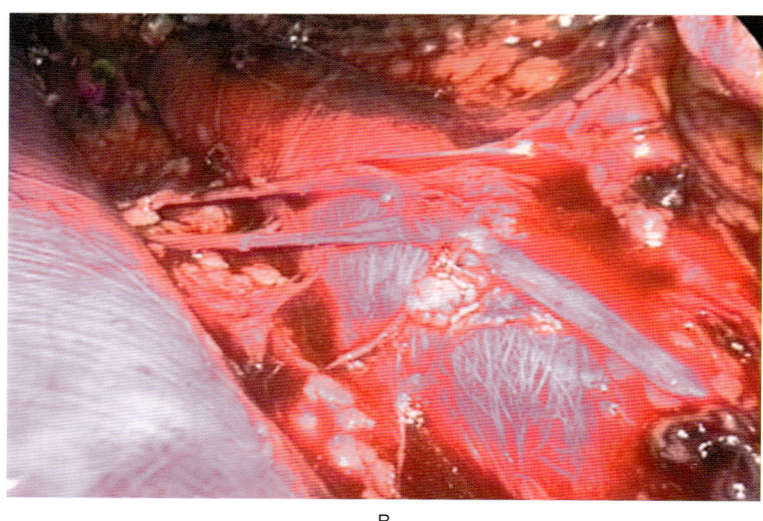

B

［7-144］腰部交感神経
A：温存した左側の腰部交感神経（L_3, L_4），B：温存した右側の腰部交感神経（L_3, L_4）

人名の付いた臓器・手術器具−2
人名の付いた手術器具と切開法

　外科手術は，古代から現代にいたる数千年の医学の歴史のなかで，さまざまな変遷を遂げてきた。そのなかで外科学をはじめとして広く近代医学の起点になったのが，Andreas Vesaliusの手になる人体解剖学書「ファブリカ」である。それは，同じ1543年に出版されたNicolaus Copernicusの「天球の回転について」とともに，近代科学に転機をもたらした業績とされる。

　やがて19世紀中葉のエーテル麻酔と消毒法の出現によって外科学は急速に進歩し，外科医は競うように手術法を工夫し手術器具を考案するようになった。J Lister, CA Billrohth, G Simon, H Mikulicz, W Halsted, H Young等々，優れた外科医が常に創意工夫に満ちていたことが分かる。これら先達の名前がついた手技と道具が今日も手術室で活躍しているが，それは医学の歴史に直に触れていることでもある。

　しかし記憶は薄れやすく，考案者の本来の業績が忘れられ名前さえ朧になろうとしている。Originalityの尊重と事実の確認は科学の基本とされる。泌尿器科手術に馴染みのある人物を呼び起こしてみたい。

手術器具

鉗子　forceps

　いわゆる鉗子には，止血鉗子（hemostatic forceps）と組織臓器の把持鉗子（clamp）とがある。前者の代表が，咬合先端部が無鉤のPean forcepsと有鉤のKocher forcepsであり，19世紀後半から20世紀初頭に活躍した2人の外科医によってそれぞれ考案された。これを原型として今日では，全長110, 145, 185mmの大中小のサイズと，嘴部が直と湾曲のものがある。さらに長さと太さや嘴部の形状に工夫が凝らされ，そのなかにHalsted mosquito hemostatic forcepsやKelly forcepsなどがある。把持鉗子（clamp）には組織の挫滅が少なく確実な把持力が求められ，Satinsky, Allis, Potts, DeBakeyなど人名がついたものが多数ある。

剪刀　scissors

　大振りなCooper scissors，やや小振りで固い組織や縫合糸を切離するMayo scissors，繊細な組織用で柄が長いMetzenbaum scissors，さらに微細組織用の眼科用iris scissorsに大別される。それぞれに刃先が両側鈍円，鋭と鈍，両側鋭の3通りがあり，また刃部分の形状（直と彎曲），そして柄と刃の長さと太さに工夫が加えられ，多種多様の剪刃がある。

器具の持ち方・使い方

　剪刀と鉗子は柄の指環に親指と薬指を軽く入れて把持し，第2指と第3指は柄の外側寄りに軽く添える[B-1, B-2]。持針器は親指と第3, 4, 5指，そして手掌で包むように把持し，第2指を柄の外側寄りに軽く添える[B-3]。いずれも手背と手指関節が全体に丸みを帯びた形になる。こうすると器具を柔軟に扱え，また組織の感触が伝わるので，繊細な操作が可能になる。第2指を伸ばして柄の真上に置くと，手指手背の関節が突っ張って柔軟な操作ができない。

　持針器は針の彎曲に従って刺入するが，手首を捻ねるのではなく，前腕全体を回転させる。運針がスムーズで組織の損傷が少ない。

　剪刀の切開至適部は，刃先から中心に寄った部分にある（iris scissorsは先端部）。感触が滑らかで切離音もしない。また先端鈍円の彎曲型剪刀はlayer-to-layer dissectionに重用されるが，その際は平泳ぎの要領で刃部外側を用いて組織を掻き分けていく。

　術野は深部が広くなる"台形"に展開するが，その術野を確保できるか否かは器具の扱い方次第である。剪刀と鉗子は，刃や嘴部の彎曲を上向きにして扱う。操作部がよく見え，縫合糸が掛けやすく，手掌も上向きになって術野が狭くならない[B-1b, B-2b]。背筋を伸ばし両腕の脇を軽く締めた"自然体"の姿勢を保ち，器具を持つ手掌が目と向かい合うようにする。

切開法　incision

　深部臓器を対象とする泌尿器科手術では到達経路と術野の確保が重要であり，種々の切開法が工夫されてきた。

　下腹部切開法としてJ Phannenstielは皮膚筋膜の弓状横切開を行い（1900），RT Turner-Warwickはこれを改良して筋膜切開を腹直筋外縁におく恥骨上V字切開法にした（1965）。両側後腹膜腔への到達には胸骨突起を頂点とする肋骨弓下の逆V字型切開chevron incisionがあるが（R Chute, 1967），"chevron"は"軍人・警官などの山形紋章"の意で人名ではない。

　膵頭部，胆管，下大静脈と右腎門部の展開には，Winslow孔から十二指腸下降脚外縁に沿って後腹膜を縦切開し，十二

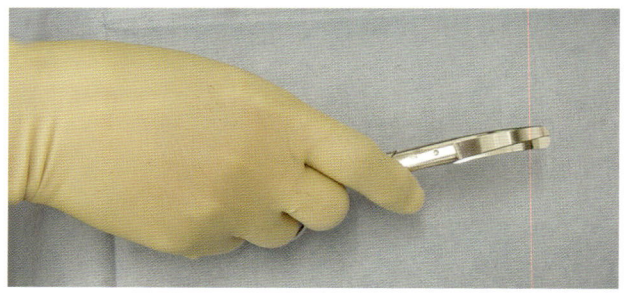

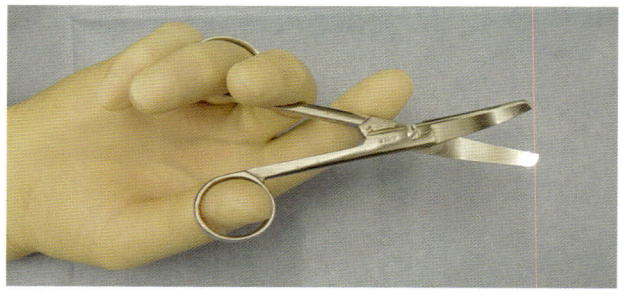

[B-1] 剪刀の持ち方

指腸を内上方に翻転するKocher maneuver(コッヘル授動)がある。右腎摘出術では，上行結腸外縁から横行結腸上縁に沿った後腹膜切開によって右側結腸を結腸間膜とともに中央に寄せる展開法がとられる。この後腹膜切開線をさらに延長して回盲部からTreiz靱帯にいたる腸管膜起始部を切開すると，小腸と結腸を一塊として腸管バッグに収納し創外に翻転できる。後腹膜腔が一望の下に展開されるので，浸潤性腎腫瘍の手術や後腹膜リンパ節郭清術に活用される(modified extended Kocher maneuver)。

人物点描

Astley P Cooper（1768～1841，英）

動脈瘤結紮術，ヘルニア手術，骨折処置など外科全般に卓越した外科医で，王立外科学会会長やGeorge4世の主治医を務めた。クーパー剪刀の考案者と推定される。

William S Halsted（1952～1922，米）

Johns Hopkins大学初代外科教授。乳癌，ヘルニア，胆石などの手術法と種々の器具を考案し，その門下からH CushingやH Youngなど著名な外科医を輩出した。手術用ゴム手袋も彼の手になるものだが，局所麻酔法の研究が招いた薬物中毒に人知れず苦しむ身でもあった。

Howard A Kelly（1858～1943，米）

Johns Hopkins大学初代婦人科教授。骨盤臓器・腎尿管手術の手術法と器具の開発のほか，深部癌ラジウム照射療法やsmall group teachingの導入など業績は幅広い。

Emil Theodor Kocher（1841～1917，スイス）

ベルン大学教授として外科全般にわたって数々の業績を残し，鉗子をはじめ手術器具，皮膚切開法，術野展開法，脱臼整復法などにその名が冠せられている。甲状腺外科の開拓者であり，甲状腺の病態生理の研究によって1909年ノーベル生理医学賞が授与された。

Joseph Lister（1827～1912，英）

石炭酸消毒法の開発者としてあまりにも有名だが，優れた外科医として術法や器具も数々考案している。その1つに生体吸収性縫合糸の開発研究があり，カットゲートを実用化した。

William J Mayo（1861～1939，米）と
Charles H Mayo（1865～1939，米）

父WW Mayoの意志を継いでMayo Clinicを今日ある姿に育て上げた兄弟。Williamは腹部外科，Charlesは甲状腺外科でそれぞれ革新的な業績を上げ，種々の手術器具も考案した。兄弟仲がきわめて良く，Mayo's scissorsも二人の協同作品とされる。Charlesが世を去った2カ月後にWilliamも後を追った。

Jules Emile Pean（1830～1898，仏）

パリで活躍した外科医。卵巣・子宮摘出術や肩関節置換術に先鞭をつけるとともに，minimal blood loss surgeryに精力を注いでペアン式止血鉗子を考案した。その原型は先端の嘴部が丸みを帯びた麦粒状を呈する。

（文献はp218を参照）

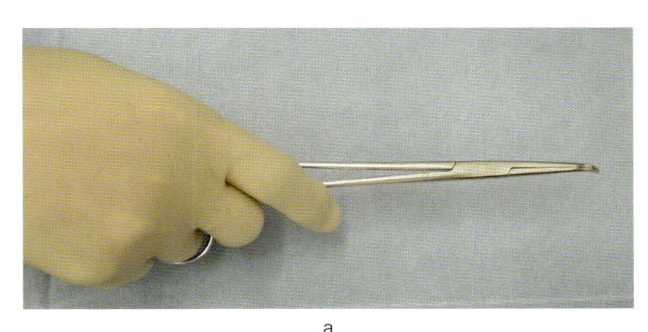

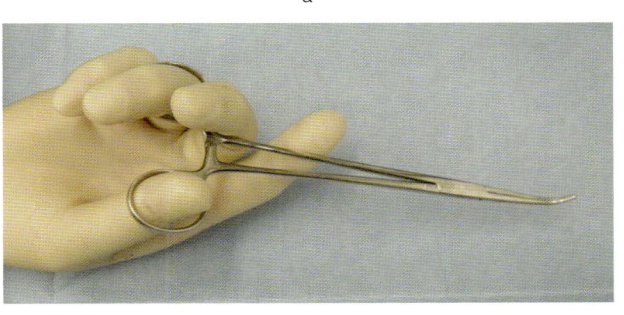

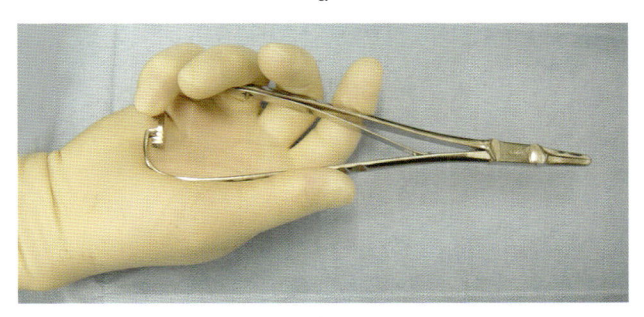

[B-2] 鉗子の持ち方

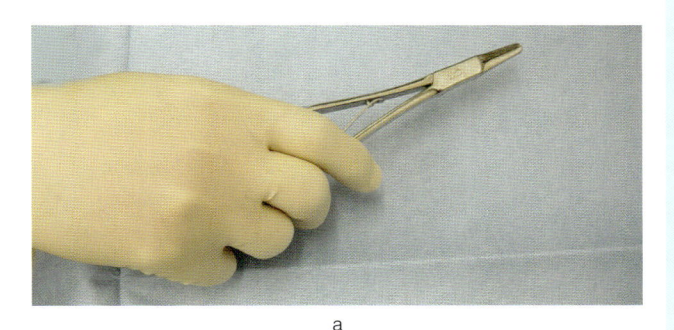

[B-3] 持針器の持ち方

文献索引

文 献

1－局所解剖図（p2〜23）

1) Pyrtek LJ, Painter RL：An anatomic study of the relationship of the parathyroid glands to the recurrent laryngeal nerve. Surg Gynec Obst, 119：509-512, 1964.
2) 佐藤達夫，坂本裕和：頭頸部外科に必要な局所解剖（11）－甲状腺（Ⅰ）．耳喉頭頸，66：66-74，1994.
3) 登 政和ほか：上皮小体の外科解剖．外科診療，29：147-155，1987.
4) 佐藤達夫，平馬貞明：目で見る基礎シリーズ／マクロ解剖（10），迷走神経．臨リハ，2：516-517，1993.
5) Hirata K：Relationship between the recurrent laryngeal nerve and the inferior thyroid artery in Japanese. Acta Anat Nippon, 67：634-641, 1992.
6) Hollinshead, WH：Anatomy for Surgeons Vol 2, 2ed, Harper & Row, New York-Evanston-San Francisco-London, p560-566, 1971.
7) 佐藤達夫：泌尿器科手術に必要な局所解剖・24－副腎(2)．臨泌，45：388-394，1991.
8) 佐藤達夫：泌尿器科手術に必要な局所解剖・25－副腎(3)．臨泌，45：470-480，1991.
9) 佐藤達夫：泌尿器科手術に必要な局所解剖・39－腹膜外腔．臨泌，46：475-483，1992.
10) 佐藤達夫：泌尿器科手術に必要な局所解剖・2－腎筋膜．臨泌，42：689-696，1988.
11) 佐藤達夫，坂本裕和：図説・下部尿路の解剖5，骨盤内筋膜の構成．排尿障害プラクティス，9：135-143，2000.
12) 坂本裕和，佐藤達夫：図説・尿路・精路の解剖2，精巣（睾丸）と精嚢．排尿障害プラクティス，10：305-313，2002.
13) 坂本裕和，佐藤達夫：図説・尿路・精路の解剖1，尿管．排尿障害プラクティス，10：225-233，2002.
14) 佐藤健次，佐藤達夫：下腸間膜動脈周囲のリンパ系ならびに上下腹神経叢（仙骨前神経）の構成について．大腸肛門誌，42：1178-1192，1989.
15) 佐藤達夫，坂本裕和，平馬貞明：直腸の局所解剖（示説）．臨外，51：961-968，1996.
16) 佐藤達夫：解剖学からみた泌尿器科構造物（示説）．臨泌，51(5)－増刊号：5-16，1997.
17) 佐藤達夫：排尿・性機能温存，骨盤内手術に必要な解剖．排尿障害プラクティス，7：156-162，1999.
18) 佐藤達夫，坂本裕和：図説・下部尿路の解剖2，膀胱・前立腺周囲の神経と血管．排尿障害プラクティス，8：147-154，2000.
19) 佐藤達夫：目で見る基礎シリーズ／マクロ解剖①．排尿・性機能に関する自律神経（男）．臨リハ，1：578-579，1992.
20) 佐藤達夫，坂本裕和：リンパ節解剖カラーフォトアトラス3，骨盤部のリンパ節．手術，57：1499-1507，2003.
21) 坂本裕和，佐藤達夫：図説・上部尿路の解剖3，腎と副腎の神経とリンパ系．排尿障害プラクティス，10：63-71，2002.

2－手術に役立つ機能解剖

排尿（p26〜31）

1) Chancellor MB, Yoshimura N：Physiology and pharmacology of the bladder and urethra. Campbell's Urology (Eighth edition), edited by PC Walsh ,WB Saunders Company, Volume 2, Part V, p831-886 (Chapter 14), 2002.
2) Yoshimura N, Seki S, Chancellor MB：Integrated physiology of the lower urinary tract. Textbook of Neurogenic Bladder；Adults and Children, edited by J Corcos, E Schick, London：Martin Dunitz, Taylor & Francis Group plc, p73-87 (Chapter 6), 2004.
3) 吉村直樹：排尿に関する新しい考え．日本薬理学会雑誌，121：290-298，2003.
4) 服部孝道，安田耕作，山西友典，榊原隆次：神経疾患による排尿障害ハンドブック，三輪書店，1998.

勃起（p32〜37）

1) 佐藤利夫，村上 弦：札幌医科大学における「解剖学外研究」と生前の意思表示書．解剖学雑誌，78：5-14, 2003.
2) Lepor H, Gregermann M, Crosby R, et al：Precise localization of the autonomic nerves from the pelvic plexus to the corpora cavernosa：a detailed anatomical study of the adult male pelvis. J Urol, 133：207-212, 1985.
3) Zippe CD, Raina R, Goyal KK：Worldwide results of potency following prostatectomy. 1st Radical Prostatectomy World Summit (proceeding), The Cleveland Clinic Foundation, 2002.
4) Takenaka A, Murakami G, Soga H, et al：Anatomical analysis of the neurovascular bundle supplying penile cavernous tissue to ensure a reliable nerve graft after radical prostatectomy. J Urol, 172：1032-1035, 2004.
5) Canto EI, Nath RK, Slawin KM：Cavermap-assisted sural nerve interposition graft during radical prostatectomy. Urol Clin North Am, 28：839-848, 2001.
6) 生田義和，土井一輝，吉村光生：微小外科の基礎的技術．微小外科(改訂第2版)，南江堂，東京，p58-82，1993.
7) Colmbel M, Droupy S, Paradis V, et al：Caverno-pudendal nervous communicating branches in the penile hilum. Surg Radiol Anat, 21：273-276, 1999.
8) Takenaka A, Murakami G, Matsubara A, et al：Variation in the course of the cavernous nerve with special reference to details of topographic relationships near prostatic apex：A histologic study using male cadavers. Urology, 65：136-142, 2005.
9) Gralnek D, Wessells H, Cui H, Dalkin BL：Differences in sexual function and quality of life after nerve sparing radical retropubic prostatectomy. J Urol, 163：1166-1170, 2000.
10) Wei JT, Dunn RL, Marcovich R, et al：Prospective assessment of patient reported urinary continence after radical prostatectomy. J Urol, 164：744-748, 2000.
11) Kaiho Y, Nakagawa H, Ikeda Y, et al：Intraoperative electrophysiological confirmation of urinary continence after radical prostatectomy. J Urol, 173：1139-1142, 2005.

射精（p38〜45）

1) Gil Vernet JM Jr, Alvarez-Vijande R, et al：Ejaculation in men. A dynamic endorectal ultrasonographical study. Brit J Urol, 73：422-448, 1994.
2) Kaiho Y, Nakagawa H, Ito A, et al：Ipsilateral seminal emission generated by electrostimulation of the lumbar sympathetic nerve during nerve sparing laparoscopic retroperitoneal lymph node dissection for testicular cancer. J Urol, Sep；172(3)：928-931, 2004.
3) 木原和徳：射精を支配する自律神経－射精機能温存手術

の基礎．日本泌尿器科学会雑誌，88：511-527, 1997.
4) 木原和徳：射精機能温存に必要な神経解剖．Urologic Surgeryシリーズ11　陰茎癌と精巣癌の手術，寺地敏郎，山口　脩編，メジカルビュー社，東京，p74-82, 2001.
5) Kihara K, Sato K, Ando M, et al：Ability of each lumbar splanchnic nerve and disability of thoracic ones to generate seminal emission in the dog. J Urol, 147：260-263, 1992.
6) Ando M, Kihara K, Sato K, et al：Regulation of the bladder neck closure by lumbar splanchnic nerves at ejaculation in the dog. Neurourol. Urodynam, 12：91-98, 1993.
7) Yonese J, Kihara K, Sato K, et al：Sympathetic efferent pathways projecting to the prostate in the dog. Prostate, 44：225-232, 2000.
8) Kihara K, Sato K, Ando M, et al：Control of bilateral seminal emissions from ejaculatory ducts by a lumbar splanchnic nerve. Am J Physiol, 265：743-748, 1993.
9) Sato K, Kihara K：Spinal cord segments controlling the canine vas deferens and differentiation of the primate sympathetic pathways to the vas deferens. Microsc Res Techniq, 42：390-397, 1998.
10) Arai G, Kihara K, Hyouchi N, et al：Control of the canine membranous urethra, bulbocavernosus and ischiocavernosus muscles by the lumbar splanchnic nerve and lumbosacral sympathetic chain. Autonomic Neuroscience：Basic and Clinical, 104：109-116, 2003.

3－手術に役立つ発生学（p48〜59）

1) 安田峯生，沢野十蔵訳：ラングマン人体発生学，トマス・W・サドラー書，医学書院MYW，東京，1996.
2) 平野茂樹，絹谷政江，牛木辰男訳：フィッツジェラルド人体発生学，西村書店，新潟，1999.
3) 平光　司訳：目でみる基本人体発生学（Basic Human Embryology）廣川書店，東京，1979.
4) 小柳知彦，村井　勝，大島伸一編：泌尿器科診断学，新図説泌尿器科学講座1，メジカルビュー社，東京，1999.
5) Frank H Netter：Atlas of Human Anatomy, 2ed, NOVARTIS, USA, 1989.
6) 永野俊雄，白井敏雄，嶋田　裕訳：カラーアトラス人体発生学，2器官形成，廣川書店，東京，1975.
7) Sato K, Kihara K：Spinal cord segments controlling the canine vas deferens and differentiation of the primate sympathetic pathways to the vas deferens. Microsc Res Tech, 42：390-397, 1998.

4－麻酔，神経ブロックに必要な解剖（p62〜71）

1) 中崎和子：硬膜外ブロック．ペインクリニック－神経ブロック法，中崎和子ほか編，医学書院，p79-88, 1994.
2) Bertil Lofsrom：Caudal Anaesthesia. Illustrated Handbook in Local Anaesthesia, Ejnar Eriksson, ed, Year Book Medical Publishers, p129-134, 1969.
3) 鈴木　太：閉鎖神経ブロック．ペインクリニックの指針，永井書店，p192-193, 1983.
4) 福崎　誠，大瀬戸清茂：閉鎖神経ブロック．ペインクリニック－神経ブロック法，中崎和子ほか編，医学書院，p187-189, 1994.
5) 土田正義，西沢　理：能登宏光ほか：排尿の神経支配に関する研究の進歩．日本医事新報No.3386, 3月18日号，1989.
6) 井関雅子，宮崎東洋：経椎間板的上下腹神経叢ブロック．ペインクリニック，14：741-745, 1993.
7) Hans Renck（若杉文吉監訳）：腹部内臓痛の神経ブロック療法．メディカル・サイエンス・インターナショナル，p11-41, 1992.
8) 樫木賢三：腸骨下腹神経，腸骨鼠径神経，陰部大腿神経ブロック．ペインクリニック－神経ブロック法，中崎和子ほか編，医学書院，p178-179, 1994

5－エンドウロロジーに必要な解剖（p74〜81）

1) McDougall EM, et al：Percutaneous approachs to the upper urinary tract. Campbell's Urology, eghit ed, Walsh PC, et al, ed, WB Saunders, Philadelphia, p3320-3360, 2002.
2) Key KW, Reinke DB：Detailed caliceal anatomy for endourology. J Urol, 132：1085-1088, 1984.
3) Sampaio FJB, Aragao AHM：Anatomical relationship between the intrarenal arteries and the kidney collecting system. J Urol, 143：679-681, 1990.
4) Sampaio FJB, Mandarim-De-Lacerda CA：Anatomic classification of the kidney collecting system for endourologic procedures. J Endourol, 2：247-251, 1988.
5) 奴田原紀久雄，東原英二：腎盂尿管鏡を用いた手術．臨泌，56：957-966, 2002.
6) 平岡保紀：経尿道的前立腺剥離切除術（剥離TUR-P）泌尿器科内視鏡．秋元成太，三木　誠編，医学書院，東京，p141-149, 1996.
7) 藤田公生：TURPよりみた前立腺の局所解剖．中葉肥大の概念の確立の必要性，泌外，12：87-92, 1999.
8) Hinman F Jr：Atlas of Urosurgical Anatomy, WB Saunders, Philadelphia, 1993.
9) Kabalin JN：Surgical anatomy of the retroperitoneum, kidneys, and ureters. Campbell's Urology, eghit ed, Walsh PC, et al, ed, WB Saunders, Philadelphia, p3-40, 2002.

6－機能再建に必要な解剖
神経再建，泌尿器科筋皮弁（p84〜87）

1) Kim ED, Scardino PT, Hampel O, et al：Interposition of sural nerve restores function of carvenous nerves resected during radical prostatectomy. J Urol, 161：188-192, 1999.
2) Kim ED, Nath R, Slawin KM, et al：Bilateral nerve grafting during radical retropubic prostatectomy：extended follow-up. Urology, 58：983-987, 2001.
3) Chang DW, Wood CG, Kroll SS, et al：Cavernous nerve reconstruction to preserve erectile function following non-nerve-sparing radical retropubic prostatectomy：a prospective study. Plast Reconstr Surg, 111：1174-1181, 2003.
4) Takenaka A, Murakami G, Soga H, et al：Anatomical analysis of the neurovascular bundle supplying penile cavernous tissue to ensure a reliable nerve graft after radical prostatectomy. J Urol, 172：1032-1035, 2004.
5) Muneuchi G, Kuwata Y, Taketa S, et al：Cavernous nerve reconstruction during radical prostatectomy by sural nerve grafting：surgical techniques in nerve harvesting and grafting. J Reconstr Microsurg, 21：525-529,

2005.
6) 宗内　巌, 桑原善弘, 井川浩晴, 筧　善行：末梢神経再建－up date－：神経移植による陰茎海綿体神経再建術. PEPARS, 3：31-36, 2005.
7) 百澤　明, 朝戸貴貴, 多久嶋亮彦, 波利井清紀：泌尿器科領域における形成外科的再建手術－薄筋皮弁を用いた再建手技. 臨床泌尿器科, 55：733-739, 2001.
8) 稲川喜一, 光嶋　勲, 森口隆彦ほか：腹直筋穿通枝皮弁による頭蓋顔面の再建. 日本頭蓋顎顔面外科学会会誌, 16：26-33, 2001.
9) Muneuchi G, Ohno M, Shiota A, et al：Deep inferior epigastric perforator (DIEP) flap for vulvar reconstruction after radical vulvectomy：a less invasive and simple procedure utilizing an abdominal incision wound. Ann Plast Surg, 55：427-429, 2005.

外陰部形成術（p89〜95）
1) Anson BJ, McVay CB：Surgical Anatomy, 6th ed, WB Saunders, Philadelphia, p893, 1984.
2) Pena A, DeVries P：Posterior sagittal anorectoplasty：important technical considerations and new applications. J Pediatr Surg, 17：798-811, 1982.
3) Rink RC, Pope BP, Kropp ER, et al：Reconstruction of the high urogenital sinus：early perineal prone approach without division of the rectum. J Urol, 158：1293-1297, 1997.
4) Hinman F Jr：Atlas of Urosurgical Anatomy. WB Saunders, Philadelphia, p430-447, 1984.
5) Brooks JD：Anatomy of the lower urinary tract and male genitalia. In Walsh PC, Retik AB, Vaughan ED Jr, Wein AJ：Campbell's Urology, 7th ed, WB Saunders, Philadelphia, p89, 1998.

尿路変向・再建術（p96〜105）
1) 武中　篤, 藤澤正人：Ⅵ尿路変向術に必要な消化管の解剖. これだけは知っておきたい尿路変向術, 藤澤正人, 山中　望編, ベクトル・コア, p108-115, 2004.

人名の付いた解剖（p106〜107）
1) Stedman's MEDICAL DICTIONARY, 23版, The Williams & Wilkins Co, Baltimore, 1976.
2) Dorland's Illustrated Medical Dictionary, 24版, WB Saunders Co, Philadelphia・London, 1965.
3) 三木　栄, 阿知波五郎：人類医学年表, 思文閣出版, 1981.
4) Toldt, Carl：Anatomischer ATLAS, Urban u. Schwarzenberg, Berlin・Wien, 1911.
5) Handbuch der Urologie, I Anatomie und Embryologie. Springer-Verlag, Berlin・Heidelberg・New York, 1969.
6) Anson BJ, Maddock WG：Callander's Surgical Anatomy, WB Saunders Co, Philadelphia・London, 1959.
7) Tanagho EA：Campbell's UROLOGY, 5th ed, Vol.1 p68, 1986.

7－泌尿器科手術と解剖
副腎の手術／腹腔鏡下手術（p110〜117）
1) 東原英二, 寺地敏郎ほか：手術手技. 腹腔鏡下腎・副腎摘除術－副腎篇, 寺地敏郎, 萬谷嘉明編, 診断と治療社, 東京, p74-102, 1995.
2) 鈴木和雄：手術手技, 目でみる泌尿器科手術のポイント　腹腔鏡下副腎摘除術. 臨泌, 56：1059-1068, 2002.
3) 萬谷嘉明：腹腔鏡下副腎摘除術のコツ－副腎周囲の血管の処理. 臨床泌尿器科のコツと落とし穴　④非観血的治療法, 内視鏡手術, 阿曽佳郎編, 中山書店, 東京, section 49, 1999.
4) 鈴木和雄：副腎摘除術　経腹膜到達法（右）. Urologic Surgery シリーズ No.2　泌尿器科腹腔鏡手術, 村井勝, 山口　脩, 松田公志編, メジカルビュー社, 東京, p40-45, 2000.
5) 鈴木和雄：腹腔鏡下手術術式　③経後腹膜側方アプローチ. 内分泌外科標準手術アトラス（改訂版）, 日本内分泌外科学会編, インターメルク, p247-254, 2003.

副腎・腎の手術／開放手術：側方・後方からのアプローチ（p118〜125）
1) Cookson MS, Chang SS：Radical Nephrectomy. Glenn's Urologic Surgery (ed by Graham SD, Jr), Lippincott Williams & Wilkins, Philadelphia, p39-50, 2004.
2) Riehle RA, Lavengood R：The eleventh rib transcostal incision：technique for an extrapleural approach. J Urol, 132：1089-1092, 1984.
3) 川喜田睦司：腎癌－後腹膜的手術　神経温存経11肋骨胸膜外到達法を中心に. 臨泌, 53：207-220, 1999.
4) Blandy JP：Nephrectomy. Operative Urology (ed by Blandy JP), Blackwell Scientific Publication, Oxford, p13-39, 1986.
5) 川喜田睦司, 松田公志：内視鏡外科手術に必要な解剖と術野の展開. 腎・副腎. 日鏡外会誌, 7：376-383, 2002.

腎・尿管の手術／開放手術：経腹膜到達法（p126〜135）
1) 久保　隆：経腹的到達法, 泌尿器外科, 6：193-194, 1993.
2) 荒井陽一：泌尿器科手術のための解剖学. 吉田　修監修, 岡田裕作, 荒井陽一編, メジカルビュー社, 東京, p62-71, 1998.
3) Surgical anatomy, 6th edition, Anson BJ, McVay CB, ed, WB Saunders, Philadelphia, p760-761, 1984.

腎・尿管の手術／腹腔鏡下手術（p136〜141）
1) Hinman F Jr：Atlas of Urosurgical anatomy, WB Saunders Company, p293, 1993.
2) 寺地敏郎：後腹膜到達法による腎摘除術. Urologic Surgeryシリーズ2, 泌尿器科腹腔鏡手術, 松田公志編, メジカルビュー社, p65-71, 2000.

骨盤内手術／開放手術〔男性〕（p142〜155）
1) Myers RP：Male urethral sphincteric anatomy and radical prostatectomy. Urol CLIN North Am, 18：211-227, 1991.
2) Oelrich T：The urethral sphincter muscle in the male. Am J Anatomy, 158：229-246, 1980.
3) Walsh PC：Anatomic radical retropubic prostatectomy. Campbell's Urology, 8th ed, Walsh PC, Retik AB, Vaughan ED Jr, Wein AJ, eds, WB Saunders Co, Philadelphia, p3107-3129, 1992.
4) Myers RP：Improving the exposure of the prostate in radical retropubic prostatectomy：Longitudinal bunching of the deep venous plexus. J Urol, 142：1282-1284,

1989.
5) Strasser H, Klima G, Poisel S, et al：Anatomy and innervation of the rhabdosphincter of the male urethra. Prostate, 28：24-31, 1996.
6) Hollabaugh RS Jr, Dmochowsky RR, Kneib TG, Steiner M：preservation of putative continence nerves during radical retropubic prostatectomy leads to more rapid return of urinary continence. Urology, 51：960-967, 1998.
7) Narayan P, Konety B, Aslam K, et al：Neuroanatomy of the external urethral sphincter：implications for urinary continence preservation during radical prostate surgery. J Urol, 153：337-341, 1995.
8) Singh H, Karakiewicz P, Shariat SF, et al：Impact of unilateral interposition sural nerve grafting on recovery of urinary function after radical prostatectomy. Urology, 63：1122-1127, 2004.
9) Eastham JA, Kattan MW, Rogers E, et al：Risk factors for urinary incontinence after radical prostatectomy. J Urol, 156：1707-1713, 1996．
10) Kaiho Y, Nakagawa H, Ikeda Y, et al：Intraoperative electrophysiological confirmation of urinary continence after radical prostatectomy. J Urol, 173：1139-1142, 2005.
11) Takenaka A, Murakami G, Soga H, et al：Anatomical analysis of the neurovascular bundle supplying penile cavernous tissue to ensure a reliable nerve graft after radical prostatectomy. J Urol, 172：1032-5103, 2004.
12) Arai Y, Yoshida O：En bloc radical cystoprostatourethrectomy with preservation of sexual function. Int J Urol, 2：249-251, 1995.

骨盤内手術／膀胱全摘除術〔女性〕(p156〜163)
1) Jiminez VK, Marshall FF：SURGERY OF BLADDER CANCER. Campbell's Urology (by Walsh PC, et al), 8th ed, Saunders, Philadelphia, p2832-2839, 2002.
2) 山田拓郎，千歳和哉：広汎性子宮全摘出術．癌の外科－手術手技シリーズ11　婦人科癌，メジカルビュー社，東京, p20-69, 1992．
3) 藤元博行，垣添忠生：膀胱全摘除術．新癌の外科－手術手技シリーズ2　泌尿器癌，メジカルビュー社，東京, p73-77, 2001．

骨盤内手術／腹腔鏡下手術〔男性〕(p164〜171)
1) Guillonneau B, Vallancien G：Laparoscopic radical prostatectomy：the Montsouris technique. J Urol, 163：1643-1649, 2000.

会陰・尿道の手術(p172〜181)
1) Hinman F Jr：Atlas of UroSurgical Anatomy, WB Saunders Co, Philadelphia 1993.
2) Weldon, VE：Radical perineal prostatectomy. American Cancer Society Atlas of Clinical Oncology Prostate Cancer, Edited by Carroll PR, Grossfeld GD, Hamilton London, BC Decker Inc, p184-206, 2002.
3) Walsh PC：Anatomic retropubic prostatectomy. Campbell's Urology 8th ed, edited by Walsh PC, Saunders Co, Philadelphia, p3107-3129, 2002.
4) Frank I, Parra RO：Radical Perineal Prostatectomy. An Update Vol 21 Lesson 3, 2002.
5) Netter FH：ネッター解剖学アトラス原書　第3版，南江堂，東京　2004．
6) Matsubara A, et al：Topographic anatomy of the male perineal structures with special reference to perineal approaches for radical prostatectomy. Int J Urol, 10(3)：141-148, 2003.

尿失禁と性器脱の手術(p182〜187)
1) Zacharin RF：The anatomic supports of the female urethra. Obstet Gynecol, 21：754-759, 1968.
2) DeLancey JOL：Correlative study of paraurethral anatomy. Obstet Gynecol, 68：91-97, 1986.
3) DeLancey JOL：Structural aspects of the extrinsic continence mechanism. Obstet Gynecol, 72：296-301, 1988.
4) DeLancey JOL：Pubovesical ligament：a separate structure from the urethral supports (pubo-urethral ligaments). Neurourol Urodyn, 8：53-61, 1989.
5) DeLancey JOL：Anatomy of the female bladder and urethra. Bent AE, Ostergard DR, Cundiff GW, Swift SE, eds, Ostergards's Urogynecology and Pelvic Floor Dysfunction, 5th ed, Lippincott Williams & Willkins, Philadelphia, p3-18, 2003.
6) Richardson AC, Lyon JB, Williams NL：A new look at pelvic relaxation. Am J Obstet Gynecol, 126：568-573, 1976.

陰嚢・鼠径の手術(p188〜197)
1) 松田公志：Varicocelectomy．日泌尿会誌，84：797-813, 1993．
2) Lee LM, Johnson HW, McLoughlin MG：Microdissection and radiographic studies of the arterial vasculature of the human testes. J Pediatr Surg, 19：297-301, 1984.
3) Wishahi MM：Detailed anatomy of the internal spermatic vein and the ovarian vein. Human cadaver study and operative spermatic venography：clinical aspects. J Urol, 154：780-784, 1991.
4) Kormano M, Suoranta H：An angiographic study of the arterial pattern of the human testis. Anat Anz Bd, 128：69-76, 1971.
5) Jarow JP：Clinical significance of the intratesticular arterial anatomy. J Urol, 145：777-779, 1991.
6) 佐藤達夫：鼠径部(1)．臨床泌尿器科，46：198-206, 1992．
7) 佐藤達夫：鼠径部(2)．臨床泌尿器科，46：323-329, 1992．
8) Hinman F Jr：Inguinal region, Atlas of Urosurgical Anatomy, Chapter 9, p160-192, WB Sounders Co, Philadelphia, 1993.
9) Ferner H：Eduard Pernkopf Atlas of Topographical and Applied Human Anatomy. 2nd vol, WB Saunders Co, Philadelphia, 1964.

腔腹膜リンパ節郭清術／開放手術(p198〜203)
1) Foster RS, Donohue JP：Retroperitoneal lymph node dissection for the management of clinical stage I non-seminoma. J Urol, 163(6)：1788-1792, 2000.
2) Donohue JP：Evolution of retroperitoneal lymphadenectomy (RPLND) in the management of non-seminomatous testicular cancer (NSGCT). Urol Oncol, 21(2)：129-132, 2003.

3) Mosharafa AA, Foster RS, Koch MO, et al：Complications of post-chemotherapy retroperitoneal lymph node dissection for testis cancer. J Urol, 171(5)：1839-1841, 2004.

腔腹膜リンパ節郭清術／腹腔鏡下手術(p204〜208)

1) Janetschek G, Hobisch A, Holtl L, et al：Retroperitoneal lymphadenectomy for clinical stage I nonseminomatous testicular tumor：laparoscopy versus open surgery and impact of learning curve. J Urol, 156：89-93, 1996.
2) 佐藤　信，荒井陽一，伊藤明宏，斎藤誠一：後腹膜鏡視下リンパ節郭清術．Urology View, Vol1 No1, メジカルビュー社，p94-101, 2003.
3) LeBlanc E, Caty A, Dargent D, et al：Extraperitoneal laparoscopic para-aortic lymph node dissection for early stage nonseminomatous germ cell tumors of the testis with introduction of a nerve sparing technique：description and results. J Urol, 165：89-92, 2001.
4) Gerber GS, Bissada NK, Hulbert JC, et al：Laparoscopic retroperitoneal lymphadenectomy：multi-institutional analysis. J Urol, 152：1188-1191, 1994.
5) Yoshimura K, Ichioka K, Terada N, et al：Retroperitoneal laparoscopic radical nephrectomy：experience of 23 cases. Urol Int, 72(1)：66-70, 2004.
6) Thornton FJ, Kandiah SS, Monkhouse WS, Lee MJ：Helical CT evaluation of the perirenal space and its boundaries：a cadaveric study. Radiology, Mar, 218(3)：659-663, 2001.
7) Mindell HJ, Mastromatteo JF, Dickey KW, et al：Anatomic communications between the three retroperitoneal spaces：determination by CT-guided injections of contrast material in cadavers. AJR Am J Roentgenol, May, 164(5)：1173-1178, 1995.
8) Kaiho Y, Nakagawa H, Takeuchi A, et al：Electrostimulation of sympathetic nerve fibers during nerve-sparing laparoscopic retroperitoneal lymph node dissection in testicular tumor. Int J Urol, May, 10(5)：284-286, 2003.
9) Kaiho Y, Nakagawa H, Ito A, et al：Ipsilateral seminal emission generated by electrostimulation of the lumbar sympathetic nerve during nerve sparing laparoscopic retroperitoneal lymph node dissection for testicular cancer. J Urol, Sep, 172(3)：928-931, 2004.

人名の付いた手術器具と切開法(p210〜211)

1) Singer C, Underwood EA：A Short History of Medicine, Oxford University Press, Amen House, London, 1962.
2) Juergen Thorwald(塩月正雄訳)：外科の夜明け，講談社，東京, 1971.
3) Sherwin B Nuland(曽田能宗訳)：医学をきずいた人びと，河出書房新社，東京, 1995.
4) Helen Clapesattle：The Doctors Mayo, University of Minnesota Press, Minneapolis, Minnesota, 1941.
5) Hinman F Jr：Atlas of Urologic Surgery, WB Saunders, Philadelphia, 1989.

新 泌尿器科手術のための解剖学

索 引

あ

胃結腸靱帯 ……………………… 103
移植神経 ………………………… 34
胃大網動脈 ……………………… 103
胃大彎 …………………………… 103
遺伝型性別 ……………………… 51
遺伝子 …………………………… 50
陰核 ……………………………… 95
　——背静脈 ……………………… 161
陰茎海綿体 ………………… 89,91,179
　——神経 ……………… 10,12,32,34,85
　——神経温存 …………………… 35
　——白膜 ………………………… 107
陰茎堤靱帯 ……………………… 91
陰茎動脈 ………………………… 93
陰茎背神経 ……………………… 94
陰嚢の手術 ……………………… 188
陰部神経 ………………… 28,38,90,148
陰部大腿神経 ………………… 69,71
右胃大網動脈 …………………… 104
ウォルフ管 ……………………… 49
右下結腸動脈 …………………… 98
右交感神経幹 …………………… 41
右後腹膜腔への到達法 ………… 128
右腎静脈 ………………………… 128
　——の処理 ……………………… 128
右腎動脈 ………………………… 128
　——の処理 ……………………… 128
右側腹膜切開 …………………… 139
右腸骨窩 ………………………… 98
右尿管リンパ管の短絡路 ……… 22
右副腎 …………………………… 110
　——静脈 ………………………… 5
　——中心静脈 …………………… 128
　——中心静脈の処理 …………… 128
　——摘除術 ……………………… 112
右腰内臓神経 ………………… 44,45
会陰 ……………………………… 55
　——式アプローチ ……………… 176
　——式前立腺全摘除術 ………… 176
　——体 …………………………… 89
　——中心腱 ……………………… 89
　——の筋 ………………………… 172
　——の筋膜 ……………………… 172
　——の手術 ……………………… 172
　——部 ……………………… 88,172
　——部組織 ……………………… 173
　——膜 …………………………… 182
円靱帯 …………………………… 156
エンドウロロジー ……………… 74
横隔神経 ………………………… 119
横隔膜 …………………………… 119
　——結腸靱帯 …………………… 126
　——切開 …………………… 119,122
横筋筋膜 ………………………… 6
横行結腸 …………… 99,100,103,104
横紋括約筋 ……………………… 35
横紋筋性外肛門括約筋 ………… 172
横紋筋性尿道括約筋 ……… 174,179
オヌフ核 ………………………… 29

か

外陰部形成術 …………………… 88
外陰部静脈 ……………………… 193
外陰部動脈 ……………………… 93
開胸 ……………………………… 119
回結腸動脈 …………… 96,98,99,102
外肛門括約筋 ……… 88,173,176,177
外性器 …………………………… 48
外精索筋膜 ……………………… 188
外生殖器 ………………………… 55
外側円錐筋膜 ……………… 138,204
回腸 ………………………… 96,97
　——導管 ………………………… 98
　——動脈 ………………………… 96
　——の動脈 ……………………… 99
外腸骨静脈 ………………… 165,167
外腸骨動脈 ………………… 21,22,165
外腸骨リンパ節 …………… 20,21
外尿道括約筋 ……………… 26,142,144,
　　　　　　　　　　　　146,148,184
　——の神経支配 ………………… 148
開腹 ……………………………… 119
海綿体 …………………………… 32
　——部尿道 ……………………… 26
回盲虫垂結腸動脈 ……………… 98
回盲部 …………………………… 98
　——の血行 ……………………… 98
　——の動脈 ……………………… 98
カウパー腺 ……………………… 107
下横隔動脈 ……………………… 4
過活動膀胱 ……………………… 67
下下腹神経叢 …………………… 10
窩間筋膜 ………………………… 188
下行結腸 …………… 99,101,128,198
　——付着部 ……………………… 137
下甲状腺動脈 …………………… 3
下上皮小体 ……………………… 2
下大静脈 ………………………… 117
下腸間膜 ………………………… 131
　——静脈 ………………………… 103
　——動脈 ……………… 44,102,204
　——動脈起始部 ……………… 202
　——動脈神経叢 ……………… 202
下部胸部交感神経 ……………… 5
下腹神経 …………… 14,28,32,33
　——叢 ………………………… 202
下副腎動脈 ………………… 4,110
下腹部切開法 …………………… 210
下腹壁動脈 ……………………… 188
下部尿管の動脈 ………………… 9
下部尿路 …………………… 27,28
下膀胱動脈 ………………… 10,12
肝冠状間膜 ……………………… 126
肝結腸 …………………………… 100
鉗子 ……………………………… 210
肝の脱転 ………………………… 119
基靱帯 …………………………… 157,158
亀頭部 …………………………… 92
機能解剖 ……………………… 26,32,38
機能再建 ……………………… 84,88,96
球海綿体筋 …………………… 172,176

弓状動脈 …………………… 75,76	後腎 ……………………… 49,50	
球尿道腺 ……………………… 107	後腹膜腔 ……………………… 4,128	**さ**
胸管 ………………………… 16,17	──の拡張 ………………… 116	左胃大網動脈 ………………… 104
胸腺甲状腺靱帯 ………………… 2	──の作成 ………………… 116	臍動脈 ………………………… 160
橋排尿中枢 ……………………… 31	後腹膜臓器 …………………… 126	──索 ………………… 10,20
胸膜 ………………………… 74,120	後腹膜到達法 ……… 118,136,204	細胞索 ………………………… 52
──切開 ……………………… 119	後腹膜の交感神経経路 ………… 40	左結腸曲 ……………………… 126
──剥離 ……………………… 123	後腹膜リンパ節郭清術 …… 198,204	左結腸動脈 …………………… 102
局所解剖 ………………………… 2	後方到達法 …………………… 119	左後腹膜腔への到達法 ……… 128
局所麻酔薬 ……………………… 64	硬膜外腔 ……………………… 62	坐骨海綿体筋 ………………… 172
──中毒 …………………… 64,66	硬膜外麻酔 …………………… 62	鎖骨下動脈 ……………………… 3
筋系の発生 ……………………… 57	肛門括約筋 …………………… 172	坐骨直腸窩 …………………… 173
筋膜 ……………………………… 14	肛門挙筋 …………… 12,26,160,173	左腎静脈 ……………………… 131
──配置 ……………………… 14	──群 ……………………… 88	──下縁リンパ節 ………… 16
筋裂孔 ………………………… 189	──腱弓 …………………… 182	──の処理 ………………… 131
空腸 ………………………… 96,97	──前端部 ………………… 12	左腎動脈 ……………………… 140
──の動脈 …………………… 99	肛門三角 ……………………… 88	──の処理 ………………… 131
くも膜下腔穿刺 ………………… 63	骨盤隔膜 ……………………… 182	左腎リンパ管 ………………… 16
クラインフェルター症候群 …… 52	骨盤筋膜腱弓 ………………… 182	左総腸骨動脈 ………………… 204
経胸経腹膜到達法 ………… 118,119	骨盤腔 …………………………… 29	左側腹膜切開 ………………… 139
経胸の到達法 ………………… 119	──の神経路 …………… 29,68	左副腎 ………………………… 110
経腟的膀胱頸部スリング手術 …… 186	骨盤神経 ……………………… 28	──静脈 …………………… 5
経皮的腎砕石術 ………………… 74	──叢 …………… 10,12,32,149	──摘除 ……………… 114,132
経皮的腎瘻術 …………………… 74	──叢陰茎枝 ……………… 12	──リンパ管 ……………… 16
経腹的右腎摘除術 …………… 198	──叢子宮枝 ……………… 13	子宮 …………………………… 156
経腹的左腎摘除術 ………… 198,200	──叢精管枝 ……………… 12	──円索 …………………… 156
経腹膜到達法 …… 118,126,136,204	──叢精嚢枝 ……………… 12	──円靱帯 ………………… 69
血管裂孔 ……………………… 189	──叢直腸枝 ……………… 12	──頸部 …………………… 157
結合筋膜 ……………………… 189	──叢膀胱枝 ……………… 13	──広間膜 ………………… 53
結腸 …………………………… 99	骨盤底 ………………………… 164	──動脈 ……… 20,135,158,161
──の血行 ………………… 101	骨盤内手術 ……………… 142,156	──動脈に沿うリンパ管 ……… 20
──の静脈 ………………… 99	骨盤内自律神経 …………… 37	──粘膜 …………………… 48
──のテニア ……………… 100	骨盤内臓器 ……………… 48,58	──傍リンパ節 …………… 20
──の動脈 ………………… 101	骨盤内臓神経 ……… 10,11,32	止血鉗子 ……………………… 210
──付着部 ………………… 137	骨盤内臓リンパ管 …………… 21	持続硬膜外カテーテル ……… 62
交感神経 …………………… 28,57	骨盤内臓リンパ系 …………… 20	射精 …………………………… 38
──幹 ………… 39,41,44,202	骨盤内リンパ節郭清 … 152,160,167	──機能温存 ………… 38,44
──系 ……………………… 5	コッヘル授動 ……………… 211	──機能温存手術 ………… 38
──性神経芽細胞 ………… 58	固有筋層 …………………… 97	──現象 …………………… 38
──路 ………………… 28,59	根治的後腹膜リンパ節郭清術 … 200	──障害 …………………… 38
広間膜 …………………… 156,161	根治的腎摘除術 ……………… 136	

──神経温存後腹膜リンパ節郭清術 ……………………………… 198	腎盂 ……………………………… 78	腎乳頭 ……………………………… 75
──の神経支配 ……………… 39,42	──形成術 …………………… 136	腎尿管全摘除術 …………………… 136
集合管 ……………………………… 50	──尿管癌 …………………… 136	腎杯 …………………………… 76,78
十二指腸空腸曲 …………………… 97	深会陰隙 …………………………… 172	──円蓋 ………………………… 75
十二指腸結腸靱帯 ………………… 100	深下腹壁動脈穿通枝皮弁 ………… 86	腎皮質 ……………………………… 75
自由ヒモ …………………………… 98	腎筋膜 …………………………… 6,7,14	腎被膜 ……………………………… 136
受精 ………………………………… 48	──後葉 ……………………… 204	深部陰茎背静脈 …………………… 142
術後尿筋制回復 …………………… 148	腎茎 ……………………………… 136	深部筋層 …………………………… 118
上下腹神経叢 ………… 10,11,14,41, 202,207	神経移植 …………………… 34,45,84	腎部分切除術 …………………… 136
上行結腸 ……………… 99,100,198	神経因性膀胱 ……………………… 67	髄質索 ……………………………… 54
──動脈 ……………………… 98	神経温存経11肋骨胸膜外到達法 ……………………………… 119	精管 ……………………………… 165
──付着部 …………………… 137	神経温存後腹膜リンパ節郭清 ……………………… 41,45,199,202	──静脈 ……………………… 193
上骨盤隔膜筋膜 …………………… 6	神経温存手術 ……………… 149,155	──精管吻合術 ……………… 193
小子宮 ……………………………… 89	神経温存前立腺摘除術 …………… 178	──動脈 ……………………… 190
上上皮小体 ………………………… 2	神経系の発生 ……………………… 57	──動脈に沿うリンパ管 …… 18
小腎杯 ……………………………… 50	神経血管束 ………… 32,94,148,157	性器脱 ……………………………… 182
小腸 ………………………………… 97	神経再建 ……………………… 84,148	性機能 ……………………………… 10
──間膜 ……………………… 97	神経刺激装置 ……………………… 66	精索 ……………………………… 188
──直動脈 …………………… 97	腎茎周囲 …………………………… 138	──血管 ……………………… 165
──の血行 …………………… 97	神経非温存前立腺拡大摘除術 …… 178	──静脈瘤 …………………… 193
──の動脈 …………………… 96	神経ブロック ……………………… 62	──静脈瘤低位結紮術 ……… 193
上腸間膜静脈 ……………………… 103	神経縫合 ………………………… 85,86	生殖管 ……………………………… 52
上腸間膜動脈 ……………………… 102	腎後筋膜 …………………………… 106	生殖器 ……………………………… 48
──塞栓症 …………………… 97	腎細胞癌 …………………………… 136	生殖系 ……………………………… 50
上尿生殖隔膜筋膜 ………………… 6	腎周囲脂肪層 ……………………… 205	性腺静脈 ……………………… 132,140
上皮小体 …………………………… 2	腎周囲脂肪組織 …… 114,117,136,205	性腺動脈 ……………………… 132,135
──の動脈 …………………… 3	浸潤麻酔 …………………………… 63	精巣 ……………………………… 53
上副腎静脈 ………………………… 117	腎錐体 …………………………… 50,75	──下降 ……………………… 54
上副腎動脈 ……………………… 4,110	腎前筋膜 …………………………… 106	──挙筋 ……………………… 188
上腹部 ……………………………… 110	腎穿刺 ……………………………… 75	──決定因子 ………………… 54
上部尿管の動脈 …………………… 8	腎の血管 …………………………… 76	──固定術 …………………… 190
上膀胱動脈 …………………… 8,135	腎の手術 …………………… 118,126,136	──固有鞘膜 ………………… 188
漿膜 ………………………………… 97	腎臓の上昇 ………………………… 51	──索 ………………………… 54
小葉間動脈 ………………………… 75	腎臓のリンパ管 …………………… 17	──腫瘍 ……………………… 198
女性生殖管 ………………………… 52	深鼠径輪 …………………………… 18	──上体内の動脈分布 ……… 195
自律神経 …………………………… 57	腎柱 ………………………………… 75	──静脈 ……………… 7,8,14,193
──叢 ……………………… 4,10	腎洞 ………………………………… 75	──小葉間 …………………… 194
腎 ………………………………… 6,49	腎動脈 ……………………………… 4,8	──生検 ……………………… 194
深陰茎筋膜 ………………………… 106	──後枝 ……………………… 75	──導帯 ……………………… 107,190
		──動脈 ……………… 7,8,14,190
		──動脈に沿うリンパ管 …… 18

——の移動 ……………… 54	——中心域 ………………… 80	大動脈分岐部 ………………… 44
——の静脈系 …………… 193	——の構造 ………………… 80	——リンパ節 ……………… 20
——の動脈分布 ………… 195	——の動脈 ………………… 81	大動脈傍リンパ節 …………… 16
——のリンパ管 …………… 18	——の発生 ………………… 55	第2仙骨孔 …………………… 63
正中臍索 ……………………… 165	——肥大症 ………………… 81	第2腰椎交感神経節 ………… 44
精嚢剝離 ………………… 165,179	——被膜 ……………… 37,178	大伏在静脈 …………………… 189
性分化 …………………………… 50	——部括約筋 …………… 174	大網 ……………………… 103,104
脊髄 …………………………… 58	——部尿道 ……………… 26,80	——ヒモ …………………… 98
——くも膜下麻酔 ………… 66	——ペディクル …………… 169	大腰筋 ………………………… 110
——の発生 ………………… 57	——末梢域 ………………… 80	代用尿管 ……………………… 99
切開法 ………………………… 210	造腟術 …………………………… 89	ダグラス窩 …………………… 165
浅陰核背静脈 ………………… 159	総腸骨静脈 ………………… 22,140	——膿瘍 …………………… 107
浅会陰横筋 ……………… 172,176	総腸骨動脈 ……… 20,22,140,170	ターナー症候群 ……………… 52
浅会陰筋膜 …………………… 106	——周囲組織 ……………… 205	ダルトスパウチ法 …………… 193
浅会陰隙 ……………………… 172	総腸骨リンパ節 ………………… 20	男性生殖管 …………………… 52
仙骨硬膜外穿刺麻酔 …………… 62	側胸腹部の筋層 ……………… 119	胆嚢結腸 ……………………… 100
仙骨子宮靱帯 ………………… 157	側腹部の筋層 ………………… 120	知覚神経の遠心性作用 ………… 30
仙骨神経叢 ………………… 10,158	側方血管束 …………………… 179	知覚神経路 …………………… 29
仙骨前面のリンパ系 …………… 22	側方臍索 ……………………… 165	蓄尿 …………………………… 67
仙骨内臓神経 …………… 10,11,45	側方損傷 ……………………… 186	——反射 …………………… 30
仙骨副交感神経核 ……………… 67	側方到達法 …………………… 119	——反射神経路 …………… 30
仙骨部交感神経幹 ……………… 45	鼠径管 …………………… 18,20,188	恥骨頸部筋膜 ………………… 186
仙骨麻酔 ………………………… 62	鼠径靱帯 …………………… 71,188	恥骨結合 ……………………… 12
——の合併症 ……………… 64	鼠径の手術 …………………… 188	恥骨後式アプローチ ………… 176
仙骨リンパ節 …………………… 20	鼠径部の神経 …………………… 70	恥骨後式前立腺全摘除術 …… 174
仙骨裂孔 ………………………… 62	——ブロック ……………… 69	恥骨櫛靱帯 …………………… 188
前腎 …………………………… 49		恥骨前立腺靱帯 …… 142,143,168,179
仙髄オヌフ核 …………………… 31	**た**	恥骨直腸筋 ……………… 173,175
仙髄副交感神経 ………………… 28	体幹皮膚 ……………………… 57	恥骨尿道靱帯 …………… 159,185
前前立腺部尿道 ………………… 80	大血管周囲脂肪組織 ………… 204	恥骨尾骨筋 …………………… 175
浅鼠径リンパ節 …………… 189,197	第3腰椎交感神経節 ………… 44	腟周囲 ………………………… 158
剪刀 …………………………… 210	胎児 …………………………… 48	中央損傷 ……………………… 186
浅部筋層 ……………………… 118	体性神経 …………………… 28,29	中結腸動脈 …………………… 102
前副腎動脈 …………………… 111	体節 …………………………… 57	中腎 …………………………… 49
前部線維筋性間質 ……………… 80	大腿筋膜 ……………………… 189	中心腱 …………………… 172,176
前立腺 ……………………… 33,55,142	大動静脈間リンパ節 …………… 8	中腎細管 ……………………… 52
——移行域 ………………… 80	大動脈外側リンパ節 …………… 22	中腎傍管 ……………………… 52
——筋膜 …………………… 169	大動脈弓 …………………………… 3	——水平部 ………………… 52
——周囲静脈叢 …………… 13	大動脈周囲脂肪組織 ………… 205	——頭方垂直部 …………… 52
——全摘除術 ………… 142,151	大動脈周囲組織 ……………… 206	——尾方垂直部 …………… 52
——尖部 ……………… 144,178	大動脈周囲リンパ節 …………… 16	虫垂 …………………………… 99

──の血行 ……………………… 99		尿直腸中隔 ………………… 56,57
中枢神経路 ……………………… 30	**な**	尿道 ………………… 26,55,158,161
中直腸動脈 …………………… 102	内陰部動脈 ………………… 12,90	──海綿体 ……………………… 91
中脳水道周囲灰白質 …………… 31	内胸筋膜 …………………… 120	──海綿体白膜 ……………… 179
中副腎動脈 ……………… 4,16,110	内骨盤筋膜 ……… 142,167,168,182	──括約筋 ……………………… 10
中部尿管の動脈 ………………… 8	内精索筋膜 ………………… 188	──下裂 ………………………… 92
腸管壊死 ………………………… 97	内臓神経 ……………………… 5	──球部損傷 ………………… 106
腸管粘膜下トンネル …………… 97	内鼠径輪 ………………… 18,165	──狭窄修復術 ……………… 179
腸間膜 ……………………… 97,102	内腸骨動脈 ………………… 9,20,22	──周囲横紋筋性括約筋 …… 175
──動脈間神経叢 ………… 43	──枝 …………………………… 11	──切断 ………… 150,169,171,178
腸骨下腹神経 ………………… 69,125	内尿道括約筋 ……………… 184	──直腸筋 …………………… 169
──ブロック …………………… 71	肉様膜 ……………………… 188	──摘除術 …………………… 179
腸骨間リンパ節 ………………… 21	乳頭 ………………………… 78	──の手術 ……………… 172,179
腸骨筋膜 ……………………… 190	乳糜リンパ液 ……………… 207	尿排出反射 …………………… 31
腸骨静脈 ……………………… 14	尿管 ………………………… 140	──神経路 ……………………… 31
腸骨鼠径神経 ……………… 69,70,190	──下腹筋膜 ……………… 14,15	尿路再建術 ……………… 96,135
──ブロック …………………… 71	──下腹神経筋膜 ………… 22	尿路変向術 ………………… 96
腸骨動脈 ……………………… 14	──鏡 ……………………… 78	
腸骨リンパ管 …………………… 18	──口 ……………………… 158	**は**
腸骨リンパ系 …………………… 20	──枝 ………………………… 9	胚子 ………………………… 48
腸恥靱帯 ……………………… 190	──周囲脂肪層 …………… 205	排出管 ………………………… 50
腸恥隆起 ……………………… 190	──周囲の膜構造 ………… 134	排泄腔 ………………………… 56
腸腰筋 ………………………… 204	──周囲への到達方法 …… 132	排尿 …………………… 10,26,31,67
直腸 …………………………… 105	──動脈 ……………………… 8	──の中枢神経部位 ………… 31
──外側靱帯 ………………… 14	──の血流支配 ……… 79,135	──反射経路 ……………… 30,67
──間膜 ……………………… 160	──の手術 ……………… 126,136	背部縦切開 …………………… 125
──筋鞘前葉 ………………… 127	──の生理的狭窄部 ……… 80	パウチ尿道吻合 ……………… 103
──固有筋膜 ………………… 161	──の走行 ………………… 79	バウヒン弁 ……………………… 98
──子宮窩 …………………… 107	──の剥離 ………………… 171	薄筋皮弁 …………………… 86,87
──前脂肪織 ………………… 167	──のリンパ系 …………… 22	白膜 ……………………… 91,106
──前縦走平滑筋 …………… 174	──吻合 …………………… 97,103	把持鉗子 ……………………… 210
──側腔 ……………………… 162	──吻合部狭窄 …………… 103	発生学 ………………………… 48
──腟筋膜 …………………… 186	──壁 ………………………… 9	反回神経 ……………………… 2,3
──腟中隔 …………………… 186	──膀胱移行部 …………… 80	バンチング処理 ……………… 156
──尿道筋 ………………… 35,174	尿禁制 ……………………… 27,36	反転靱帯 ……………………… 188
──の血行 …………………… 105	──機構 …………………… 26	ハンモック理論 ……………… 27
──の動脈 …………………… 99	尿失禁 ……………………… 182	非横紋筋性内肛門括約筋 …… 172
──膀胱中隔 ………………… 15	尿生殖隔膜 ………… 142,163,182	脾結腸靱帯 …………………… 101
停留精巣 ……………………… 54	尿生殖三角 ………………… 89,95	泌尿器科筋皮弁 …………… 84,86
ドナー腎摘出術 ……………… 136	尿生殖洞 …………………… 55	腓腹神経 ……………………… 84
トライツ靱帯 …………………… 97	──の発生 ………………… 55	──採取 ……………………… 84

被膜動脈 …………………………… 135	ブロック針 ……………………………… 66	**ま**
腹圧性尿失禁 ……………………… 185	──の位置 …………………………… 65	
副陰部動脈 …………………………10,12	──の進め方 ……………………… 66	膜様部括約筋 …………………… 174
腹横筋膜 ………………… 6,106,120	ペアン式止血鉗子 ………………… 211	膜様部尿道 ………………26,36,178
腹腔鏡下膀胱全摘除術 ………… 170	閉鎖静脈 ……………………… 21,167	麻酔 ……………………………………… 62
腹腔神経叢 ……………………………… 5	閉鎖神経 …………………………… 65	──針 ………………………………… 63
腹腔内穿刺 ……………… 66,126,198	──ブロック ……………………… 64	──針の穿刺点 ………………… 62
腹腔内リンパ節郭清 ……………… 86	閉鎖動脈 ……………………… 21,167	──法 ………………………………… 63
副交感神経 ………………………… 28	閉鎖リンパ節 ……………………… 20	末梢神経支配 ……………………… 28
──系 ………………………………… 58	壁側腹膜 …………………… 132,199	末梢神経路 ………………………… 28
副交感神経路 ……………………… 28	辺縁弓 ……………………………… 102	──遠心路 ………………………… 28
副甲状腺 ………………………………… 2	辺縁動脈 …………………………… 102	ミュラー管 …………………………… 49
複合乳頭 …………………………… 78	膀胱 …………………………… 26,55,165	──抑制物質 …………………… 52
伏在裂孔 …………………………… 189	──下腹筋膜 ………………… 14,15	盲腸 ……………………………………… 99
副腎 …………………………… 4,6,110	──筋膜 ……………………………… 6	──動脈 …………………………… 99
──周囲の剝離 ……………… 115	──頸部 ……………………………… 27	
──静脈 …………………………… 117	──頸部切開 ………………… 168,169	**や**
──の血管 …………………… 4,110	──頸部離断 …………………… 179	
──の手術 …………………… 110,118	──高位切開 …………………… 152	癒合筋膜 ……………………… 6,138
──の静脈 ………………………… 4	──後壁 ……………………………168	輸出管 ……………………………… 52
──の摘出 ……………………… 115	──子宮靱帯 …………………… 157	葉間動脈 …………………………… 75
──の動脈 ………………………… 4	──前腔 …………………………… 160	腰内臓神経 ……………… 10,38,39,43
──の剝離 ……………………… 114	──全摘除術 ………… 152,156,170	腰背腱膜の切開 ………………… 125
──の発生 ……………………… 59	──前立腺動脈 ……………… 12	腰部交感神経 …………………207,208
──の腹腔鏡下手術 ………… 110	──腔中隔 ……………………… 186	──枝 ……………………………… 202
腹大動脈 ……………………………… 4,8	──直腸窩 ……………………… 152	腰部縦切開法 …………………… 124
──神経叢 ………………………… 16	──尿管移行部 ……………… 135	腰部内臓神経 …………………… 202
腹直筋 ………………………… 86,126	──尿道吻合 …………………… 179	腰リンパ節 ………………………… 16
──皮弁 ………………………… 86,87	──排尿筋 ……………………… 26,67	腰肋弓 ……………………………… 122
腹内筋膜 ……………………………… 6	──平滑筋 ……………………… 81	
腹部交感神経 …………………… 198	──壁 ……………………………… 80	**ら・わ**
腹壁筋 ………………………………… 6	──への進入法 ……………… 152	
腹膜 ………………………………… 161	──瘤 ……………………………… 186	ライディッヒ細胞 ………………… 54
──後隙 ……………………………… 4	傍腔結合組織 …………………… 159	卵巣 …………………………… 53,54,156
──鞘状突起 …………………… 188	ボーマン囊 ………………………… 50	──静脈 …………………………… 156
──垂 ………………………… 100,103	勃起 …………………………………32,95	──静脈に沿うリンパ管 …… 19
──垂の血行 …………………… 103	──機能 …………………………… 32	──提索 ………………………19,156
──切開 …………………………… 119	──機能温存 …………………… 34	──動脈に沿うリンパ管 …… 19
──前腔 …………………………… 107	──神経 ……………… 10,32,149,155	──のリンパ管 ………………… 18
──の挙上 ……………………… 205		両側神経温存前立腺全摘除術 …… 32
──の切開線 …………………… 114		両側神経非温存前立腺全摘除術
		…………………………………… 179
		裂孔靱帯 ………………………… 188

肋間神経 …………………… 122	Cowper's gland ………………… 107	Hesselbach鼠径三角 …………… 69
――血管束 …………… 120,122		Howard A Kelly ……………… 211
――の温存 ……………… 122	**D**	Hunter導帯 …………………… 107
肋骨 ………………………… 120	dartos筋膜 …………………… 92	Hunter W ……………………… 107
――骨膜 ………………… 120	DeBakey clamp ……………… 210	Hunter's gubernaculum ……… 107
――切除 ………………… 120	deep perineal space ………… 172	
彎曲型剪刀 ………………… 210	Denonvilliers筋膜 ……… 14,106,137,	**I**
	142,150,165,175	IMA …………………………… 204
A	――の切開 ……………… 153	incision ……………………… 210
Alcock管 ……………………… 90	Denonvilliers CP ……………… 106	inferior mesenteric artery …… 204
Allis clamp …………………… 210	Denonvilliers' rectovesical fascia	InMP …………………………… 43
anterior fibromuscular stroma …… 80	…………………………… 106	interiliac nodes ………………… 21
apical notch ………………… 147	dorsal vein complex ……… 143,167	interlobular artery …………… 76
appendices epoploicae ……… 100	Douglas窩 …………………… 107,165	iris scissors …………………… 210
arcute artery ………………… 76	Douglas腔 …………………… 107	
Astley P Cooper …………… 211	Douglas J …………………… 107	**J・K・L**
	Douglas abscess ……………… 107	Joseph Lister ………………… 211
B	Douglas' cul-de-sac ………… 107	Jules Emile Pean …………… 211
Bauhin弁 ……………………… 98	Douglas' pouch ……………… 107	Kocher授動術 ………………… 131
Beltアプローチ …………… 176,177	DVC ……………………… 143,167,178	Kocher forceps ……………… 210
Buck G ……………………… 106		Kocher maneuver ………… 100,211
Buck筋膜 ……… 91,92,106,143,179	**E・F**	lateral pelvic fascia
Buck's fascia ………………… 106	Emil Theodor Kocher ………… 211	……………… 33,37,143,157,158
Bulky tumor ………………… 200	Excavatio rectouterina ……… 107	layer-to-layer dessection …… 210
bunching …………………… 144	Fascia penis profunda ……… 106	lumbocostal arch …………… 122
	Fascia perinei superficialis …… 106	
C	Fawlar-Stephen手術 ………… 190	**M・N・O**
Cavum Douglasi ……………… 107	forceps ……………………… 210	marginal arcade ……………… 102
central defect ………………… 186	fusion fascia …………………… 6	Mayo scissors ………………… 210
Charles H Mayo ……………… 211		McBurney's point …………… 204
chevron切開 ………………… 126	**G・H**	Metzenbaum scissors ……… 210
chevron incision ……………… 210	gastroepiploic artery ………… 103	minimal blood loss surgery …… 211
clamp ………………………… 210	Gerota筋膜 ……………… 6,106,132,	Mitrofanoff法 ………………… 99
Cloquet ……………………… 107	136,138,200	modified unilateral template
Cloquetリンパ節 …………… 107,190	――後葉 ………………… 136	…………………………… 204,207
Cloquet's node ……………… 107	――前葉 ………………… 136	neurovacular bundle
Colles筋膜 ………… 89,106,172	Gerota D ……………………… 106	………………… 32,94,148,168
Colles A ……………………… 106	Gerota's perirenal fascial space …… 106	NVB ……………………… 32,94,148
Colles' fascia ………………… 106	Glandulae bulbourethrales …… 107	――温存 ………………… 148
Cooper scissors ……………… 210	Gubernaculum testis ………… 107	――温存手術 ……………… 37,169
Cowper W …………………… 107	hemostatic forceps ………… 210	――非温存手術 …………… 170

Onuf核 ······ 29

P

paravaginal defect ······ 186
PCN ······ 74
Pean forceps ······ 210
percutaneous nephrostomy ······ 74
percutaneous nephroureterolithotripsy ······ 74
perineal body ······ 89,176
perineal central tendon ······ 89
perineum ······ 88
PNL ······ 74
posterior peel法 ······ 151
Potts clamp ······ 210
PPL ······ 179
preperitoneal space ······ 107
prerenal fascia ······ 106
puboprostatic ligament ······ 179

R

rectourethral muscle ······ 36
retrorenal fascia ······ 106

Retzius腔 ······ 107,143,152,160,164
Retzius靭帯 ······ 107
Retzius AA ······ 107
Retzius' prevesical space ······ 107
Retzius space ······ 107
Riolan's arcade ······ 102
Rosenmüller ······ 107
RPLND ······ 204

S

S状結腸 ······ 99,101,103,200
Santorini静脈叢 ······ 142,156
Satinsky clamp ······ 210
scissors ······ 210
silent C-fibers ······ 30
subsphincteric approach ······ 176
Sudeck's critical area ······ 102
superficial perineal space ······ 172
suprasphincteric approach ······ 176

T

TDF ······ 54
tenia libera ······ 98

tenia mesocolica ······ 98
tenia omentalis ······ 98
testiculodeferential fascia ······ 6
Toldt筋膜 ······ 106
Toldt白線 ······ 128
Toldt C ······ 106
Toldt's fascia ······ 106
Toldt's membrane ······ 106
transversalis fascia ······ 106
Treitz靭帯 ······ 97,131,199,211
tunica albuginea ······ 106
TURP ······ 80
TVTスリング手術 ······ 186

V・W・Y

vascular pedicle ······ 151,153
ventral rectal fascia ······ 178
William J Mayo ······ 211
William S Halsted ······ 211
Winslow孔 ······ 200
Y染色体 ······ 50

新 泌尿器科手術のための解剖学

2006年4月20日	第1版第1刷発行
2021年4月1日	第5刷発行

- ■監　修　吉田　修　よしだおさむ
- ■編　集　荒井陽一　あらいよういち
　　　　　　松田公志　まつだただし
- ■発行者　三澤　岳
- ■発行所　株式会社メジカルビュー社
　　　　　　〒162-0845 東京都新宿区市谷本村町2-30
　　　　　　電話　03(5228)2050(代表)
　　　　　　ホームページ https://www.medicalview.co.jp/

　　　　　　営業部　FAX 03(5228)2059
　　　　　　　　　　E-mail eigyo@medicalview.co.jp

　　　　　　編集部　FAX 03(5228)2062
　　　　　　　　　　E-mail ed@medicalview.co.jp

- ■印刷所　公和印刷株式会社

ISBN978-4-7583-0561-7 C3347

©MEDICAL VIEW, 2006. Printed in Japan

- ・本書に掲載された著作物の複写・複製・転載・翻訳・データベースへの取り込みおよび送信（送信可能化権を含む）・上映・譲渡に関する許諾権は，(株)メジカルビュー社が保有しています．
- ・ JCOPY 〈出版者著作権管理機構 委託出版物〉
  本書の無断複製は著作権法上での例外を除き禁じられています．複製される場合は，そのつど事前に，出版者著作権管理機構（電話 03-5244-5088，FAX 03-5244-5089，e-mail：info@jcopy.or.jp）の許諾を得てください．
- ・本書をコピー，スキャン，デジタルデータ化するなどの複製を無許諾で行う行為は，著作権法上での限られた例外（「私的使用のための複製」など）を除き禁じられています．大学，病院，企業などにおいて，研究活動，診察を含み業務上使用する目的で上記の行為を行うことは私的使用には該当せず違法です．また私的使用のためであっても，代行業者等の第三者に依頼して上記の行為を行うことは違法となります．